Carl-Auer

Für unsere Klientinnen und Klienten, die so viel Mut zeigen, ihre Wege zu gehen, auf eigene Art und mit eigenem Sinn.

»Federn lassen und dennoch schweben,
das ist das Geheimnis des Lebens.«

Hilde Domin

Nadja Oehlmann, Tilman Rentel

Einfach fragen in Licht und Schatten

Das Potenzial der Eigensprache in der Traumatherapie

Mit einem Geleitwort von Wolfgang Woeller und einem Vorwort von Luise Reddemann

2023

Themenreihe »Hypnose und Hypnotherapie«
hrsg. von Bernhard Trenkle
Reihengestaltung: Uwe Göbel
Umschlaggestaltung: B. Charlotte Ulrich
Umschlagmotiv: © Tilman Rentel
Illustrationen: Sibylle Reichel, www.sibylle-reichel.de
Redaktion: Veronika Licher
Satz: Verlagsservice Hegele, Heiligkreuzsteinach
Printed in Germany
Druck und Bindung: CPI books GmbH, Leck

MIX
Papier | Fördert gute Waldnutzung
FSC® C083411
www.fsc.org

klimaneutral
Mehr Bäume. Weniger CO_2

Erste Auflage, 2023
ISBN 978-3-8497-0473-5 (Printausgabe)
ISBN 978-3-8497-8433-1 (ePUB)

Bibliografische Information der Deutschen Nationalbibliothek:
Die Deutsche Nationalbibliothek verzeichnet diese Publikation in der Deutschen Nationalbibliografie; detaillierte bibliografische Daten sind im Internet über http://dnb.d-nb.de abrufbar.

Informationen zu unserem gesamten Programm, unseren Autoren und zum Verlag finden Sie unter: **https://www.carl-auer.de/**.
Dort können Sie auch unseren Newsletter abonnieren.

Carl-Auer Verlag GmbH
Vangerowstraße 14 • 69115 Heidelberg
Tel. +49 6221 6438-0 • Fax +49 6221 6438-22
info@carl-auer.de

Inhalt

Geleitwort

Sich auf eine Patientin oder einen Patienten einzulassen heißt, ihre Einzigartigkeit zu würdigen, ihre Subjektivität radikal ernst zu nehmen. Ihre Perspektive erfahren zu wollen, sich selbst zurücknehmen zu können, um ihnen zuzuhören, sich für das Andersartige zu interessieren – all das gilt gemeinhin als Voraussetzung für eine gute Psychotherapie. Die Psychotherapieforschung lässt keinen Zweifel daran. Auffällig ist, dass diese Fähigkeiten wenig in psychotherapeutischen Ausbildungen gelehrt werden.

Dass ein respektvoller und wertschätzender Umgang mit Patienten unerlässlich ist, wird niemand bestreiten – doch was gibt uns die Sicherheit, dass das, was wir für respektvoll und wertschätzend halten, auch von unseren Patienten so wahrgenommen wird? Wenn wir unsere Aufgabe darin sehen, einen Konflikt herauszuarbeiten oder eine Ressource zu aktivieren, um ein Fähigkeitsdefizit unserer Patienten zu beheben – was macht uns so sicher, dass wir ihre Welt und ihre Bedürfnislage erfasst haben? Wenig bekannt ist, wie oft es zu Brüchen auf der Mikroebene der therapeutischen Beziehung kommt, die, wenn sie von den Therapeuten nicht bemerkt und rechtzeitig geklärt werden, Patienten in dem Gefühl zurücklassen, nicht verstanden worden zu sein. Nicht allein unser Fachwissen, sondern auch unser ernsthaftes und neugieriges Interesse sowie die Bereitschaft, uns auf das subjektive Erleben, die Weltsicht und die Sprache unserer Patienten einzulassen, wird zu einer hilfreichen Therapieerfahrung beitragen. Was im Grundsatz für alle Patienten gilt, trifft auf Menschen mit traumatischen Lebenserfahrungen, deren Bedürfnisse missachtet und denen eine fremde Bedürfniswelt aufgezwungen wurde, in besonderem Maße zu.

Auch wenn Psychotherapie ein Handwerk ist und nicht ohne die Beherrschung von Methoden und Techniken auskommt, bleibt es von entscheidender Bedeutung, ob wir die Anliegen unserer Patienten wahrnehmen können, ob wir hören können, was sie uns sagen wollen, ob wir versuchen, ihre Sprache zu verstehen. Die Hinwendung zur „Eigensprache" der Patienten ist das Anliegen des Ansatzes der Idiolektik. Diesen Ansatz aufgegriffen und für die therapeutische

Beziehung zu traumatisierten Menschen nutzbar gemacht zu haben, ist das schätzenswerte Verdienst der Autoren dieses Buches. Was viel zu oft der therapeutischen Intuition überlassen wurde, hat hier eine didaktische Form gefunden. Offenbar lässt sich – entgegen einer weit verbreiteten Meinung – eine gute therapeutische Beziehungsgestaltung doch lehren! In gut verständlicher Diktion geschrieben, mit einer übersichtlichen Gliederung versehen und mit zahlreichen praktischen Beispielen angereichert, schließt das Buch eine noch immer bestehende Lücke in der psychotherapeutischen Lehre. Es sei nicht nur Psychotherapeutinnen und -therapeuten, die im engeren Sinne mit traumatisierten Menschen arbeiten, empfohlen, sondern – in Anbetracht der Bedeutung und Verbreitung psychischer Traumatisierungen – allen therapeutisch Tätigen.

Bonn, im März 2023
Dr. med. Wolfgang Woeller

Vorwort

Menschen drücken mit ihrer *Eigensprache* das aus, was sie im Moment bewegt, schreiben Nadja Oehlmann und Tilman Rentel im vorliegenden Buch. Dies bedeute für die, die begleiten: »*Zuhören* statt reden, *fragen* statt raten, *respektieren* statt recht haben und vielleicht verstehen.« Eine aus meiner Sicht bedeutsame Einstellung, die insbesondere in der Arbeit mit seelisch verletzten Menschen zu beherzigen ist. Auch die bescheidene Ankündigung von »vielleicht verstehen« beeindruckt mich. In diesem Buch geht es um respektvolle Begegnungen in der Behandlung traumatisierter Menschen auf der Basis eines Konzeptes, das beinhaltet, Menschen bei ihrer ureigenen Ausdrucksform zu begleiten und ernst zu nehmen. Die Fallbeispiele im Buch machen das sehr deutlich. Es lohnt sich, sie auf sich wirken zu lassen und vielleicht auch den Mut aufzubringen, zu schauen, wie gehe ich – als Therapeutin – mit meinem Gegenüber um. Habe ich nicht gelernt, dass es zu verstehen, zu deuten oder auch zu belehren gilt? Dass wir unseren PatientInnen ein paar Schritte voraus sein sollten? Das mag durchaus hilfreich sein, jedoch halte ich den Idiolektikansatz für inspirierend, dass wir uns vielleicht – zumindest gelegentlich – fragen, ob ein Mitsein und Verweilen bei den Worten und Gesten der PatientInnen mehr Wirkung haben kann, als man es meist gelernt hat. Die herkommliche ärztliche und psychotherapeutische Haltung geht ja eher von einem Defizitmodell aus, wonach PatientInnen eben gerade nicht wissen, was sie »wirklich« umtreibt.

Verweilen bedeutet hier auch in einem Sinn, dass wir damit beginnen, bei dem, was PatientInnen uns sagen, zu bleiben. Das setzt Vertrauen in die Fähigkeit von PatientInnen voraus, dass sie selbst am besten wissen, was sie brauchen. Für mich heißt das auch, dass wir uns irren können, wenn wir meinen, wir wüssten mehr und besser, was PatientInnen brauchen. Das könnte ein nicht mehr ganz stimmiges Konzept sein, das aber immer noch weitverbreitet ist. »Um jemanden in seiner Einzigartigkeit zu würdigen, erachtet die Idiolektik das gute Zuhören und das einfache Nachfragen nach den Worten des Gegenübers als wertvoll. Es ist der unverwechselbare Fingerabdruck, den das Leben in der Sprache eines Menschen geformt hat. Die Worte, die Menschen verwenden, enthalten den Erfahrungsschatz ihres Lebens.«

Würden Fachleute für Fingerabdrücke diese anders deuten als etwas, das einzigartig für das Individuum steht und insoweit auch keiner Interpretation bedarf?

Das »einfache Nachfragen«, das im Buch aufgezeigt wird, scheint mir der Schlüssel im Sinn eines aufrichtigen Interesses an diesem Fingerabdruck zu sein. Diese Art des Nachfragens bedeutet vermutlich für viele TherapeutInnen etwas Irritierendes. Haben die meisten von uns ja eher gelernt, dass wir genauer als die PatientInnen/KlientInnen wissen, was in ihnen vor sich geht oder welche Lösungen es geben könnte. Insbesondere sehr belastete PatientInnen, die schwer an den Folgen von Traumatisierungen leiden, scheinen uns herauszufordern, baldmöglichst Erklärungen zur Verfügung zu stellen und Wege zur Besserung aufzuzeigen. Sicher ist das oft sinnvoll, dennoch scheint es mir lohnend, diesen idiolektischen Weg besser kennenzulernen und womöglich zu gehen.

Die aktuelle Psychotherapieforschung belehrt uns darüber, dass wir begleiten sollen, wohlwollende Beziehungen anbieten, da sind und mit sind, häufiger vielleicht, als dass wir einzuordnen versuchen, ohne uns zu vergewissern, ob die Patientin für sich nicht längst Lösungen und Antworten gefunden hat.

In diesem Sinn wünsche ich dem Buch viele LeserInnen, die bereit sind, »einfach« zu fragen und der Weisheit der PatientInnen mehr zu vertrauen.

Rinnen, im Dezember 2022
Luise Reddemann

Vorbemerkung

Wir schreiben dieses Buch sowohl für Therapeutinnen als auch für Beraterinnen und allgemein für Menschen, die beruflich in Kontexten mit traumatisierten Menschen arbeiten. Aus diesem Grund sprechen wir manchmal von Therapeutinnen, bisweilen auch von Begleitern sowie auf der anderen Seite von Klienten und in Fallbeispielen aus der Praxis auch von Patientinnen.

In unserer Ausdrucksweise wählen wir hin und wieder die Möglichkeit, einen Sachverhalt in Form eines Bildes zu beschreiben. Dies machen wir, um den Lesern die Freude an Bildern und auch deren Sinnhaftigkeit nachvollziehbar zu machen. Aus dem gleichen Grund haben wir uns für eine Illustrierung entschieden, die genau diese Bildhaftigkeit der Sprache aufgreift. Unser herzlicher Dank geht hierfür an Sibylle Reichel, die mit ihrer einfühlsamen Art unsere Worte mit ihren Bildern begleitet und bereichert.

Wir möchten allen unsere Dankbarkeit aussprechen, die unsere Arbeit beeinflusst haben. An erster Stelle danken wir unseren Klienten und Klientinnen für die vielen Tausende mitrei(s)sender Stunden, in denen wir sicher die wertvollsten Lektionen gelernt haben. Außerdem haben sie tatsächlich einen großen Teil dieses Buches selbst geschrieben, indem sie in den Therapiestunden ihre Erkenntnisse und Bilder in ihrer eigenen Sprache aus ihrer inneren Weisheit geschöpft haben und einverstanden waren, dass Gesprächsausschnitte daraus in den Praxisbeispielen veröffentlicht werden.

Außerdem möchten wir Adolphe Desiderius (genannt »David«) Jonas und seiner Frau Doris F. Jonas danken, die die Idiolektik entwickelt haben. Unser Dank gilt ebenso ihren Schülern, die uns die Idiolektik gelehrt haben. Sie haben uns mit ihrer Begeisterung angesteckt und über viele Jahre ermutigt, unseren Klientinnen und Klienten Vertrauen zu schenken.

Die weiteren Impulse für dieses Buch kamen aus sehr verschiedenen Bereichen, wie Weiterbildungen in anderen Methoden der Traumatherapie (wie z. B. PITT, IRRT, Ego-State-Therapie, EMDR, TRIMB, Somatic Experiencing, Clean Language). Auch hat sich über die Jahre sehr viel Input von Kolleginnen und nicht zuletzt Seminarteilnehmern angesammelt. Dadurch hat sich die Art und Weise der Idiolektik herausgebildet, wie wir sie heute in der Traumatherapie anwenden und hier darstellen. Aus dieser Sammlung von Erfahrungen und Wissen haben wir für dieses Buch Informationen verdichtet, die uns wertvoll erschienen.

Um die Gleichstellung und die Vielfalt der Geschlechter sprachlich abzubilden, werden in diesem Buch Personengruppen mal mit der männlichen, mal mit der weiblichen Form benannt. Damit sollen ausdrücklich auch Personengruppen mit non-binären Identitäten mitgemeint sein.

Praxisbeispiele

Da unsere methodischen Überlegungen vor allem in der Praxis relevant sind und dort aus unserer Sicht auch am besten verstanden werden können, haben wir durchgehend versucht, passende Praxisbeispiele auszuwählen und in den Text einzufügen. Zum besseren Verständnis haben wir diese in Bezug auf den methodischen Schwerpunkt des Abschnitts kommentiert.

Was in den Transkripten nicht sichtbar wird, sind die Körpersprache, die stimmlichen Qualitäten sowie die vielen Pausen und die Verlangsamung, aber auch die Wechsel im Tempo des Gesprächsflusses, die oft wichtiger Bestandteil eines idiolektischen Gesprächs sind. An manchen Stellen haben wir sie in Klammern [...] sichtbar gemacht.

(Kommentare, im Text kursiv, geben exemplarisch Hinweise auf die verwendeten Techniken.)

Fett gedruckt werden die **Schlüsselworte** und ihr **Aufgreifen** in den Fragen.

Kommentar: Hier werden wichtige Zusammenhänge zum Fließtext des Abschnitts hergestellt.

Einladungen zum eigenen Erleben

Damit Sie als Leserinnen und Leser nicht nur im rezeptiven Modus unsere Erfahrungen aufnehmen, sondern sie auch teilen können, stehen am Ende eines jeden Abschnitts kleine Einladungen für Experimente oder Beobachtungsideen, mit deren Hilfe Sie bestimmte Aspekte der methodischen Möglichkeiten selbst erleben können.

Zusammenfassung

Hier werden wichtige Punkte aus dem vorangegangenen Kapitel bzw. Abschnitt in kurzen Sätzen zusammengefasst.

Einleitung

Zuhören statt reden,
fragen statt raten,
respektieren statt recht haben
und vielleicht verstehen.

Einfach Fragen in Licht und Schatten?

Traut man sich in der Begleitung einfach zu fragen, können Antworten reichhaltig und erfüllend sein. Fragt man einfach in Licht und Schatten, werden Leid und Freude des Lebens gewürdigt. So können beide (wieder) Verbindung zueinanderfinden und sich miteinander ausbalancieren.

Das Potenzial der Eigensprache in der Traumatherapie?

Wird die Eigensprache im Gespräch gewürdigt und aufgegriffen, können Klienten sich daran erinnern, selbst etwas zu wissen, selbst etwas zu können und eigene Wege zu ihren Zielen finden. Das daraus erwachsende Selbstbewusstsein, die Selbstwirksamkeit und Selbstbestimmung sind positive Kontrasterfahrungen zu den traumatischen Qualitäten der Bedrohung, der Ohnmacht und der Hilflosigkeit. So kann der achtsame Umgang mit der Eigensprache der Klienten die Traumatherapie bereichern, erleichtern und für beide Seiten entlastend sein. Dies erlaubt es, den Fokus vom Machen und Heilen auf das Da-Sein und Halten zu legen.

Wachstum und Selbstheilung kann so aus einer Resonanzverbindung miteinander und Rückverbindung zu sich selbst geschehen.

Worum geht es in diesem Buch?

Dieses Buch wurde in zwei Teilen geschrieben. Beide ergänzen sich und stellen unterschiedliche Perspektiven auf die traumatherapeutische Arbeit der Autorin und des Autors dar. Wir freuen uns, wenn für Sie als Leserinnen und Leser über diesen »doppelten Aufmerksamkeitsfokus« (vgl. S. 222) eine Integration beider beruflicher Erfahrungswelten angeregt werden kann.

Die erste Perspektive vermittelt die Erfahrungswelt der Eigensprache und Idiolektik sowohl als Ressource als auch als positiven Kontrast in der Traumatherapie und wird in Teil 1 des Buches beschrieben. Darin wird die Idiolektik als Lehre von der Eigensprache mit ihrer Geschichte, Haltung und Technik sowie ihren Wirkungen anhand von Beispielen aus der traumatherapeutischen Praxis der Autorin und des Autors vorgestellt.

In Teil 2 dieses Buches wird auf die zweite Perspektive eingegangen, die aus Sicht der Traumatherapie darstellt, wie diese durch die idiolektische Haltung und Technik bereichert werden kann. Nach einer Einführung in die Grundlagen und die Geschichte der Psychotraumatologie werden die methodischen Möglichkeiten der Idiolektik in Bezug gesetzt zu den Grundprinzipien der Traumatherapie. Es wird auf Randbereiche und Grenzen der Idiolektik eingegangen und es werden Verbindungen, Gemeinsamkeiten und Unterschiede zu anderen traumatherapeutischen Modellen, Methoden und Therapieformen aufgezeigt.

Wer vor der Lektüre des ersten Teils eine Einführung in die Fragen bekommen möchte, was ein Trauma ist, was es für Folgen hat und wie man in der Therapie grundsätzlich damit umgeht, ist eingeladen, Kapitel 7, »Einführung in die Psychotraumatologie« (vgl. S. 182), vorab zu lesen.

Was ist Eigensprache?

Da in diesem Buch von der Eigensprache, dem Idiolekt, die Rede ist, folgt eine kurze Definition dieses Wortes und auch der danach benannten Gesprächsmethode, der *Idiolektik* (diese wird im ersten Teil des Buches ausfuhrlich dargestellt):

Das Wort *Idiolekt* leitet sich ab von den altgriechischen Wörtern ἴδιος (ídios) = »eigen«, »den Einzelnen betreffend« und λεκτος (lektós) = »Redeweise«.

> »Idiolekt nennt man die Sprachmuster, die eine Person verwendet, inkl. all ihrer phonetischen, grammatikalischen und die Wortwahl betreffenden Vorlieben« (Encyclopaedia Britannica 1980, S. 287; Übers.: H. Poimann).

Es ist der unverwechselbare Fingerabdruck, den das Leben in der Sprache eines Menschen geformt hat. Die Worte, die Menschen verwenden, enthalten den Erfahrungsschatz ihres Lebens. Menschen drücken mit ihrer Eigensprache das aus, was sie im Moment bewegt.

Was ist Idiolektik?

Idiolektik ist eine elegante und innovative Gesprächsmethode, um sich persönlich weiterzuentwickeln oder Schwierigkeiten zu klären. Ihr Ziel ist es, neue Wege zu sich selbst und anderen zu ermöglichen. Der Kern besteht in einer Würdigung der Einzigartigkeit und des tiefgehenden Wissens der Klientinnen. Es wird achtsam zugehört und in ihrer Eigensprache (Idiolekt) einfach und zieloffen nach Schlüsselworten gefragt. Dadurch werden die Begleiter mitgenommen auf eine Reise in die Welt der Klienten und ihr Erleben und inneres Wissen kann sich entfalten. So kommen Menschen zu Wort, werden gehört und gesehen und finden neue Perspektiven und eigene Lösungen.

Die Methode geht zurück auf Adolphe Desiderius (genannt »David«) Jonas, einen Psychotherapeuten, der diese Form der Gesprächsführung in den 1970er-Jahren in der Arbeit mit psychosomatisch erkrankten Menschen entwickelte. Heute wird die Methode in vielen Bereichen eingesetzt, von Ärztinnen, Psychologen, (Trauma-)Therapeutinnen, Hospizhelfern, Seelsorgerinnen, ehrenamtlichen Flüchtlingshelfern, Lehrerinnen, Erziehern, Kindergärtnern, Führungskräften oder auch u. a. im Qualitätsmanagement.

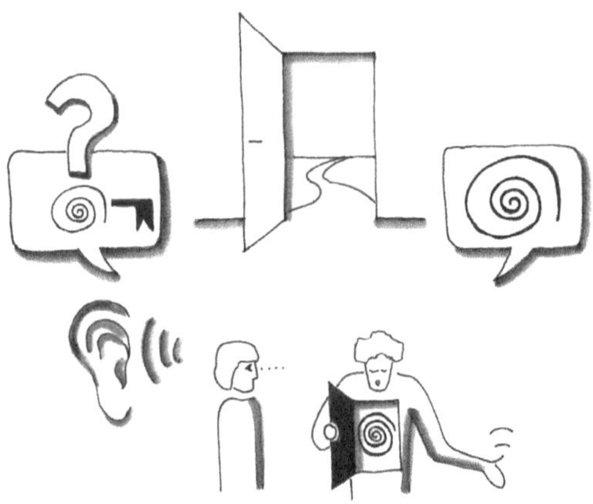

Abb. 1: Was ist Idiolektik? Achtsames Zuhören – Aufgreifen von Eigensprache und Schlüsselworten – einfaches offenes Fragen – Zieloffenheit – Zugang zu innerem Wissen

Das Faszinierende an der bedingungslosen Würdigung der Sichtweise der Klientinnen ist, dass sich hierdurch tatsächlich viel rascher Perspektivenwechsel ergeben, die etwas Neues im Sinne neuer Einsichten oder Ausblicke ermöglichen. Damit tauchen sogenannte Emergenz-Phänomene auf, d.h. die Herausbildung von neuen Strukturen infolge des Zusammenspiels einzelner Elemente. Das bedeutet, dass die Wirkung deutlich größer ist als die Summe der einzelnen »Zutaten«, und diese Wirkung entsteht im System der Klientinnen selbst.

Es geht uns im vorliegenden Buch nicht darum, noch eine Methode zu den vielen schon bestehenden hinzuzufügen, sondern sozusagen den Lebensfluss und die Lebensenergie der Klienten wieder zurück ins Zentrum der Aufmerksamkeit zu stellen. Durch die Idiolektik kann die Wirksamkeit bestehender Methoden verstärkt und ihre Anwendung spezifischer an die Prozesse der Klienten angepasst werden.

Viele therapeutische Methoden wurden aus Überlebensstrategien von Klienten entwickelt. Ein Beispiel ist das Wegträumen, das traumatisierte Kinder häufig nutzen. Dies wird als Imaginationsübung im therapeutischen Kontext wiederaufgegriffen. Ein anderes Beispiel ist, dass Kinder in belastenden Situationen anfangen, Dinge zu zählen. Solche kognitiven Ablenkungsstrategien werden Klienten oft als »Skills« angeboten.

Auf umgekehrtem Wege kann die Idiolektik dazu beitragen, dass die Patienten die für sie geeigneten therapeutischen Methoden und Modelle selbst passgenau für sich aus den eigenen Überlebenskompetenzen entwickeln.

Praxisbeispiel: »Selbst draufkommen«

Eine Patientin in der stationären Traumatherapie sagte dazu einmal: »Ja, Sie fragen einfach immer nur nach, und manchmal denkt man sich, warum zeigt er mir nicht, wie es geht, aber es ist schon sehr toll, wenn man selbst draufkommt, dann erinnert man es viel besser und macht es am Ende auch eher.«

Wozu Eigensprache in der Traumatherapie?

Traumata sind seelische Verletzungen. Viele dieser Verletzungen können heilen oder man lernt mit den Folgen gut zu leben, sie »vernarben«. Es braucht jedoch dazu günstige Bedingungen. Traumatherapie versucht, diese günstigen Bedingungen gemeinsam mit den Menschen zu fördern, die noch unter den Folgen ihrer seelischen Verletzungen leiden. Dies gilt für viele Menschen, die psychisch erkrankt sind. Daher ist die Traumatherapie zu einem Schwerpunkt unserer psychotherapeutischen Arbeit geworden.

Auch wenn die idiolektische Methode nicht speziell für die Traumatherapie entwickelt wurde, stellt sie mit ihrer Haltung und Technik für diese Arbeit ein Instrument zur Verfügung, mit dem sich eine gute Resonanz in der Beziehung aufbauen lässt. Auf diesem sicheren Boden können mit diesem Instrument dann die Themen der Klientinnen respektvoll begleitet und passgenaue Wege und Lösungen gemeinsam improvisiert werden.

Der würdigende Umgang mit der Eigensprache ist jedoch nicht nur für Therapeuten interessant, sondern ebenso für Menschen, die in ganz anderen Bereichen mit Menschen Umgang haben, welche unter den Folgen seelischer Verletzungen leiden.

In traumatherapeutischen und traumapädagogischen Seminaren taucht häufig die Frage auf, woran man denn nun traumatisierte Menschen erkennen könne und wie man mit den »anderen« umgehe. Die Antwort ist dann meist, dass das oft nicht gleich zu erkennen ist, dass aber alle Menschen mehr oder weniger Verletzungen in ihrem Leben erfahren haben. Eine achtsame und würdigende Haltung und ein respektvoller Umgang mit der Eigensprache und den Grenzen der Menschen hat noch niemandem geschadet. Im Gegenteil, Menschen sind dankbar, wenn sie gehört und gesehen werden, so wie sie sind, und nicht nur so, wie sie für irgendjemand anderes sein sollten. Daher können die Inhalte dieses Buches durchaus allgemein für alle Menschen von Nutzen sein, die mit anderen Menschen Gespräche führen.

Teil 1:
Einfach fragen in Licht und Schatten

1 Geschichte der Idiolektik

»Wir sind gleichsam Zwerge, die auf den Schultern von Riesen sitzen, um mehr und Entfernteres als diese sehen zu können – freilich nicht dank eigener scharfer Sehkraft oder Körpergröße, sondern weil die Größe der Riesen uns emporhebt.«

Bernhard von Chartres[1]

Wie ist die Idiolektik entstanden?

Adolphe Desiderius (genannt »David«) Jonas, geboren am 12. April 1913 in Zemun, heute ein Stadtteil von Belgrad, studierte Medizin in Wien und arbeitete zunächst in der Tropenmedizin am Universitätsklinikum von Catania, Italien. Nach der Übersiedelung in die Vereinigten Staaten von Amerika wirkte er am Riverside Hospital in Virginia, anschließend zunächst als Allgemeinarzt, dann als Psychiater in New York, später auf den Philippinen und knapp drei Jahrzehnte lang in privater psychiatrischer Praxis wieder in New York. Lehraufträge an Universitäten führten ihn nach London, Würzburg und Wien. Wie die meisten seiner damaligen Kollegen war er psychoanalytisch ausgebildet. Insbesondere in der Arbeit mit psychosomatischen Patienten bemerkte er jedoch die Notwendigkeit, die streng psychoanalytischen Gesprächs- und Deutungsmuster zu verlassen.

Angeregt durch seine Beschäftigung mit Linguistik, Anthropologie und Ethnologie entwickelte er zusammen mit seiner zweiten Frau Doris F. Jonas ihren evolutionären Ansatz in der Medizin und Psychologie. Daraus entstand im Rahmen seiner psychotherapeutischen Praxis mit der eigensprachlichen Methode, die er später »Idiolektik« nannte, eine besondere Form des therapeutischen Gesprächs. Diese lehrte er in den folgenden Jahren an Universitäten und in Seminaren (Jonas u. Daniels 1987). Einige Elemente des tiefenpsychologisch fundierten Psychosomatikansatzes nach Felix Deutsch (1953) können als Vorformen der heutigen idiolektischen Methode angesehen werden.

Eine weitere wichtige Wurzel der Idiolektik ist der evolutionäre Ansatz in der Psychotherapie und Psychosomatik, wie er bezogen

---

1 Zitiert in Johannes von Salisbury (1159): Metalogicon 3, 4, 47–50.

auf psychosomatische Symptome erstmals von W. B. Cannon (1915) beschrieben wurde. Darin wurden evolutionär bedingte unmittelbare Reaktionen beschrieben, mit denen sich der Organismus auf Bedrohungssituationen mit abrufbaren Reaktionsmustern wie Angriff, Flucht und Verteidigung vorbereitet. Dieser Ansatz war auch die Grundlage sowohl für die heutige Stressforschung sowie für die Erforschung der evolutionären Grundlagen von Verhalten und Körperreaktionen des Menschen.

A. D. Jonas beschrieb auf der Basis von biologischem, physiologischem, medizinischem, psychologischem und psychosomatischem Wissen bereits in den 60er- und 70er-Jahren des 20. Jahrhunderts eine Fülle von »archaischen Relikten« (vgl. S. 252), d.h. seelisch und körperlich manifestierte Verhaltensmuster, die aus unserer frühmenschlichen und sogar vormenschlichen Vergangenheit stammen und die bei der Entwicklung psychosomatischer Symptome abhängig von spezifischen auslösenden Erziehungs-, Erlebens- und Verhaltensmustern eine wesentliche Rolle spielen. Er baute diese archaischen Muster in sein psychotherapeutisches Konzept ein, indem er sie als ressourcenorientierte Erklärungsmodelle nutzte, um unverständliche und Angst machende, anscheinend »ver-rückte« Reaktionen des Körpers in einem biologischen Sinnzusammenhang wieder »zurecht-zu-rücken« (Jonas 1985).

Zudem ließ sich Jonas aus der Art der einfachen und von nonverbalen Signalen geprägten Kommunikation der Primaten, die er während seiner Forschungen im ethologischen Bereich beobachtete, zu einer radikalen Vereinfachung der psychotherapeutischen Gesprächs- und Kommunikationsmethodik inspirieren, und zwar mittels gezielter Berücksichtigung und Verwendung nonverbaler Signale. Diese folgen analog den Grundmustern des genetisch fundierten sozialen Austausches des Menschen, wie er etwa im »Plaudern« zum Ausdruck kommt« (Poimann 2016). Weitere wichtige Einflüsse, die die Arbeit von Jonas geprägt haben, waren ressourcenorientierte und systembezogene Ideen im Zuge der entstehenden Familientherapien.

Wie hat sich die Idiolektik weiterentwickelt?

Jonas arbeitete von 1974 bis 1985 als Psychiater am Würzburger US-Army Hospital und lehrte in dieser Zeit die Idiolektik am Psychologischen Institut. Neben seinen Vorlesungen hielt er regelmäßig Seminare in Deutschland, Österreich und der Schweiz, in denen er seine Erfahrungen mit der idiolektischen Gesprächsführung weitergab.

Hier konnten einige der heute bekannten Vertreter der Psychotherapie die idiolektische Gesprächsführung und Jonas' evolutionäre Konzepte kennenlernen. Beispielsweise haben Gunther Schmidt im Bereich der Hypnotherapie und systemischen Therapie sowie unter anderem der Gründer und die spätere Leiterin der Süddeutschen Akademie für Psychotherapie Wilhelm Ritthaler und Nesmil Kasumlu im Bereich der humanistischen Verfahren Jonas' Erkenntnisse in ihre Arbeit integriert.

Als Jonas 1984–1985 seine Vorlesungstätigkeit nach Wien verlagerte, gründeten einige seiner Schüler aus der Schweiz, Deutschland und Österreich 1985 die Gesellschaft für Idiolektische Gesprächsführung (GIG). Diese hatte zunächst zum Ziel, Seminare für Jonas zu organisieren. Dieser verstarb jedoch 1985 plötzlich in Wien. Die Gründungsmitglieder der GIG entschlossen sich daraufhin, das bisher Gelernte selbst weiterzuvermitteln und zu lehren.

Idiolektik-Geschichten von Lehrern und Schülern

Was wäre ein Kapitel über die Geschichte der Idiolektik ohne eine kleine Geschichte von einem der wichtigsten Schüler von Jonas und gleichzeitig Idiolektik-Lehrer der Autorin und des Autors? Dr. Hans-Hermann Ehrat, Allgemeinarzt und Psychotherapeut aus Schaffhausen, erzählt auf die Frage, was ihm zur Geschichte der Idiolektik einfällt:

EHRAT Was mir zuerst einfällt, ist ein väterlicher Freund und Kollege, der mich mitgenommen hat ins Adler-Institut, um David Jonas zu hören, weil seine Begründung war: »Da wirst du einen Kollegen sehen, der das anders macht als wir und viel effizienter.« Da bin ich mitgegangen und wir haben sofort Kontakt gefunden, der David und ich. Ich habe ihn nachher noch mitgenommen nach Hause. Wir haben da gemütlich Kaffee getrunken, und er hat mir ein bisschen erzählt von der idiolektischen Methode und hat gesagt: »Wenn du das lernst, wirst du dich nie mehr langweilen.« Und da habe ich viele Jahre **dran gedacht**. Das ist stark, wirklich fantastisch.

RENTEL Was hast du **da gedacht**, als du dann später in den Jahren **dran gedacht** hast?

EHRAT Das fand ich immer etwas ganz Treffendes. Es ist jedes Mal eine Exkursion ins Unbekannte und das fasziniert total. So hat das **angefangen**.

RENTEL Was ist **dann** geschehen?

EHRAT Dann habe ich gedacht, da muss ich irgendwie dieses »Land« wiedersehen, und dann waren die Seminare in Bad Grönenbach, und da bin ich hingefahren und war da mit einigen Schweizer Kollegen immer unterwegs, und die waren wie ich total begeistert. Nach den Kursen oder in den Pausen sind wir immer rausgegangen und haben uns gegenseitig zugesprochen, wie **fantastisch** das ist und dass wir das unbedingt lernen wollen.

RENTEL Was war so **fantastisch** daran?

EHRAT Als Erstes mal die idiolektische Gesprächsführung und zweitens diese absolute Klarheit in der Offenlegung jeder Situation sowohl diagnostisch als auch menschlich, psychologisch. Es gab keine Tabus, es wurde einfach offengelegt, und das kannte ich vorher nicht. Ich komme noch aus einem Milieu, in dem der Arzt sehr distanziert ist und der Allwissende und sich nichts sagen lässt, und der Patient weiß sowieso nichts. All diese Dinge, die mussten zuerst abgelegt werden. Das habe ich dort gesehen in Bad Grönenbach, und ich war tief beeindruckt, wie Patienten sich gemeldet haben. Sie wollten unbedingt ein Gespräch bekommen. Und da war eine Japanerin, die hat während der Vorlesung gesagt: »Herr Professor, wenn Sie mich heute nicht drannehmen wollen, dann werde ich Sie verklagen.« Also, das war natürlich unglaublich, dass Leute so einen **Drang** hatten nach Idiolektik.

RENTEL Was glaubst du, was die da **gedrängt** hat, sich zu melden?

EHRAT Die haben nach meiner Wahrnehmung einfach entdeckt, dass hier ein Mensch sitzt, der sie ohne Wenn und Aber lässt und sich interessiert, was für sie entscheidend ist und wichtig.

Auch wenn David Jonas seiner damaligen Zeit weit voraus war, indem er ein revolutionäres Maß an Vertrauen in die Klienten und ihre Fähigkeiten setzte, brachte er noch häufiger spezifische Interventionen und Erklärungen aus der Sicht des ärztlichen bzw. therapeutischen Experten in die Patientengespräche ein.

Die Gründungsmitglieder der GIG (Gesellschaft für Idiolektische Gesprächsforschung) entwickelten und verbreiteten die idiolektische Methode im Folgenden in Seminaren und Fortbildungen weiter. In den letzten Jahrzehnten haben sich die Schwerpunkte der Methodik noch mehr verschoben in Richtung der Wahrnehmung der Kompetenzen der Klienten. Außerdem hat die Idiolektik in vielen weiteren Anwendungsfeldern außerhalb des klassisch therapeutischen Rahmens einen wichtigen Platz gefunden.

Wo findet Idiolektik heute Anwendung?

Heute wird Idiolektik überall dort angewendet, wo es wichtig ist, eine gute Kooperation zwischen Menschen aufzubauen und Vertrauen zu fördern. Solches ist in vielen Bereichen des Gesundheitswesens unterstützend: Neben der Psychotherapie und der ärztlichen Gesprächsführung findet die Idiolektik in der Pflege, in der Palliativversorgung und Hospizarbeit sowie in der Seelsorge Anwendung. Darüber hinaus hat sie im Bereich Beratung und Coaching sowie in pädagogischen Kontexten Umsetzung gefunden. Hier ist der Einsatz in der Begleitung von Kindern und Jugendlichen herauszuheben, da diese besonders dankbar aufnehmen, wenn sie in ihrer Sprache und mit ihren Ideen gehört und respektiert werden.

Aber auch überall dort, wo es wichtig ist, anderen Menschen passende Angebote zu machen, z. B. im Verkauf und der Wirtschaft, kann die idiolektische Methode einen förderlichen Beitrag leisten, um authentische Informationen über die Wünsche und Bedürfnisse von Gesprächspartnerinnen zu erhalten. Im Managementbereich findet sie Anwendung z. B. im Bereich der Qualitätssicherung und der Mitarbeiterführung. Weiterhin werden im Bereich qualitativer Forschung idiolektische Fragen eingesetzt, um authentische Informationen zu generieren.

Wie wird Idiolektik vermittelt?

Die Verbreitung von Idiolektik geschieht zwar auch in Vorträgen und Publikationen, meist jedoch wird sie auf sehr praxisorientierte Weise in Seminaren unterrichtet. Eine besondere didaktische Methode, welche auch David Jonas schon genutzt hat, ist das »Mikroteaching«: Hierbei werden Live-Gespräche mit Klienten während kurzer Unterbrechungen direkt kommentiert. Oder Seminarteilnehmer führen unter Live-Supervision mit Klienten oder auch mit anderen Seminarteilnehmern Gespräche und es können verschiedene mögliche Vorgehensweisen während des laufenden Gesprächsprozesses ausprobiert und evaluiert werden. Das hat den großen Vorteil, dass man in den Aus- und Weiterbildungen zur idiolektischen Gesprächsführung nicht nur lernt, die Steuerung durch die Klienten implizit zu erspüren, sondern sie sich auch explizit durch ein Live-Feedback einzuholen. Das stärkt die Wahrnehmungsfähigkeiten für die Passung von Fragen und Interventionen.

Darüber hinaus erlebt man als Teilnehmer selbst die Wirksamkeit der Methode durch ein hohes Maß an praktischen Übungen. Dies entspricht dem sparsamen Umgang mit Konzepten und dem Schwerpunkt der Methode auf der feinen Wahrnehmung der Prozesssignale im Hier und Jetzt. Zu den konkreten Formaten und Möglichkeiten, Idiolektik zu erlernen, verweisen wir auf den Ausblick am Ende des Buches.

2 Haltung in der Idiolektik

»Haltung ist eine kleine Sache, die einen großen Unterschied macht.«

Winston Churchill

Nach einigen Sätzen über das *Verhältnis zwischen Haltung und Technik* beschreibt das folgende Kapitel die *Würdigung* als ein zentrales Element, welches den Umgang mit dem Gegenüber prägt und *Resonanz* ermöglicht. Das positive Menschenbild geht davon aus, dass jeder Mensch *gute Gründe* für das jeweilige Verhalten zu einem bestimmten Zeitpunkt hat. Die *Zieloffenheit* in der Begleitung baut auf dem Vertrauen in die *innere Weisheit* des Gegenübers auf.

Verhältnis von Haltung und Technik

»... denn ob etwas Leben werden kann, das hängt nicht von den großen Ideen ab, sondern davon, ob man sich aus ihnen ein Handwerk schafft, ein tägliches. Etwas, das bei einem aushält bis ans Ende.«

Rainer Maria Rilke

Haltung und Technik bedingen und fördern sich gegenseitig. Einerseits ist die Haltung, das zu würdigen, was ist, die beste Voraussetzung für eine angemessene Anwendung der Technik des offenen und interessierten Nachfragens nach Schlüsselworten. Andererseits führt einen eine saubere Anwendung der Technik wie ein Geländer auf einem Weg, auf dem man das Individuelle und die »Schönheit« in den Menschen erkennen und dadurch zu einer würdigenden und wertschätzenden Haltung gelangen kann.

Um Idiolektik zu lernen und zu lehren, ist es sehr wichtig, im Blick zu behalten, dass es sich bei dieser Art, Gespräche zu führen, mehr um eine Kunst des Improvisierens handelt, wie sie in der Musik und im Tanz gelebt wird. Es kommt viel mehr auf das feine Spüren im Moment an als auf das Umsetzen von Konzepten. Es geht nicht um eine Antwort auf die Frage »Was ist richtig?«, sondern darum, sich zu erlauben, eine fragende Haltung einzunehmen und darauf zu achten, was jetzt und hier für diesen Menschen gerade passend sein könnte.

Es braucht eine Offenheit, sich jederzeit durch den Prozess und die Klientinnen korrigieren zu lassen. Wenn in diesem Buch einzelne Elemente beschrieben und Techniken erläutert werden, soll dies nicht wie ein Rezeptbuch oder Manual verstanden und angewendet werden, sondern eher wie ein Farbkasten, mit dem man eigene Bilder entstehen lassen kann, oder wie eine Kiste voller Instrumente, die zum Improvisieren einladen.

Würdigung und Resonanz

»Liebe ist, wenn ich das andere im anderen als Bereicherung erleben kann.«

Jean Charon

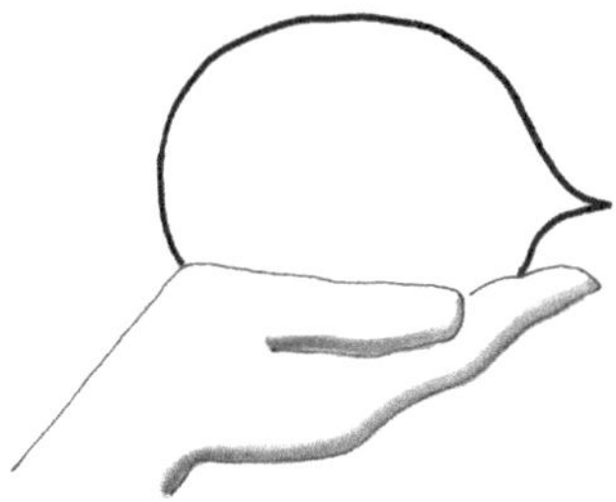

Abb. 2: Den Raum halten für das Mitgeteilte

Die Grundhaltung in der Idiolektik ist gekennzeichnet durch eine gelassene und interessierte Zuwendung sowie eine gewisse Lust, etwas Neues zu erkunden. Es ist die Bereitschaft, sich auf eine Reise in ein unbekanntes Gebiet zu begeben. Verbunden wird dies mit einer betrachtenden Ruhe; es wird nicht gedrängt und nicht gewollt. Es geht mehr um eine Haltung des »Da-Seins« als eine Haltung des »Machens«.

Hintergrund dessen ist die Anerkennung der Tatsache, dass wir in Bezug auf unser Gegenüber wirklich nichts wissen und deshalb nur von ihm lernen können. Diesen Raum für das Mitgeteilte offen zu halten, ermöglicht Resonanz. Das Gesagte kann mit seinen leisen Zwischentönen »zurück-klingen« und so vom Erzählenden besser wahrgenommen werden.

In der Begleitung ist eine freudige Bereitschaft zum Scheitern ebenso hilfreich wie eine unbekümmerte Fehlerfreundlichkeit. Beide geben den Klientinnen die Möglichkeit zu korrigieren, was immer für sie nicht als passend wahrgenommen wird. Und letztlich öffnet es in allem Ernst den Raum für Humor und eine Leichtigkeit im Umgang mit der Schwere.

Etwas würdigend anzuschauen bedeutet, mit seiner Aufmerksamkeit dort zu sein, wo man hinschaut. Es bedeutet auch, in Gedanken nicht schon dabei zu sein, was man damit machen wird. Man nimmt die Dinge wahr, wie sie sind. Es geht um ein nichtwertendes Betrachten und Erkunden von verschiedenen Seiten. Wahrnehmungen werden nicht schnell »einsortiert«, sondern es wird davon ausgegangen, dass man sich das Berichtete eben noch nicht wirklich genau vorstellen kann, obwohl man es vielleicht selbst schon gehört und gesehen hat.

Es ist hilfreich, sich die Dinge, die gehört werden, bildlich vorzustellen und die eigenen Vorstellungen durch eine erkundende und fragende Haltung immer weiter zu aktualisieren, um sie dem anzunähern, was der Wahrnehmung der Klientinnen entspricht. Man versucht sozusagen, weniger mit-zu-denken als vielmehr mit-zu-bildern und mit-zu-spüren. Durch die Ruhe und das sich Einlassen beim Betrachten entsteht eher ein Mit-gehen als ein von außen Drum-rumgehen.

Diese Offenheit, das Nichteinsortieren, erlaubt eine Mehrdeutigkeit, die es ermöglicht, die Dinge aus verschiedenen Perspektiven zu betrachten, insbesondere aus der Perspektive der Klienten. Diese können wiederum neue Blickwinkel für sich entwickeln, da sie durch einfache Fragen eingeladen werden, noch einmal genau hinzuschauen.

Stiegler (2022) spricht von einer empfangenden Grundhaltung, die den eigenen Blick öffnet und weitet:

> »Beim Empfangen gibt es keine klare Absicht und damit keinen speziellen Fokus. Damit entsteht ganz viel Raum, aufzunehmen und mit den Dingen zu spielen. Beim Empfangen gehen wir auch nicht auf die Dinge zu, um sie zu ergreifen oder zu erledigen, sondern wir lassen die Dinge auf uns zukommen. Wir lassen uns ergreifen. Das ist eine völlig andere Bewegung als beim Tun und hat eine völlig andere Wirkung in unserem Erleben, da wir uns hier berühren lassen. Es entsteht eine völlig andere Wahrnehmung und ein Begegnungspotenzial.«

Würdigend zuzuhören bedeutet, seinen eigenen »Innenraum« wie bei einem Instrument zu einem Resonanzkörper werden zu lassen für das, was von den verschiedenen Seiten der Klientinnen hörbar wird. Es geht darum, nicht nur Inhalte zu registrieren, sondern sich anklingen zu lassen von den Schwingungen des Mitgeteilten, diese wie Musik aufzunehmen und sie in sich nachklingen zu lassen. Indem man sich selbst in der Begleitung durch eine nichtwertende Offenheit schwingungsfähig hält, kann das Gesagte zurückklingen und eine innere Resonanz bei den Klientinnen fördern.

Würdigen hat laut Duden zwei Bedeutungen[2]:

> »1. jemandes Leistung, Verdienst, den Wert einer Sache erkennen und in gebührender Weise lobend hervorheben [...].
>
> 2. (jemandem, einer Sache) etwas Bestimmtes zuteilwerden lassen, dessen er, sie für würdig erachtet wird.«

Würde wird als ein vergessener Wert in der Psychotherapie von Luise Reddemann (2008) in einem wunderbaren Buch zu diesem Thema angemahnt. Als ersten Punkt einer würdeorientierten Therapie für Menschen, die Traumata erlitten haben, benennt sie die Bewusstmachung des eigenen Menschenbildes, das die Haltung und damit die Handlungen beeinflusst:

> »Hält man z. B. den Patienten/die Patientin für grundsätzlich schwach und unfähig, das für sie Richtige zu erkennen, führt dies zu einem anderen Umgang, als wenn man mit der Prämisse arbeitet, dass jeder Mensch in sich eine tiefe, möglicherweise auch verborgene, Weisheit habe, die ihr oder ihm helfe, das für sie oder ihn Richtige herauszufinden. Ein Menschenbild, das dazu führt, dass man mit Selbstheilungskräften rechnet, führt eher zu einer an Ressourcen interessierten Haltung« (Reddemann 2008, S. 135).

In dem Begriff *Würdigung* klingt an, einen Menschen als etwas einzigartiges Ganzes zu sehen, das in einem noch größeren Ganzen vernetzt und aufgehoben ist und in sich das Potenzial trägt, zu wachsen. Es kann bedeuten, für und mit Menschen da zu sein, ihnen beizustehen und sie so zu sehen und anzuerkennen, wie sie sind. Es meint, ihre Lebensleistung und -kunst wertzuschätzen, mit ihnen zu gehen und ihnen dabei ihren Raum zu lassen, in dem sie sich entwickeln können.

Zur *Einzigartigkeit* haben die Begründer der assoziativen Mind-Map-Methode, Tony und Barry Buzan (2002), in einem Experiment

2 Verfügbar unter: https://www.duden.de/rechtschreibung/wuerdigen [16.2.2023].

(vgl. S. 46) Menschen gebeten, zu ein und demselben Wort mehrfach eigene Assoziationen aufzuschreiben. Sie kommen dadurch zu einer interessanten Aussage:

> »Die Tatsache, dass den Menschen so wenige gemeinsame Assoziationen für ein vorgegebenes Wort, Bild oder eine Idee einfallen, bedeutet, dass wir uns alle auf unvergleichliche, nahezu unheimliche Weise voneinander unterscheiden. Anders ausgedrückt ist jeder Mensch weit individueller und einzigartiger als bislang vermutet. Auch in Ihrem Gehirn gibt es Billionen von Assoziationen, die von keinem anderen Menschen in der Vergangenheit, Gegenwart oder Zukunft geteilt werden. Ein einzigartiges Mineral bezeichnen wir als ›Juwel‹, als ›unbezahlbar‹, ›wertvoll‹, ›selten‹, ›schön‹ oder als ›unersetzlich‹. Angesichts der Ergebnisse über das menschliche Gehirn sollten wir allmählich uns selbst und unsere Mitmenschen mit diesen Begriffen beschreiben« (Buzan u. Buzan 2002, S. 68).

Um jemanden in seiner Einzigartigkeit zu würdigen, erachtet die Idiolektik das gute Zuhören und das einfache Nachfragen nach den Worten des Gegenübers als wertvoll. Besonders in Momenten emotionaler Berührtheit kann sie sich auch durch eine haltende Präsenz äußern oder dadurch, dass man in der Begleitung das, was man mitfühlt, in Worte fasst und als Resonanz anbietet. Besonders wichtig kann eine würdigende Haltung in Momenten des Widerstandes und bei Verhaltensweisen sein, die problematisch, schmerzhaft oder belastend erlebt werden. Hier kann das Erarbeiten der »guten Gründe« für dieses Verhalten eine Hilfe sein (vgl. nächsten Abschnitt).

Es gibt auch Grenzen, die es einem schwer machen, die beschriebene würdigende Haltung einzunehmen. Diese werden im Abschnitt »Randbereiche und Grenzen der Idiolektik« dargestellt (vgl. S. 353).

Gute Gründe

»Das Herz hat Gründe, die die Vernunft nicht kennt.«

Blaise Pascal

Die Haltung in der Idiolektik geht von der Grundannahme aus, dass sich lebendige Systeme selbst organisieren (Maturana u. Varela 1987). Diese Selbstorganisation geschieht unter bestimmten Bedingungen und bringt daher etwas Adaptives und Funktionales bezogen auf

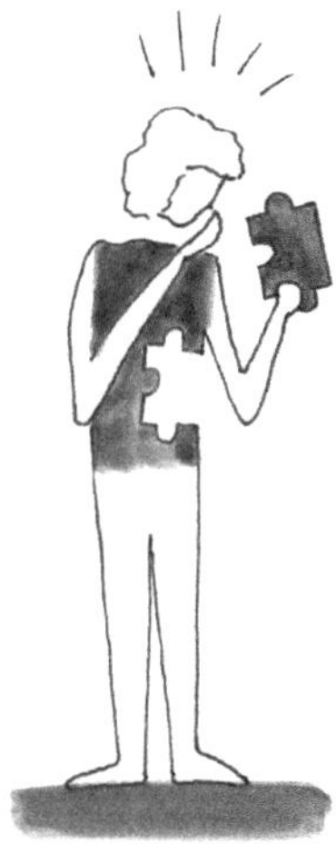

Abb. 3: Gute Gründe

den jeweiligen Kontext hervor. Dies ist eine der Grundannahmen der Idiolektik, wie sie von den ersten Idiolektikdozenten in den 1990er-Jahren in Volkach formuliert wurden (»Volkacher Axiome«):

1) Sowohl im Klienten als auch im Therapeuten besteht ein selbstorganisierendes Prinzip = »innere Weisheit«. Diese innere Weisheit schafft unter den gegebenen Umständen aktuelle, optimale Verhaltensweisen, um zu leben.
2) In der Eigensprache, im Idiolekt, kommt der andere in seiner Gesamtheit zum Ausdruck.
3) Idiolektik ermöglicht durch ausschließliche Fokussierung auf die Eigensprache des anderen die Akzeptanz des selbstorganisierenden Prinzips = innere Weisheit. Die innere Weisheit ist die einzige Kraft, die Veränderung ermöglicht (Krüger 2010).

Dies ist die Grundlage dafür, dass für alles, was Klienten mitteilen, »gute Gründe« unterstellt werden, auch wenn diese nicht im Hier und Jetzt erkennbar sind. Sie liegen vielleicht in einer anderen Zeit, an einem anderen Ort, in anderen Kontexten begründet. Es geht um eine Haltung, aus der die Dinge weniger defizitorientiert oder pathologisierend gesehen werden, sondern von der Frage geleitet werden: Unter welchen Umständen, an welchem Ort, zu welcher Zeit erfüllt das beobachtete Phänomen oder die Verhaltensweise, von der berichtet wird, eine Funktion, hat sie einen Vorteil oder ergibt Sinn?

Manche Klienten werten sich und ihre eigenen Reaktionen ab oder spüren sogar einen inneren Widerstand dagegen, irgendetwas Positives an sich zu entdecken. Wenn sie aber merken, es werden ihnen »gute Gründe« unterstellt, kann sich auch bei ihnen eine wertschätzende, erforschende Haltung sich selbst und den eigenen Reaktionen gegenüber entwickeln. Hier hilft häufig das Betrachten der erlebten Phänomene in anderen Kontexten, z. B. durch das Beschreiben in einer Metapher. Wenn die Klienten die Funktionalität ihrer Reaktionen dann entdecken können, ist das eine große Erleichterung und vor allem schafft es eine gemeinsame Basis, von der aus man wertschätzend weiterschauen kann.

Praxisbeispiel: »Gute Gründe großer Wellen«

Eine Klientin, die schon einen längeren therapeutischen Weg gegangen ist, beschreibt eine Verunsicherung darüber, dass sie immer wieder von starken emotionalen Wellen überflutet wird, für die sie keinen Auslöser in der Gegenwart erkennen kann.

Therapeut Was möchtest du, das passiert?

Klientin Ich hätte gerne, dass diese **großen Wellen** sich abschwächen, sodass das Meer wieder ruhiger wird und ich auch die kleinen Wellen der Freude wieder wahrnehmen könnte.

Th Was könnte es dafür brauchen?

Kl Das wird seine Zeit brauchen wie beim **richtigen Meer.**

Th Wie entstehen **große Wellen** eigentlich im **richtigen Meer**?

Kl Da gibt es so **Plattenverschiebungen** im Untergrund. Es gibt auch Wind oder auch Schiffe, die umfallen, die solche großen Wellen auslösen können. Aber es fühlt sich nicht an wie Wind oder Schiffe. Sondern ich halte es für wahrscheinlicher, dass es Plattenverschiebungen im Untergrund sind.

Th Wie **verschieben** sich diese **Platten**?

Kl Sie **schwimmen** auf etwas im tiefen Inneren der Erde, was auch **Strömungen** verursacht.

Th Und wie ist das, auf dieses Bild zu schauen mit den Platten, die auf den Strömungen schwimmen, und den **großen Wellen,** die dadurch entstehen?

Kl Das ist halt so. So ist die Erde.

Th Und was könnte der Vorteil daran sein, dass diese **Platten** sich bewegen?

Kl Ja, manchmal finden sie einen **passenden** Platz, einen **neuen Platz**, der passender ist.

Th Und wie ist das, wenn die einen **passenden Platz** finden?

Kl **(Lächelt und wirkt entspannter)** Ja, das ist sehr gut, dann ist es ruhig. [...] bis sie sich wieder bewegen.

Th Und was geschieht, bevor die Platten einen **neuen Platz** gefunden haben?

Kl Da **rumst** es gewaltig.

Th Wie wäre das für eine Expertin von Plattenverschiebungen, zu wissen, dass das **»Rumsen«** und die **Wellen** ein Zeichen dafür sind, dass die Platten dabei sind, einen **neuen Platz** zu finden?

Kl Das ist sehr **gut**.

Th Und was ist das **Gute** daran?

Kl Das ändert die Bewertung, die man den Wellen gibt.

Kommentar:
In diesem Gesprächsausschnitt kann die Klientin mithilfe ihrer eigenen Metapher der Meereswellen etwas mehr über die Entstehungsbedingungen ihrer emotionalen Wellen herausfinden, die sie trotz langjähriger therapeutischer Arbeit gegenwärtig immer noch erlebt. Die Frage nach dem Vorteil der Plattenbewegungen hilft ihr, die guten Gründe der Wellen zu verstehen und sie als Zeichen dafür zu erkennen, dass etwas in ihr einen neuen guten Platz findet. Dies verhilft ihr dazu, sie annehmen zu können, und dadurch zu mehr Sicherheit im Umgang damit.

Innere Weisheit

»Niemand kann euch etwas eröffnen, das nicht schon im Dämmern eures Wissens schlummert. Der Lehrer, der zwischen seinen Jüngern im Schatten des Tempels umhergeht, gibt nicht von seiner Weisheit, sondern eher von seinem Glauben und seiner Liebe. Wenn er wirklich weise ist, fordert er euch nicht auf, ins Haus seiner Weisheit einzutreten, sondern führt euch an die Schwelle eures eigenen Geistes.«

Khalil Gibran[3]

Durch eine positive Haltung und einen freundlichen wertschätzenden Blick, in Abgrenzung zu einer kritischen, sezierenden und analysierenden Haltung, kann rasch Vertrauen entstehen, und dadurch

3 Ausschnitt aus dem Gedicht »Vom Lehren« i. d. Übers. a. d. Engl. v. Bertram Kottmann. [Originalausg.: Khalil Gibran (1926): The Prophet. New York (Alfred A. Knopf).] Verfügbar unter: https://gedichte.xbib.de/Gibran_gedicht_18.+Vom+Lehren.htm [23.1.2023].

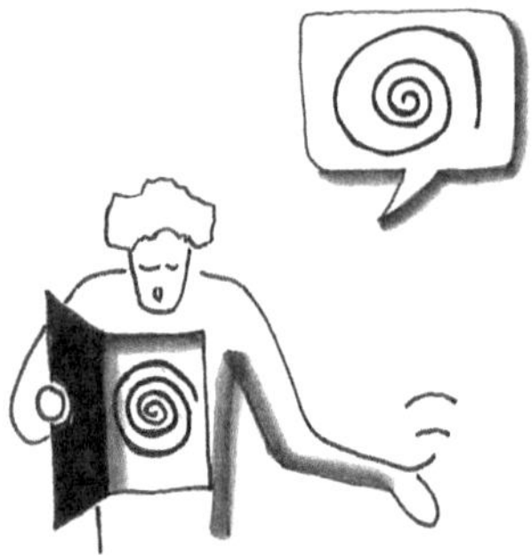

Abb. 4: Innere Weisheit

fällt es Klienten leichter, von sich zu erzählen und mit sich selbst in Verbindung zu gehen. Die wertschätzenden Augen der Begleiterin nehmen den Wert von dem, was mitgeteilt wird, wahr und spiegeln ihn. Der Klient lernt dadurch, dass das Schauen nach innen auch eine Freude sein kann, und dass sich im Unbewussten nicht ausschließlich »Drachen und Monster« aufhalten. Es ist dann als würde man vor einer großen Schatzkiste stehen, die man miteinander erkundet und nicht vor einer Grube mit lauter Schlangen. Das kann für traumatisierte Menschen eine neue Erfahrung sein. Verliert das Innere so seinen Schrecken, dann bekommen Menschen mehr Vertrauen und Motivation, in ihr Inneres zu schauen und dieses zu erforschen. Dadurch kann es passieren, dass ihnen ihr Innenleben ein Stück vertrauter wird, und dass sie dort Dinge entdecken, die stärkend sind. In einer solchen neuen Haltung können sogar bei dysfunktional oder zerstörerisch verhaltenden inneren Anteilen positive Aspekte entdeckt werden (vgl. S. 327). Oft ist bei Traumatisierten das Innere eine Quelle von Schrecken und Horror und von Bildern und Gefühlen, die überflutend sind. Sie erleben es als wertvoll, dass sie durch die Idiolektik nicht mehr immer nur im Außen eine Ablenkung suchen müssen, sondern in ihrem Inneren auch Quellen von Stärke und Sicherheit oder Licht sichtbar werden.

Praxisbeispiel: »Schmetterling«

Eine Klientin bricht in der Therapie erstmalig das Schweigen über eine Entführung und Vergewaltigung vor über 20 Jahren. Im Gespräch entwickelt sie das Bild, mit »hundert *Säcken*« beladen zu sein. Durch idiolektische Fragen kann sie die *Säcke* beschreiben, aber noch nicht loswerden. Die Belastung und die Beeinträchtigung über die vergangenen 20 Jahre werden ihr immer deutlicher. Einige Wochen später antwortet sie auf die Frage, was man denn mit den *Säcken* machen könne ...

KL Ich möchte wie ein **Schmetterling** sein. Der hat **keine Säcke** auf dem Rücken, sondern **Flügel.**

Die Therapeutin hat keine Vorstellung, wie das möglich sein kann, und fragt idiolektisch nach. Sie stellt beeindruckt fest, dass die Klientin für sich bereits die Lösung aus ihrer Belastung gefunden hat. Es entwickelt sich ein Gespräch von Woche zu Woche, in dem die Klientin berichtet, wie der *Stoff der Säcke heller* wird, wie sie leichter werden, wie die Nähte der Säcke aufplatzen und Steine herausfallen, wie sie das *Wachsen ihrer Flügel* förmlich spüren könne, wie diese immer größer würden und wie sich schließlich der ganze *Schmetterling entfaltet habe.*

Kommentar:

Dies ist ein Beispiel für eine Ressource aus dem Inneren der Klientin, die ihr einen Weg zeigt und die ihr die Kraft und den Mut gibt, die belastenden »Säcke« zu transformieren. Der erste Schritt ist, das innere Belastungsgefühl nach außen in die Metapher der »hundert« Säcke zu projizieren. Die spätere Frage nach dem Umgang damit regt einen Suchprozess im Inneren an, der die Klientin zu der Zukunftsvision des Schmetterlings führt. Hiermit beginnt der Transformationsprozess, bei dem sich die inneren Veränderungen in der Metapher bildhaft manifestieren und sich verstärkend auf die beginnende Selbstentfaltung auswirken.

In so einem Moment wächst das Vertrauen der Klienten in sich selbst, der Mut, im Inneren nach Quellen zu suchen, und das Vertrauen, dass dort etwas Hilfreiches zu finden ist. Diese Quelle wird »innere Weisheit« genannt. Gemeint ist damit der Schatz an implizitem Wissen, welcher aus der gesamten Lebenserfahrung der Klienten erwachsen ist, welcher aber auch archaische und evolutionär entwickelte Überlebensprogramme und Körperweisheit umfasst (vgl. S. 252).

Aus diesem Grund steht die Beziehung der Klienten zu sich selbst im Fokus. Sie lernen mit jeder an sie gestellten öffnenden Frage, dass sie ganz viel Wissen, Können und Ideen in sich haben. Die Therapeutin begleitet das gemeinsame Schauen. Dadurch lernen die Klienten, sich selbst mit einem Blick zu sehen, der freundlich erkundend ist.

Es ist ein Versuch, zu sehen, was mit der Klientin in Ordnung ist, was mit ihr stimmt, und dass sie sich selbst ein Stück zustimmen kann. Es geht in der Beziehungsgestaltung und Haltung darum,

Vertrauen auszuleihen, dass Klienten wachsen werden. Dieses Vertrauen ist ansteckend und kann von Patienten als Haltung sich selbst gegenüber nach und nach übernommen werden, denn das Ziel ist es, dass die Klienten irgendwann diesen freundlichen Blick und diese wertschätzende und würdigende Haltung selbst in sich aufnehmen.

Praxisbeispiel: »Wertschätzende Selbstgespräche«

Eine Klientin, die seit einiger Zeit idiolektische Gespräche erlebt hatte, berichtete davon, dass sie zwei imaginäre Freundinnen habe, die sie mit offenen Fragen zu ihren Schlüsselworten in einer Art idiolektischem Gespräch mit sich selbst begleiten würden. Eine sei eher für berufliche Themen zuständig und habe einen etwas anderen Stil der Begleitung als die zweite imaginäre Freundin, die eher für Privates zuständig sei.

Kommentar:

Die wiederholte Erfahrung, achtsam mit einfachen offenen Fragen begleitet zu werden, nimmt die Klientin in sich auf und personifiziert sie als imaginierte, idiolektisch begabte Freundinnen, die ihr in wertschätzenden Selbstgesprächen den Zugang zu ihrer inneren Weisheit ermöglichen.

Zieloffenheit

»Ich komme selten dort an, wo ich hinwollte,
aber oft lande ich dort, wo es notwendig ist zu sein.«

Douglas Adams[4]

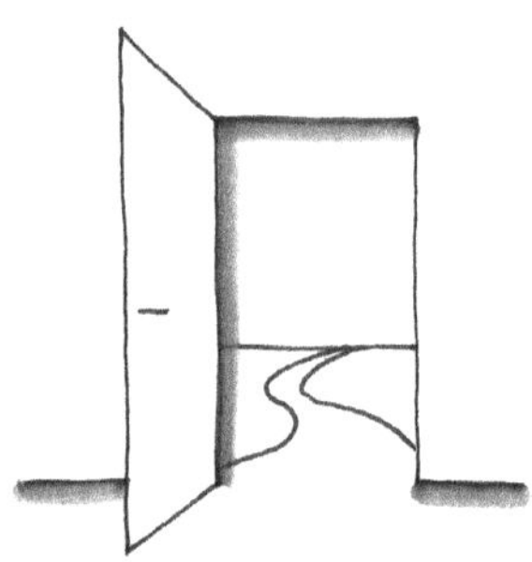

Abb. 5: Zieloffenheit

4 Douglas Adams (2016): Dirk Gently's holistic detective agency box set: Dirk Gently's holistic detective agency and the long dark tea-time of the soul. New York (Simon a. Schuster), p. 354; Übers.: T. R.

Die Haltung in der Idiolektik ist geprägt von einer Offenheit, was inhaltliche Ziele des Gesprächs betrifft. Eigene therapeutische Intentionen werden eher hintangestellt, d. h., die Klienten werden als Experten für ihre eigenen Ziele gesehen, auch wenn diese ihnen selbst zu Beginn des Gesprächs nicht immer bewusst sind. Manchmal stellt sich im Verlauf der Begleitung heraus, dass der Weg das Ziel ist, manchmal erscheint es so, als stehe das Ziel eher im Weg. Ziele können uns verführen, Dinge am Wegesrand nicht mehr wahrzunehmen und wichtige Umwege nicht zu gehen.

Wie im nächsten Kapitel näher ausgeführt wird, besteht die technische Umsetzung dieser Zieloffenheit im Gespräch darin, dass es sich um eine iterative Methode handelt. Das bedeutet, dass das Ergebnis einer Interaktion den Ausgangspunkt der nächsten Interaktion darstellt: Die Klientin erzählt etwas, und im weiteren Gesprächsverlauf wird vom Therapeuten ein Schlüsselwort aufgegriffen. Nach diesem wird auf eine solch offene Weise gefragt, dass die Klientin weiterhin das Maximum an Steuerung und Kontrolle über den inhaltlichen Verlauf des Gesprächs behält. Die Antwort der Klientin dient wiederum als »Ausgangsmaterial« für die nächste Frage. So ergibt sich ein Weg, der wenig planbar oder vorhersehbar ist, der jedoch interessanterweise sehr rasch zu den Kernthemen der befragten Klientin führt.

Spüren die Klienten die Sicherheit, die mit ihrer Kontrollmöglichkeit der Themen einhergeht, sind sie viel schneller bereit, für sie zentrale Themen von sich aus anzusprechen. Schon in einer alten Zen-Geschichte erklärt der Meister dem ungeduldigen Mönch, dass es länger dauert, wenn er alles in sehr kurzer Zeit erlernen möchte.

> »Es ist dein übermäßiges Wollen, das dir Kraft entzieht. Wenn du ein Auge auf dem Ziel hast, kannst du nur noch mit einem Auge auf den Weg schauen« (unbekannter Verfasser).

Die zieloffene Haltung ermächtigt die Klienten, ihre eigenen Ziele zu finden und eigene Wege zu entdecken. Als Begleitende hilft uns ein *methodischer Minimalismus,* die notwendige Präsenz und Eingelassenheit in der Haltung aufzubauen:

Minimale Intention – nicht wollen – aufseiten des Therapeuten hilft unseren Gesprächspartnern, eigene Motive, Visionen und Ziele, aber auch Probleme und Belastungen anzusprechen. Wenn der Therapeut seine

Ziele loslässt, können die Ziele des Gegenübers klarer zum Vorschein kommen.

Minimale Interpretation – nicht wissen und werten – hilft unseren Gesprächspartnern, implizites Wissen zu entdecken und eigene Werte zu verwirklichen.

Minimale Intervention – nicht machen –, sondern kurz, einfach und offen nachfragen hilft, diesen »Entwicklungsprozess« zu unterstützen, ohne ihn zu stören.

Praxisbeispiel: »Nebel«

Eine Klientin schildert ihre Schwindelsymptome vor dem Umfallen wie einen **Nebel.**

Th Was wünschen Sie sich, das mit dem **Nebel** passiert?

Kl Es wäre gut, wenn die **Sonne** käme, damit er ein bisschen weniger dicht wäre.

Die Klientin erzählt, was sie mit der **Sonne** noch verbindet, nämlich Wärme und Sommer, um dann selbst zu bemerken, dass es aber auch **gefährlich wäre ohne Nebel.**

Th **Wofür** könne **Nebel** denn **gut** sein?

Kl Um nicht zu sehen und nicht gesehen zu werden.

Th Wann wäre das sinnvoll?

Kl Wenn etwas ganz Schreckliches passiert [...].

Kommentar:

Der Therapeut lässt hier seine Bewertungen des Nebels hintanstehen und geht mit den Zielen der Patientin mit (weniger dichter Nebel). Dadurch verändert sich die Bewertung des Nebels durch die Klientin und diese kann sich der Ziele ihrer unbewusst ablaufenden instinktiven Defensivreaktionen bewusst werden. Sie erlangt damit wieder mehr »Selbst-Bewusstsein« und »Selbst-Verständnis«.

Eine weitere Facette dieser Zieloffenheit beleuchtet folgende Erfahrung des Autors [T. R.] am Ende seiner klinischen Ausbildung zum Kinder- und Jugendpsychiater. Er erzählt in einer seiner Supervisionen von seiner Unsicherheit vor anstehenden Familiengesprächen. Er zweifele an sich, da er nach acht Jahren klinischer Ausbildung mehr professionelle Souveränität von sich erwartet habe. Sein Supervisor macht ihn auf einen »guten Grund« dieser Unsicherheit aufmerksam. Er sagt: »Wenn Sie sicherer wären, wären Sie nicht mehr so offen für diese einzigartige Familie, die jetzt vor Ihnen sitzt. Vielleicht hilft Ihnen Ihre Unsicherheit sogar, offen dafür zu sein, dass diese Familie anders ist als die vorigen 100 Familien, die Sie gesehen haben, vielleicht anders funktioniert und etwas anderes von Ihnen braucht.«

Am meisten kann durch eine feine Beobachtung gelernt werden und vor allem durch den Mut, Klienten nach ihren eigenen Erfahrungen und Ideen zu fragen.

Eine häufige Kritik am zieloffenen Vorgehen der Idiolektik besteht darin, dass die therapeutischen Prozesse sich ziellos in Bahnen bewegten, die die Klienten schon oft gegangen seien. Sie würden nicht umsonst die Hilfe von Therapeutinnen oder Beratern aufsuchen, damit diese ihnen den Weg wiesen. Um die Unterschiede zwischen *Zielfestlegung, Zieloffenheit* und *Ziellosigkeit* zu verdeutlichen, eignet sich die folgende Geschichte über verschiedene Navigationstechniken in der Seefahrt.

In der westlichen Welt werden bei der Navigation Ausgangspunkt und Ziel vorher festgelegt. Während der Reise wird idealerweise versucht, den vereinbarten Kurs zu halten, also auf einer möglichst geraden Linie vom Ausgangspunkt ans Ziel zu gelangen, welche Stürme oder Strömungen auch immer dazwischenkommen. Es geht bei dieser Art von Navigation um die Fähigkeit, so nah wie möglich an einer vorher festgelegten Route entlang zu navigieren. Eine therapeutische Begleitung in diesem Sinne wäre auf ein vorher festgelegtes Ziel ausgerichtet.

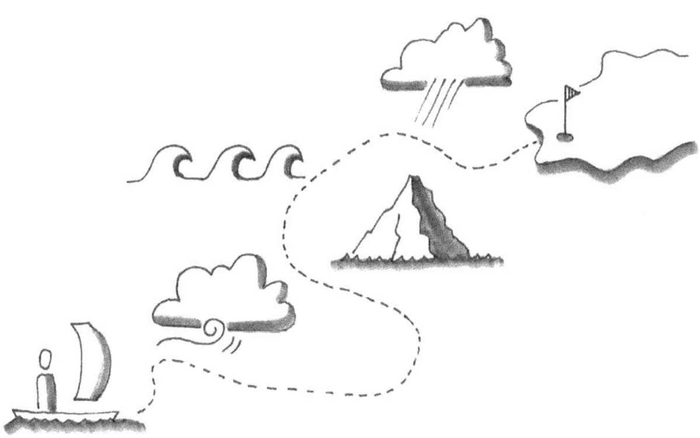

Abb. 6: Polynesische Navigation

In Polynesien, inmitten des Pazifischen Ozeans, gibt es eine andere traditionelle Vorgehensweise bei der Navigation: Hierbei werden das Ziel und der Kurs nicht im Vorhinein festgelegt, es geht vielmehr um die Fähigkeit, Informationen aufzugreifen, die sich im jeweiligen Moment anbieten; also Strömungen und Winde, die während der Reise auftauchen, bestmöglich für das Vorankommen zu nutzen. Hieraus ergibt sich dann das Ziel, an dem man ankommt. Das, was am Ausgangspunkt und auf dem Weg bereits vorhanden ist, wird beeinflussen, wo man am Ende der Reise landet. Eine therapeutische Begleitung dieser Art wäre also eine am Prozess orientierte (Wilson 2017, S. 150).

Die Zieloffenheit im idiolektischen Gespräch ähnelt in diesem Sinne mehr der polynesischen Fähigkeit, die Informationen, die auf dem Weg liegen, zu nutzen und sich nicht an ein vorher festgelegtes Ziel zu klammern. In idiolektischen Gesprächsprozessen wird häufig erkennbar, dass die Ziele, die Therapeuten und Klienten vom Verstand her anvisiert hatten, gar nicht die Ziele sind, bei denen es notwendig ist, zu sein oder anzukommen.

Die Tatsache, dass Therapeuten die eigenen Hypothesen im Wege stehen können, kann die folgende kleine Fabel[5] illustrieren:

Ein Affe, der einen Fisch dabei beobachtet, wie er im Fluss auftaucht und wieder untertaucht, denkt sich, dass dieses arme Wesen gerade in Not ist und ertrinkt. Da er sich selbst am wohlsten und sichersten auf dem Baum fühlt, rettet er den Fisch aus dem Fluss und holt ihn zu sich auf einen sicheren Ast. Dort wundert er sich, dass es dem Fisch nicht gut geht. Diese Geschichte zeigt, wie wichtig es sein kann, die *eigenen Hypothesen wahrzunehmen, sie loszulassen und nachzufragen,* was denn der Klient für eigene Erfahrungen, Vorstellungen und Ziele hat.

Erlebniseinladungen: Haltung in der Idiolektik

Einzigartigkeit entdecken mit Assoziationen (Mindmap)

Machen Sie ein kleines Experiment mit mehreren Menschen:

Einigen Sie sich gemeinsam auf ein beliebiges Wort. Dann schreibt jeder dieses Wort in die Mitte eines eigenen Blattes Papier. Als nächsten Schritt notiert jeder im Kreis um dieses Wort herum fünf Wörter, die er mit dem

5 Nach einer mosambikischen Fabel.

Wort in der Mitte assoziiert. In einem weiteren äußeren Kreis bringt jeder dann zu jedem einzelnen dieser Worte weitere fünf Worte zu Papier, die ihm dazu einfallen.

Dann vergleicht man die gemeinsamen Wort-Assoziationen miteinander.

Staunende Augen
Schauen Sie eine Zeit lang mit den staunenden Augen eines Kindes die Menschen an, mit denen Sie zu tun haben: Versuchen Sie, das Gegenüber anzuschauen, eigene Bewertungen für sich zu registrieren und zu »parken« und noch mal zu schauen. Lassen Sie sich berühren von der Ganzheit und der Schönheit eines Menschen. Registrieren Sie eigene Gedanken und suspendieren Sie diese wieder. Dann kommen Sie noch einmal zurück mit der Aufmerksamkeit zur einfachen Wahrnehmung dessen, was ist.

Hypothesen und Ziele loslassen
Achten Sie während eines Gesprächs auf eigene Hypothesen und Ziele und lassen Sie diese dann bewusst los. In Ruhe »umschalten« auf Empfang und auf die Ziele und Hypothesen des Gegenübers hören.

Zusammenfassung: Haltung in der Idiolektik

Haltung und Technik in der Idiolektik bedingen und fördern sich gegenseitig.

Jeder Mensch ist einzigartig und hat seine guten Gründe, sich in der dargestellten Form zu äußern.

Das Loslassen eigener Ideen, Wertvorstellungen und Konzepte im Gespräch durch das wertfreie und zieloffene Fragen ermöglicht dem Gesprächspartner, selbst zu entscheiden, wie viel er und was er in welcher Form erzählen möchte, um sich und sein eigenes Weltbild zu erkennen.

Wahrnehmen und Anschauen, ohne zu bewerten, erlaubt Einzigartigkeit und Mehrdeutigkeit.

Würdigen heißt mehr Da-Sein, weniger Machen.

Scheitern ist erlaubt und Humor ist willkommen.

Innere Weisheit als selbstorganisierendes Prinzip schafft unter den gegebenen Umständen optimale Verhaltensweisen.

Idiolektik ermöglicht durch ausschließliche Fokussierung auf die Eigensprache des anderen die Akzeptanz dieses selbstorganisierenden Prinzips der inneren Weisheit.

Die Annahme »guter Gründe« ermöglicht Wertschätzung auch von Problematischem.

> Der Zugang zur inneren Weisheit kann Quellen von Stärke und Sicherheit erschließen und Kraft freisetzen, die Veränderung ermöglicht.
>
> Minimale Intention, Interpretation und Intervention: Wenn Begleiterinnen wenig wollen, wissen und machen, schenken sie maximale Präsenz für das Wollen, das Wissen und die Eigenmacht der Klientinnen.
>
> Eine zieloffene Haltung ermächtigt die Klientinnen, ihre eigenen Ziele zu finden und eigene Wege zu entdecken, dort hinzukommen.

3 Technik der Idiolektik

»In helfenden Beziehungen muss man vor allen Dingen darauf achten, denjenigen, dem geholfen werden soll, dort zu finden, wo er ist[,] und allda […] beginnen.«

Søren Kierkegaard

Die technischen Elemente der Idiolektik sollen anhand der folgenden Kernthemen beschrieben werden: Das *achtsame Zuhören* und Lauschen auf die *Eigensprache* ermöglicht es, *einfach und offen* nach *Schlüsselworten* zu *fragen,* die das Gegenüber verwendet hat. Man *orientiert* sich dabei konsequent an den *Ressourcen* und greift *Metaphern* auf. Dadurch wird ein assoziativer Gesprächsprozess angeregt, der von *Paralogik* geprägt ist. Die *Körpersprache* dient in jedem Moment als verlässliche Orientierung.

Achtsames Zuhören

»Verstehen ist eine Reise im Land des anderen.«

Fazil Hüsnü Dağlarca (1984)

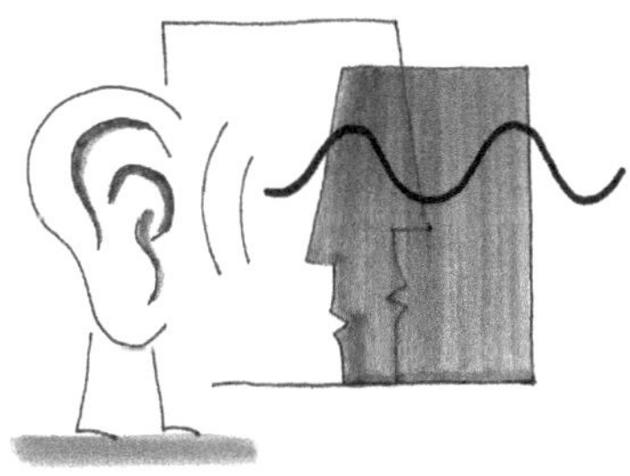

Abb. 7: Achtsam zuhören

Was ist »achtsames Zuhören« und wie geht es?

Achtsames Zuhören beginnt damit, dass Therapeuten die Geduld aufbringen und warten, bis die Klienten zu Ende gesprochen haben. Die Herausforderung dabei besteht darin, dass man nicht weiß, wo das hinführt, was da erzählt wird. Es ist ein zieloffenes Zuhören.

Als professioneller Zuhörer hat man häufig eigene Konzepte und Ziele im Kopf, z. B. dass Klienten über etwas Authentisches sprechen, dass sie klare Ziele benennen sollen, statt darüber zu reden, was sie alles nicht wollen. Viele solcher »therapeutischer Ideen« können beim Zuhören im Weg stehen. Das alles wegzulassen, bedeutet einfach zuzuhören, was der andere zu sagen hat, in dem Vertrauen, dass genau das für ihn wichtig ist.

Praxisbeispiel: »Zu Wort kommen«

In einer Sitzung sprach ein Klient ausführlich eine Stunde lang, und der Therapeut konnte nicht gleich verstehen, wofür genau das wichtig sein könnte. Er kam selbst nicht zu Wort, aber hörte interessiert zu, und dann in den letzten zwei Minuten vertraute der Klient ihm etwas sehr Wichtiges und Belastendes aus seiner Biografie an. In der nächsten Therapiestunde berichtete der Klient, dass er das Belastende nie hätte erzählen können, wenn er nicht das Vertrauen gespürt hätte, dass der Therapeut wirklich bereit dazu sei, die eigenen Gedanken und Konzepte zurückzustellen und ihm zuzuhören, ohne ihn zu unterbrechen.

Es ist ein Hören auf die Worte der Klienten und gleichzeitig auf die Stimmklänge, die die Sprache gestalten und begleiten. Die Augen des Therapeuten sind dabei offen für die körpersprachlichen Signale der Klienten. Es ist ein achtsames Wahrnehmen von Signalen, die Hinweise darauf geben, wie das Gespräch im Fluss gehalten und das Erzählen erleichtert werden kann.

Kommunikation und soziale Verständigung sind eine Fähigkeit, die in der Entwicklung der Säugetiere eine sehr junge Errungenschaft und daher eine Art »Luxus-Funktion« darstellen, die nur unter sicheren Bedingungen überhaupt funktioniert. Bei emotionaler Überflutung oder Gefühlen der Bedrohung verschlägt es Menschen regelrecht die Sprache (vgl. S. 188). Im Dialog wird es also sinnvoll sein, so viel Sicherheit wie möglich für die Klienten zu schaffen, damit diese sich überhaupt mitteilen können. Beim Zuhören gilt es daher, bei den Klienten genau auf die Worte, Klänge und Bewegungen zu achten, die Sicherheit signalisieren.

Die Fähigkeit, diese Signale im Gespräch wahrzunehmen, befähigt auch dazu, die Aufmerksamkeit der Klientinnen dort einen Moment lang zu halten, anstatt sich bei den erschreckenden und bedrohlichen Erinnerungen, Gedanken und Gefühlen aufzuhalten, die die Möglichkeit der Klientinnen, sich mitzuteilen, rasch beeinträchtigen können.

Die Themen zu finden, über die es gerade möglich ist zu sprechen, gelingt am einfachsten, wenn man sich beim Zuhören in der Themenwahl daran orientiert, was die Klienten von sich aus ansprechen, wenn also ihre Eigensprache aufgegriffen wird. Wenn Klienten von sich aus belastende Themen im Gespräch anbieten, kann man hier den Aspekt der Sicherheit fördern, indem z. B. darauf gehört wird, wie mit den Belastungen umgegangen wird oder was dabei geholfen hat.

Es geht darum, durch ein Halten der Aufmerksamkeit auf sicheren Plätzen im Gespräch diese »Inseln« von Sicherheit ein bisschen wachsen zu lassen, einen sicheren Boden zu gestalten und damit die Fähigkeit, überhaupt im Gespräch zu sein, zu unterstützen. Patienten geben uns Hinweise, wie sicher sie sich fühlen. Wenn sich innere Bewegungen im Außen zeigen oder hörbar werden durch ein Lächeln, ein Stöhnen, ein ärgerliches Gesicht, ein Weinen, ein Seufzen, eine Bewegung, eine Lebendigkeit, durch Regungen in der Stimme, dann ist das ein Zeichen dafür, dass das soziale Verständigungssystem aktiv ist, weil die Klienten ausreichend Sicherheit in der Begegnung erleben.

Wenn Therapeuten so ihrem Gegenüber zuhören und zuschauen unter Einbezug der gesamten Wahrnehmung des Körpers, dann können sie auch eigene Resonanzen wahrnehmen, z. B.: »Was klingt bei mir an?«, »Was leuchtet aus dem Gesprächsfluss hervor«? Dies hilft dabei, auszuwählen, wo die Aufmerksamkeit im Zuhören fokussiert und wo weiter nachgefragt wird. Die Aufmerksamkeit folgt also bestimmten Themen, die die Klienten anbieten. Dort schaut man gemeinsam noch mal näher hin oder geht von dort aus ein Stück weiter in die Richtung, in die die Klienten führen. Wenn eine Grenze in der Bereitschaft des Mitteilens wahrnehmbar wird, dann wird diese vom Therapeuten respektiert und dort weitergegangen, wo es im Gesprächsprozess für die Klientin stimmig ist. Achtsames Zuhören bedeutet nicht nur, Themen und nonverbale Signale wahrzunehmen, die auftauchen, sondern auch das feine Beobachten, in welche Richtung die Aufmerksamkeit der Klienten im Prozess geht. Dies hilft dabei, nah bei den Klienten zu sein, ohne ihnen im Weg zu stehen. Als würde man neben ihnen auf dem Weg bleiben, den man miteinander im Gespräch geht, sie aber einen kleinen Schritt vorausgehen lassen. Auf diese Weise ist es am besten wahrnehmbar, wie sich der Aufmerksamkeitsfokus der Klientinnen im Gesprächsverlauf verändert:

Gehen sie nach innen? Bleiben sie in der Gegenwart oder machen sie Zeitreisen in Vergangenheit oder Zukunft? Bleiben sie im Realen oder gehen sie in vorgestellte Möglichkeiten? Schauen und betrachten sie die Dinge im Überblick oder tauchen sie hinein ins Detail?

Beim achtsamen Zuhören geht es darum, mitzubekommen, wo die Klienten einen hinführen. Manchmal reicht achtsames Zuhören allein aus, damit die Klienten ihren eigenen Weg gehen und zu sich selbst kommen. Häufig halten sie jedoch inne, wie um zu prüfen, ob die Begleitung noch bei ihnen ist. In diesen Momenten spüren Begleiter, dass ihre Präsenz sehr wahrgenommen wird und wichtig ist.

Durch die idiolektische Fragetechnik kann man an dieser Stelle die eigene Präsenz einbringen, ohne die Aufmerksamkeit der Klienten von sich selbst wegzubringen. Dies gelingt durch das Aufgreifen der Eigensprache, die im nächsten Abschnitt genauer betrachtet wird. Die Eigensprache ist der Bezugspunkt, an dem eine Verbindung zwischen Therapeut und Klient hergestellt wird. Da genau die eigenen Worte der Klienten durch kurze offene Fragen aufgegriffen werden, wissen sie, dass die Begleitung noch bei ihnen ist, während sie selbst die Kontrolle über den weiteren Weg behalten.

Praxisbeispiel: »Fesseln auflösen«

Eine Klientin, die sehr von Schuld- und Schamgefühlen geplagt wird, da sie anderen Menschen Verletzungen zugefügt hat, wird gebeten, diese Schuldgefühle mit ihren eigenen Worten zu beschreiben. Sie antwortet, dass sie daran festgebunden und wie **gefesselt** sei.

Th Wie kann man sich **das Gefesseltsein** bildhaft vorstellen?

Kl Diese **Fesseln** sind wie **Fäden**, aus denen etwas herausquellen könnte. Die kommen aus meinem Bauch und verbinden mich mit den schrecklichen Erinnerungen von damals.

Th Was hätten Sie gern, das mit diesen **Fäden** passieren soll?

Die Klientin schaut sich die **Fäden** im Gespräch an und es wird durch wiederholtes Zuhören und sparsames Nachfragen die Aufmerksamkeit auf ihren inneren Ideen des Umgangs mit diesen Fäden gehalten. Therapeut und Klientin lauschen und schauen also gemeinsam, welche Ideen aus ihrem Inneren auftauchen. Durch dieses gemeinsame achtsame Zuhören werden sehr berührende Ideen hörbar.

KL Ich will die **Fäden** lösen, aber ein Durchtrennen scheint mir viel zu gewalttätig. Es besteht auch die Gefahr, dass das, was im Inneren der Fäden ist, ausläuft, und das ist **nicht gut**.

TH Was wäre **besser?**

KL Es muss etwas **Sanftes** und **Helles** sein, was die Fäden auflösen könnte.

TH Was fällt Ihnen zu **sanft** und **hell** ein?

KL Mir fällt ein sanfter, heller **Sonnenstrahl** ein, der durch den **Nebel** scheint.

Durch weiteres achtsames Zuhören erzählt sie von einer Begebenheit als Kind. Sie sei viel in die Natur gegangen, um dem Schrecken zu Hause zu entkommen, und dort habe sie an einem nebligen Tag im Wald beobachtet, wie ein heller, sanfter **Sonnenstrahl** durch den **Nebel** strahlte und diesen langsam und mühelos auflösen konnte. Sie stellt sich vor, wie diese Fäden eben mit einem solchen sanften, hellen Sonnenstrahl, der die Fähigkeit hat, den Nebel aufzulösen, beleuchtet werden.

TH Was könnte dann passieren?

KL Die Fäden werden nicht durchgeschnitten, sondern sie schmelzen.

TH Und dann ...?

KL Dann lösen sie sich auf wie Wachs.

Dies geht mit einer deutlich sichtbaren Entlastung der Patientin einher, die sich in einer lebendigeren Mimik, einer entspannteren Haltung und einer weicheren Stimme bemerkbar macht.

Kommentar:

Das Gespräch ist geprägt durch sehr kleine Veränderungen in den Schilderungen der »Fäden« als Metaphern für die Schuldgefühle. Diese scheinen durch sehr feine emotionale Bewegungen im Inneren der Klientin begleitet zu sein.

Obwohl vonseiten des Therapeuten nicht viele Worte eingebracht werden, meldet die Klientin nach dem Gespräch zurück, dass es ihr die beobachtende Präsenz, das Zuhören und das »Mit-ihr-Gehen« ermöglicht haben, ihre eigenen Ideen zu entwickeln.

Sie berichtet später, dass in der Folge dieses Gesprächs in den Momenten, wenn ihre Schuldgefühle auftauchten, ihr das Bild von dem sanften hellen Sonnenstrahl wieder in den Sinn komme. Dies habe eine entlastende und lösende Wirkung auf das Gefühl des »Gefesseltseins« und auf die Schuldgefühle. Wenn man die Geschichte dieser Frau bedenkt, die selbst als Kind missbraucht und gedemütigt wurde, dann spürt man die Kraft, die in diesen eigenen Bildern steckt.

Achtsam zuhören heißt, sich selbst zurückzunehmen und sich für etwas Neues zu interessieren, z. B., indem man bereit ist, sich etwas berichten oder erklären zu lassen, sogar, wenn es vermeintlich »nicht von Interesse« ist, weil man nicht vermutet, dass es für die Therapie zielführend sein könnte. Es bedeutet, eine Begeisterungsfähigkeit für die Welt der Klienten zu entwickeln und offen dafür zu sein, dass ihre Themen in ihrer Welt von Bedeutung sind und dass sie wichtig für den Prozess sein können.

Ein Zuhören auf diese Art und Weise verhindert ein schnelles Bewerten und »Abstempeln«. Dadurch kann man etwas entdecken, was vorher nicht erkennbar war und was keinem von beiden sichtbar geworden wäre. Den Zugang zu diesem inneren Wissen der Klienten zu öffnen, können Therapeutinnen nur erreichen, wenn sie den eigenen Standpunkt verlassen und bereit sind, an der Seite der Klienten in deren Welt zu reisen. Das wertschätzende Hören auf die Worte und das Mitgehen an die Orte der Klienten kann so die Schönheit ihrer Wort-Schätze offenbaren.

Wofür ist achtsames Zuhören gut?

Achtsames Zuhören kann dazu beitragen, dass der Klient sich selbst hören und sehen, »selbst-bewusst« werden kann. Menschen wissen manchmal erst, was sie denken, wenn sie sich dabei zuhören, was sie sagen. Vieles an belastenden Erfahrungen ist durch unbewusste Vorgänge verursacht. Weil sie durch Mitteilen bewusst werden, verlieren sie an Macht und Wucht. Durch achtsames Zuhören können Klienten Worte finden für etwas zuvor Unaussprechliches und dadurch etwas von ihren Belastungen mit-teilen.

Aus Therapeutensicht besteht manchmal eine Sorge, die Klientinnen zu überlasten oder sie zu retraumatisieren, wenn diese offen erzählen, was sie Schreckliches durchgemacht haben. Oft wird auch ein Druck verspürt, sofort etwas Rettendes tun zu müssen. Beides kann zur Abwehr der eigenen Ohnmacht und Hilflosigkeit dienen, die angesichts der Erlebnisse der Klienten schwer auszuhalten sind. Die Vorsicht als Begleiterin ist selbstverständlich berechtigt und es ist wichtig, nicht ohne ausreichende Vorsicht und Sicherheit belastende Details zu explorieren. Auf der anderen Seite ist es für die Klienten oft wichtig, dass das, was war und ist, bezeugt wird, dass jemand es aushält, es anzuhören und dabei zu bleiben.

Die Klientin vom obigen Praxisbeispiel drückte es einmal so aus: »Ich habe das, was ich Ihnen erzähle, schließlich erlebt. Sie müssen es sich nur anhören.«

Achtsames Zuhören kann mit einem Instrument verglichen werden: Der Klient bringt seine Saiten zum Klingen und die Therapeuten geben den Resonanzraum und die Zeit, dass das Gesagte nachklingen darf. Vielleicht können hier und da Töne verstärkt werden, damit sie noch deutlicher hörbar werden. Insbesondere für die leisen und heilsamen Klänge einen großen Resonanzraum anzubieten, kann als Ausgleich hilfreich sein, damit die wuchtigen und bedrohlichen Töne ihren Schrecken verlieren.

Klienten können zu sich kommen und gleichzeitig merken, dass sie nicht allein sind, denn sie spüren, dass jemand bei ihnen ist. Sie spüren auch, dass vieles geteilt werden kann und nicht gleich gelöst werden muss. Denn sie erleben, dass etwas mitgetragen und mitgehalten wird. Dies schafft eine Sicherheit und ein Vertrauen, woraus wieder eigene Ideen und Impulse wachsen können, und daraus mögen sich letztendlich Selbstsicherheit und Selbstvertrauen entwickeln.

Achtsames Zuhören bedeutet, die Klienten so sein zu lassen, wie sie sind, ohne Abstempeln, Etikettieren oder Bewerten. Es bedeutet eine Offenheit und ein Interesse für das, was kommt. Schließlich eröffnet sich dadurch auch dem Therapeuten ein neuer Horizont, da der Klient mit dem Therapeuten an der Seite auf seinem »Gesprächs-Weg« in eine neue Landschaft gelangen kann, die beide vorher nicht kannten. Dies kann durch das eigene Zurücknehmen, das Loslassen der eigenen Konzepte, durch den Verzicht, Lösungen aus dem eigenen Weltbild auf die Klienten zu übertragen, sowie durch das Vertrauen in den Klienten entstehen.

Die Essenz des achtsamen Zuhörens ist einfaches »Da-Sein«. Es geht um Verbindung, Beziehung und darum, als Resonanzkörper zur Verfügung zu stehen, ohne zu viel zu wollen, ähnlich wie Eltern, die für ein neugeborenes Kind da sind, wenn sie es mit leuchtenden Augen willkommen heißen: da sein, staunen, schauen, lauschen, sich berühren lassen und mitschwingen.

Oder wie es der amerikanische Dichter John Fox (1995) in folgendem Gedicht beschreibt:

»Wenn Dir jemand mit ganzem Herzen zuhört, ist das so, als wenn wir einen zerbeulten Becher hinhalten, den wir schon seit Kindheitstagen haben[,] und sehen, wie er gefüllt wird mit frischem, kühlen Wasser.

Wenn er bis zum Rand voll wird, fühlst Du Dich verstanden.
Wenn er überläuft und Deine Haut berührt[,] fühlst Du Dich geliebt.

Wenn Dir jemand mit ganzem Herzen zuhört, erwacht der Raum um Dich herum
zu neuem Leben und der Ort, an dem Dein erstes Gedicht entstand[,]
beginnt, vor Deinem inneren Auge zu glühen.

Es ist, als ob Du Gold entdeckst!

Wenn Dir jemand mit ganzem Herzen zuhört],] berühren Deine bloßen Füße die Erde
und ein geliebtes Land, das einst sehr fern erschien,
ist jetzt zuhause in Dir.«[6]

Erlebniseinladungen: Achtsames Zuhören

Achtsam zuhören

Nehmen Sie sich in einem Gespräch zwei Minuten Zeit (das entspricht der durchschnittlichen Zeit, die Klienten reden, wenn man sie nicht unterbricht). Einfach nur zuhören und dem Impuls widerstehen, irgendwelche Ösen zu entdecken, wo man einhaken kann. Einfach abwarten, was kommt, und aufmerksam sein wie ein staunendes Kind vor dem Weihnachtsbaum, das gespannt ist, was gleich passiert. Achten Sie beim Zuhören darauf, bei welchen Worten und Themen diese kleinen Inseln der Lebendigkeit, der Sicherheit im Klang der Stimme, in der Mimik, in der Gestik wahrnehmbar sind. Diese nur wahrnehmen und noch gar nichts damit machen. Die Ohren für diese Klänge von Sicherheit und Lebendigkeit spitzen und »Wort-Schätze« aus dem Sprachfluss heraushören. Die Augen offen halten für kleine Lichtpunkte: Kompetenzen von Gesprächspartnern wahrnehmen, wie diese mit den Schattenseiten des Lebens umgehen. Begeistern Sie sich für ihre Fähigkeiten, ihre positiven Erlebnisse und Bewältigungsmöglichkeiten.

»Pingpong-Gespräche« wahrnehmen

In Alltagsgesprächen sich selbst interessiert beobachten: Wann erzähle ich rasch von mir, wenn jemand mir etwas mitteilt? Z. B.: Wenn jemand sagt, »Ich habe Rückenweh«, sage ich dann, ich hatte auch schon mal Rückenweh? Oder wenn jemand sagt, »Ich bin schwanger«, sage ich

6 Verfügbar unter: https://www.wertschaetzer.com/inspirierende-medien/wenn-dir-jemand-mit-ganzem-herzen-zuh%C3%B6rt [28.1.2023].

dann, ich kenne auch eine Frau, die schwanger ist, und bei der war es so und so ...? Wenn einer ping sagt, sage ich pong? Es kann spannend sein, diese Art von Pingpong zu beobachten, vielleicht auch aus der Sicht, wie gern man selbst gehört wird.

Vielleicht auch bei den anderen beobachten: Wenn ich beispielsweise sage, ich war gerade im Urlaub, sagt der andere dann: »Ich war übrigens neulich auch im Urlaub«? Dies mal ein bisschen mit Humor beobachten.

Überlegen Sie sich, was Sie vielleicht durch diese Art Pingpong für Chancen verpassen, weil Sie nie erfahren werden, wie der Urlaub des anderen war, da Sie von Ihrem Urlaub geredet haben. Nehmen Sie den Verlust von Informationen wahr, wenn jeder nur von sich redet, ohne achtsam zuzuhören.

Zusammenfassung: Achtsames Zuhören

Genaues Zuhören heißt, eigene Konzepte »leise stellen«, sich zurücknehmen und sich für die Einzigartigkeit des Gegenübers öffnen.

Achtsames Zuhören und Lauschen auf die Eigensprache ermöglicht das Wahrnehmen von Schlüsselworten und schafft Sicherheit sowie Verbindung.

Aufmerksames Wahrnehmen und Aufgreifen von verbalen und nonverbalen Signalen der Sicherheit hilft, Stress zu regulieren.

Zuhören heißt, genau zu beobachten, wo die Aufmerksamkeit der Klientinnen hingeht, dann kann man sie dort begleiten, wo sie tatsächlich unterwegs sind.

Dadurch können Klientinnen sich selbst hören und anschauen, sie können sich ihrer selbst bewusst werden.

Das, was bewusst wird und mitgeteilt werden kann, verliert oft seine unbewusst wirksame Macht.

Zuhören ermöglicht Zeugenschaft.

Zuhören in der Idiolektik nimmt das Gegenüber an, so wie es ist, und ermöglicht dadurch Wachstum.

Eigensprache und Schlüsselworte

»Wenn du mit einem Menschen in einer Sprache sprichst, die er versteht, bleibt dies in seinem Verstand. Wenn du mit ihm in seiner Sprache sprichst, geht ihm dies zu Herzen.«

Nelson Mandela

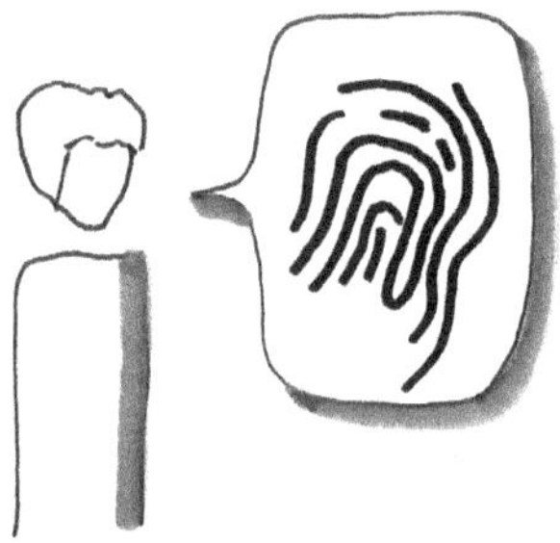

Abb. 8: Eigensprache

Was ist Eigensprache?

Als Eigensprache wird der sogenannte Idiolekt eines Menschen bezeichnet. Es ist ein Begriff aus der Linguistik und steht für die besondere Sprachform und charakteristische Sprachverwendung einer einzelnen Person. Es ist bildlich gesprochen der »sprachliche Fingerabdruck« eines jeden Menschen. In jedem Wort äußert ein Mensch durch die betreffende Wortwahl, die Betonung und den Kontext einen wichtigen Teil seiner Lebenserfahrung. Worte sind so gesehen »verdichtete« individuelle Lebenserfahrung. Im idiolektischen Gespräch werden die eigensprachlichen Äußerungen unserer Gesprächspartner in einfachen, kurzen und offenen Fragen aufgenommen. Auf diese Weise wird Gesprächspartnern das Angebot gemacht, dass sie ihre Lebenserfahrung und ihr implizites Wissen erkunden und entfalten dürfen, um so ihre eigenen Ideen und Fähigkeiten für die Lösung ihrer Probleme nutzbar zu machen.

Wie entwickelt sich die Eigensprache?

Zu Beginn des Lebens im Mutterleib ist alles Erleben ein Leibliches und es werden erste Erinnerungsspuren im Körper gelegt. Daher sind Spüren und Bewegen die Qualitäten, die in ihrer Vielseitigkeit die Grunderfahrungen von Menschen darstellen. Dies können Qualitäten von Verbundenheit, Wärme, Rhythmus und Geborgenheit sein, wie sie sich schon im Bauch der Mutter erfahren lassen. Spätestens nach der Geburt kommen aber auch Qualitäten von Trennung, Einsamkeit, Bodenlosigkeit, Schmerz und Kälte hinzu. Belastende Erfahrungen können die Entwicklung des Gehirns schon früh in Richtung Schutzreaktionen vor der Verletzung eigener Grundbedürfnisse prägen. Schutz- und Verteidigungsreaktionen wie Flucht, Kampf oder Erstarrung sind im Stammhirn als Instinktreaktionen angelegt und werden reflexartig aktiviert. Angenehme und nährende Erfahrungen hingegen können die Entwicklung des Gehirns in Richtung der Erfüllung eigener Grundbedürfnisse prägen. Unterschiedliche Erfahrungen prägen von Beginn an, ob ein Kind die Hände ausstreckt, um die Welt zu begreifen, oder sich zurückzieht, um sich zu schützen. In der weiteren Entwicklung werden diese Verhaltensmuster auch Annäherungs- und Vermeidungsschemata genannt.

Das Gehirn entwickelt sich entlang seiner »Nutzungsbedingungen«, was bedeutet, dass Raum und Zeit durch das Begreifen und Spüren des eigenen Körpers erfahrbar werden. Begreifen und Spüren dienen aber auch als Mittel, um Bindung durch die Begegnung mit den Eltern und nahen Bezugspersonen herzustellen. Schließlich ermöglichen Berührung und Bewegung es dem Kind, den sinnlichen Raum um sich herum zu erschließen und mit ihm in Beziehung zu treten. So werden eigene Grenzen und Kräfte erfahrbar. Die körperlichen Bewegungs- und Berührungserfahrungen stellen die Wurzeln der Sprache dar: Aus dem »Begreifen« erwachsen später die Begriffe.

Doch bevor dies geschieht, findet ein wichtiger Zwischenschritt statt. Während die sensomotorische Entwicklung sich weiter vollzieht, reift mit ca. 2–3 Jahren der Hippocampus im Mittelhirn aus. Dieser Hirnanteil befähigt den Menschen, erste Bilder und Episoden im nun funktionsfähigen biografischen Gedächtnis zu speichern. Kinder nehmen sehr viel mit ihren Sinnen wahr. Dies geschieht überwiegend visuell, aber auch mit allen anderen Sinnesqualitäten. Daher wird das Wort »Bilder« hier immer auch für Höreindrücke, Riecherlebnisse oder Geschmackserfahrungen als Muster sinnlicher Wahrnehmung verwendet werden (vgl. Hüther 2014).

Diese Bilder und Episoden bilden zusammen mit dem körperlichen Erleben von Raum und Zeit eine Grundlage unseres impliziten Gedächtnisses, unserer Lebenserfahrung, unseres großen Schatzes an innerem Wissen über uns, die anderen und die Welt. Diese Grundlage enthält sowohl Belastendes als auch Ressourcen und sie hilft, in der jeweiligen Umgebung zu überleben. Die Aufzeichnung von Bildern und Episoden in unserem Langzeitgedächtnis ergänzt die sensomotorische Ebene und ermöglicht uns, Ausschnitte unseres Lebens wie ein Fotoalbum oder einen Kinofilm zu erinnern.

Genau genommen stellt das Wiedererinnern immer auch eine gestaltende Leistung des Gehirns dar, da Bilder und Filme quasi nachverarbeitet werden, abhängig vom aktuellen Entwicklungsgrad des Organismus. Trotzdem hilft uns diese vereinfachte Darstellung der Sprachentwicklung zu verstehen, dass noch weit vor den ersten gesprochenen Wörtern eine ganze Welt von Sinneseindrücken lebendig aufgezeichnet wird, ohne dass es dafür schon eine sprachliche Repräsentation gibt. Der sensomotorische Körper- und der »Bilder«-Kanal werden auch nach dem Spracherwerb weiterhin eine zentrale Rolle im Erleben eines Menschen spielen.

Während der weiteren Reifung beginnen Menschen in einer nächsten Entwicklungsstufe Sprache in Form von Worten und Begriffen für das zu finden, was sie zuvor lediglich »begriffen« und wahrgenommen haben. Vereinfacht gesagt gibt es nun eine Sprachspur, Überschriften und Untertitel zu unserem Lebensfilm. Noch später werden wir diese Worte in Form einer Schriftsprache symbolisieren und niederschreiben lernen. So erhalten wir die Möglichkeit, »ein Buch zum Film« zu schaffen, eine Erzählung unseres Lebens, ein Narrativ.

Die Entwicklung der Sprache und eines kontinuierlichen Narrativs des eigenen Lebens kann gestört werden durch überwältigende Erlebnisse, die das Stressregulationssystem des Menschen überfordern, ihn wieder sprachlos machen und dissoziative Strategien notwendig werden lassen, vom Ausblenden einzelner Filmabschnitte bis hin zum kompletten Filmriss. Dies wird im zweiten Teil des Buches weiter ausgeführt (vgl. Abb. 26, »Traumatische Zange«, S. 195).

Worte und Begriffe stehen dem Menschen zur Verfügung, um Informationen zu übermitteln, die eine bessere Verständigung ermöglichen, aber zuallererst schaffen sie eine Verbindung zu anderen Menschen. Sprache ist, bevor sie zur Informationsübermittlung genutzt wird, jedoch in erster Linie Mittel zur Herstellung von Bindung, über eine körperliche Distanz hinweg. »Sprache« wird zwischen Baby und Eltern schon in der frühen Kommunikation des »Baby Talks« verwendet, um Resonanz und damit Bindung zu ermöglichen. Auch diese grundlegende Funktion von Sprache als »Bindemittel« bleibt unser ganzes Leben erhalten, genauso wie die bildhaften, episodischen und sensomotorischen Erlebnisebenen. Die jüngste Errungenschaft, Sprache zur Informationsvermittlung zu nutzen, ist nur die »Oberfläche« unserer Sprache.

Wenn man Sprache als Baum sehen würde, wären die Wörter vielleicht die Blätter in der weitverzweigten Krone des Baumes. Der ganze »Wortschatz« enthält jedoch auch die darunterliegenden Ebenen der persönlichen »Wortäste«, »Wortstämme« und »Wortwurzeln«, die die Welt der individuellen Bilder, Episoden und vielfältigen Sinneserfahrungen eines Menschen sowie seine körperlichen Empfindungen und Bewegungen darstellen.

David Jonas selbst sah Sprache nicht in erster Linie als ein Instrument zur Informationsvermittlung, sondern als:

> »eine evolutionäre Entwicklung, die es ermöglicht, effektive und gute Bedingungen zu schaffen, damit der Mensch als soziales Wesen über den rein optischen und taktilen Bereich hinaus über ein weiteres Bindung schaffendes Medium verfügt« (Jonas u. Jonas 1979).

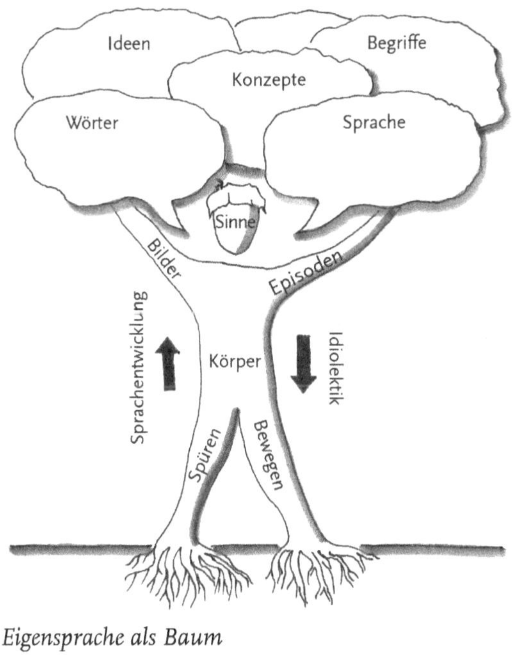

Abb. 9: Eigensprache als Baum

Wie kommt man vom Idiolekt zur Idiolektik?

Geht die Sprachentwicklung den Weg der zunehmenden Abstraktion von Erfahrungen durch Zusammenfassen bestimmter Erlebnismuster in Kategorien von Worten und Begriffen, so wird durch das Aufgreifen der Eigensprache im idiolektischen Dialog der umgekehrte Weg beschritten. Die »Lehre von der Eigensprache«, kurz **Idiolektik**, lehrt uns, den Worten durch einfache Fragen wieder Entfaltungsräume zu öffnen. Ein Wort wird zum Ausgangspunkt einer interessierten Nachfrage und es entfaltet sich die einzigartige Bedeutung im bildhaft Episodischen genauso wie im körperlich Erfahrbaren. Letzteres ist oft deutlich sichtbar in der Körperhaltung sowie der gestischen und mimischen Begleitung des Gesprochenen. Das Gesagte wird dadurch »bebildert« und »verkörpert«. Es wird um viele Ebenen reicher und lebendiger, als wenn wir nur der lexikalischen Bedeutung der Wörter auf Verstandesebene folgen würden.

Indem versucht wird, die Worte des Gegenübers kognitiv zu verstehen, wird man nicht wirklich einsehen und begreifen können, was der andere erlebt. Indem aber mit einer interessierten und doch unwissend fragenden Haltung gemeinsam hingeschaut und gegangen wird, wird man gleichsam an die Hand genommen und darf mitreisen in eine Welt, die sonst verschlossen bliebe. Doch dies ist nur eine belebende Nebenwirkung eigensprachlich geführter Gespräche.

Der eigentliche Zauber liegt darin, dass die Erzählenden selbst Zugang zu inneren Erlebnisräumen finden, in denen sie ihre eigenen Einsichten, Motive und Visionen entdecken und ihr eigenes Erleben nicht nur besser verstehen, sondern auch dazu stehen können. Die Erzählenden können sich auf das eigene Sein einlassen und sich in sich selbst niederlassen. So vermögen sie bei sich zu sein und nicht nur auf sich herabzuschauen oder über sich zu reden.

Wie geht man mit der Eigensprache im Gespräch um?

Auf die Eigensprache zu achten, ist oft ungewohnt, weil es bedeutet, sich auf die Sprache, aber auch die ganze Person des anderen wirklich einzulassen. Es bedeutet, einzutauchen in die Welt des anderen und die eigenen Konzepte in den Hintergrund zu stellen. Man hat als Begleiterin seine eigenen Wörter und Redewendungen, seine Fachsprache, um die Dinge zu beschreiben. Die Eigensprache des anderen zu achten, bedeutet, die Worte des anderen aufzugreifen und öffnende Fragen danach zu stellen. Voraussetzungen dafür sind das achtsame Zuhören und ein würdigendes Eingelassensein auf die Klientinnen. Auf diese Weise kann man viele verschiedene Aspekte ihrer Eigensprache wahrnehmen.

Die verschiedenen Beobachtungs- und Wahrnehmungsebenen sind noch einmal in Tabelle 1 zusammengefasst.

Beobachtungs- und Wahrnehmungsebenen von Eigensprache

verbal	Schlüsselworte, Themen, Inhalte
nonverbal	Gestik, Mimik, Körperhaltung, Atmung, Gesichtsfarbe
paraverbal	Intonation, Art und Weise, Tempo, Modulation der Stimme, Sprechpausen, Auslassungen
präverbal (Resonanz)	eigene Gefühle, Empfindungen, Bilder, eigenes Erleben
Gesprächsfluss	flüssig, sprunghaft, stockend, ...
Gesprächsebene	konkret/abstrakt
Kontakt	Nähe/Distanz

Tab. 1: Die Beobachtungs- und Wahrnehmungsebenen von Eigensprache

Was sind Schlüsselworte?

Beim Lauschen auf die Eigensprache kann man sogenannte Schlüsselworte wahrnehmen. Es sind besondere Bestandteile der Eigensprache des Gegenübers, die im Gespräch hörbar werden. Diese Schlüsselworte sind Wörter, die z. B. von einem bestimmten Ausdruck, einem Aufleuchten in den Augen, einem Lächeln begleitet werden, besonders betont oder wiederholt werden. Es geht darum, sich darauf einzustellen und zu fokussieren, wie und was das Gegenüber eigensprachlich mitteilt und was davon in einem selbst nachklingt oder anklingt. David Jonas (Jonas u. Daniels 1987) schreibt in seiner *Einführung in die Idiolektik*:

> »Wir müssen uns ungefähr so einstellen wie ein Musiker, der sich ein Konzertstück anhört. Er nimmt die Musik auf [...], kümmert sich aber nicht um die einzelnen Noten, sondern er nimmt das Ganze auf.«

Daher kann man sich dafür öffnen, welche Schlüsselworte bei einem selbst anklingen und auf diese Weise Resonanzkörper sein. Dann mag so ein Schlüsselwort buchstäblich ein »Schlüssel« sein, der einen neuen Raum für eine weitere Mitteilung öffnet.

Wofür ist es gut, dass Schlüsselworte neue Räume öffnen?

Klienten können bei dieser Art der Begleitung neue Räume betreten, die sie vielleicht sonst gar nicht betreten hätten. Durch die Erkundung von Räumen, die vorher nicht bekannt waren, können Möglichkeiten im Gespräch aufscheinen, die vorher nicht gesehen wurden. In den neuen Räumen tauchen vielleicht Ressourcen auf, deren sich die Klientin vorher gar nicht bewusst war. Sie entdeckt beispielsweise, dass es im eigenen »Haus« nicht nur dunkle Kellerräume, sondern auch hellere Zimmer gibt. Und sie entdeckt möglicherweise, dass der neue Raum recht stabil ist, weil er dicke Wände hat und Fenster, aus denen man herausschauen kann, wenn man möchte, und die man verschließen kann, wenn das notwendig ist. So können neue Perspektiven entstehen.

Praxisbeispiel: »Mauern als Schutz«

Eine junge Frau mit Anorexie beschreibt im Gespräch, wie sie sich hinter einer Mauer eingeschlossen fühle. Durch achtsames Nachfragen kann sie im Gesprächsverlauf entwickeln, dass sie sich selbst diese Mauer gebaut hat, um sich vor den Ansprüchen von draußen zu schützen. Die Mauer bekommt daher eine schützende Komponente und es wird gleichzeitig deutlich, dass die junge Frau diesen Schutzraum zum jetzigen Zeitpunkt keinesfalls verlassen kann, weil sie sich noch nicht bereit dazu fühlt.

Im späteren Verlauf des Gesprächs findet sie die Möglichkeit, die Mauer vorerst als Schutz und dadurch als ihre Stärke zu behalten, aber kleine Löcher hineinzumachen, aus denen sie hinausschauen kann.

In einem weiteren Gespräch entsteht der Wunsch, die Mauer langsam »anzukratzen«, um sie ganz allmählich immer dünner zu machen.

Kommentar:

Die Therapeutin gibt keine Lösungen vor, sondern hält sich im Gespräch da auf, wo die Klientin gerade (noch) ist. Die Therapeutin lässt sich führen, während die Klientin in ihrem Tempo in die Richtung geht, die sie selbst wählt. Sie kann mithilfe ihrer Eigensprache und im Rahmen ihrer Möglichkeiten eigene Perspektiven und Lösungen finden. Das vermittelt der Klientin ein Gefühl von Kompetenz, steigert ihre Selbstwirksamkeit und ihr Selbstwertgefühl. Letztendlich kann sie sich in ihrem Tempo von der sie einengenden Mauer lösen, sobald sie sich sicher genug fühlt, dass sie deren Schutz nicht mehr benötigt.

Wie könnte man das Phänomen Eigensprache in einem Bild beschreiben?

Der Wortschatz eines Menschen besteht aus vielen kleinen Schätzen, die in Worte verpackt sind. Im Gespräch bekommen wir diese Worte mitsamt ihren Schätzen »geschenkt«. Die Worte sind nur deren

Verpackungen. Am Weihnachtsbaum würde man auch nicht Dankeschön sagen und dann das Geschenk in seiner Verpackung zur Seite legen, sondern sich darauf freuen, es auszupacken. Das Aufgreifen der Eigensprache im Gespräch ist wie Geschenke auszupacken und es zeigt Interesse an dem, was sich in der Verpackung befindet.

Das Besondere an diesen Geschenken ist, dass, wenn man eines auspackt, noch weitere zum Vorschein kommen können. Dann kann es passieren, dass man durch das Auspacken wie auf eine Reise eingeladen wird in andere Räume und andere Zeiten, z. B. als die Klientin noch ein kleines Kind war, oder in einen zukünftigen Zeitraum, in dem sie ihre Ziele schon erreicht hat. Auch in diesen Zeiträumen gibt es wieder Geschenke, die es zu entdecken und auszupacken gilt.

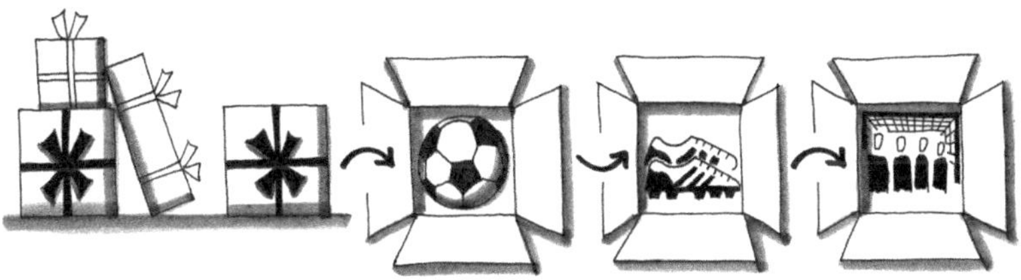

Abb. 10: Wort-Geschenke »auspacken«

Man könnte die Sprache auch mit einem menschlichen Körper vergleichen. Sie hat einen allgemeinen Kern lexikalischer Bedeutung, der als »verdichtetes« Leben wie die Knochen eines Körpers eine gewisse Festigkeit und hohe Dichte aufweist. Die Eigensprache zu nutzen, heißt, Worte wieder beweglich und lebendig werden zu lassen. Es ist, als würde nun durch das Erfragen der individuellen Bedeutungen und Assoziationen, der Gefühle, Motive, des Körpererlebens und der Erinnerungen Fleisch an den Knochen kommen. Erst das Fleisch, die Muskeln machen die lexikalischen Knochen der Sprache beweglich. Ohne das Herz bliebe die Sprache kalt. Ohne Lunge könnte sie nicht atmen, ohne Stimmbänder und Mund könnte sie sich nicht Gehör verschaffen und ausdrücken. Ohne all diese Weichteile wäre Sprache etwas Skelettartiges, nur ein Gerüst.

Häufig wird in Gesprächen nur das lexikalische Gerüst der Sprache zur möglichst exakten Informationsübermittlung genutzt. Das macht aber nur einen kleinen Teil der Funktionalität von Sprache aus: Man nimmt nur die lexikalische Kernbedeutung der Worte wahr, um sie möglicherweise rasch mit eigener Bedeutung zu füllen und so aus den hingeworfenen »Wort-Knochen« der Klienten sein eigenes »Gedankensüppchen« zu kochen. Nicht selten, dass trotz schmackhafter Angebote vonseiten der Therapeuten diese den Klienten gar nicht »schmecken«.

Statt Sprache nur als Mittel zur Informationsvermittlung zu nutzen, besitzt sie als Eigensprache das Potenzial, lebendige soziale Bindungen zu gestalten und zu stärken. Wenn man in diesem Sinne der Eigensprache zuhört, kann man wahrnehmen, was einen Menschen bewegt, diese Worte zu wählen, welche »Herztöne« dabei hörbar werden, wo dieser Mensch aufatmet, wo es ihm die Luft nimmt. In der Eigensprache äußert sich der ganze Mensch. Das Wesen, das Bewegtsein, die Beweggründe, die Bewegungen. All das ist mehr als nur der Knochen. Statt nur die Struktur der sprachlichen Inhalte wahrzunehmen, ermöglicht das idiolektische Gespräch, dass sich die Lebendigkeit der Sprache entfaltet. Das macht den Zauber der Eigensprache aus.

Praxisbeispiel: »Achterbahn«

Die Patientin hat eine turbulente Zeit hinter sich mit vielen finanziellen und emotionalen Belastungen und zahlreichen **Aufs und Abs.**

TH Was fällt dir zu den **Aufs und Abs** für ein Bild ein?

KL Es ist wie auf einer **Achterbahn.**

TH Was kann ein Mensch so brauchen, wenn er auf einer solchen **Achterbahn** unterwegs ist?

KL Es wäre gut, sich irgendwo **festzuhalten.**

TH Wo könnte man sich **festhalten** oder was könnte einem **Halt** geben?

KL Ich habe mir selbst **Halt** gegeben in den letzten drei Wochen.

TH Wie hast du das gemacht?

KL Ich habe mich immer wieder in den Arm genommen und habe mir gesagt, dass ich schon vieles geschafft habe, und ich war **flink.**

TH Magst du mir zu dem »**flink** sein« noch was sagen?

KL Ja, man muss schnell sein, flexibel und clever, jede Möglichkeit nehmen, die sich einem bietet, wenn man nichts planen kann. Und es kommen die Dinge immer anders, als man gedacht hat.

TH Was denkst du, wenn du an »**flink** sein« und »**clever** sein« denkst?

KL Wenn ich an ein Tier denke, denke ich an meinen **Fuchs.**

TH Deinen **Fuchs?**

Kl Ja, hm ..., den stelle ich mir manchmal vor, dass ich **flink** bin wie ein **Fuchs.** Meistens zieht er sich zurück in seinen Bau *(lacht)*. Den hat er sich schön eingerichtet *(schaut sich im Zimmer um, in Zoom)*. Manchen fällt auf, wie schön es hier in meiner Wohnung ist, dann sag ich immer: Hier muss ich mich ja auch zurückziehen können, hier möchte ich mich sicher fühlen, darum habe ich es mir gut eingerichtet in meinem Bau. Aber manchmal muss ich eben auch **raus.**

Th Wie macht der Fuchs das, wenn er da **draußen** ist?

Kl Ja, dann ist er eben flink und muss jede Gelegenheit ergreifen, die sich anbietet, wenn er etwas braucht, es wird da einem nichts geschenkt. **Und der ist clever und kann sich gut anpassen.**

Th Was sagst du **dazu?**

Kl Ja, es ist schön, ich sehe auch vieles sehr positiv. Das ist vielleicht auch eine Stärke von mir, die **Dinge positiv zu betrachten,** das ist aber auch ein zweischneidiges Schwert.

Th Was ist der Vorteil davon, die **Dinge positiv zu betrachten?**

Kl Na ja, ich habe das viel mit Drogen **gemacht.** Früher habe ich das erste Mal die Dinge positiv betrachten können, so in Serotonin gebadet, nur verliert man dann auch manchmal den Boden.

Th Wie hast du es in den letzten drei Wochen **gemacht?**

Kl Ich habe **geschafft,** am Boden zu bleiben.

Th Wie hast du das **geschafft?**

Kl Na ja ja, nicht mit Drogen, sondern auch mit meiner praktischen und realistischen Seite. Das ist die **andere Schneide des Schwertes,** die kann auch zerstörerisch sein und auch sehr selbstkritisch.

Th Wofür ist **sie gut?**

Kl Um in der Realität schwierige Entscheidungen zu treffen, man muss manchmal hinschauen, kann nicht alles rosarot sehen.

Th Wer hat dieses **Schwert** in der Hand?

Kl Das ist eine Kämpferin, ich sehe mich als Kämpferin mit diesem **Schwert** in der Hand.

Th Wie ist das **Schwert** entstanden?

Kl Es ist von meinem Leben und Überleben geschmiedet worden. In all den ausweglosen Situationen, in denen ich war, haben beide Schneiden vom Schwert mir geholfen. Die eine, indem ich mich wegträumen konnte in eine andere Welt, die andere, indem ich doch immer wieder schwierige Entscheidungen getroffen habe, mein Leben zu verändern, Abstand zu nehmen und Verbindungen durchzuschneiden. Da ist doch eine gewisse **Reife** entstanden.

TH Was ist das für eine Art von **Reife?**

KL Das ist wie etwas **Schützendes.**

TH Wie kann ich mir das **Schützende** vorstellen?

KL Es ist wie eine **Hülle** um das Herz herum, eine durchsichtige, aber sie ist auch grau und schwarz.

TH Wo ist diese **Hülle?**

KL Sie umschließt das Herz.

TH Was für ein Material ist diese **Hülle?**

KL Es ist ein spezielles Material, es ist ähnlich wie das Schwert aus etwas Stählernem, aber man kann da durchschauen, es kann aber nichts hineindringen. Es ist wie eine **»Kugel« um das Herz.**

TH Und was passiert, wenn um das Herz diese schützende »Kugel« ist?

KL Es wird warm und kann strahlen.

TH Und wenn du noch einmal auf alles draufschaust, was wir gesprochen haben, auf die Achterbahn, den Halt, den du dir selbst gibst, den flinken Fuchs, die Kämpferin mit dem zweischneidigen Schwert und die Reife, die wie eine »Kugel« das Herz schützt, was sagst du dazu?

KL Das ist ein gutes Gefühl, ich meine, ich fühle mich gut gerüstet für die nächsten Herausforderungen, wenn es schwer werden wird und auf und abgeht.

Kommentar:

In diesem Gespräch wird deutlich, dass das einfache und konsequente Aufgreifen der Schlüsselworte in der Eigensprache der Patientin dazu führt, dass sich ihre Welt und ihr Umgang damit entfalten können. Ambivalente Aspekte ihrer Bewältigungsstrategien – oder in der Eigensprache der Klientin die »zwei Schneiden ihres Schwertes« – können benannt und erkannt werden, und ihre Wachstumserfahrungen und Kompetenzen, eigensprachlich die »Reife«, die wie eine schützende Hülle ums Herz ist, werden ihr bewusst. Durch dieses »Selbst-Bewusstsein« gestärkt, schaut die Klientin zuversichtlicher in die Zukunft.

Welchen Nutzen hat die Eigensprache für Therapie und Beratung?

Zunächst einmal wird den Worten der Klienten anders zugehört, es wird auf die Resonanz gelauscht und darauf geachtet, was anklingt, welche Worte einladend klingen. Wohin führen die Worte der Klienten die Aufmerksamkeit? Welches besondere Päckchen bekommt man zum Anschauen und Hineinschauen angeboten? Bei welchen Themen signalisieren die Klienten, das ist wichtig, das darf ausgepackt werden?

Wenn das Geschenkte enthüllt wird und sich entfalten darf, bekommt etwas vom Leben dieses Menschen, das mit-geteilt werden möchte, Raum. Wichtig ist: Egal, was Klienten sagen, es sind Geschenke, die sie geben, auch wenn sie negative, kritische oder belastende Dinge enthalten. Wenn man sie als Eigensprache wahrnimmt und hört, kann man sie alle wie ein Geschenk ansehen und behutsam entpacken, ohne sie gleich mit seinen eigenen Bedeutungen und Assoziationen abzustempeln oder gar zurückzusenden, ohne sie geöffnet zu haben.

Daher ist es wichtig, erst einmal eigene Hypothesen im Hintergrund zu halten, diese gleichsam leise zu stellen und wirklich einfach nur zu hören: Was ist da gesagt? Was ist da drin und was möchte sich entfalten? Außer dem achtsamen Zuhören ist die wohl einfachste Art, der Eigensprache Raum zur Entfaltung zu lassen, einzelne Worte noch einmal zu wiederholen und anschließend eine einladende Pause zu machen. Manchmal sind Klienten dann erstaunt, dass jemand sich dafür interessiert. Klienten sind es häufig nicht mehr gewohnt, dass jemand ihre Geschenke haben möchte, die sie anbieten. Meist sieht man ihnen aber die Freude an, selbst etwas schenken zu können, und sie fühlen sich bereichert, wenn ihre Gaben angenommen werden.

Klienten erleben ihre eigene Sprache als Schlüssel zu sich selbst. Zunächst zu den Räumen ihrer Außenwahrnehmung, den äußeren Erlebnisräumen, in denen ein Blick auf Ressourcen, Kraftquellen und eigene Kompetenzen gerichtet werden kann. In der Idiolektik wird häufig diese Distanz des über äußere Dinge Redens, über Erlebnisse, über die Wahrnehmung im Außen, genutzt, um Sicherheit zu schaffen. Dies gibt den Klienten Orientierung und Kontrolle und dadurch, dass wir diese Distanzierung ermöglichen, kommen die Klienten erstaunlicherweise häufig schneller zu sich, als wenn sie eindringlicher und direkter gefragt würden, wie sie sich da in ihrem Körper fühlen oder was dort im Inneren passiert. Es wird eher gefragt: »Was siehst du?«, »Was machst du?«, »Was nimmst du da draußen wahr?«. Das ist meist einfacher zu erzählen.

Dadurch, dass die Klienten im Dialog diese Art von Sicherheit und Kontrolle erleben dürfen und Therapeuten sich konsequent an den eigensprachlichen Ressourcen orientieren, erschließen sich oft erstaunlich rasch wie von selbst auch die Räume des inneren Erlebens. Klienten können sich selbst hören, Einsichten gewinnen und ein wertschätzendes Gespür für ihr »So-Sein« entwickeln. Das Geschenk der Eigensprache ist, für sich selbst hörbar zu werden, mit allem, was in einem ist an Überlebenskompetenzen und Ressourcen, und sich so zu sich selbst zugehörig zu erleben, bei sich selbst zu Hause zu sein. Wenn man so sein darf, wie man ist, und so bei sich ankommt, kann man beginnen zu wachsen und Neues zu entdecken.

Praxisbeispiel: »Eine Angst in den Arm nehmen«

Eine seit vielen Jahren schwer depressive, komplex traumatisierte und von der Mimik versteinert wirkende Klientin fing über den Zugang zu ihrem Inneren an, ihre Lebendigkeit wieder wahrzunehmen.

In einer Therapiestunde während eines stationären Aufenthaltes berichtet sie von guten Erfahrungen in der Gruppe. Trotzdem habe sie das Gefühl, missverstanden zu werden, und ihre **Ängste** seien sehr stark.

TH Wo sind diese **Ängste** spürbar?

KL Es ist eine große innere Anspannung am ganzen Körper. Ein **Gefühl von Verlorensein**. Ein Druck und Bauchschmerzen.

TH Wie alt könnte **dieses Gefühl** sein?

KL Ein bis zwei Jahre.

TH In welchem Abstand wäre es gut, es zu betrachten?

Distanzierung anbieten und wahrnehmen

KL Hinter der Glasscheibe des nächsten Gebäudes.

TH Was bräuchte dieses **ein bis zwei Jahre alte Gefühl**?

Erwachsene einladen, eine mitfühlende, fürsorgliche Haltung einzunehmen

KL Dass **jemand** da ist, ... liebevoll, aufmerksam und zuhört.

TH Wie kann ich mir so **jemanden** vorstellen?

Konkretisieren und ausmalen lassen

KL Eine **Frau**.

TH Was müsste **sie** tun?

KL Die hält das **Kind** auf dem Arm.

TH Was macht das **Kind**?

KL Es **lächelt**.

TH Wie **geht es Ihnen**, das dort drüben wahrzunehmen?

KL Nicht gut, es schnürt mir den Hals zu.

TH Was wäre besser?

KL **Ein anderer Ort**, nicht im Krankenhaus.

TH **Wo?**

KL In einem Wohnzimmer, wo es **nett und freundlich ausschaut.**

TH Wie kann ich mir **das** vorstellen?

KL Ein gemütlicher Sessel, wo die Frau draufsitzen kann.

TH **Was** noch?

KL Ein Kachelofen, dass es schön warm und gemütlich ist.

TH Was kann man da noch **sehen**?

KL Die Wände sind in ganz warmen Farben orange und indisch-gelb, so **mediterrane** Farben.

TH Mediterran?

KL Ja, und große Fenster, durch die man aufs Meer **schauen** kann.

TH Wie **schaut das** aus?

KL Weite und Freiheit. Wellen, die an den Strand laufen, sehr beruhigend, und ein Sonnenuntergang, warme Farben.

TH Und drinnen?

KL Die Frau hält das Kind auf dem Arm und es ist ganz ruhig und warm und freundlich in diesem Zimmer. Die Frau kann aufs Meer rausschauen und das **beruhigt** sie auch.

TH **Wie geht es Ihnen** jetzt, wenn Sie das Bild betrachten?

KL Gut, es ist, als wenn ich selbst von diesem **warmen Licht beschienen** werde. Ich bin erstaunt, dass das so in mir steckt, diese Bilder.

TH Wie ist das, selbst vom **warmen Licht beschienen** zu werden?

KL Es wird mir ganz warm ums Herz. *(lächelt – das erste Mal, dass ich sie lächeln sehe, vorher war die Mimik wie erstarrt)*

TH Was nehmen Sie **noch** wahr?

KL Irgendetwas ist mit meinem Gesicht los. Ich kenne das nicht, diese Muskeln habe ich lange nicht gespürt *(ein Lachen liegt ihr im Gesicht)*, das ist sehr ungewohnt, aber schön. Ich bekomme auch besser Luft. Ich möchte das genießen. *(Mit ein paar langsamen Augenbewegungen und Atemzügen wird diesem neuen Gefühl Raum gegeben.)*

TH Wie könnte sich das in Ihrem Alltag auswirken?

KL Ich würde mich stärker fühlen und vielleicht den Mut haben, **noch mehr von dem zu leben, was ich mir wünsche.**

TH Wie könnte **das** ausschauen?

Kl Vielleicht hätte ich ein bisschen mehr Zutrauen, auf Menschen zuzugehen, so wie jetzt hier in der Gruppe im geschützten Rahmen.

Th Und was würde dann geschehen?

Kl Vielleicht hätte ich mehr Mut und Kraft, für mich und meine Grenzen und Bedürfnisse einzutreten.

Die Klientin kommentierte das Gespräch, dass sie gar nicht gewusst habe, dass sie so viele Bilder und Ideen in sich habe, dass sie so kreativ sei.

Kommentar

Dieses Praxisbeispiel verdeutlicht, dass die Klientin die bereits durch die Traumatisierung erworbenen Fähigkeiten, Gefühle zu distanzieren und sich in angenehmere Welten zu träumen, in diesem Gespräch nutzt, um dieses Gefühl des Verlorenseins so weit auf Distanz zu sich zu bringen, dass sie es wie eine zweite Person behandeln kann. In diesem Fall heißt das, dass sie sich fürsorglich um sich wie um ein Kind kümmern kann, indem sie sich eine »bessere« Welt ausmalt, in der sich der jüngere ängstliche Persönlichkeitsanteil wohlfühlt.

Acht Jahre später nimmt die Klientin in der ambulanten Therapie auf dieses Erlebnis Bezug mit dem Kommentar: »Können wir das noch mal machen von damals, dass diese Muskeln im Gesicht wieder anspringen.«

Wie kann Eigensprache Halt geben und den Kontakt zu sich selbst ermöglichen?

Es ist wichtig, sich noch einmal an die Haltung in der Idiolektik zu erinnern, dass alles, was Menschen tun, gute Gründe hat. Dazu gehört insbesondere bei traumatisierten Klienten wie im vorigen Beispiel, dass der emotionale Kontakt zu sich selbst nur eingeschränkt stattfindet. Dieser wird häufig instinktiv und reflexartig vermieden; mit sich in Kontakt zu sein, kann überfluten und schmerzhaft sein. Insbesondere wenn keiner mit einem da ist, der zuhört und Halt gibt, kann es bedrohlich und überwältigend sein, den eigenen Gefühlen zu begegnen. In solchen Situationen schaltet etwas ab und es wird eine Verbindung getrennt zum eigenen Selbsterleben. Dieser Vorgang wird auch *Depersonalisation* genannt.

Es kann gute Gründe geben, sich von der Wahrnehmung der äußeren Realität zu distanzieren im Sinne einer *Derealisation* und sich z. B. in der Fantasie wegzuträumen in eine bessere Welt, um zu überleben. Beides sind sogenannte »dissoziative Schutzreaktionen«

der menschlichen Seele. Erst wenn es einen Raum gibt, in dem das eigene Sein mit allem Licht und Schatten, mit allen Ecken und Kanten gehalten ist, kann es selbst eher ausgehalten werden. Es kann für Menschen etwas Ungewohntes und Wunderbares sein, sich zu trauen, sich mitzuteilen, und dann zu erleben, dass jemand da ist, der einen nicht verurteilt, der einfach dableibt und einen nicht wegstößt, um sich dann mit den eigenen scharfen Kanten und den oft abgelehnten verletzten Schattenseiten gesehen zu wissen.

Das Hören und Aufgreifen der Eigensprache, das Zutrauen in den eigenen Sprachraum ermöglicht, dass so ein Gehaltensein entsteht. Dadurch traut sich die eigene Lebendigkeit, wieder aufzutauchen, ob freudig oder schmerzhaft. Es traut sich etwas, wieder in Verbindung zu kommen. Das »Ich« traut sich, wieder mit sich selbst Kontakt aufzunehmen, weil jemand da ist, der das mithält, der das aushält. Durch dieses Mittragen wird eine Rückverbindung zu sich selbst möglich und früher notwendige Trennungen und Brüche im Inneren können auf diese Weise zusammenwachsen. Auch das Aushalten und Würdigen des »Nicht-mit-sich-in-Kontakt-Seins« von Klienten kann Halt geben.

Praxisbeispiel: »Jammern«

Eine Klientin, die in den Gesprächen ausführlich über Fehler anderer Menschen und über negative Erlebnisse berichtete, meldete dem Autor zurück: »Sie stellen ja immer viele Fragen, die mir dann auch helfen, mit mir in Kontakt zu kommen und mein eigenes Anliegen zu klären. Allerdings, wenn ich ehrlich bin, würde ich gern manchmal noch ein bisschen länger jammern.«

Kommentar:

Dies war für den Autor [T. R.] eine wichtige Rückmeldung. So versuchte er, dieser Klientin mehr Zeit für die Würdigung des erzählten Leids zu lassen. Es ist offensichtlich eine Frage des Timings und für Klientinnen sehr wichtig, steuern zu können, wann und wie sie sich selbst nah sein möchten.

David Jonas (1987) beschrieb den evolutionären Vorteil des Jammerns als eine sinnvolle Lösungsstrategie, um Bindung wiederherzustellen. Es ähnelt dem Bindungsschrei, den Säugetiere in Not ausstoßen, um von der Herde gefunden, wiederaufgenommen und beschützt zu werden.

Wie hängen Eigensprache und »Fremdsprache« zusammen?

Häufig müssen sich Klientinnen in der Psychotherapie oder Beratung auf die methodische »Fremdsprache« der Therapeuten einlassen, um gut mitarbeiten zu können. Es gibt Studien, dass Klienten sogar nach einiger Zeit zur Methode passende Träume generieren. In der Idiolektik dürfen sich die Klienten auf ihrem eigenen Sprachterritorium bewegen. Das gibt Sicherheit und fördert das »Selbst-Bewusstsein«.

Die folgende Grafik (Abb. 11) veranschaulicht das Verhältnis von Eigen- und »Fremdsprachen« im Dialog zwischen Begleiter und Klient. Je weniger Begleiter ihre eigene Sprache, die von Klienten als »Fremdsprache« erlebt wird, in den Dialog einbringen, umso mehr Entfaltungsraum bleibt für die Eigensprache der Klienten. Hierbei geht es aber nicht darum, das Einbringen eigener Sprache oder Ideen generell zu kritisieren, sondern vielmehr darum, die Wahlmöglichkeiten als Therapeutinnen und Begleiter im Umgang mit der Eigensprache der Klientinnen zu vergrößern.

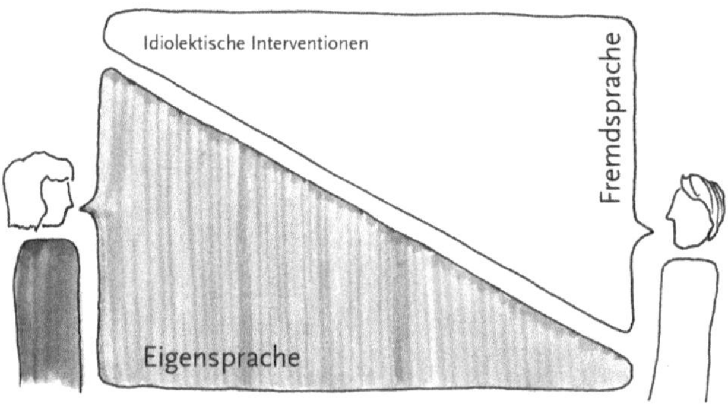

Abb. 11: Eigensprache und »Fremdsprache«

Das Spektrum möglicher Interventionen beschreibt, wie zunehmend weniger Entfaltung der Eigensprache der Klienten möglich ist, je mehr »Fremdsprache« der Begleitenden enthalten ist:

Die möglichen »Interventionen« fangen mit der reinsten Form an, der nicht wertenden Präsenz, in der zugewandten Aufmerksamkeit des Zuhörens. Dann geht es weiter mit einer Beschränkung auf nonverbale und paraverbale Rückmeldungen der Präsenz der Begleiter, wie um wahrnehmbar werden zu lassen, dass sie noch da sind und weiter zuhören. Es folgen minimalistische verbale Einladungen, weiterzuerzählen, mit Fragen wie »Und dann …?« oder »Was noch …?« und als einfachster eigensprachlicher Intervention mit dem Wiederholen von Schlüsselworten mit einem intonierten Fragezeichen am Ende, das Interesse zeigt. Auf der nächsten Stufe werden häufig einfache, kurze, offene Fragen zu einem Schlüsselwort aus der Eigensprache des Klienten genutzt, wie sie in einem späteren Abschnitt erläutert werden. Alle Interventionen, die noch länger werden, enthalten so viel »Fremdsprache«, dass der Raum für die Entfaltung der Eigensprache der Klienten zunehmend kleiner wird und das Expertenwissen der Therapeuten mehr und mehr in den Vordergrund rückt. Je einfacher und offener die Fragen sind, umso mehr und umso freier kann eine Klientin erzählen und wird als »Expertin« ihrer Weltsicht gehört.

Jede einzelne Intervention kann wichtig sein, allerdings ist eine Bewusstheit über das Ausmaß der »fremd-« bzw. eigensprachlichen Anteile im Dialog hilfreich.

Erlebniseinladungen: Eigensprache

»Wort-Geschenke auspacken«

Gehen Sie von einem Wort aus und erkunden Sie im Gespräch die individuellen Bedeutungen dieses Wortes mit kleinen offenen Fragen: »Wie schaut XY aus?« (Bild), »Mögen Sie ein Beispiel erzählen, wo Sie XY erlebt haben?« (Episode), »Wie macht man das?«, »Wie geht das?«, »Was passiert da?« (Bewegung), »Wie spürt man das?«, »Wie ist das?« (Spüren).

Wahrnehmen und Erkennen von Schlüsselworten

Hören Sie jemandem zu und beachten Sie, welche Worte bei Ihnen anklingen, die der andere vielleicht klanglich oder mit Körpersprache untermalt. Wiederholen Sie nur diese Worte mit einem intonierten Fragezeichen dahinter und geben Sie Raum, dass da etwas mehr erzählt werden kann. Halten Sie das Ganze sehr einfach, ohne vollständige Fragen zu formulieren. So kann eine kleine Resonanz entstehen zwischen den interessierten Augen und Ohren des Zuhörenden und dem Erzählenden.

Die Wirkung des exakten Aufgreifens von Eigensprache beobachten

Stellen Sie jemandem offene Fragen und nutzen Sie dabei exakt die Worte des anderen. Üben Sie dies in alltäglichen Situationen. Dann beobachten

Sie, was dabei bei Ihnen geschieht und was beim Gegenüber. Welche Wendung nimmt vielleicht das Gespräch?

Ein Negativbeispiel als Erläuterung:

Der Freund sagt beispielsweise: »Ich war gestern einkaufen« und man fragt zurück: »Wie war es beim Shoppen?« Beobachten Sie, wie es sich anfühlt. Wie entwickelt sich das Gespräch? Was ist beim Gegenüber zu merken?

Zusammenfassung: Eigensprache

Als Idiolekt werden die individuellen Sprachmuster bezeichnet, die eine Person verwendet.

Idiolektik ist der methodische Umgang mit der Eigensprache im persönlichen Gespräch.

Sprache entwickelt sich auf der Grundlage sensomotorischer Erfahrungen über die Wahrnehmung und das Erinnern von Bildern und Episoden bis hin zum Lernen abstrakter Begriffe und Worte.

In der Idiolektik wird durch offenes Fragen nach Schlüsselworten deren Bildhaftigkeit und körperliche Resonanz wieder zugänglich.

Schlüsselworte sind erkennbar durch ihre besondere Wortwahl, Betonung, körpersprachliche Begleitung und durch Resonanz bei den Begleitenden.

Das Aufgreifen der Schlüsselworte ermöglicht den Klientinnen, Zugang zu ihren eigenen Erlebnisräumen zu bekommen, die wertvolle Ressourcen, Kompetenzen und Bewältigungsstrategien enthalten.

Eigensprachliche Mitteilungen der Klienten sind Geschenke, die man staunend gemeinsam auspacken kann.

Eigensprache kann eine Verbindung der Klientinnen zu ihrem Erleben und ihrem inneren Wissen fördern.

Die Fokussierung von Außenwahrnehmungen ermöglicht eine sichere Distanz und Orientierung. Dadurch kann inneres Erleben leichter und sicherer erkundet werden.

Eigensprache kann einen solchen sicheren Zugang zum eigenen Erleben auch bei ausgeprägten dissoziativen Schutzmechanismen ermöglichen.

Sprache wird hier in ihrer ursprünglichen Bedeutung als Bindungsinstrument lebendig.

Je weniger die Begleiter ihre »Fremdsprache« in den Dialog einbringen, umso leichter kann sich die Eigensprache der Klientinnen entfalten.

Einfach offen fragen

»Sprachkürze gibt Denkweite.«

Jean Paul[7]

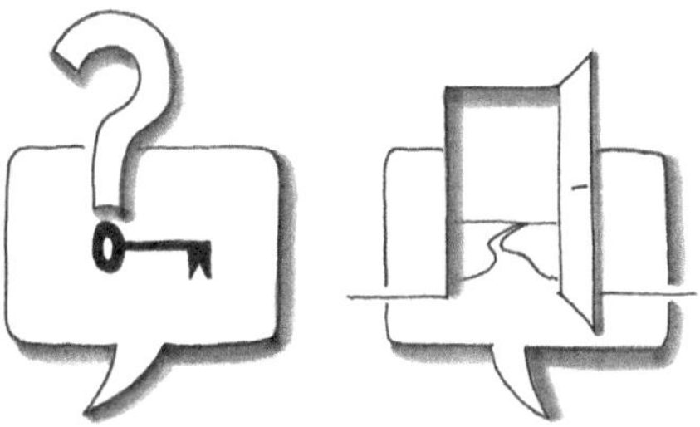

Abb. 12: Einfach offen fragen

Was sind einfache offene Fragen?

Einfache offene Fragen stellen die methodische Umsetzung der oben beschriebenen zieloffenen Haltung dar. Diese ist geprägt durch eine interessierte, staunende Offenheit für das, was der andere erzählt, was hinter und in seinen Worten lebendig ist und was man als Fragender nicht wissen kann. Sie gründet sich auf ein Bewusstsein des eigenen Nicht-Wissens über die Klienten. Meist handelt es sich bei dieser Art Fragen auch formal um »offene Fragen«, d.h. solche, die nicht mit ja oder nein beantwortet werden können. Fragen wie »Mögen Sie noch mehr über [...] erzählen?« sind zwar formal betrachtet geschlossen, aber in ihrer Wirkung ebenfalls öffnend, indem sie für die Antwort einen weiten Raum lassen. Klienten behalten so die größtmögliche Kontrolle über den Fortgang des Gesprächs. Offene Fragen helfen, die Geschenke der Schlüsselworte zu öffnen und auszupacken (vgl. S. 58 Eigensprache) und so die Einzigartigkeit der Klienten zu würdigen.

Als Begleiter kann man gar nicht anders, als sofort eigene Assoziationen zu dem Gehörten zu entwickeln. Beim Versuch, zu verstehen, bewertet, analysiert und deutet man unweigerlich das Gehörte und entwickelt eine eigene Vorstellung davon, was gesagt wurde. Therapeuten sind geschult darin, aus den eigenen Gedanken

7 Galerie Gut (Hrsg.) (1989): Sprachkürze gibt Denkweite: Jean-Paul-Aphorismen. Wunsiedel (Seiler).

und Hypothesen komplexe Fragen abzuleiten, die dazu dienen, diese Hypothesen zu überprüfen. In der Idiolektik werden jedoch die eigenen Assoziationen und Gedanken »leise gestellt« und durch das offene Fragen entsteht die Möglichkeit, dass Klienten ihren Äußerungen ihre eigene Bedeutung geben können. Die Deutungsmacht bleibt dadurch bei den Klienten. Insbesondere traumatisierte Menschen sind dafür sehr dankbar, denn Ohnmacht kennen sie genug.

Ein weiterer Vorteil daran, dass Begleiter ihre eigenen Gedanken aus den Fragen heraushalten, ist, dass die Fragen dann einfacher und kürzer werden. Je kürzer die Frage, umso mehr Raum lässt sie für eine Antwort. Das gibt, wie oben im Zitat von Jean Paul erwähnt, einen weiten Raum für die Gedanken der Klienten.

Das einfache und offene Fragen nach den Schlüsselworten ist als methodisches Element der Idiolektik geeignet, beide Beteiligten daran zu erinnern, dass man gar nicht wissen kann, was in den Worten des Erzählenden verborgen ist. Je kürzer, einfacher und offener eine Frage ist, umso eher wird die Therapeutin darin unterstützt, mit der vollen Aufmerksamkeit beim Klienten zu sein, und dieser darin, seine Aufmerksamkeit bei sich selbst zu halten. Der Klient muss dann nicht so viel überlegen, was die Therapeutin wohl mit dieser oder jener Frage von ihm möchte, sondern kann sich auf seinen inneren Prozess konzentrieren. Interessanterweise kann man in Gesprächen beobachten, dass die kürzesten und unscheinbarsten Fragen die ausführlichsten und reichsten Antworten ergeben, während lange und komplizierte Fragen oft kurze Antworten zur Folge haben.

Praxisbeispiel: »Da ist Sinn«

Ein Klient beschreibt eine Angstattacke und das Gefühl dabei im Körper, das er als schrecklich empfindet.

TH Was würden Sie dann gerne machen?

KL Wenn es einen großen **Pool** mit Wasser gäbe, dann würde ich da eintauchen.

TH Wie sieht der **Pool** aus?

KL So wie das Tote Meer, still, flach, soweit das Auge reicht. Es reflektiert die Sonne. **Klar**.

TH **Klar**?

KL Wie ein wolkiger, milchiger blauer Spiegel. Ich bin ja nicht spirituell ... Wie könnte es auch sein, dass sich Gott nie zeigt, und es wird einem dennoch gesagt, man soll auf ein besseres Leben hinleben! Hier sollte doch der Himmel sein, Eden, der **ideale Ort** zu sein.

TH Wie wäre dieser **ideale Ort** zu sein?

KL Pause ... Ganz in Verbindung mit dir selbst. Den Moment genießen. Und der Schmerz ist nur insofern da, als dass er dich an die Lektion erinnert. Das sind sehr **seltene Momente**, wenn ich meine Existenz so fühle.

TH Wie ist das **dann**?

KL **Dann** ist mir nichts im Weg und ich bin nicht nichts.

TH Und **dann**?

KL **Dann** ist da ein Sinn im Leben. Und alles wird sich fügen ... *(wird ganz ruhig)*

Kommentar:

Diese offenen kurzen Fragen ermöglichten dem Klienten, in kürzester Zeit von seinem unangenehmen Gefühl hin zu einer inneren Ruhe, Selbstsicherheit und einer tiefen Gelassenheit zu finden.

Was ist der Vorteil des einfachen offenen Fragens?

Es gibt zu Recht Methoden, bei denen das Fragen eher vermieden wird zugunsten einer authentischen Selbstmitteilung, da es als potenziell grenzverletzend angesehen wird. Diese Gefahr einer Grenzverletzung besteht tatsächlich und sie ist umso größer, je mehr Informationen vonseiten der Therapeutin in der Frage enthalten sind. Die Einfachheit und Kürze der Fragestellung im idiolektischen Gespräch gewährleistet, dass diese, wenn überhaupt, nur minimal invasiv erlebt wird. Es kommt nicht selten vor, dass Klienten im Nachklang eines Gesprächs die Fragen gar nicht recht wahrgenommen haben, da sie sich sehr unscheinbar in den Fluss ihres Prozesses einfügten.

Die Aufgabe einer einfachen offenen Frage besteht nicht primär darin, bestimmte Informationen zu erheben, sondern die aufmerksame Präsenz des Therapeuten hörbar zu machen. Dadurch kann das Bindungsbedürfnis der Klienten erfüllt werden und gleichzeitig wird das Bedürfnis nach Kontrolle und Selbstbestimmung im Gesprächsverlauf respektiert.

David Jonas hatte als Analytiker in den 1970er-Jahren die Erfahrung gemacht, dass die gut gemeinte schweigsame Haltung der »Abstinenz« im therapeutischen Dialog, die es den Klienten ermöglichen soll, ihre Assoziationen frei zu entwickeln, von vielen Klienten als verunsichernd erlebt wird. Außerdem bemerkte er, dass er durch eigene Redebeiträge oder komplexe Fragestellungen die Aufmerksamkeit der Klienten von ihrem eigenen Prozess weg und zu sehr auf sich als Therapeuten lenkte. Aus diesen Beobachtungen heraus entwickelte er dann die minimalistische Fragetechnik.

Die Orientierung an der Eigensprache der Klienten und die offenen Fragen führen dazu, dass die Klienten die Steuerung über das Thema behalten, weil etwas aufgegriffen wird, das sie sowieso schon benannt haben. Dadurch ist es dem Therapeuten möglich, nah an den Klienten dranzubleiben. Indem man offen nachfragt, wird gleichzeitig viel Freiheit gelassen, worüber sie mehr erzählen möchten.

Es kann Neues aus ihrer eigenen inneren Landschaft auftauchen, aber sie haben eine gute Orientierung, da sie in ihrer eigenen Welt unterwegs sind und sich in ihrer ureigenen Sprache mitteilen dürfen. Dadurch, dass die Therapeuten ihnen in ihrer Eigensprache begegnen, die Klienten aber gleichzeitig Nähe und Freiheit erleben können, entwickelt sich rasch eine vertrauensvolle Verbindung.

Praxisbeispiel: »Eintauchen«

Eine Klientin kommentiert nach einem idiolektischen Gespräch: »Ich wäre selbst gar nicht so nah an mich herangekommen, ohne die Fragen. Ich wäre gar nicht so weit gegangen, ich hätte möglicherweise nur an der Oberfläche darüber gesprochen, aber ich wäre nicht eingetaucht in mich selbst.«

Dieses von der »Oberfläche in sich selbst Eintauchen« könnte man im übertragenen Sinne auch als »Eintauchen« in entwicklungsgeschichtlich ältere Gehirnschichten verstehen. Es geht darum, mit den Klienten von der Aktivität der Großhirnrinde, der Hirnoberfläche, mit seinen kortikalen kognitiven Fähigkeiten aus »einzutauchen« in eine eher bildhafte und körpernahe Ebene des Mittelhirns, in dem das limbische System die Aufgabe besitzt, die Beziehungen des Menschen zu sich und zu anderen zu gestalten und zu regulieren.

Dies geschieht eben nicht, wenn Therapeuten das, was Klienten mitteilen, kognitiv zu verstehen versuchen, um dann selbst über Lösungen nachzudenken. Sondern es geschieht leichter, wenn sie sich vom Gesagten anklingen und anrühren lassen, indem sie sich Dinge beschreiben lassen und z. B. nachfragen, wie sie sich etwas vorstellen könnten. Dieses bildhafte, oft auch sehr konkrete Fragen nach sinnlicher Wahrnehmung und ihren Abläufen aktiviert ganz andere Zentren der neurophysiologischen Verarbeitung, es fördert über das limbische System das Beziehungserleben und damit auch das Sicherheitserleben der Klienten. Obwohl der Therapeut wenig sagt und nur einfache offene Fragen stellt, entstehen rasch sehr lebendige Gespräche und Klienten fühlen sich gehört und gesehen.

Manchmal ist es sogar ausreichend, mit sehr wenigen oder gar keinen Fragen einfach da zu sein in dieser offenen, fragenden Haltung. So können sich die Klienten selbst zuhören und es entfalten sich die Dinge auf eine Art und Weise, dass sie Neues von sich erfahren. Sie können durch dieses »Eintauchen« vielleicht Überraschendes schöpfen aus der Quelle ihres inneren Wissens.

Wie kann man sich dieses einfache offene Fragen vorstellen?

Die Fragen sind kurz, einfach, offen und konkret. Kürze und Einfachheit bestehen darin, dass sie außer einem Schlüsselwort der Klienten kaum weitere Informationen enthalten. Sie sind formal meistens offen, zumindest aber von der Wirkung her öffnend und knüpfen an einem oder mehreren Schlüsselworten an, die die Klientin in ihrer Eigensprache geäußert hat. Und sie sind konkret in dem Sinne, dass sie eher sinnlich Erfahrbares erfragen als abstrakt Kognitives.

Aus dem Wechsel des Erzählens der Klienten und der Fragen der Begleiter ergibt sich ein Rhythmus und eine repetitive Struktur: Die Therapeutin hört zu und nimmt anhand der Körpersprache, der Stimmmodulation und der Wortwahl wahr, welche Worte möglicherweise als Schlüsselworte bei ihr anklingen, welche ressourcenorientiert sind, d. h. Leichtigkeit, Unverfänglichkeit und Lebendigkeit mit sich bringen.

Diese Schlüsselworte werden aufgegriffen, indem sie in eine kurze offene Frage gekleidet werden. Die kürzeste Frage wäre z. B. das Schlüsselwort selbst mit nur einem Fragezeichen dahinter. Die Klientin erzählt mehr und die Therapeutin hört wieder zu, beobachtet, welche der Worte, die da fließen, sie als Nächstes aufgreifen könnte. In dieser Art und Weise folgen weitere Schritte aufeinander, sodass sich der gemeinsame Weg im Gespräch ergibt aus diesen kleinsten »Gesprächs-Bausteinen«: Zuhören und Wahrnehmen, Auswählen und Aufgreifen sowie kurz und offen Nachfragen.

Im idiolektischen Gesprächsverlauf folgen die Therapeutinnen ihren Klienten jedoch nicht nur in Bezug auf das Thema, sondern sie orientieren sich auch an Rhythmus, Sprechtempo und Sprachmelodie der Klienten. Die Klienten gestalten Thema, Ton und Tempo des Gesprächs selbst.

Welche Art von Fragen werden in der Idiolektik konkret gestellt?
Es sind wie schon beschrieben formal meist offene Fragen, die häufig mit »W« anfangen. Es sind sehr einfache Fragen, wie sie Kinder gerne stellen:

»Wie?«
»Was noch?«
»Wo?«
»Wann?«

Um die Einzigartigkeit der Welt unserer Gesprächspartner überhaupt hörbar zu machen, interessieren häufig die Eigenschaften der Dinge, die geäußert werden: Was ist das eigentlich, was der andere mir da mitteilt, und wie ist das genau? Es sind die Fragen nach den *Eigenschaften* der Dinge:

»Können Sie das mal beschreiben?«
»Wie schaut das aus?«
»Welche Art von ... ist das?«

Da hier genauer hingeschaut und beschrieben wird, erhöht diese Frage auch die Wahrscheinlichkeit des Auftauchens sehr individueller Bedeutungen und Assoziationen. Diese Fragen wirken manchmal wie eine sprachliche »Lupe«, bei Abläufen auch wie eine »Zeitlupe«, die mehr Details eines Themas hörbar werden lässt.

Um die Einzigartigkeit von bestimmten Phänomenen, Oberbegriffen, abstrakten Schlüsselworten hörbar werden zu lassen, eignen sich *konkretisierende Fragen,* die nach Beispielen oder besonderen Episoden fragen:

Abb. 13: Die Fragen-»Lupe«

»Wo haben Sie das … schon einmal erlebt?«
»Mögen Sie ein konkretes Beispiel erzählen?«
»Wie haben Sie das genau gemacht?«

Jedes Ding auf der Welt hat neben seinen Eigenschaften auch einen *Kontext*. Dieser entsteht aus den Verbindungen zu den anderen Dingen, die darum herum im Raum oder in der Zeit existieren. Man erfragt sie am offensten durch Fragen wie

»Mögen Sie noch mehr erzählen über …?«
»Was gibt es da noch zu …?«

oder auch, indem man direkt nach assoziativen Verbindungen fragt:

»Was verbinden Sie mit …?«

Die meisten Dinge in der Welt befinden sich an einem *Ort* und in einer *Zeit*. Daraus ergeben sich Fragen zur *Verortung im Raum*

»Wo ist …?«
»Wo könnte … sein?«

sowie zur *Verortung in der Zeit:*

»Wann geschieht das?«

Daraus ergibt sich auch die relative zeitliche Abfolge:

»Was geschieht vorher?«
»Was geschieht danach?«
»Was genau passiert jetzt gerade?«

Prinzipiell gilt auch bei diesen Fragen, dass die Aufmerksamkeit danach ausgerichtet wird, an welchen Ort und in welche Zeit uns die Klienten führen.

Praxisbeispiel: »Ballspiel«

Wenn die Klientin z. B. sagt: »Ach, da fällt mir ein, als Kind habe ich da immer mit dem Ball gespielt«, dann könnte man sich z. B. das **Kind**, das **Spiel**, den **Ball** oder das **»da«** (den Ort) beschreiben lassen und damit die Eigenschaften der erwähnten Schlüsselworte hörbar machen. Man könnte sich genauer schildern lassen: »Wann war das?« und »Wo war das?«. Man könnte auch fragen, was da noch war außer dem Ballspiel, und so den Kontext hörbar machen. Oder man könnte offen nach der ganzen Episode von damals fragen: »Mögen Sie beschreiben, wie das damals war?« Oder: »Mögen Sie noch mehr erzählen über diese Zeit / dieses Kind / dieses Spiel ...?«

Neben den allgemeinen Qualitäten der Eigenschaften sowie des Raumes und der Zeit gibt es noch eine ganz besondere Art von Fragen in der Idiolektik.

Es sind Fragen nach der *Bildhaftigkeit* der Dinge im übertragenen Sinne:

> »Sprache ist ohne Übertragungen von Sinn aus der Realität des Wahrnehmbaren in Bilder und schließlich Begriffe gar nicht denkbar« (Lakoff a. Johnsons 1980).

Oft entstehen solche Bilder spontan aus dem Sprachfluss, da Menschen ungefähr sechs Mal pro Minute eine explizite Metapher gebrauchen (Zaltman 2003). Diese kann man sich beschreiben lassen. Es gibt auch in der Sprache versteckte Metaphern, die nicht gleich ins Auge springen. Diese kann man aufgreifen, indem man die bildhaften Begriffe wörtlich nimmt:

> *»Und wie kann ich mir das Versteck der Metaphern in der Sprache bildlich vorstellen?«*

Manchmal werden *Metaphern* auch aktiv angeregt, indem zum Beispiel die Frage gestellt wird:

> *»Wie mögen Sie mir das in einem Bild beschreiben?«*
> *»Wenn ich mir die Schmerzen im Bild vorstellen würde, wie schauen die aus?«*

Durch diese Fragen wird eine Übertragung in eine Metapher angeregt (vgl. S. 112).

Einzig die bei Kindern so beliebte Frage nach dem »Warum?« und damit nach den Gründen für etwas wird in der Idiolektik etwas anders gestellt. Sie wird so formuliert, dass man »*gute Gründe*« unterstellt, z. B. indem man direkt danach fragt:

»*Welche guten Gründe könnte es für ... geben?*«
»*Woraus hat sich ... ergeben?*«
»*Was ist der Vorteil von ...?*«

Dies hat auch einen »guten Grund« und einen »Vorteil«: Die Warum-Frage wurde uns so häufig in Kontexten gestellt, in denen wir »infrage« gestellt und eben nicht in unserer Einzigartigkeit gewürdigt wurden, dass sich Menschen rasch verteidigen und rechtfertigen, wenn ihnen diese Frage gestellt wird. Da wir jedoch mit den idiolektischen Fragen Anerkennung und Würdigung signalisieren möchten, fügen wir die Unterstellung von zwar unbekannten, jedoch prinzipiell nachvollziehbaren Gründen zur Frage hinzu. Damit wird aus einer kritischen Infragestellung eine interessierte Frage.

Fragen nach den Vorteilen von Dingen, oder wozu sie zu gebrauchen sind, können Räume eröffnen, die etwas hörbar werden lassen über die *Funktion* von Dingen. Ausgehend vom Konkreten erlauben diese Fragen eine gewisse *Abstrahierung* von *Bedürfnissen, Zielen oder Werten,* die diese Dinge erfüllen, und damit eine motivationale Klärung:

»*Wofür ist ... gut?*«
»*Wo kann man ... gebrauchen?*«
»*Was ist das Schöne daran?*«

Manchmal steckt auch in den belastenden Themen selbst eine Ressource und diese lässt sich unter Umständen durch einen *Wechsel der Perspektive* erfragen:

»*Wann ist ... schon einmal sinnvoll gewesen?*«
»*Unter welchen Bedingungen wäre ... gut?*«
»*Wie müsste eine Situation sein, in der ... gut wäre?*«

Klienten sind häufig nicht zufrieden mit einem bestimmten Zustand. Sie wünschen sich eine Veränderung. Sie haben Ziele. Oft werden diese jedoch nicht explizit als positive Ziele formuliert, sondern als Beschwerde und als Zustand, der aufhören soll. In solchen Situationen ist es hilfreich, in einer Haltung der Zieloffenheit die *Ziele der Klienten* hörbarer werden zu lassen. Dies funktioniert am besten durch Fragen in der Möglichkeitsform, die nach Wünschen und Visionen der Klienten fragen:

»Wie müsste etwas sein?«
»Was hätten Sie lieber?«
»Was möchten Sie?«
»Was hätten Sie gern, dass es geschieht?«

Dann gibt es verschiedene Wege zu diesen Zielen. Die Fragen nach *den Bedingungen*, unter denen ein Ziel erreicht werden könnte, helfen, diesen Weg auszumalen:

»Was braucht es dafür?«
»Was wäre hilfreich?«

Ebenso hilfreich kann die Frage nach der *Herkunft* von etwas sein:

»Wo könnte ... herkommen?«
»Was ist der Ursprung von ...?«

Damit das Gespräch auf einer konkreten aktionalen und sinnesnahen Ebene bleibt, kann es manchmal hilfreich sein, auf *Verben* statt auf Substantive zu fokussieren. Auch lassen sich mit Fragen Substantive in Handlungen umsetzen:

»Und was macht man damit?«
»Was tut es?«
»Was passiert dann damit?«
»Was hätten Sie gern, was mit ... passiert?«

Dann gibt es noch Fragen, die eher zum Reflektieren des bisher Gesagten auf einer *Meta-Ebene* einladen. Sie erfragen auf kognitiver, emotionaler oder körperlicher Ebene einen Kommentar oder eine Bewertung von den Klientinnen. So können diese sich selbst in Beziehung zum Erzählten erleben. Häufig passen diese Fragen nach einer kleinen Pause im Gesprächsfluss oder am Ende eines Gesprächs, um Klienten noch mal auf das, was sie gesagt haben, draufschauen zu lassen. Auch ein nur angedeuteter nonverbaler oder verbaler Kommentar, wie ein Stirnrunzeln oder eine Bemerkung wie »das ist ja interessant/spannend/irritierend«, kann eine solche Frage passend erscheinen lassen:

»Und wie ist das?« *(allgemein)*
»Und was sagen Sie dazu?« *(allgemein)*
»Und was denken Sie dazu?« *(kognitiv)*
»Und wie geht es Ihnen damit? *(emotional)*

»Und was macht das mit Ihnen?« *(emotional oder körperlich)*
»Und wie fühlt sich das im Körper an?« *(körperlich)*

In vielen therapeutischen Ansätzen wird gern und sehr früh mit Fragen zur Reflexion eingeladen. Bevor jedoch ein beschriebenes Phänomen in seiner Einzigartigkeit wahrgenommen und beschrieben wurde, können diese Fragen von Klientinnen leicht als überfordernd wahrgenommen werden. Daher versucht man in der Idiolektik, diese Fragen erst nach einer ausreichenden konkretisierenden Erkundung des jeweiligen Themas zu stellen.

Eine Übersicht über die beschriebenen Fragen findet sich im Anhang 1 (vgl. S. 378).

Wie stellt man idiolektische Fragen?

Gewöhnlich werden Fragen gestellt, um Antworten zu bekommen. Dann transportieren sie bisweilen eine fast fordernde Erwartungshaltung. Idiolektische Fragen hingegen werden eher geschenkt als gestellt und sanft in den Raum zwischen den Erzählenden und den Fragenden gelegt. So fordern sie keine Antworten, sondern laden zu inneren Suchprozessen ein.

Noch eine kleine Bemerkung zum Wörtchen »und«, welches häufig an den Anfang der Fragen gestellt wird. Dies signalisiert eine zustimmende Grundhaltung und zeigt, dass an das eben Mitgeteilte angeknüpft wird. Es hat eine verbindende Wirkung im Gegensatz zum Wörtchen »aber«, welches eher Widerspruch oder einen Gegensatz markiert.

Oft findet sich das Wörtchen »man« in den Frageformulierungen (wie z. B. oben in der Überschrift). Die Formulierung »Wie macht man das?« bietet den Befragten im Gegensatz zur direkten persönlichen Ansprache »Wie machen Sie das?« einen gewissen unpersönlichen Abstand an, der eine beobachtende Perspektive ermöglicht und Raum gibt. Es werden also explizit keine »Ich-Botschaften« eingefordert, da man darauf vertraut, dass die Befragten sowieso in der Eigensprache ihre eigenen Ideen äußern. So ist auch Platz für Ideen, die man selbst zwar noch nicht umsetzt, aber schon bei anderen beobachtet hat oder sich ausmalen kann.

Auch wenn in diesem Abschnitt einige Fragekategorien beschrieben sind, werden diese im Gespräch nicht systematisch abgefragt, sondern die Begleiter lassen sich inspirieren von den *Schlüsselworten* und der *Aufmerksamkeitslenkung* der Klienten, die sie vielleicht schon in eine bestimmte Richtung einladen. Man kann tatsächlich oft einen Großteil des Gesprächs mit Fragen nach Eigenschaften und nach Assoziationen und Kontexten gestalten. Das ermöglicht, dass die Inhalte der Worte ausgepackt werden und sich entfalten dürfen, sodass die Sprache der Klienten »bebildert« und »verkörpert« wird.

Praxisbeispiel: »Knoten lösen«

Dieses Gespräch fand im Rahmen einer laufenden ambulanten Therapie mit einer Klientin statt. In diesem Gesprächsausschnitt werden die gestellten offenen Fragen direkt im Text kommentiert *(Kursivschrift)*, damit man deren Wirkung leichter erkennen kann.

Außerdem sind die Abschnitte des Gesprächs gegliedert nach den fünf therapeutischen Wirkfaktoren nach Grawe (2004): therapeutische Beziehung, Problemaktualisierung, Ressourcenaktivierung, motivationale Klärung und Problembewältigung. Wobei die therapeutische Beziehung hier durch das Aufgreifen der Eigensprache durchgehend würdigend und wertschätzend gestaltet wird.

Problemaktualisierung:

Kl Es gibt da so viele belastende Dinge in meinem Leben, die sich **verknotet** haben.

Th Wie kann ich mir den **Knoten** vorstellen? – *Aufgreifen der Metapher, öffnen einer paralogischen Ebene für das Problem*

Kl Der **Knoten** ist aus Wurzelholz und faustgroß.

Th Wie ist **er** noch? – *Konkretisieren*

Kl Eng drückend und verwurzelt mit der Brust. – *Rückbezug zur realen Ebene (Brust)*

Th Was tut **er**? – *Funktionalität des Problems erkunden*

Kl **Er** saugt Energie ab, um zu leben.

Th Woraus besteht **er**? – *Konkretisieren*

Kl Es ist so Material wie Lianen, es wächst auf Bäumen und hängt so runter. – *Herkunft der Problemmetapher*

Th Was möchtest du, was mit dem **Knoten** passiert? – *Eigene Ziele*

Kl Der **Knoten** soll weg!

Th Wie könnte das gehen? – *Lösungswege erkunden*

Kl Man könnte ihn im Wasser auflösen oder seine Struktur lockern. Das ist die Theorie, aber das **geht nicht**. – *Eigene Evaluation*

Th Was **ginge eher**? – *Alternative Lösungen erkunden*

Kl Man könnte den Anfang suchen ... – *Entstehungsbedingungen erkunden*

Ressourcenaktivierung und Motivationale Klärung:

... Bei **Bäumen** gibt es auch eine Symbiose, der Baum hat so viel **Kraft**, dass der Knoten leben kann, aber der Baum nicht stirbt, das ist aber nicht immer möglich. –

Die Suche nach dem Anfang führt zu einer (nicht immer) möglichen Lösung, zumindest auf der kognitiven und bildhaften Ebene.

Th Woher kommt die Kraft des **Baumes**? – *Bedingungen für die mögliche Lösung?*

Kl Die Kraft kommt von außen beim **Baum** über die Blätter und die Wurzeln.

Th Magst du mir den **Baum** beschreiben? – *Konkretisieren der Ressourcen*

Kl Der Baum ist eine Buche mit der Dicke einer Eiche.

Th Wie kann ich mir **das** vorstellen? – *Konkretisieren*

Kl Er hat eine große runde Krone und ihre **Kraft** kommt daher, wenn sie **Ruhe** hat. – *Weitere Bedingung für Lösung*

Th Was für eine Art von **Ruhe** ist das? – *Konkretisieren*

Kl Es ist eine Ruhe, z. B. wie in einem Baum zu **sitzen.** – *Personalisation! Ab hier ist der Körper der Klientin wieder mehr mit dabei.*

Th Wo würde man da sitzen? – *Konkretisieren*

Kl Mitten in der **Krone.**

Th Wie ist das **dort**? – *Subjektives Erleben, Funktion?*

Kl Grüne Blätter, keiner sieht einen.

Th Und die **Kraft**? – *Ressource als Bedingungen für mögliche Lösung*

Kl Die **Kraft** kommt über das Licht zu den Blättern ... –

Hier könnte man gut nach dem Licht fragen als einer Quelle einer wichtigen Ressource (Kraft). Meist sind die Quellen von Ressourcen ebenfalls wichtige Ressourcen.

Th Und dann? – *»Reifen lassen« der Veränderung*

Kl ... von den Blättern über die Haut ... – *Verkörperung ...*

Th Und dann?

Kl ... in jede Zelle, wie Licht, Sonnenlicht. – *... bis in die Zellebene*

Th Und was passiert dann? – *Auswirkungen?*

Kl Dann trifft sie auf die **Wurzeln des Knotens.** – *... aufs Problem*

TH Auf die Wurzeln des Knotens?

KL Ja, der kann sich dann nicht mehr ernähren. – *Veränderung konkretisieren auf der Metaphernebene*

TH Und …

KL … vertrocknet und wird kleiner und **fällt ab**. – *Lösung*

TH *(gibt Zeit …)*

Problembewältigung:

TH Was könnte man mit so einem **abgefallenen Knoten** machen? – *Neue Funktion für überflüssig gewordene Phänomene (Knoten)?*

KL Man kann ihn ins Regal stellen oder ein **Vogel** kann ihn zum Nestbau verwenden.

TH Was wäre das für ein **Vogel**? – *Aufgreifen der lebendigen Lösung*

KL Ein Rotkehlchen könnte es gut ausgepolstert als Fundament seines Nests in einem anderen Baum nutzen. – *Utilisation des Problems*

TH Was sagst du dazu? – *Bewertung durch Klientin*

KL Das ist ein schönes **Märchen**. –

Hier ist es unsicher, ob die Klientin die entworfene Lösung unrealistisch, weil märchenhaft, findet. Diese eigene Hypothese wird losgelassen, und es bleibt beim assoziativen Fragen, um mehr darüber herauszufinden.

TH Was verbindest du mit **Märchen**? – *»Auspacken« der neu aufgetauchten Bewertung*

KL Ich habe früher viel **Märchen vorgelesen** *(lächelt)*.

TH Wie war **das**?

KL Da war eine Ruhe, ein Frieden und es war wie eine Kraft tanken an einem Ort, wo man nicht gesehen wird. –

Die Lösung wird wiedererkannt in der eigenen Erinnerung (personalisiert und realisiert).

TH Möchtest du dazu noch etwas sagen?

KL Ich möchte wieder ein eigenes Zimmer haben! – *Präsentifizierung der Lösung als Wunsch und Handlungsimpuls sowie Zukunftsprojektion*

Kommentar:

Der Knoten als Metapher für die vielen belastenden Dinge verändert im Laufe des Gesprächs seine Macht. Zunächst saugt er Energie ab, dann scheint eine Symbiose möglich. Nachdem ausreichend Ressourcen aufgetaucht sind (Kraft, in der Krone sitzen, Ruhe, Licht), verliert er seine Macht und fällt ab, bekommt wie im Märchen einen guten Platz. Das Thema, einen guten Platz zum Sitzen und Ruhe zu finden, wiederholt sich nun in der Episode des Märchenvorlesens in der Vergangenheit und mündet in dem klaren Wunsch, wieder ein eigenes Zimmer zu haben. Der Alltagstransfer ist hier zwar noch nicht umgesetzt, es ist jedoch anzunehmen, dass die Bilder und Motive dieses Gesprächs eine hohe Motivation entfalten und die Umsetzung des Wunsches dann leichter fällt.

Was sind spezielle idiolektische Interventionstechniken?

Neben den oben benannten allgemeinen explorativen Interventionen (einfachen offenen Fragen) gibt es in der Idiolektik eine Reihe spezieller Interventionen (vgl. S. 381, Anhang 2). In Einzelfällen werden diese direkt intervenierenden Techniken verwendet, um z. B. bei zwanghaften Gedankenprozessen und Grübelkreisläufen einen Einstieg zu ermöglichen. Manche dieser Interventionen sind in den folgenden Abschnitten (vgl. S. 112, »Metaphern und Paralogik«; S. 124, »Körpersprache«) und im zweiten Teil des Buches im Kontext traumatherapeutischer Arbeit erläutert.

Einige der speziellen Interventionen bestehen auch aus offenen Fragen:

- Erfragen von Assoziationen
  »Was verbinden Sie mit ...?«
- Unterschiede erklären lassen
  »Was ist der Unterschied zwischen (Schlüsselwort 1) *und* (Schlüsselwort 2)*?«*
- Erklärungen geben lassen über die üblichen Funktionen und Sinnzusammenhänge eines bestimmten Verhaltens
  »Und wo kommen Wellen eigentlich in der Natur vor?«
  »Wofür sind Messer normalerweise gut?«
- nach Ausnahmen fragen
  »Wenn das alles nicht funktioniert hat, gibt es etwas, was mal funktioniert hat?«
- Gegenteil beschreiben lassen oder polarisieren
  »Was wäre das Gegenteil von ...?«
  »Was hätten Sie lieber?«
- Dissoziieren anstoßen, Distanz zu einem Erlebnis ermöglichen
  »Mal angenommen, das, was Sie mir gerade gesagt haben, hätte Ihnen eine gute Freundin erzählt, was würden Sie ihr sagen?«

»Was müsste man mit einem Menschen machen, dass er diese Rückenschmerzen spüren könnte?«

- Organe/Phänomene/Konstrukte personifizieren lassen
  »Wenn die Traurigkeit sprechen könnte, was würde sie sagen?«
  »Wenn das Herz rast, was könnte das Herz bewegen, das zu tun?«

- zirkuläres Fragen
  »Was würde Ihre Familie dazu sagen?«
  »Woran würde Ihr Partner merken, dass sich das bei Ihnen verändert?«

- logische Lücken, nicht vollendete Satzstrukturen ausfüllen lassen, implizierte Vorannahmen explizit werden lassen.

KL *»Meistens habe ich Schmerzen.«*
TH *»Wann haben Sie keine Schmerzen?«*
KL *»Dann ging ich fort.«*
TH *»Wohin?«*

Einige spezielle Interventionen enthalten eine Mitteilung der Begleitenden, gefolgt von einer offenen Frage:

- Erklärungen/Feedback gestalten / eigene Expertise transparent machen mit offenem Nachfragen
  »Es könnte sich bei der Anspannung Ihrer Muskeln um einen Schutzreflex handeln. Was meinen Sie dazu?«
  »Ich habe das Gefühl, da haben Sie einen guten Weg gefunden. Möchten Sie dazu etwas sagen?«

- Herbeiführen von Bezügen zu anderen Ebenen des Erlebten (z. B. Vergangenheit, Systemisches)
  »Ich könnte mir vorstellen, dass Sie dieses Gefühl aus der Vergangenheit kennen. Was denken Sie dazu?«

- Ansprechen beobachteter präverbaler Phänomene bei sich / beim anderen mit offenem Nachfragen
  »Ich habe das Gefühl, da ist eine Wut. Mögen Sie dazu etwas sagen?«

- Bilder, Metaphern anbieten
  »Das kommt mir vor, als wären Sie da in einer Sackgasse. Wie kommt es Ihnen vor?«

- Umdeuten/Reframing
  »Dass Sie sich in der Gewaltsituation nicht gewehrt haben, hat vielleicht Schlimmeres verhindert. Was meinen Sie dazu?«
- humorvolle Darstellung von Inhalten bei der Visite mit einem von den Patienten gefürchteten Oberarzt:

TH *»Ich habe mal gehört, dass es manchen hilft, sich diesen Menschen auf dem Klo sitzend vorzustellen. Wenn es eine hilfreiche humorvolle Vorstellung gäbe, welche würde Ihnen gefallen?«*

KL *»Ich stelle mir vor, er sitzt mit einem rosa Tanzröckchen da, das sähe so lächerlich aus« (lacht).*

- Verbalisieren oder übersetzen von Para- und Nonverbalem
  »Ihre Hand berührt gerade Ihren Nacken, wie ist das für den Nacken?«
- Verallgemeinerung anregen
  »So ganz allgemein, wie macht man das eigentlich, abschalten?«
- Integration befördern, verbinden, zusammenführen lassen
  »Wir haben jetzt über den Tinnitus gesprochen, über den Fernseher und über den Film. Was geht dir gerade durch den Sinn, wenn du an all das denkst?«

Einige dieser speziellen Interventionen sind durch ein höheres Maß an Konfrontation und Provokation gekennzeichnet. Der Schwerpunkt dieser Techniken liegt im indirekten und impliziten Unterbrechen und Umlenken festgefahrener Muster sowie in dem Ad-absurdum-Führen in sich geschlossener Gedankenkreisläufe. Aufgrund des großen Bedürfnisses nach Kontrolle und Sicherheit werden diese Interventionen erfahrungsgemäß im Gespräch mit traumatisierten Menschen eher selten angewendet, da sie im Einzelfall Irritation und Unsicherheit auslösen können:

- sich korrigieren lassen
- Konfrontieren mit Auswirkungen des eigenen Erlebens oder Verhaltens, mit dem Ansprechen von Widersprüchen
- nach Umsetzungen erzählter Erfahrungen in Handlungen fragen
- gezieltes Provozieren von Gegenreaktionen über das Unterstreichen nicht gewünschter oder problematischer Situationen

- Verstärken, übertreiben, ad absurdum führen
- bewusstes Einnehmen der Rolle des Advocatus Diaboli
- Einsetzen von paradoxen Anweisungen, Symptomverschreibung
- unterbrechen, um Intervention einzubringen.

Wie geht man damit um, wenn Fragen vom Gegenüber als nicht passend empfunden werden?

Man kann es oft an kleinen sofortigen körpersprachlichen Regungen erkennen, dass eine Frage, die man gestellt hat, als nicht passend empfunden wird. Es kann ein leichtes Zurückweichen sein, eine Abwendung des Blickes oder ein Stirnrunzeln oder der Sprachfluss kommt ins Stocken. Seltener werden Klienten eine Frage verbal zurückweisen.

Wenn Klienten auf eine andere als die gestellte Frage antworten, dann folgt man dem nun angebotenen Thema. Wenn keine oder nur eine widerwillige Antwort kommt, kann man als Begleiter verbalisieren, dass man das Gefühl hat, dass die Frage vielleicht gerade nicht so passend, stimmig oder einfach ist. Anschließend könnte man nachfragen, über welches Thema einfacher zu sprechen oder welche Frage leichter wäre. Man kann auch eines der zurückliegenden Schlüsselworte aufgreifen.

Eine andere Möglichkeit besteht darin, aktiv das Thema zu wechseln und z. B. in einen Ressourcenbereich hinüberzuführen. Dies kann insbesondere bei sehr schambesetzten Themen sinnvoll sein oder wenn sich eine emotionale Überforderung andeutet.

Bei sehr drastischen Reaktionen auf eine Frage ist es sinnvoll, sich für eine unpassende Frage zu entschuldigen. Es kann dann hilfreich sein, innezuhalten und sich die eigenen Motive und Absichten, die zu dieser Frage geführt haben, bewusst zu machen.

Auf jeden Fall besteht bei Irritationen immer die Möglichkeit, diese auf einer Meta-Ebene anzusprechen. Wie nach jeder Unterbrechung ist dies die Chance, neu anzufangen, z. B. mit der Frage, worüber der andere denn gerne weitersprechen möchte.

Wenn so einfach und offen gefragt wird, was passiert dann?

Dieser aus Wiederholungen zusammengesetzte Prozess, jeweils das Ergebnis des vorangegangenen Schrittes als Ausgangspunkt zu nehmen, führt dazu, dass die Klienten im Verlauf des Gesprächs immer mehr zu sich und zu relevanten Themen vordringen. Manchmal kann es schon nach drei oder vier Fragen geschehen, dass Klienten sehr nahe zu sich und nicht nur zu ihren Problemen und Widerständen, sondern auch zu ihren Zielen, ihren Visionen, ihren Themen und ihren Ressourcen gelangen. All das kann dann im Gespräch angeschaut, gewürdigt und bearbeitet werden.

Das heißt, als Therapeut braucht man keinen eigenen »Fahrplan«, wo es im Prozess hingehen soll. Die Landschaft des Klienten, der vor einem sitzt, bietet die beste Orientierung. Beim Mitreisen achtet man darauf, mit jedem nächsten Schritt die Klienten zu unterstützen, sich ein Stückchen besser kennenzulernen, sich ein Stückchen näherzukommen, sodass sich die relevanten Sachverhalte aus den Klienten heraus aktualisieren. Man kann tatsächlich darauf vertrauen, dass die wesentlichen Themen eine Aktualisierungstendenz haben, vorausgesetzt, die Klienten fühlen sich im Gespräch sicher. Selbst verborgene Problembereiche, die noch vorbewusst oder unbewusst sind, werden oft über die Bildhaftigkeit der Sprache in den Gesprächsverlauf hineinprojiziert wie in Träume. Unbewusstes Material wird auf einmal ansprechbar, weil es hier einen Schutzraum hat. Deswegen ist es nicht notwendig, dass Therapeuten die Kontrolle über die Themen und über die Ziele des Gesprächs haben, was zugegebenermaßen am Anfang sehr gewöhnungsbedürftig ist:

> »Die eigene Landkarte des Klienten vom therapeutischen Territorium bietet uns die beste Führung. Der Therapeut ist dabei ein Abenteurer an der Seite des Klienten« (Duncan 2010, S. 126; Übers.: T. R.).

Woher könnte der Mut kommen, als Therapeut ohne Fahrplan zu fahren?

Der Mut für diese Art von Zieloffenheit könnte aus dem Vertrauen in die – nicht unbedingt bewussten – Navigationskünste der Klientinnen entstehen. Wenn Klienten sich auf den assoziativen Prozess einlassen, der im idiolektischen Gespräch möglich ist, wenn sie »eintauchen« in sich selbst und aus ihrer inneren Weisheit, ihrem Unbewussten, ihrem impliziten Wissen schöpfen, dann kommt Wichtiges an die Oberfläche und plötzlich liegt Hilfreiches auf dem Weg. Widerstand und Vermeidung sind nicht mehr notwendig.

Das Gesehenwerden mit dem, was ist, ohne dabei bewertet zu werden, ist etwas sehr Heilsames. Letztendlich geht es darum, alles, was einen Menschen ausmacht, seine Eigenschaften, seine Bewegungen, seine Bewegtheit, seine Beweggründe und die verschiedenen Facetten der Persönlichkeit, die im Inneren eines Menschen zusammen- und auch gegeneinanderstehen, als notwendige Bestandteile dieses Menschen zu würdigen. »Not-wendig« bedeutet hier, dass sie unter bestimmten Bedingungen eine Not abgewendet haben, möglicherweise in der Vergangenheit, vielleicht aber auch heute noch. Aus dieser Erfahrung kann der Therapeut Mut schöpfen, diese Zieloffenheit beizubehalten.

Die Ziele, die Therapeuten für Klienten bei einer anderen Therapieausrichtung aussuchen, sind oft mehr die eigenen Ziele als die der Klienten. Klienten sind oft höflich und versuchen, lange Wege mitzugehen, weil sie denken, dass die Begleiterinnen schon wissen, was sie tun. Irgendwann merken sie dann, dass es gar nicht ihre Ziele waren, oder es gibt auf dem Weg Schritte, die sie gar nicht gehen können, da ihnen die Motivation oder die Voraussetzungen dafür fehlen. Daher ist es immer wieder wichtig, die Ziele der Klienten explizit zu erfragen:

»Was möchten Sie, das passiert?«
»Was möchten Sie, das herauskommen soll am Ende des Gesprächs?«

Weil das Gehirn in hohem Maße assoziativ funktioniert, entspricht diese Art von Vertrauen und Orientierung am prozesshaften Geschehen in jedem einzelnen Moment der Begegnung vielmehr den neurophysiologischen Gegebenheiten als ein lineares Vorgehen nach einem vorgegebenen »Fahrplan«. Diese Art von Navigation führt viel eher dorthin, wo es für die Klienten relevant ist. Häufig wirken komplexe Kräfte, die man systemisch mit einbeziehen muss, und lösende Ideen liegen im Verborgenen ganz woanders, als man sie suchen würde.

Wie könnte man diese Orientierung am Prozess bildhaft beschreiben?

Wenn man das Bild eines Schiffes nimmt, das es auf dem Meer der Möglichkeiten zu steuern gilt, sollte man das Ruder dieses Schiffes als Begleiter nicht auf einen festgelegten Kurs fixieren (vgl. S. 45). Geschickter wäre es, das Ruder lockerzulassen und es den Klienten zusammen mit dem Kompass in die Hand zu geben. Wenn die Klienten am Steuerrad stehen, können die Therapeutinnen sich danebenstellen und hier und da helfen wahrzunehmen, wo der Wind herkommt oder welche Strömungen es gibt. Sie können die Klienten ermutigen, sich diesen Strömungen und diesen Winden anzuvertrauen. Auch können sie die Sicherheit geben, dass die Klienten nicht allein sind auf diesem Schiff.

Wenn man sich als Begleiter neben den Klienten ans Steuerrad stellt, hat es den Vorteil, dass man nah begleiten kann, ohne zu stören, und dass er Steuermann bleiben kann, weil man nicht eingreift und gemeinsam nach vorne schaut. Auch können Klienten so sehr viel mehr Nähe zulassen, weil sie erfahren, dass ihnen nicht ins Steuer gegriffen wird, von Ausnahmen abgesehen, wenn da ein Eisberg ist oder das Boot leckt. Dort gibt es Grenzen, die ein aktiveres Eingreifen erforderlich machen (vgl. S. 353), um das Boot in einen sicheren Hafen zu bringen.

In diesem Bild könnte man die Schlüsselworte als kleinen Blick nach hinten verstehen, mit dem gewürdigt wird, wo gerade entlanggesegelt wurde und was die letzten Bootsbewegungen für wichtige Informationen enthielten. Die öffnenden Fragen wären eine Ermutigung für den Klienten, selbst zu erkunden, wo es weitergehen könnte, und Vertrauen zu gewinnen in seine Segelkünste. Letztere hat er immerhin schon viele Jahre bewiesen, sonst hätte er nicht überlebt und wäre gar nicht in der Lage gewesen, sich in Beratung oder Therapie zu begeben.

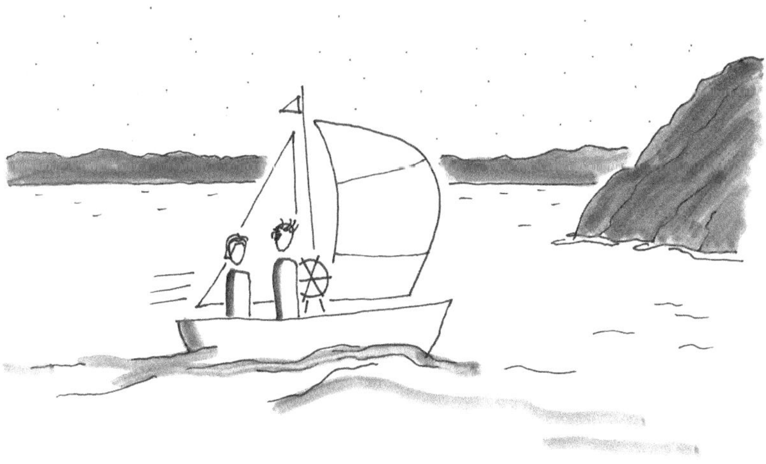

Abb. 14: Der Klient am Steuer

Erlebniseinladungen: Einfach offen fragen

Einfach fragen

Wenn Sie beginnen, mit der Idiolektik Erfahrungen zu sammeln, helfen die folgenden einfachen Fragen, dass Sie sich den Kopf nicht über die Formulierung öffnender Fragen zerbrechen.

Eine der offensten Einladungen zum Weitererzählen könnte die Frage sein:

»*Mögen Sie noch mehr erzählen über* (Schlüsselwort)?«

Als Schlüsselwort wählen Sie eines aus, welches das Gegenüber gesagt hat und welches in Ihnen im Sinne einer eigenen Resonanz nachklingt.

Dann können Sie sich die Eigenschaft von etwas beschreiben lassen, was genannt wurde:

»*Mögen Sie das* (Schlüsselwort) *beschreiben?*« oder

»*Was für eine Art von* (Schlüsselwort) *ist das?*«

Fragen öffnen

Beobachten Sie sich einmal beim Begleiten, wie offen Sie Ihre Fragen stellen, und schauen Sie, wie viel Informationen, Vorgaben und Suggestionen von Ihnen selbst schon in den Fragen drinstecken. Probieren Sie, die Frage schrittweise weiter zu öffnen, indem Sie Sachen weglassen, verkürzen und z. B. nur die ganz allgemeinen Kategorien von Raum, Zeit und Eigenschaft drinbleiben.

Fokus-Fragen

Insbesondere am Anfang, wenn all die einfachen offenen Fragen noch sehr ungewohnt und neu sind, kann es hilfreich sein, dass Sie sich für eine gewisse Zeit einen Fokus aussuchen von den im Anhang 1 (vgl. S. 378) aufgelisteten Fragedimensionen (z. B. nur nach Eigenschaften fragen oder Zeitabläufe erkunden oder sich den Kontext beschreiben lassen) und in den nächsten Gesprächen darauf achten, wann und wo eine solche Frage passend sein könnte.

Pausen

Nach einer Gesprächspause könnten Sie folgende Fragen stellen: »*Wo sind Sie gerade?*« oder »*Was ist jetzt gerade da?*« oder »*Was geht Ihnen gerade durch den Sinn?*«.

Eine Pause einfach auszuhalten kann oft schon wirken wie eine öffnende Frage.

Zusammenfassung: Einfache offene Fragen

Idiolektische Fragen sind kurz, einfach, öffnend und konkret.

Die offene Fragestellung verwirklicht eine Haltung von Präsenz und Zieloffenheit.

Offene Fragen ermöglichen das »Schöpfen« neuer Antworten aus unbewussten Erlebnisebenen bzw. tieferen Hirnschichten des limbischen Systems und des Stammhirns.

Es ergibt sich im idiolektischen Gespräch ein Rhythmus aus Zuhören, Wahrnehmen von Schlüsselworten, Auswählen sowie offenem Nachfragen.

Die Begleiterinnen folgen den Klienten in Thema, Ton und Tempo.

Idiolektisch wird nach allgemeinen Dimensionen von Eigenschaft, Kontext, Zeit, Raum, Funktion, Herkunft, Zielen, Bedingungen oder der Meta-Ebene gefragt.

Idiolektische Fragen konkretisieren und ermöglichen damit ein Einsteigen in die Welt des Erlebens mit allen Sinnen (im Gegensatz zum Fokussieren abstrakter Konzepte).

Besondere Aufmerksamkeit wird der Bildhaftigkeit und den anderen Sinnesmodalitäten von Sprache geschenkt. Diese »Bilder« werden durch Nachfragen von den Klienten mit Details angereichert.

Fokussieren auf Verben statt auf Substantive bzw. Umsetzung von Substantiven in Handlungen hält das Gespräch lebendig.

Durch diese Fragetechnik aktualisieren sich rasch wichtige Themen und überraschende neue Wege ergeben sich.

Spezielle idiolektische Interventionen können bei zwanghaften Gedankenprozessen und Grübelkreisläufen helfen, einen Einstieg zu ermöglichen.

Bei als nicht passend empfundenen Fragen kann man nach einer passenderen Frage oder einem anderen Thema fragen, selbst aktiv das Thema wechseln, sich entschuldigen, auf die Meta-Ebene gehen und innehalten, um sich eigene Absichten der Frage bewusst zu machen.

Eine Übersicht über die idiolektischen Wahrnehmungs- und Fragedimensionen mit Beispielfragen findet sich im Anhang 1 (ab S. 378).

Ressourcenorientierung

»Die unglaublichste Schönheit und die befriedigendste Lebensweise kommen aus der Bestätigung der eigenen Einzigartigkeit.«

Jane Fonda

Abb. 15: Ressourcenorientierung

Was sind Ressourcen?

»Als Ressourcen werden in der Psychologie bezeichnet: Das Insgesamt der einer Person zur Verfügung stehenden, von ihr genutzten oder beeinflussten schützenden und fördernden Kompetenzen und äußeren Handlungsmöglichkeiten. [...] Die nutzbaren Energien, die zur Zielerreichung eingesetzt werden können. [...] Jene Potenziale, die Personen in der Auseinandersetzung mit alltäglichen Krisen und Belastungen oder zur Arbeit an ihrer Identität zu aktivieren vermögen« (Ahbe 1997).

Ressourcen sind somit Dinge, Personen, Eigenschaften und Fähigkeiten, die Menschen im Leben unterstützen.

Was ist Ressourcenorientierung in der Idiolektik?

In der Idiolektik sind Ressourcen zunächst einmal alle Themen, die die Klienten ansprechen. Jedes dieser Themen stellt potenziell eine Ressource dar, da es vom Klienten ausgedrückt wurde und damit sowohl »mitteilungswürdig« als auch »bemerkenswert« ist. Eine Orientierung beim Aufgreifen von Ressourcen stellen die körpersprachlichen Signale dar, mit denen die angesprochenen Schlüsselworte und Themen begleitet werden. Wie schon erwähnt, erhöhen Signale, die auf Sicherheit hindeuten, die Wahrscheinlichkeit dafür, dass beim Aufgreifen der von ihnen begleiteten Themen eine Kommunikation leichter möglich sein wird als z. B. bei Signalen, die auf Stress hinweisen. Ressourcen sind somit oft erkennbar an einer lebendigen

Mimik und Gestik sowie einer bewegten Stimmmelodie. Es können eher positive, »helle«, leichte Themen sein. Mit der Orientierung an diesen Themen soll jedoch nicht das Negative, das belastende »Dunkle« vermieden werden, sondern es soll ein sicherer Boden bereitet werden, auf dem alles, das Dunkle wie das Helle, geäußert werden kann.

Ressourcenorientierung in der Therapie steht für die Überzeugung, dass, egal was von der Klientin kommt, immer eine Ressource darin verborgen sein kann, denn in den grässlichsten Bildern oder unangenehmsten Symptomen sind manchmal Dinge verborgen, die zu anderen Zeiten und unter anderen Umständen geholfen haben, zu überleben. Man kann davon ausgehen, dass alle Symptome, die traumatisierte Klienten zeigen, unter bedrohlichen Umgebungsbedingungen Überlebenskompetenzen waren und dass der Körper durch diese Reaktion versucht hat, sich zu schützen (vgl. S. 242).

Praxisbeispiel: »Rund und glatt und kuschelig«

Eine Klientin, die den Mut gefasst hat, traumatische Erinnerungen aufzuarbeiten, und seit einem Jahr in Therapie ist:

Kl Durch den Tod war alles auseinander.

Th Wie ist es jetzt?

Kl Jetzt wächst es zusammen. Der ganze Körper wird zusammengebastelt.

Th Mögen Sie mir beschreiben, wie das geht?

Kl Mit Fäden. Zusammenoperiert. Die Narben sind noch da.

Th Wie kann ich mir den zusammenoperierten Körper vorstellen?

Kl Wie einen Tank. Aus dem kann man Energie ziehen. Es gibt keine Löcher mehr darin.

Th Möchten Sie mir diesen Tank beschreiben?

Kl Eines Tages ist er rund und glatt ... und kuschelig. Am Wochenende lag ich auf dem Sofa und habe mich wie ein kleines Baby gefühlt, sorglos und frei.

Kommentar:

Die erste offene Frage wird von der Patientin gleich als Möglichkeit einer Abzweigung von den schlechten Erinnerungen zu einer Beschreibung ihrer Stärken angenommen. Sie entwickelt zwei für sie sehr wichtige Bilder, die sie über die nächsten Monate begleiten: ihr wieder »zusammengebastelter« Körper und dass sie einen inneren »Tank« hat, aus dem sie Energie ziehen kann. Dieses Gespräch hilft ihr, stolz auf ihre bisherigen Schritte zu sein und in Kontakt mit ihren eigenen Ressourcen zu kommen.

Wenn man vom gewohnten Muster ausgeht, sind wir im therapeutischen Rahmen, aber auch in der Arbeitswelt sowie in der Gesellschaft darauf trainiert, Defizite festzustellen, Dinge zu benennen, zu kritisieren, zu verurteilen und zu bekämpfen. Daher werden auch Therapie- und Beratungsprozesse oft so verstanden, als ginge es darum, Pathologisches zu erkennen, zu kategorisieren und möglichst zu heilen. Begleiter sind darin geschult, Defizite zu sehen und sich möglichst schnell darum zu kümmern, und auch Klienten kommen häufig mit dieser Erwartung zu uns.

> »Die Illusion ist, dass der allwissende Therapeut die richtige Diagnose stellt und dann die richtige Behandlung für die vorliegende Störung auswählt. Der Therapeut schätzt den Dämon ein, der den unglückseligen Klienten heimsucht, lädt die silberne Patrone in den Psychotherapie-Revolver und erschießt den psychischen Werwolf, der den Klienten terrorisiert« (Duncan, Miller a. Sparks 2004, S. 31; Übers.: T. R.).

Um diese Konditionierung loszulassen, hilft es, etwas anderes in die Hand zu nehmen. In idiolektischen Gesprächen hält man sich daher an die Ressourcen. Wenn diese auftauchen, werden sie aufgegriffen und es wird nachgefragt, anstatt sich auf Problematisches, Belastendes oder Schwieriges zu stürzen.

Praxisbeispiel: »Krank sein und gesund sein«

Dieses Gespräch wurde im Rahmen eines Idiolektik-Seminars mit einem Teilnehmer geführt. Es wurde als Übung bewusst mit einem unangenehmen Thema begonnen, um das Aufgreifen und Sich-entfalten-Lassen von Ressourcen im Gesprächsprozess zu demonstrieren.

Th Gibt es etwas, das dir gerade nicht so gefällt?

Kl Dass ich **krank bin.**

Th Magst du beschreiben, was das für ein **Kranksein** ist?

Der Klient beschreibt, dass seine Tochter positiv auf Covid-19 getestet sei und welche Symptome er und seine Frau seit ein paar Tagen ebenfalls hätten. Er beschreibt auch **Träume**, aus denen er nicht habe **aussteigen** können.

TH Bei mir klingen noch die **Träume** nach, wo du nicht aussteigen konntest. Magst du etwas dazu sagen, wo du gerne hingekommen wärst, wenn du da **ausgestiegen** wärst?

Der Klient beschreibt die Träume und dass er gerne an etwas anderes gedacht hätte. Auf die Frage, an was er denn gerne denken würde, spricht er die Gesundheit an. Darauf bezogen erwähnt er, wie er seine Kräfte altersgemäß, z. B. bei der **Gartenarbeit**, ausschöpfen möchte und wenn das klappe, dass er dann **freudiger** sei.

TH Wenn du so kleine Sachen im **Garten** machen kannst und auch **freudiger** bist: Wie ist diese **Freude**, die dann auftaucht?

KL Sie ist so zweiseitig. Also auf der einen Seite gibt es dann eine Freude, eher so *(zeichnet eine wellige Linie in der Mitte)*, vielleicht eher so ähnlich wie kleine Wasserwellen, wo sich das Wasser noch nicht überschlägt. Dass es eher so Wellen macht, die so **dahinzwitschern**. Und was anderes ist – das stellt sich nach einer Weile erst ein, wenn es eine Weile gut geht –, das ist dann so eine **Untergrundbewegung**, so eine Strömung oder so *(Handbewegung unterhalb des Bildes)*. Unterwasserwellen, die viel langsamer sind. Aber auch so, wo du merkst, die tragen dich jetzt gut durchs Leben.

TH Magst du mir dieses beides noch mal beschreiben? Dieses da **oben** und dieses da **unten** *(ahmt Bewegungen mit beiden Händen nach)*?

KL Das eine ist für die Augen bestimmt und das andere fürs Herz ... Herz trifft es nicht, stimmt überhaupt nicht. Das eine ist für die Augen und das andere ist für den Körper. Die Augen können das Zwitschernde sehen *(Hand macht zwitschernde Bewegung)* und **der Körper spürt dann das Darunterliegende** *(Hand macht die tiefe Wellenbewegung)*.

TH Was passiert mit dem **Körper, wenn er das Darunterliegende spürt** *(ahmt tiefe Wellenbewegung nach)*?

KL Er wird sehr, sehr, sehr durchlässig *(bewegt sanft seinen Oberkörper)* ... man kann auch gut weinen oder ich kann dann gut weinen, aber es ist so eine unglaubliche Entspannung, weil, es ist so der Zustand: Es gibt einfach nichts zu tun, was jetzt getan werden muss.

TH Und die Augen, wenn die das **Zwitschern** sehen, was geschieht dann *(ahmt Zwitschern nach)*?

KL Das ist eher etwas, was sich im Gesicht abspielt. Dann lächle ich, dann kann ich lachen, einfach fröhlich sein. Es ist vielleicht so ein bisschen der Unterschied. Fröhlichkeit ist so was Schnelles und Glück ist etwas Langsames. Das ist jedenfalls das Bild, das ich jetzt habe.

TH Und diese **Wellen von oben**, das **Zwitschern**, und diese **langsamen Wellen**. Wo könnten diese **Wellen** herkommen?

Kl Zwitscherwellen werden hervorgerufen durch Wind, durch Steine, die reinfallen, durch Enten, die landen oder starten, oder auch mal, wenn ein Fisch glaubt, er müsse da jetzt einen … fangen oder so. Und die unteren – **schwer zu sagen** …

Th **Was könnte es sein**? Wir wissen es ja nicht.

Kl Vielleicht ist das wie ein Atem von einem **Riesentier**, das einfach so langsam ein- und ausatmet, dass du gar nicht merkst, dass das ein Atem ist, weil so viel Masse bewegt wird dadurch, sodass ich gar nicht auf die Idee gekommen wäre, dass das eine **Atembewegung** ist.

Th Wie könnte so ein **Tier** ausschauen, das so eine **Atembewegung** hat?

Kl: Also, ich stell' mir da so ein – was für ein Tier hat so einen Atem? Ich stelle mir so einen riesengroßen Wolf oder so vor. Wobei ich mich jetzt natürlich sofort frage, wie kann ein Wolf unter Wasser atmen, aber das ist **mir egal**.

Th **Mir auch**.

Kl Vielleicht ist es auch gar kein Tier. Vielleicht ist es irgendwie – Wesen ist glaube ich besser. Weil, dann lande ich bei Schlotvulkanen und Ähnlichem. Also, beim Wesen Erde und dem, was sich da so anbietet. Und dann fällt es mir schon wieder leichter.

Th Magst du dazu noch was sagen?

Kl Ich muss gerade an einen Disney-Film denken, den wir mal mit unseren Töchtern angeschaut haben. Der heißt *Vaiana* – so ein hawaiianisches Märchen – und da ist eine Göttin, die legt sich ins Meer auf die Seite und wird eine Insel. Irgend sowas ist es. Irgendwas, von dem du nicht merkst, dass das ein **Wesen** ist, weil es sich so selbstverständlich einfügt in die Landschaft. Und trotzdem ist da was, was ganz gewaltig lebt. Und … durch diese langsamen Wellen können wir Anteil haben an dieser fast zeitlosen Welt.

Th Darf ich dich mit diesem **Wesen** sein lassen?

Kl Ja, können wir gerne machen.

Kommentar:

Das Gespräch beginnt mit dem, was dem Klienten nicht gefällt. Dies lässt man sich dann so wie einen Raum, der einem gezeigt wird, näher beschreiben. Sowohl das »Aussteigenkönnen« aus den Albtraumszenen als auch das »Ich-denke-jetzt-an-etwas-anderes« wurden vom Therapeuten als mögliche Abzweigungen zu einer Ressource angeboten. Jedoch scheint zuvor die Würdigung von dem, was dem Klienten nicht gefällt, sehr wichtig zu sein. Er entscheidet, wann und ob er bereit ist, die Ressourcen auszumalen. In diesem Gespräch geht der Klient beim zweiten Angebot mit und anschließend kann man die Auswirkungen des schrittweisen Entfaltens der Ressourcenbilder gut beobachten. Positiv konnotierte Zustände von Gesundheit, »Kraft haben«, »Sachen umherräumen« im Garten und die Freude, die dann auftaucht, werden hör- und spürbar. Mit dem Benennen des »freudiger Seins« lädt der Klient dann in seinen inneren Erlebnisraum ein, indem er uns bildhaft dieses innere Bewegtsein mit dem Symbol der oberflächlichen bzw. tiefen Wellen beschreibt. Als dann die Auswirkungen dieser Ressourcenzustände noch weiter erkundet werden, werden ein »Durchlässigsein«, ein »Weinenkönnen« und eine »unglaubliche Entspannung« beschrieben. An diesem Punkt im Gespräch sind Klient und Therapeut in Resonanz und sichtlich berührt. Man könnte vermuten, dass hier der bisher benannte erwünschte Zustand der Gesundheit ein Stück weit aktualisiert und als tief empfundenes »Glück« verkörpert wird (man beachte den Wechsel des Klienten von »man« zu »ich«). Die Frage nach der Herkunft der Wellen führt zu einer spirituell anmutenden Ressource (der Göttin im Film *Vaiana*) und der Erfahrung, »Anteil [zu] haben an dieser fast zeitlosen Welt«.

Wenn eine Ressource geschildert wird, lohnt sich sowohl die Frage nach deren Auswirkung als auch die nach deren Herkunft, weil die Folgen und die Quellen von Ressourcen oft auch sehr große Ressourcen sind.

Was ist der Vorteil von Ressourcenorientierung?

Über Ressourcen zu sprechen hilft, »ein Bein in die Sonne zu bekommen«. Von dieser Position aus fühlt sich die Klientin sicherer und sie hat wieder mehr Kräfte frei, die belastenden Dinge, den Schatten zu erkunden. Mit einem Bein in der Sonne hat sie ein »Standbein«, sozusagen einen inneren Bezugspunkt, von dem aus sie Orientierung gewinnen und sich umschauen kann. Das Symptomatische an traumatischen Erinnerungen ist, überflutet zu werden und eben keinen Stand mehr zu haben, sondern in den Gefühlen und Bildern unterzugehen. Da stellt ein sicheres Standbein einen Halt dar, mit dem sie sich verbinden, von dem aus sie starten kann, den Schatten zu erkunden, und zu dem sie wieder zurückkommen kann.

Da es sich um die eigenen Ressourcen der Klientin handelt, besteht zwischen diesen und den belastenden Themen eine Verbindung, die in der Therapie genutzt wird, um in Belastungen hinein-, aber auch wieder hinausgehen zu können. Für die Klientin ist es so sehr viel einfacher, aus dem Belastenden wieder herauszukom-

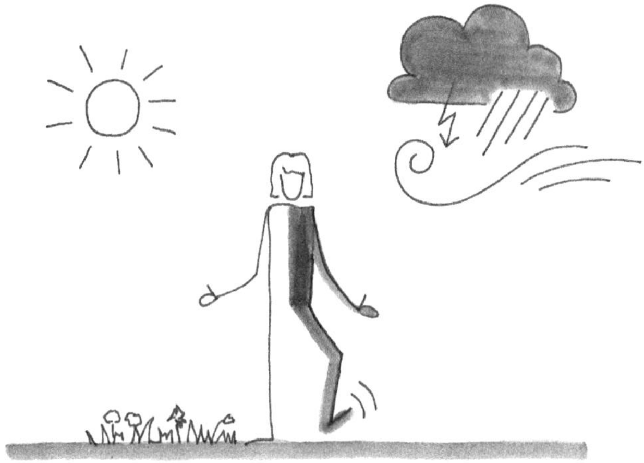

Abb. 16: »Mit einem Bein in der Sonne« lässt sich der Schatten besser erkunden.

men, da sie zu einer eigenen Ressource zurückkehren kann, die gerade im Gespräch aufgetaucht war. Dadurch kann eine gewisse Zuversicht wachsen sowie der Mut, den Schatten anzuschauen. Mit anderen Worten: Durch eine positive Erinnerung an eine Situation oder einen Zeitpunkt, als sich die Klientin vielleicht stark oder glücklich gefühlt hat, werden die Ressourcen im Zusammenhang mit dem Problem gestärkt, wodurch dieses in der Relation deutlich kleiner wird.

Man könnte dies auch so beschreiben, als würde die Klientin durch das Gespräch »den Rand ihrer Grube stabilisieren«. Wenn der Grubenrand erst einmal stabil ist, wirkt dieser kleiner und die Klientin droht nicht mehr so unkontrolliert hineinzufallen. Sollte es doch passieren, ist es sehr viel leichter, wieder herauszuklettern. Durch das Interagieren und Verweben von Belastung und Ressourcen mag es auch so aussehen, als purzele immer wieder etwas Positives in die Grube hinein und als erscheine sie dadurch gar nicht mehr so tief. Schließlich kann sich das Bedrohliche der Grube auflösen, weil sich die Klientin ihrer Ressourcen und Potenziale wieder bewusst wird.

Manchmal ist es in der Therapie aber auch notwendig, mit in die Grube hineinzugehen, denn die Klienten möchten dort nicht allein sein, solange sie wissen, dass sie noch nicht allein herauskommen würden. Die Ressourcenorientierung ist deswegen wichtig, damit wir eine Balance haben, und nicht, weil wir nicht über die Grube sprechen möchten. Wir sind bereit, hineinzuschauen und, wenn es sein muss, mit hineinzugehen. Nur müssen wir uns am Rand festhalten können und wissen, wie wir wieder herauskommen.

Diese Prozesse, in denen die Belastungsnetzwerke mit den Ressourcennetzen interagieren, nutzen die Eigenheit von gleichzeitig aktivierten neuronalen Netzen, sich miteinander zu verbinden, nach der sogenannten hebbschen Regel (Hebb 2002): »Was gemeinsam feuert, bildet eine gemeinsame Verbindung.«[8] Ähnlich wie bei anderen traumatherapeutischen Methoden (z. B. EMDR, IRRT, PITT) führt dieser Prozess zu einer Transformation der belastenden Gedächtnisinhalte, die dadurch in veränderter Form rekonsolidiert, d. h. als Verknüpfung von Belastungs- und Ressourcennetzwerk zusammen im Langzeitgedächtnis abgespeichert werden. Dies führt bei erneuter Aktivierung der Belastungsnetzwerke automatisch zur Mitaktivierung der spezifischen Ressourcennetze und bedingt eine nachhaltige Reduktion der emotionalen Belastung dieser Erinnerungen (vgl. S. 225).

Wie kann man Ressourcen finden?

Ressourcen sind nicht immer das, was man auf den ersten Blick dafür hält. Es sind nicht nur »schöne« und »leichte« Themen als Ressource geeignet. Die hohe Kunst der Ressourcenerkennung und -erkundung ist es, in den Steinbrüchen, in den dunklen Gruben, in den schweren Rucksäcken, in den Drachen, die daherkommen, die vorhandenen Schätze zu bergen oder miteinander auf die Suche zu gehen und diese aufzufinden (vgl. S. 246).

Praxisbeispiel: »Abgekapselt und geborgen in einer Kugel«

Ein Gespräch mit einer Klientin, die betrauert, dass sie sich aufgrund emotionaler Vernachlässigung als Kind selbst nicht spüren kann:

Kl Ich bin allein im Kinderbettchen, allein im Zimmer. Ich fange an zu schaukeln, wippe hin und her. Ich fühle mich so allein und meine Angst steigt ganz langsam. Ich bin ganz still. Lautlos – **als wenn ich nicht wäre. Einsam.**

Th Möchten Sie **das** beschreiben?

8 I. O.: »*What fires together wires together*«; Übers.: T. R.

KL Als würde ein Teil von mir, den ich gar nicht kenne, sich loslösen. Wie **abgekapselt**.

TH Wie ist das, **abgekapselt** zu sein?

KL Als wenn ich da geborgen bin. Wie eine kleine Welt, die mich empfängt. Es ist wie eine Kugel, in der ich mich befinde. Dort bin ich sicher.

Im weiteren Gesprächsverlauf wird diese Kugel als Metapher für die heute bestehende »Gefühlsblindheit« erkannt und gleichzeitig wird die Ressource darin entdeckt, die damals dem kleinen Kind geholfen hat, zu überleben. In späteren Gesprächen wird dieser Überlebensmechanismus noch weiter erforscht und besprochen und kann dadurch gewürdigt werden, was schließlich zu mehr Verständnis und der Anerkennung des eigenen Selbst führt. Dies erweist sich als gute Verständnisgrundlage, um im weiteren Verlauf an der eigenen »Gefühlsblindheit« zu arbeiten.

Kommentar:

Die einfache, offene Frage nach dem Schrecklichen, was die Klientin erzählt, ermöglicht ihr, in die Erinnerung an damals, die sie ohnehin ihr Leben lang mit sich herumgetragen hat, reinzugehen und ihr Gefühl detaillierter zu erforschen. Dadurch kann sie dann über die zweite Frage: »Wie ist das, abgekapselt zu sein?« unerwartet zu einer Ressource kommen. In diesem Gespräch wird deutlich, dass kein Vorschlag der Therapeutin in diesem Moment zu einer so passenden Lösung hätte führen können. Die Ressource in diesen schlimmen Kindheitserinnerungen und letztendlich auch die Erklärung für die Gefühlsblindheit waren in der Klientin bereits da und konnten durch das kurze Gespräch »erkannt werden«.

Es geht hier also weniger darum, einen Katalog zu verfassen von Ressourcen von Dingen, die man gut kann, vielmehr setzt sich die Therapeutin eine Brille auf, die nicht rosarot ist, aber offen dafür, wie etwas unter bestimmten Umständen zu bestimmten Zeiten in bestimmten Situationen eine Ressource gewesen sein könnte, wenn es auch in der Gegenwart noch so abschreckend erscheint. Es geht um einen anderen Blickwinkel, eine neue Sichtweise. Duncan (2010) beschreibt dies in seinen Überlegungen zu hilfreichem Therapeutenverhalten folgendermaßen:

> »Sinnvoller als eine manualisierte und dekontextualisierte Umsetzung ressourcenaktivierender Interventionen durch Therapeuten scheint eine Veränderung der eigenen Haltung gegenüber den Klienten. […] Der Schlüssel ist die Einstellung des Therapeuten in Bezug auf die dem Klien-

ten innewohnenden Fähigkeiten und Resilienzen« (Duncan 2010, S. 126; Übers.: T. R.).

Oft erlebt man einen überraschenden Moment in einem Gespräch wie diesem, da die Klientin nicht damit gerechnet hatte, dass sie sich in der Therapie auch wohlfühlen darf. Es entsteht eine Art von Verwunderung darüber, dass es trotz großer Belastungen Momente von Sicherheit, von Freude, von Leichtigkeit gibt. Dieses Gefühl breitet sich auch körperlich aus.

Wenn wir die Ressourcen anschauen, ist es für einen Klienten wertvoll, wenn er über freudige Dinge sprechen darf, wenn er sie durch das Gespräch überhaupt erst wahrnimmt, wenn beispielsweise darüber gesprochen wird, wie er etwas gerne tut. Es ist wichtig, dass diese Momente *auch* da sein dürfen, dass sie Zeit und Raum bekommen, sich zu entfalten, und dass nicht anschließend unmittelbar wieder auf das Problem fokussiert wird. In der Idiolektik darf sich die Ressource explizit ausbreiten. Manchmal wirkt sich das so aus, dass der Klient seit langer Zeit zum ersten Mal wieder lächelt oder dass er überhaupt positive Dinge in sich selbst erlebt.

Was hat Ressourcenorientierung mit Selbstfürsorge der Therapeuten zu tun?

Für Therapeuten macht es einen großen Unterschied, wenn sie sich mit dem Blick auf die Ressourcen in das Gespräch begeben. Klienten bringen viel Schweres mit. Wie schön ist es da, wenn die Arbeit einen Wechsel zwischen Anspannung und Entspannung, zwischen Schwerem und Leichtem, zwischen Hellem und Dunklem darstellt. Ressourcenorientierung ist also auch ein Stück Psychohygiene für die Therapeuten.

Was hat Ressourcenorientierung mit dem Paradigmenwechsel in der Psychotherapie zu tun?

Der Psychoonkologe LeShan (2010) beschreibt den Paradigmenwechsel von der *Defizitorientierung des medizinischen Modells* in der Psychotherapie hin zur *Ressourcenorientierung des sogenannten kontextuellen Modells* vor dem Hintergrund seiner persönlichen professionellen Geschichte in einem bewegenden Interview:

Dreißig Jahre habe er den Klienten die Fragen gestellt, die er gelernt hatte, um Probleme zu analysieren und passende Hilfe von außen anzubieten:

»Was fehlt diesem Menschen?«
»Wie kam es dazu?«
»Was kann getan werden?«

Dann habe er das Gefühl vermittelt bekommen, er solle andere Fragen stellen als bisher, und nach und nach habe er von seinen Klienten gelernt, welche Fragen von ihnen als hilfreicher erlebt wurden:

»Was ist bei diesem Menschen in Ordnung?«
»Was gibt ihm im Leben Freude, Begeisterung und Sinn?«
»Wie kann man zusammenarbeiten, um in dieser Richtung kleine Schritte zu gehen?«

Indem er ihre Ressourcen und Resilienzen erkundete, wurden die Selbstheilungskräfte der Klienten aktiviert.

Dieses Erfahrungswissen konnte von Grawe (2004) in Studien zur Wirksamkeit psychotherapeutischer Interventionen belegt werden. Die Effektstärken der Ressourceninterventionen waren allesamt weitaus größer als die der Probleminterventionen. Als Ressourceninterventionen benennt er u. a. die explizite Verstärkung und Aktivierung der Ziele, Werte und Fähigkeiten der Klientinnen und dass ihre positiven Seiten von den Begleitern und v. a. von ihnen selbst wahrgenommen werden.

Erlebniseinladungen: Ressourcenorientierung

Auf den Spuren der Lebendigkeit – Lichtpunkte suchen, »bebildern« und »verkörpern«

Setzen Sie einmal eine »Brille« auf, die in der Erzählung und dem Auftreten des Gegenübers *Lichtpunkte* erkennt: Lichtpunkte im Sinne von kleinen, »hellen« Worten, die »durchscheinen«, oder »hellen Tönen« im Klang der Stimme. Wo hören Sie ein Stück Leichtigkeit, wo ein Stück Wärme? Wo wird ein Stück Lebendigkeit, Begeisterung oder Freude sichtbar, wo ist Sicherheit oder Ruhe? Wo ist eine angenehme Körperbewegung oder Gestik und Mimik zu beobachten? Dort fragen Sie nach. Stellen Sie eine kleine offene Frage, lassen Sie sich das ausmalen und beobachten Sie, was passiert. Dadurch kann aus dem Eindimensionalen des Wortes ein zweidimensionales Bild wachsen. Durch eine weitere Frage wie: *»Wie haben Sie das gemacht?«* kann dann ein »Film« daraus werden, weil jetzt noch eine dritte und eine vierte Dimension dazukommen kann: Körperlichkeit und Zeit. Wenn sich eine Ressource körperlich entfaltet, dann ist es eine, die eine Wirkung hat. Andersrum, wenn sie nur benannt und gleich weitergeredet wird, verliert sie relativ rasch ihre Kraft und ihre Körperlichkeit.

Dunkles als Ressource würdigen und Fähigkeiten des Umgangs anerkennen

Wenn es keine Lichtpunkte zu geben scheint oder wenn alles schwarz ist, ist der Lichtpunkt der, dass die Klientin dies mitteilen und sagen kann. Wenn sie das nicht kann, dann ist der Lichtpunkt der, dass sie überhaupt gekommen ist. Immer wenn sie es schafft, zu Ihnen zu kommen oder mit Ihnen zu reden, können Sie das wahrnehmen und würdigen, indem Sie es bemerken und benennen. Anstatt es selbst zu bewerten, könnten Sie nachfragen:

»Wie haben Sie das geschafft, unter diesen Umständen hierherzukommen / mir das mitzuteilen?«

Eine weitere verborgene Ressource ist der Umgang mit Schwierigkeiten, den Sie auch immer erfragen können, z. B. mit:

»Wie halten Sie das aus?«

»Wie gehen Sie damit um?«

»Und wenn ..., was machen Sie dann?«

Zusammenfassung: Ressourcenorientierung

Ressourcenorientierung ist ein integraler Bestandteil jeder Interaktion im idiolektischen Gespräch. Es handelt sich um eine durchgehende Wahrnehmungsbereitschaft für Ressourcen und eine Fähigkeit, diese zu fokussieren.

Das Ziel dieser prozessualen Ressourcenaktivierung besteht darin, die Regulationsfähigkeit der Klientinnen optimal zu unterstützen, sodass diese ihre Belastungen ausbalancieren und wenn notwendig unter schonenden Bedingungen anschauen und bearbeiten können.

Es gibt offensichtliche Ressourcen und solche, die verborgen sind, z. B. im Umgang mit den Belastungen oder sogar in den Symptomen selbst als Überlebenskompetenzen aus der Vergangenheit.

Eine durchgehende Ressourcenaktivierung führt zu einer schonenderen und rascheren Bearbeitung von Belastungen.

Die Orientierung an den Ressourcen und die Fähigkeit, zwischen Belastungen und Ressourcen zu pendeln, ist auch für die Selbstfürsorge und Psychohygiene der Begleiterinnen sehr förderlich.

Metaphern und Paralogik

»Und der Tag kam, an dem das Risiko, fest in der geschlossenen Knospe zu bleiben, schmerzhafter wurde, als das Risiko zu blühen.«

Anaïs Nin

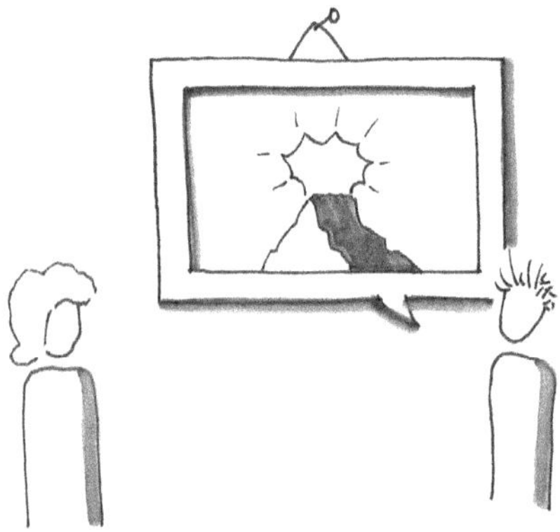

Abb. 17: Metaphern ermöglichen Abstand, um Eindrücke und Erfahrungen in Bildern auszudrücken und zu betrachten.

Was sind Metaphern und was ist Paralogik?

Das Verb »metaphérein« bedeutet im Griechischen »etwas woanders hintragen«. Eine Metapher ist also ein sprachliches Element, das etwas anderswohin trägt. Wie bitte? Was wird da wohin getragen? Man kann schon sehen, die ganze Sprache kann metaphorisch verstanden werden. Da werden Sinneseindrücke und Erfahrungen in einen sprachlichen Raum übertragen, aus dem Begreifen werden Begriffe, aus Wahrnehmungen werden Worte. Metaphern im engeren Sinne tragen jedoch eine Bedeutung innerhalb des »Sprachraumes« in einen anderen Bedeutungsraum, zum Beispiel, indem ein Bild zu Hilfe genommen wird, um Vorgänge zu verdeutlichen: »Er steckte den Kopf in den Sand«, »Sie legte sich auf die faule Haut«, »Das Thema war für ihn wie ein Buch mit sieben Siegeln«.

Sprache besteht aus Bildern und ist ohne Metaphern gar nicht denkbar. Der Sprachwissenschaftler Lakoff beschreibt es folgendermaßen:

> »…, dass Metaphern im täglichen Leben allgegenwärtig sind, nicht nur in der Sprache, sondern auch im Denken und Handeln. Unser gewöhnliches Begriffssystem, in dem wir sowohl denken als auch handeln, ist grundsätzlich metaphorischer Natur. […]

> Unsere Konzepte strukturieren, was wir wahrnehmen, wie wir uns in der Welt bewegen und wie wir mit anderen Menschen umgehen. Unser konzeptionelles System (Begriffssystem) spielt somit eine zentrale Rolle bei der Definition unserer alltäglichen Realitäten. Wenn wir mit der Behauptung recht haben, dass unser konzeptionelles System weitgehend metaphorisch ist, dann ist die Art und Weise, wie wir denken, was wir erleben und was wir jeden Tag tun, eine Frage der Metapher« (Lakoff a. Johnson 1980, S. 3; Übers.: T. R.).

Die sinnlichen *Eindrücke* unserer Erfahrungen und Erlebnisse stellen die Grundlage dar für unsere *Ausdrücke,* mit denen wir Sprache gestalten. Wenn wir begreifen, dass Sprache aufgebaut ist aus Sinneseindrücken visueller, aber auch anderer Sinne, dann ist ein Umgang mit ihr gar nicht anders denkbar als unter Beachtung genau dieser Bildhaftigkeit.

Oft werden für Zustände oder Phänomene, die schwer mit Worten zu beschreiben sind, explizite Metaphern verwendet. Zum Beispiel werden Gefühle und Körperzustände häufig unter Rückgriff auf die sinnliche Ebene mithilfe von Metaphern beschrieben. Ich fühle mich »wie vom Auto überfahren«, »wie gemolken«. Aber auch Situationen können charakterisiert werden mithilfe expliziter Metaphern: »Er kannte sich in der Stadt aus wie in seiner eigenen Westentasche.« Unsere Alltagssprache steckt ebenfalls voller Bildhaftigkeit, häufig in Form räumlicher Metaphern, wie gerade der vorige Satz: »Unsere Alltagssprache steckt voller Bildhaftigkeit.« Wenn wir uns diesen Satz plastisch vorstellen, dann wäre da eine Art Raum oder Behälter, nämlich die »Alltagssprache«, und da »steckt etwas drin«, eben »eine Bildhaftigkeit«. Eine Vielzahl sprachlicher Ausdrücke basiert auf solchen räumlichen Beziehungen. Ein weiteres Beispiel für einen solchen räumlichen Zusammenhang von Satzteilen ist in folgendem Satz versteckt: »Die Eindrücke sind eine *Grundlage* für unsere Ausdrücke.«

All diese bildhaften Elemente, die die Klienten gebrauchen, kann man sich nun ganz konkret beschreiben und ausmalen lassen. So gelangt man auf eine Ebene, die nicht mehr einer linear-kausalen Verstandeslogik folgt, sondern eher einer assoziativen Logik der Bildhaftigkeit, die Mehrdeutigkeiten zulässt und die einlädt, kreative Ideen zu entwickeln. Wir nennen diese Ebene im idiolektischen Gespräch auch *paralogische Ebene.* Die »Paralogik« bezeichnet Zusammenhänge, die »neben« der rationalen Logik des Verstandes einen Platz finden und einen Spielraum bieten, komplexe Zusammenhänge in ihrer Vieldeutigkeit zu erkunden.

Woher kommen Bilder und Metaphern in der Sprache?

Wie im Abschnitt von der Entwicklung der Eigensprache beschrieben (vgl. ab S. 58), vollzieht sich die Sprachentwicklung in aufeinander aufbauenden Phasen: Ausgehend vom sensomotorischen »Begreifen« der Welt entwickelt sich mit dem Ausreifen des episodischen Gedächtnisses in den limbischen Strukturen des Hippocampus die Fähigkeit der Wahrnehmung und Abspeicherung von Sinneseindrücken als Bildern und Szenen, das bildhafte Gedächtnis. In diesen sensomotorischen und episodisch-bildhaften Schichten unseres Gedächtnisses liegen die Wurzeln der Bilder und Metaphern, die den Boden unserer Sprache bilden. Erst in der letzten Phase der Sprachentwicklung, die mit 2–3 Jahren beginnt, fangen Menschen an, für das bisher »Begriffene« und die wahrgenommenen Eindrücke sprachliche Symbolisierungen in Form von Ausdrücken und Worten zu bilden und diese zu sinnvollen Sätzen zusammenzufügen, um die sie umgebende Welt und ihre Erfahrungen damit zu »beschreiben«.

Kinder sind sehr nah an der Welt des Schauens und dadurch an der Welt der Bilder, denn schon lange, bevor sie die Dinge benennen können, können sie sie begreifen und sehen. Was sie dabei tun, ist Folgendes: Sie regen unzählige Netzwerke im Gehirn an, wo diese Informationen abgespeichert werden, wo ein »Erkennen« abgespeichert wird ohne ein »Benennen«.

Wenn Erwachsene auf die bildhafte Ebene eingeladen werden, weckt dies häufig spielerische und kreative Assoziationen aus einer Welt und einer Zeit, in der noch nicht alles geordnet sein musste. So können andere und neue Ideen entstehen und es kann sich wieder ein Zugang zum magischen Denken eröffnen, das in der Kindheit bestanden hatte. »Magisch« hat etwas mit Imagination zu tun. Dies kann therapeutisch genutzt werden: Stellt sich eine Patientin etwas vor oder malt sie sich vielleicht sogar in einer Vision aus, was mit dem Problem geschehen könnte, schafft sie eine Richtung, in die ihre Gedanken gehen könnten. Sie bahnt einen Weg, der vielleicht noch nicht da ist, aber dessen Bild bereits sichtbar ist. Wenn sie eine Vorstellung davon hat, wo sie hinmöchte, ist es viel einfacher für sie, Annäherungsschemata zu aktivieren, die sie potenziell diesem Ziel näherbringen. Es erscheint offensichtlich, dass es ein Fortschritt ist, wenn man weiß, wo man hinlaufen möchte, anders als wenn man fixiert ist auf etwas, das man *nicht* möchte, sodass einem nicht viel anderes übrig bleibt, als seine defensiven Schutzinstinkte zu aktivieren: sich zurückzuziehen und wegzulaufen oder zu kämpfen und sich zu verteidigen oder, wenn beides nicht möglich ist, zu erstarren und sprachlos zu werden.

Praxisbeispiel: »Tauziehen«

Ein junger Mann mit Mobbingerfahrungen in seiner Kindheit hat gelernt, seine Gefühle auszublenden. In aktuellen Freundschaften erlebt er dieses unwillkürliche Abgespaltensein von seinen Gefühlen als hinderlich. Er fühlt sich **hin- und hergerissen** zwischen dem Wunsch, seine Gefühle wieder spüren zu können, und der Angst, von ihnen überflutet zu werden, und dem damit einhergehenden Wunsch, sie nicht zu spüren.

TH Und wie kann ich mir das **Hin-und-hergerissen-Sein** zwischen diesen beiden Seiten bildlich vorstellen?

KL Das ist so, als würden da zwei **Kräfte** an einem Seil ziehen, aber in entgegengesetzte Richtungen, so wie beim Tauziehen.

TH Wie kann ich mir diese **Kräfte** vorstellen?

KL Das ist wie zwei **Mannschaften** beim **Tauziehen**, die in verschiedene Richtungen ziehen.

TH Wie schauen die **Mannschaften** aus?

KL Die, die die Gefühle wieder spüren möchte, das sind so grüne Männchen, und die andere Mannschaft, die sie nicht spüren möchte, ist rot.

TH Wie steht es gerade beim **Tauziehen**?

KL Die rote Mannschaft ist etwas stärker, sie ist kurz davor, die grüne über die Mitte zu ziehen.

TH Und was hättest du gern, was geschieht, wenn du **das** siehst?

KL Man müsste dieses Tauziehen irgendwie **beenden**.

TH Welche **Möglichkeiten** gäbe es **da**?

KL Man könnte das Seil durchschneiden, aber dann würden beide Mannschaften im Dreck landen, da ja eine unheimliche Spannung auf dem Seil ist. Das **wäre nicht gut**.

TH Was wäre besser?

KL Wenn die vielleicht langsam die Spannung etwas nachlassen und sich **dann** aufeinander zu bewegen.

TH ... und **dann**?

KL Dass sie vielleicht sogar irgendwann gemeinsam in eine Richtung gehen können.

TH Was denkst du dazu?

Kl Ja, das wäre gut, wenn sie an einem Strang ziehen, aber miteinander, schließlich wollen ja beide **etwas Gutes** für mich.

Th Etwas Gutes?

Kl Ja, früher, als ich in der Schule gemobbt wurde, hat es mich wahrscheinlich geschützt, dass ich meine Gefühle nicht so gespürt habe, und heute würde es mich und meine Beziehungen eher unterstützen, wenn ich sie wahrnehmen könnte.

Kommentar:
Durch die Metapher von den tauziehenden Mannschaften kann sich der Klient seinen inneren Konflikt aus einer Außenperspektive anschauen. Dieser Abstand ermöglicht ihm eine kreative und kooperative Entwicklung des Konflikts, indem er die guten Gründe beider Konfliktpartner erkennt.

Wie sieht der idiolektische Zugang zu den Sprachbildern aus?

Die Idiolektik geht den Weg der Sprachentwicklung vom Körper über die Bilder zu den Worten rückwärts, indem sie Bilder zu den einzelnen Worten findet, Worte also wieder anschaulich und greifbar werden lässt. Nachzufragen, wie etwas ausschaut, hilft, die individuellen Vorstellungen von einer Sache sich in ihrer Einzigartigkeit entfalten zu lassen. Der Nutzen der Bilderebene für das Gespräch besteht darin, dass Klienten rasch von einer kognitiv erzählenden Ebene auf eine kreative Vorstellungsebene kommen, auf der das limbische System aktiv ist, weil Dinge im Gespräch miteinander »angeschaut« und nicht nur durchdacht werden.

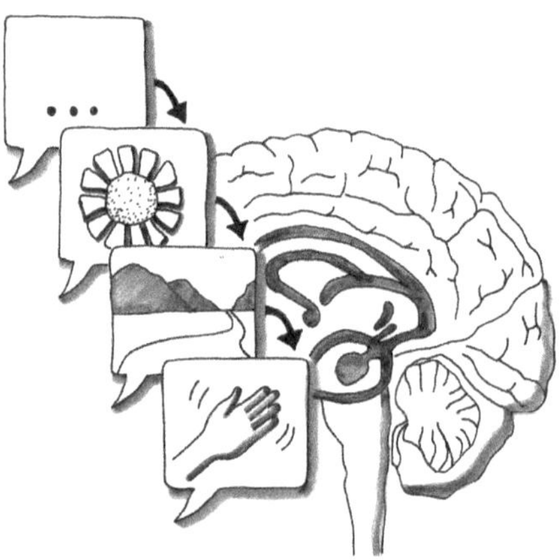

Abb. 18: Worte (…) bebildern und verkörpern

Auf dieser Vorstellungsebene ist auch die rechte Gehirnhälfte sehr aktiv und es besteht dadurch Zugriff auf viele natürliche Ressourcen. Es liegt in der Natur des Betrachtens, dass beim Anschauen von etwas der Blickwinkel meistens von außen ist. Durch die Fragen werden die Klienten eingeladen, eine Beobachterposition einzunehmen. Sie schaffen allein dadurch schon eine Distanz zwischen sich und dem, was sie wahrnehmen. In der Arbeit mit belastenden Themen hilft dies häufig, nicht mehr ganz so überflutet zu sein. Wenn sich die Therapeutin beispielsweise ein Gefühl als Bild beschreiben lässt, wirkt das bereits als wirkungsvolle Distanzierungstechnik.

Durch diese Außensicht auf Probleme kann ein größerer Handlungsspielraum entstehen, da hier wesentlich mehr Abstand, Sicherheit und Kreativität gegeben sind als auf der realen Ebene.

Die bildhafte Ebene wird auch als »paralogische Ebene« bezeichnet, weil sie nicht der Verstandeslogik folgt, die vielleicht lineare, kausale Verknüpfungen schafft, sondern weil sie Dinge eher assoziativ verknüpft. Hier liegen Erinnerungen oder Bilder nebeneinander, die wenig miteinander zu tun zu haben scheinen und doch sehr relevant füreinander sein können.

Praxisbeispiel: »Schwarze Wolke«

Wenn eine Klientin beispielsweise beschreibt, eine anstehende Prüfung hänge wie eine schwarze Wolke über ihr, dann steht die schwarze Wolke für das Problem, das sie hat. Es gibt die reale Ebene der Belastung und es gibt die schwarze Wolke auf der Bildebene. Wenn im Gespräch auf die Bildebene gegangen wird, könnte es sein, dass der Klientin eine ganze Reihe an Erfahrungen einfallen, die sie mit schwarzen Wolken in der Natur gemacht hat:

Sie könnte sich erinnern, dass sich schwarze Wolken zu einem Gewitter zusammenbrauen. Gleich daneben liegt vielleicht die Erfahrung, dass Gewitter mit Blitz und Donner einhergehen. Es mag aber auch erinnert werden, wie ein Gewitter vorbeizog, die Sonne herauskam und ein Regenbogen entstand. Es kann die Idee aufkommen, dass es einen starken Wind bräuchte, der die Wolken vertreibt, oder dass es Wolken gibt, die sich abregnen und dadurch verflüchtigen. Es mag auch der Gedanke entstehen, dass es Phasen von einem wolkenverhangenen Himmel geben kann, die sich dann mit einer Änderung der Wetterlage verziehen.

All dies sind assoziative Verknüpfungen, die »neben« dieser schwarzen Wolke liegen, also auf einer »paralogischen« Ebene Möglichkeiten eröffnen. Sie sind aber insofern nicht logisch, als man rational nicht auf die Idee kommen würde, dass eine Belastung sich »abregnen« könnte. Genauso wenig würde sie »weggeweht« werden. Durch die Einladung, die Belastung in einer Metapher zu beschreiben, entstehen Ideen dafür, wie sich diese Wolke verändern könnte, so wie echte Wolken sich auch wandeln. Dieses tiefe Wissen könnte relevant sein für diese Patientin, die ansonsten keine Idee hatte, wie ihre belastenden Gefühle jemals weggehen könnten.

Wenn eine Klientin auf der bildhaften Ebene eine Lösung findet, kann sich unbewusst oder vielleicht auch bewusst eine Verknüpfung bilden zur Lösung des ursprünglich berichteten Problems. Zum Beispiel hört sie sich sagen: »Damals im Gewitter sind wir einfach ganz ruhig im Zelt sitzen geblieben.« Auf einmal kommt diese Erkenntnis: »Genau das ist es, was ich jetzt zu tun habe: an meiner Gelassenheit von damals anknüpfen, abwarten und wissen, es geht vorbei.«

Es kann auch geschehen, dass einfach nur Ressourcen aktiviert werden, wenn sich eine Klientin beispielsweise an ein schönes Erlebnis, an eigene Stärken erinnert und sich dadurch wieder stärker und positiver aufgeladen fühlt. Dadurch vermag sie mit dem aktuellen Problem besser umzugehen. Durch das »Einsteigen« in das Bild ist die Klientin im Gespräch von ihrem realen Problem »abgebogen« und dennoch entstehen, wenn sie auf der Bildebene eine Lösung findet, auf einmal Verknüpfungen zum realen Problem. Oft gibt es hier so ein Aha-Erlebnis.

Praxisbeispiel: »Kanäle und Schleusen«

Ein Gespräch mit einer Klientin, die sich häufig von Gefühlen überwältigt fühlt und darauf mit selbstverletzendem Verhalten reagiert.

KL Wenn die Gefühle da sind, überwältigen sie mich. Ich mache dann Sachen, die ich nicht im **Griff habe.**

TH Und was **haben** Sie im **Griff**?

KL Manchmal gelingt es mir, gut über Gefühle zu reden und sie einzusortieren.

TH Was ist der Vorteil daran, **das** zu können?

KL Dann weiß ich, wie damit umgehen. Dadurch gibt es keinen Sturm mehr! Es ist **wie in einem Kanal, der sich aufteilt in viele Kanäle.**

TH Wie kann ich mir **das** vorstellen?

Kl Es gibt eine **Schleuse** und ich sitze obendrauf und wenn eine **große Welle** kommt, teile ich sie auf in die verschiedenen Kanäle.

Th Aha ...

Kl Ja, es gibt mehrere **Schleusen** – wie Stauwehre.

Th Und wie teilt man eine **große Welle** auf mit diesen **Schleusen**?

Kl Ich **sitze oben im Trockenen und kann alles organisieren** *(lächelt und zeigt, wie sie das von oben macht)*.

Th **Da** haben Sie ja eine gute Lösung gefunden, wie man mit **großen Wellen umgehen** kann!

Kl Ja, das ist richtig gut *(lächelt)*.

Kommentar:

Die Klientin, die unter einem geringen Selbstwert leidet und überzeugt ist, die normalsten Dinge, die andere einfach hinbekommen, nicht zu schaffen, kann dennoch auf die ressourcenorientierte Frage hin, was sie denn **im Griff** habe, etwas finden. Dies hilft ihr dann, sich von ihren starken Gefühlen abzugrenzen und diese mit der Metapher des »Sturms« und einer »großen Welle« zu beschreiben. Durch die Übersetzung der Gefühle in eine Metapher fällt es ihr anschließend sehr leicht, eine Lösung zu finden. Es erscheint ihr selbstverständlich, dass so eine Welle aufgeteilt werden muss, um ihre Wucht zu dämpfen ... Während das Gespräch weiter auf der metaphorischen Ebene verläuft, signalisiert die Klientin deutlich auf nonverbaler Ebene, dass sie über ihre Gefühle spricht und wie sie Erleichterung darüber empfindet, gerade eben eine Lösung für den Umgang damit entwickelt zu haben.

Wie entstehen Verknüpfungen zwischen dem »Spielraum« der Metaphern und der realen Ebene?

Es ist ungewohnt für Therapeuten, im Gespräch das »Abbiegen« von der realen Problemebene auf eine bildhafte Metaphernebene zuzulassen, denn der therapeutische Auftrag besteht ja oft darin, Probleme zu analysieren, zu lösen und Defizite zu beheben. In der Idiolektik wird aber genau dieser »Spielraum« der Metaphern genutzt. Äußerlich findet ein Wechsel auf eine paralogische Ebene der Metaphern statt und gleichzeitig läuft das ursprüngliche Problem parallel weiter im Prozess mit. Obwohl äußerlich über etwas anderes geredet wird, entstehen irgendwann Verknüpfungen zur realen Problemebene. Oft geschieht dieser Transfer zurück zum realen Problem nach einer kleinen Pause im Gespräch durch die Klienten selbst. Oder man stellt nach einer kleinen Pause die Frage bezogen auf die Metapher:

»Und wenn Sie das so sehen (Metapher), *was denken Sie dazu?«*

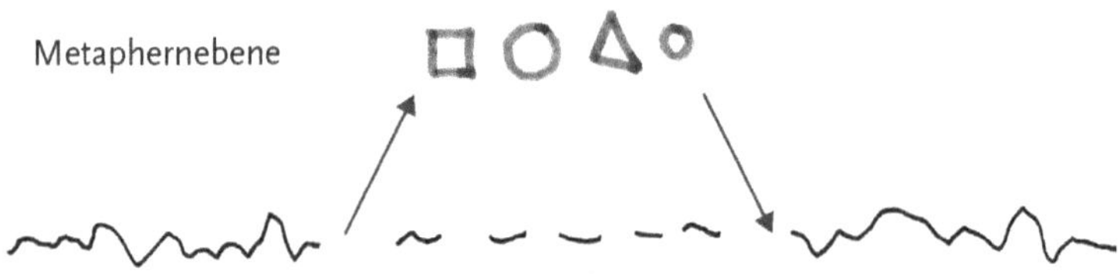

Abb. 19: Reale und paralogische Ebene

Praxisbeispiel: »Schuld und Schlamm«

Ein weiteres Gespräch mit der Klientin aus dem Praxisbeispiel auf S. 107 (»Abgekapselt und geborgen in einer Kugel«), die betrauert, dass sie sich aufgrund emotionaler Vernachlässigung als Kind selbst nicht spüren kann und weiß, dass sie alle Belastungen mit sich selbst austrägt.

KL Am Sonntag ist eine Nachbarin gestorben, da kam meine Mutter mir wieder hoch und dass ich nicht genug für sie da war vor ihrem Tod. Das **Schuldgefühl** war wieder ganz da. Ich konnte das aber auch mit niemandem teilen. Sobald etwas Negatives hochkommt, gehe ich innerlich davon weg. Meine Freundin war richtig sauer auf mich, dass ich nicht damit zu ihr gekommen war. Es fällt mir eben so schwer, jemanden nah an mich ranzulassen. ... Dass mir das immer wieder passiert ...

TH Diese **Schuld**, die da hochkommt, können Sie die in einem Bild beschreiben?

KL Wie **Schlamm**, wo man ausrutscht und schlittert und keinen Halt findet. Und es fällt mir so schwer, andere ins Vertrauen zu schließen!

TH Können Sie den **Schlamm** noch mehr beschreiben?

KL Braun, wässrig, erdig, unheimlich. Klumpen unter den Füßen. Vor lauter Angst bleibt man da stehen. Aber es ist ein Matsch, in dem man nicht versinkt. Es ist kein Moor!

TH *begleitet die Pause – zeigt Aufmerksamkeit, hält den Raum.*

KL Er gibt eben keinen Halt. Und es entsteht die Furcht, nicht wieder rauszukommen.

TH *begleitet die Pause – bleibt ganz dabei.*

Kl Eigentlich könnte ich ja rumrobben, um rauszukommen. Weil ich ja nicht versinke. Ja, ich sehe, der Matsch ist gar nicht so schlimm. Es gibt Lösungen und es ist überwindbar.

Pause –

Ich könnte gleich jemanden anrufen und dann würde es dadurch für mich leichter werden oder ich versuche, allein rauszukommen und rufe danach meine Freundin an.

Pause –

Das ist ganz wichtig, das Teilen *(tiefes Durchatmen)*.

Kommentar:

Das Schuldgefühl in einem Bild zu beschreiben, verhilft der Klientin schließlich dazu, für sich festzustellen, dass es Lösungen gibt, »da rauszukommen«, auch hat sie ein Aha-Erlebnis in Bezug auf die Vorteile des Mitteilens. Außerdem ist dieses Gespräch ein gutes Beispiel dafür, dass es manchmal gar keine Fragen mehr braucht; wenn der assoziative Prozess erst einmal läuft, genügt es, präsent zu sein und den Raum zu halten.

Die Lösung, die auf diese Weise gefunden wird, entsteht aus den eigenen Bildern und Ressourcen, aus der eigenen Erinnerung. Sie entspringt der inneren Weisheit der Klientin. Es handelt sich um eine Lösung, die für die Klientin maßgeschneidert ist, weil sie ihren Vorstellungen, Fähigkeiten und Kräften entspricht. Oft merkt man, dass Tipps oder Lösungen, die von außen kommen, nicht umgesetzt werden, weil sie einfach nicht passend sind für diese Person.

Was passiert eigentlich im Gehirn bei paralogischen Gesprächen?

Das menschliche Gehirn und das Denken funktionieren oft nicht linear und auch nicht immer rational, sondern überwiegend assoziativ. Erinnerungen zu bestimmten Themen sind im Gehirn in spezifischen neuronalen Netzen gespeichert. Das heißt, in dem Moment, in dem Klienten zu einer bestimmten Sache, einem Bild oder einer Metapher befragt werden, wird das gesamte Netzwerk im Gehirn aktiviert, in dem dieses Muster abgespeichert ist. Es können weitere Bilder oder Erinnerungen ins Bewusstsein kommen, die damit verknüpft sind. Durch das Nachfragen im idiolektischen Gespräch erhalten die Klienten Raum und Zeit, mögliche Assoziationen zu aktivieren. Dadurch erschließt sich der Zugang zum eigenen »Archiv« impliziten inneren Wissens, aus dem sich Lösungen oder ein Umgang mit dem Problem entwickeln lassen. Über assoziative Verknüpfungen kann auf einmal etwas entdeckt werden, was damit zusammenhängt und eine Lösung bietet.

Die idiolektische Herangehensweise schafft Bedingungen dafür, die Netzstruktur des Gehirns zu nutzen, indem assoziativ geschaut und begleitet wird. Nicht die Therapeutinnen bestimmen, was das Ziel ist und wie es erreicht werden soll. Wenn auf diese Art und Weise Netze im Gehirn aktiviert werden, die »nebeneinander« liegen, resonieren diese und es entstehen neue Verknüpfungen zu einem Thema. Es tauchen, angeregt durch dieses Schwingen, neue Bilder und Ideen auf. Neue Verbindungen können sich bilden, die entlastend und unterstützend sind.

Wenn Menschen Raum bekommen, ihre eigenen Bilder zu schildern, werden sie sich ihrer eigenen inneren Seelenlandschaften bewusst und dessen, wie diese funktionieren. »Selbst-Bewusstsein« wird gefördert. Im Gespräch können Bilder zum Problem entstehen, Visionen für das, wo der Klient gerne hin möchte, Bilder für Werkzeuge und unterstützende Kräfte, die hilfreich sein könnten auf dem Weg. Dadurch werden Ressourcennetzwerke zum Schwingen angeregt. Die gleichzeitig meist schon bestehende Aktivierung der belastenden Netzwerke lässt neue Verknüpfungen entstehen und ermöglicht es, diese zu integrieren, was häufig mit einer subjektiv empfundenen Entlastung einhergeht (vgl. S. 221).

Ein wichtiger Punkt bei der von Bildern und Metaphern geprägten paralogischen Vorgehensweise der Idiolektik ist: Sie beschreitet zwar einen anderen Weg, ist damit aber nicht besser als rationale und von linearer Logik gekennzeichnete Strategien. Überall dort jedoch, wo man nicht auf geradem Weg auf ein Ziel zusteuern und es erreichen kann, eröffnet sich über den Umweg der Bildhaftigkeit und der Verkörperung der Themen im nonverbalen Ausdrucksverhalten eine alternative Route, um Entwicklung zu ermöglichen.

Idiolektik lässt sich also als »assoziative Prozessbegleitung« beschreiben, in der Klienten, von der eigenen Strömung ihres Lebens, vom eigenen Lebensfluss getragen, in eigenen Bildern die eigenen Lösungen und eine gute Verbindung zu sich selbst finden.

Erlebniseinladungen: Metaphern und Paralogik

Das »Bilder-Ohr« spitzen

Schalten Sie Ihr »Bilder-Ohr« an und hören Sie, welche Sprachbilder Klienten anbieten. Es können explizite Metaphern oder noch viel häufiger in der Sprache enthaltene bildhafte Wörter wahrgenommen werden. Diese können Sie aufgreifen und sich konkret beschreiben lassen.

Zum Ausmalen und Bebildern einladen

Sie können Bilder induzieren, indem Sie sich Dinge beschreiben lassen, die noch nicht bildhaft repräsentiert sind. Sie können z. B. anregen, ein Gefühl oder ein Problem in einer Metapher zu beschreiben, vielleicht mit den folgenden Fragen:

»*Wenn Sie dieses* (Problem/Gefühl) *betrachten und man könnte es als Bild malen oder sehen, dann wäre es wie was?*«

»*Wenn Sie sich* (Schlüsselwort) *bildhaft vorstellen, wie würde es ausschauen?*«

Auf der paralogischen Ebene verweilen

Wenn es, wie in den zwei vorhergehenden Erlebniseinladungen beschrieben, gelungen ist, durch das Aufgreifen oder Induzieren im Gespräch auf die paralogische Bilderebene »abzuzweigen«, dann ist es interessant, dort ein bisschen zu verweilen oder – um es bildhaft zu beschreiben – sich auf der Gesprächsströmung der Metapher noch etwas weitertreiben zu lassen und nicht gleich wieder zurückzukommen auf die reale Ebene.

Es funktioniert z. B., indem Sie dazu einladen, das Bild oder die Metapher zu konkretisieren und weiterzuentwickeln. Oder Sie erkunden den Bezug zu zeitlichen Abläufen und Funktionen der Metapher. Wenn z. B. jemand ein Symptom oder eine Problematik schildert, laden Sie dazu ein, ein Bild zu malen (das kann man auch mit Papier und Stift zeichnen lassen) oder eine Metapher zu entwickeln. Diese lassen Sie sich dann ausmalen und Details innerhalb der Bilderebene beschreiben. Wenn Veränderungen geschehen oder gewünscht werden, laden Sie auch dazu ein, diese auszumalen.

Am Ende kann die Frage helfen:

»*Und wenn Sie das jetzt beides sehen, das, was Sie am Anfang als Thema/Problem erzählt haben, und dieses Bild, das jetzt entstanden ist, was möchten Sie jetzt dazu sagen?*«

So können die Klientinnen selbst Bezüge herstellen und benennen, wenn es passend ist. Oft geschieht es auch spontan, dass Gesprächspartnerinnen Rückbezüge herstellen zu dem realen Erzählstrang des Themas oder der Problematik.

Zusammenfassung: Metaphern und Paralogik

Sprache steckt voller Metaphern und Sprachbilder, die helfen, eine Bedeutung innerhalb des Sprachraumes in einen anderen Bedeutungsraum zu übertragen.

Durch das »Ausmalenlassen« dieser Sprachbilder gelangt man auf eine kreative, assoziative Ebene, die in der Idiolektik auch Paralogik genannt wird.

Das Aufgreifen und Anregen von Bildhaftigkeit schafft einen Zugang zu wichtigen Anschauungen, Motiven und Visionen von Menschen.

Die Distanz und Orientierung des Betrachtens aus sicherem Abstand stärkt eine Beobachterperspektive. Dies hilft in emotional belastenden Situationen, den Stress zu regulieren.

Metaphern und Bilder geben Einblicke in die Motive und Funktionen von bestimmten Phänomenen.

Aufgrund der systemischen Vernetzung aller Erlebnisebenen wirken sich Veränderungen der Metaphernebene auf die Wahrnehmungs- und Verhaltensmuster der realen Ebene aus.

Metaphern und Bilder der Klienten ermöglichen ein Bewusstwerden eigener innerer Seelenlandschaften und zeigen, wie diese funktionieren.

Diese von Klienten in ihrer Eigensprache und eigenen Bilderwelt entwickelten Ideen sind passgenau und nachhaltig.

Metaphern und Bilder können z. B. entstehen für Probleme sowie für Visionen, Orte, Möglichkeiten, Werkzeuge, unterstützende Kräfte.

Eine gleichzeitige Aktivierung von neuronalen Ressourcen- und Problemnetzwerken bewirkt eine Verminderung der emotionalen Belastung und verbessert die Regulationsfähigkeit des Organismus.

»Bebilderung« und »Verkörperung« ermöglichen Umwege, auf denen es oft schneller zu Veränderungen kommt, wenn kognitive Lösungswege blockiert sind.

Körpersprache

»Was wir sind, sind wir durch unseren Körper.
Der Körper ist der Handschuh der Seele, seine Sprache das Wort des Herzens.«

Samy Molcho

Wie wird die Körpersprache in der Idiolektik beachtet?

Neben dem achtsamen Zuhören zeichnet sich die Idiolektik insbesondere durch eine ganz genaue Beobachtung der Körpersprache der

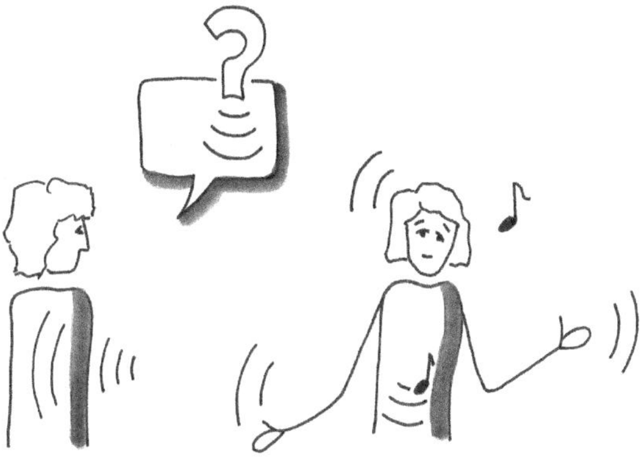

Abb. 20: Körpersprache wird mit ihrer Gestik, Mimik, ihren Körpergeräuschen und dem Stimmklang wahrgenommen

Klientinnen aus. Noch bevor die Inhalte des Gesagten wahrgenommen, auf Schlüsselworte gehört oder Bilder zur Kenntnis genommen werden, wird das vor uns sitzende, den Klienten eigene Biofeedback-System der Körpersprache achtsam erspürt. Wann sendet es Signale der Sicherheit, wann ist z. B. die Stimme moduliert, wann ist die Mimik lebendig, wann setzt die Gestik ein, wann ist das Gegenüber in Kontakt mit seinem Körper? Dort wird nachgefragt. Dort geht die Aufmerksamkeit hin. Bei den angesprochenen Themen gibt der Therapeut Raum, hier bleibt er im Kontakt, um im Prozess die Inseln von Lebendigkeit und Sicherheit auszudehnen.

Auf was können wir bei der Körpersprache achten?

Mimik: z. B. Augenbewegungen, Lächeln, Stirnrunzeln

Gestik: Körperhaltung und Bewegungen, Selbstberührungen

Paraverbale Signale: z. B. Stimmmelodie, Stimmmodulation, Sprachrhythmus, Seufzen, Lachen

Andere nonverbale Signale: Atmung, Hautfarbe, Körpergeräusche (z. B. Verdauung)

Präverbale Wahrnehmung: Eigene körperliche und emotionale Resonanzen

Was können wir damit im Gespräch machen?

Als Orientierung nutzen

Aufgreifen und erkunden lassen

Als Metapher verwenden
Personifizieren eines Körpersymptoms, um Funktionen zu erkunden
»Gute Gründe« archaischer Mechanismen erkennen

Durch Bilder kommt auf eine natürliche Art Lebendigkeit in die Sprache. Der Körper ist nah verbunden mit dem, was Menschen sehen, hören, spüren. Wenn man solche inneren Bilder sieht, kann man oft gar nicht anders, als das Vorgestellte auch zu verkörpern. Es lässt sich beobachten, dass Klientinnen, wenn sie sich etwas bildhaft ausmalen, automatisch mehr Körpersprache verwenden. Menschen fangen an zu gestikulieren, wenn sie beschreiben, wie sie etwas machen, z. B. wie die Wolke weggeschoben wird. Sie beginnen, mit ihrem Körper innere und äußere Bewegungen nachzuvollziehen, und kommen in Verbindung mit einer Körperlichkeit, in der sehr viele Ressourcen schlummern.

Je lebendiger sich jemand mit seiner Körpersprache ausdrückt, umso mehr Sicherheit spürt er meist im Körper. Das kommt daher, dass Mimik und Gestik normalerweise vor allem dann flüssig und lebendig sind, wenn Menschen sich sicher fühlen. Das soziale Verständigungssystem von Säugetieren funktioniert in Sicherheit so, dass sie ihre innere Bewegtheit in nonverbalen Signalen ausdrücken und damit kommunizieren, während bei der Wahrnehmung einer Bedrohung Mimik und Gestik eher starrer und flacher wirken (vgl. S. 188). Werden im Gespräch Ressourcenbilder aufgegriffen, ist häufig beobachtbar, dass auch Mimik und Gestik in Fluss kommen. Ebenso kann man an nonverbalen Signalen sehen, wenn Klienten anspannen oder erstarren. Dies sind Zeichen dafür, dass sie aus dem Toleranzfenster ihrer kommunikativen Sicherheitszone in den Bereich der Übererregung oder Untererregung hineingeraten. Außerhalb dieser »Komfortzone« können sie sich nicht mehr gut mitteilen. Die Wahrnehmung dieser nonverbalen (Un-)Sicherheits-Signale hilft im Dialog mit traumatisierten Menschen enorm, den Prozess innerhalb des Stresstoleranzfensters, d. h. im »grünen« Bereich zu halten.

Der Körper als Wegweiser – Wie benutzt man die Körpersignale zur Orientierung?

In der Idiolektik wird auf Wörter geachtet, die betont werden, die z. B. mit dem Körper, durch die Stimme oder durch die Gestik aus dem

Sprachfluss herausgehoben werden. Wörter können auf eine Belastung hindeuten durch Signale von Schmerz, Angst und Erstarrung oder sie können in Richtung Ressourcen betont sein durch Zeichen von Leichtigkeit, Lebendigkeit und Freude. Diese Signale werden von der Therapeutin genutzt, indem sie in jeder kleinen Interaktion körperliches Wohlbefinden und Sicherheit im Blick hat und die Schlüsselworte aufgreift, die damit in Verbindung stehen. Das Grundbedürfnis nach Sicherheit und Wohlbefinden soll durchgehend gefördert werden, damit der Klient es leichter hat, auch schwierige und belastende Themen anzusprechen und zu erkunden. Das heißt, selbst wenn über schlimmste Dinge gesprochen wird, sollten die Klientinnen darin unterstützt werden, in einem regulierten Modus bleiben zu können, in dem sie in der Lage sind, mit sich und anderen in Verbindung zu bleiben und zu kommunizieren. Wenn die Klientin im Gespräch durch Nachfragen nach dem Schlimmsten in eine Erstarrung hineingebracht wird und sie das nicht regulieren kann, wird der therapeutische Prozess unnötig erschwert.

Es gibt die Möglichkeit, *Schlüsselbewegungen* der Klienten aufzugreifen und sie wie verbale Mitteilungen durch Fragen zu erkunden. Man kann die Schlüsselworte ansprechen, die die Bewegung begleiten, oder auf die Bewegung der Klienten Bezug nehmen und diesbezüglich nachfragen. Dies wird in folgendem Beispiel illustriert.

Praxisbeispiel: »Helfende Hände«

Der Klient arbeitet als Psychologe in der Türkei mit Flüchtlingskindern. Das Gespräch findet im Rahmen einer Selbsterfahrungsgruppe mit Übersetzer statt.

Kl Ich bin sehr **durcheinander**.

Th Magst du mir das **Durcheinander** beschreiben?

Kl Es ist schwer, meine Gefühle in Worte zu fassen. Ich habe das Gefühl, wie beschossen zu sein, mich erwarten keine guten Sachen. Ich bin einsam. **Und ich trage sehr viel Last, ich halte es nicht aus.**

Th Was würdest du bei den Kindern machen, mit denen du arbeitest, wenn diese in einer **solchen Situation** wären?

Kl Bei Kindern, die eine **zu große Last tragen**, würde ich diese fragen, ob ich sie ihnen abnehmen darf. Falls das Kind es nicht möchte, dass die Last abgenommen wird, würde ich es begleiten.

Th Wo spürst du die **Last**?

Kl Im **Nacken**? *(Finger gehen da hin)*
Th Was machen deine **Finger**?
Kl Sie **spüren**, das tut gut.
Th **Wie** ist es da?
Kl Kalt und weich.
Th Was wäre noch gut?
Kl Etwas **Druck**.
Th Magst du **das** ausprobieren?
Kl *(drückt mit den Fingern)*
Th Was geschieht?
Kl Es breitet sich aus in die Beine. *(Dort liegt seine andere Hand.)*
Th Was macht **die**?
Kl **Die** versteckt sich.
Th Was möchte **sie** tun?
Kl Sie möchte mithelfen.
Th Kann sie **das**?
Kl Ja. *(tut es)*
Th Wie ist das?
Kl Tut gut, es wird noch besser.
Th Was brauchst du jetzt?
Kl Jetzt brauche ich Zeit.

Kommentar:
Dieser Gesprächsprozess enthält viele Angebote in der Körpersprache des Klienten. Beim Aufgreifen durch den Therapeuten ist bemerkenswert, wie langsam das Tempo dieses Gesprächs fließt. Allgemein benötigt es bei Prozessen, die auf einer körperlichen Ebene mitgespürt werden und durch die der Klient sich bewegt und fühlt, viel Zeit, damit die Aufmerksamkeit wirklich auf der Körperebene folgen kann. Spüren braucht Zeit, »Bildern« auch, während kognitive Prozesse häufig schneller ablaufen, damit aber auch eher an der Oberfläche bleiben. Dies kann manchmal ebenfalls einen (schützenden) guten Grund haben.

Wenn nicht deutlich ist, bei welchem Signal nachgefragt werden sollte, kann genau an dieser Stelle im Gespräch ein bisschen Zeit gelassen werden. So lange, bis sich eine Richtung ergibt, wieder Boden unter den Füßen spürbar ist und man als Begleiter die verschiedenen

Signale und unterschiedlichen Wegweiser besser einschätzen kann. Eine andere Möglichkeit besteht darin, die Klientinnen zu fragen, über was sie gerne weitersprechen möchten. Oder man könnte, wenn man sich für eine Richtung entscheidet, ganz kleine Schritte gehen und schauen, ob die Signale deutlicher werden, dass es in der Richtung weitergehen könnte oder eben doch nicht.

Was ist mit der Körpersprache der Therapeuten und Begleiterinnen?

Die Therapeutin oder der Begleiter bietet im Gesprächsprozess Resonanz an. Dabei ist jedoch nicht gemeint, dass auf jede wahrgenommene körpersprachliche Mitteilung reagiert wird im Sinne von: »Oh, jetzt haben Sie aber gelächelt«, »Oh, ich nehme wahr, Ihre Stimme ist hochgegangen«, »Ich sehe, Sie haben durchgeatmet«. Vielmehr wird vieles nur wahrgenommen und es stellt sich oft eine Art natürliche körperliche Resonanz ein. Allein diese Präsenz löst schon im Gegenüber etwas aus. Wenn die positiven Schwingungen bei den Klientinnen wahrgenommen werden und die Therapeutin damit in Resonanz geht, ist der Effekt, dass beide anfangen, positiv zu schwingen, vermittelt über die nonverbale Ebene.

Ebenso ist es möglich, dass sich bei belastenden Themen eine mitfühlende Resonanz einstellt. Wichtig ist bei beiden, dass die Begleiter verantwortlich sind für ihren Teil der Resonanz und deren Regulation. Ähnlich wie bei der Eigensprache erscheint es günstig, wenn die körpersprachlichen Mitteilungen der Therapeutinnen und Begleiter eher etwas »leiser gestellt« werden, damit die Aufmerksamkeit der Klientinnen bei sich selbst bleiben kann. Das bedeutet jedoch nicht, dass man nicht auch herzhaft miteinander lachen und weinen darf.

Welche Vorteile hat die Resonanz auf der körpersprachlichen Ebene?

Dass auf der nonverbalen Ebene während des Gesprächs eine achtsame Wahrnehmung mitläuft, ohne dass diese in den Vordergrund gestellt wird, hat den Vorteil, dass sie von beiden Seiten nicht mit dem bewussten Verstand verfolgt werden muss: »Jetzt fühle ich aber mit!«, »Da waren Sie aber traurig!« oder »Schön, dass Sie da eine Ressource haben«. Stattdessen läuft diese Resonanzebene wie selbstverständlich mit. So können auf dieser Ebene wertvolle Aspekte Ausdruck finden und trotzdem geschützt bleiben.

Das erinnert an die Interaktion von kleinen Babys mit den Eltern ganz am Anfang des Lebens, an die feine Abstimmung im gegenseitigen nonverbalen Austausch, bevor überhaupt verbale Sprache eingesetzt werden kann. Diese Art von Resonanz ist eine gute Möglichkeit, Sicherheit zu geben und Halt zu vermitteln. Diesen Raum zu schenken und zu halten, wird über die Körpersprache der Therapeutin ermöglicht. Die verbalen Beiträge der Therapeuten und Begleiterinnen sind in der Idiolektik entsprechend dem Fokus auf der Eigensprache der Klientinnen eher knapp gehalten.

Die eigene Körperorganisation der Therapeutin wird unterstützt durch eine offene, interessierte, erkundende Haltung. In dieser Haltung kann die andere über schlimmste Themen sprechen und gleichzeitig vermag die Therapeutin in einer gewissen Ruhe zu bleiben, auch weil sie nicht hauptsächlich inhaltlich folgt. Stattdessen erkundet die Therapeutin das Mitgeteilte mehr aus der Resonanz mit dem Körper der Klientin und sie nimmt eine nichtwissende und staunende Haltung ein. So strahlt die Therapeutin eher eine Ruhe des aufnehmenden Da-Seins aus, selbst wenn sie vielleicht denkt, sie müsse das jetzt lösen, sie müsse das verstehen. Das Gefühl des Helfenmüssens seitens der Begleiter kann viel Stress auslösen, der dann entsprechend ausgestrahlt wird. Ansteckend wirkt jedoch auch eine präsente, offene Haltung des Therapeuten und kann entsprechend genutzt werden, um etwas Verbindendes im gemeinsamen Staunen und Entdecken entstehen lassen, wodurch es oft beiden Seiten danach besser geht.

Um es mal wieder in einem Bild zu beschreiben, erweitert das Gewahrsein der körpersprachlichen Signale und des Sinnlich-Bildhaften im idiolektischen Gespräch einen Spielraum ähnlich einem Sandkasten, in dem man bauen, basteln, ausprobieren und auch kaputtmachen darf. Die Klientinnen werden eingeladen, wie eine Zuschauerin ihre eigenen Filme und Theaterstücke anzuschauen. Sie werden ermächtigt, darin Regie zu führen und darüber hinaus auch noch Filmvorführerin oder Bühnenbildnerin zu sein. Begleiter und Klientinnen können so über die entstehenden Prozesse gemeinsam staunen, als wären es spannende Filme oder Inszenierungen.

Das Eigentliche, Zentrale an der idiolektischen Begleitung ist eine Qualität von Da-Sein, eine Qualität von Präsenz, die Offenheit signalisiert sowie Raum und Zeit gibt für eine gemeinsame Gegenwart. Die Aufmerksamkeit liegt bei dem, was den Klientinnen gerade durch den Sinn geht. Man schaut zusammen in eine Richtung auf etwas Drittes. Der Therapeut »leiht sein Interesse dem anderen aus« und steckt den anderen damit an. Die offenen Fragen sind nur Mittel und Wege, um in eine solche Haltung zu kommen und diese für die Klientinnen spürbar werden zu lassen.

Was spricht der Körper über sich selbst?

Menschen setzen beim Sprechen nicht nur ihren Körper ein, sondern sie sprechen auch über ihren Körper. Zum Beispiel über Symptome, die sie haben. Es ist sehr spannend zu erleben, wie in körperlichen Symptomen und Äußerungen darüber ein tiefes Wissen über leibseelische Zusammenhänge enthalten ist. Wir können dieses Wissen hörbar machen, indem wir körperliche Signale als sprachliche Mitteilungen auffassen und schlicht nachfragen, also z. B. die Klientin bitten, ihre Symptome, Körpersensationen, Körperbewegungen in eigenen Worten zu beschreiben. Da im Bereich der Psychosomatik häufig weder eine rein somatische noch eine rein psychologische Betrachtungsweise zielführend ist, bietet die eigensprachliche Erkundung der Symptome einen eleganten und wertschätzenden Zugang zu biopsychosozialen Zusammenhängen von Körperphänomenen.

Sprachliche Mitteilungen müssen, wenn sie verstanden worden sind, nicht wiederholt werden. Ähnlich verhält es sich mit körpersprachlichen »Mitteilungen« und Symptomen. Werden diese in ihrer Funktion verstanden, verlieren sie ihre Notwendigkeit.

Praxisbeispiel: Organsprache im Volksmund

Der Volksmund ist voller bildhafter Beispiele dafür, wie der Körper und seine Organe das »Sprach-(R)ohr« des Menschen nutzen, um sich mitzuteilen.

So wird man im Bereich des **Verdauungstrakts** Redewendungen finden, dass man etwas »nicht verdauen« kann, dass einem »etwas auf den Magen schlägt«. Vielleicht ist es aber auch »schwer zu schlucken« und bleibt einem regelrecht »im Halse stecken«. Es kann einem dann auch wieder »aus dem Hals raushängen«. Man könnte es »zum Kotzen« finden oder es gibt bestimmte Situationen, da ist es vorteilhaft, sich »zähneknirschend« dazu zu bringen, dieselben »zusammenzubeißen«, damit einem keine »bissige Antwort« herausrutscht, an der andere dann »zu kauen« haben.

Als biologisches Frühwarnsystem kann einem aber auch der **Geruchssinn** zu Hilfe eilen. Manche Situationen »stinken« einem so, dass man schon »die Nase voll« hat, sobald man »den Braten riecht« und »lieber verduftet«, weil man z. B. jemanden einfach »nicht riechen kann«.

Man ist möglicherweise recht »dünnhäutig«, sodass einem schon kleine Sticheleien »unter die **Haut**« gehen.

Unsere **Muskeln** und unser **Skelett** können da ein Wörtchen mitreden, manchmal auch ein Lied davon singen, dass man sich manchmal »zu viel Verantwortung aufbürdet«, es als »unerträgliche Belastung« empfindet und »bedrückt« feststellt, dass mal wieder alles »auf dem eigenen Rücken« ausgetragen wird.

Je nach Temperament mag einen das innerlich aufwühlen mit den jeweils betroffenen **Organen**: Da kann »die Galle hochkommen«, es einem »an die Nieren gehen« oder »das Herz zerreißen«.

Das Schöne an der Idiolektik ist, dass wir auf solche Äußerungen direkt eingehen können. Körpersprache auch als »Sprache des Körpers« verstehen zu lernen, heißt, durch offenes Nachfragen dem Klienten zu helfen, ein eigenes Modell von den Vorgängen im Körper zu entwickeln und sich so selbst besser verstehen zu lernen, mögliche Umgangsweisen bzw. Handlungsoptionen zu erkunden, ohne dass ihm irgendwelche Deutungen durch den Therapeuten »übergestülpt« werden.

Die Art und Weise des Körpers, zu reagieren und sich mitzuteilen, lässt sich besser verstehen, wenn wir die evolutionäre Funktion der Überlebenssicherung des Organismus kennen und wissen, dass diese Überlebensreflexe in der Vorgeschichte der Menschheit oft durch physische Umgebungssignale, z. B. den Angriff eines wilden Tieres, ausgelöst wurden. »Archaische Relikte« nannte Jonas (1985) diese in der Entwicklungsgeschichte funktionalen, überlebensdienlichen Körperreaktionen. Heute können sie in sozialen Situationen, z. B. wenn einem ein Vorgesetzter mit Kündigung droht, als funktionales, physiologisches Erbe in der gleichen Art und Weise aktiviert werden (vgl. S. 252).

Da es sich jedoch um unwillkürliche Reaktionen des autonomen Nervensystems handelt, das – wie der Name schon sagt – macht, was es will, und nicht, was wir wollen, kann es zu Konflikten mit unseren bewussten, willentlichen Zielen und Plänen kommen. Klassischerweise ist das Erleben dann geprägt durch ein »Ich möchte es nicht, aber es passiert trotzdem« bzw. »Ich möchte es, aber es geht nicht«. Das kann zu einem Konflikt zwischen Verstand und Körper führen.

Dadurch, dass allen Reaktionen und Phänomenen in der idiolektischen Begleitung ein guter Grund unterstellt wird, kann wieder ein wertschätzender Kontakt zwischen Verstand, Gefühl und Körper entstehen. Zwischen diesen Frieden zu schaffen, kann gelingen, indem die drei Ebenen miteinander ins Gespräch gebracht werden. Idiolektische Begleiterinnen können helfen zu dolmetschen zwischen Körpersprache, Herzenssprache und Kopfsprache, sodass die Klienten dann wieder »alle beisammenhaben« oder »einig mit sich sind«.

Praxisbeispiel: »Gemütliche Spannung«

Eine ältere Frau mit einem Brustkrebsrezidiv klagt seit ca. ein Jahr über anale Schmerzen, die sich auf keine organische Ursache zurückführen lassen. Sie verspürt ständig einen **Druck** im Bereich des Afters und hat das Gefühl, sich entleeren zu müssen. Sie sei daher auch seit einem Jahr nicht mehr aus dem Haus gegangen.

Th Können Sie mir den **Druck** beschreiben?

Kl Schwer. Aber es ist ein bisschen so, als wenn da etwas zusammen**gedrückt** wird, so *(legt beide Hände flach aufeinander)*.

Th Wenn Sie mir das mal beschreiben, dieses da *(wiederholt Geste)*, wie kann ich mir das vorstellen? Was passiert da?

Kl Das ist so wie ein **Schraubstock**. Kennen Sie die Schraubstöcke beim Schreiner? Da dreht man so und dann wird das so eng. Und das ist sehr unangenehm.

Th Wenn das hier *(Geste)* der **Schraubstock** ist, was hätten Sie denn gern, dass da passiert?

Kl Es soll eine **gemütliche Spannung** sein.

Th Wie würde das ausschauen, eine **gemütliche Spannung**? Wie kann ich mir das vorstellen mit dieser Metapher der Hände *(Geste)*?

Kl So floppy *(wedelt mit den Händen)* wäre auch nichts. Eine **gemütliche** Spannung da unten, sodass man die Hände aneinander spürt, aber der Druck nicht so hoch ist *(Hände locker flach aneinanderhaltend)*.

Th So eine **gemütliche** Spannung *(wiederholt Geste)*. Was verbinden Sie denn mit **Gemütlichkeit**?

Kl Den **Lehnstuhl** in meinem Wohnzimmer.

Th Erzählen Sie mal von dem **Lehnstuhl**.

Kl Da sehe ich immer das **Meer** draußen …

Kommentar:
Der Therapeut lässt sich diese Ressource noch näher beschreiben, was mit einer sichtlichen Entspannung des Körpers der Klientin einhergeht. Mithilfe der Metapher kommt sie auf die Idee, ein Außenmodell von dem »abzubilden«, was sich im Bereich des Anus unwillkürlich abspielt. Über den in der Metapher mit den Händen und dem Schraubstock entdeckten Mechanismus der Spannungsregulation kommt sie selbst auf die Idee, die von ihr erlernte progressive Muskelrelaxation nach Jacobsen für diesen Bereich zu nutzen, und berichtet in der nächsten Therapie begeistert, dass sie das erste Mal seit einem Jahr für mehrere Stunden schmerzfrei gewesen sei. Im weiteren Verlauf der Therapiestunde erzählt sie, dass sie sich »zusammengerissen« habe, ihrem Mann nichts von ihren Todesängsten wegen des Brustkrebsrezidivs zu erzählen, um ihn nicht zu belasten. Sie habe es sich regelrecht »verkneifen« müssen. Man beachte hier die Nähe des Zusammenreißens und Verkneifens im sozialen Bereich mit der Anspannung der analen Sphinktermuskulatur. So kann der Organismus diese innere Spannung im Symptom ausdrücken oder besser gesagt festhalten. Festhalten ist die Funktion des Schraubstocks in der Metapher, die von der Klientin zur eigensprachlichen Beschreibung des analen Druckgefühls gewählt wurde. Bei einem Paargespräch mit den Ehepartnern, in dem beide von ihren Verlust- und Todesängsten sprechen, kommt viel in Fluss und es kann gemeinsam geweint und betrauert werden. Nach diesem Gespräch mit ihrem Ehemann tritt das Symptom nicht mehr auf. Es ist nicht mehr notwendig.

Wie kann man respektvoll mit unwillkürlichen Körpersignalen umgehen?

Am unverfänglichsten ist es, wenn man Körpersprache zunächst nur beobachtet, ohne sie direkt verbal zu adressieren. Man nimmt sie nur wahr und geht damit in Resonanz, indem man auf die Signale achtet und z. B. das dazugehörige Schlüsselwort im Gespräch aufgreift. Dann darf die unwillkürliche Körperreaktion unausgesprochen bleiben und wird doch gewürdigt. Lächelt jemand z. B. beim Thema Tanzen, könnte man fragen:

»Was verbindest du mit Tanzen?«

Etwas direkter wäre es zu fragen:

»Du hast gerade gelächelt, magst du dazu was sagen?«

Wichtig ist, Körperreaktionen zu beschreiben und nicht zu werten! Also nicht zu sagen: »Ich habe gerade gesehen, dass du so erleichtert warst ...«, weil das eine Interpretation ist. Sondern:

> *»Ich habe gesehen, deine Schultern sind runtergegangen. Magst du dazu etwas sagen?«*

Alles, was im Körperinneren von Klienten geschieht, ist besonders intim und verdient speziellen Schutz. Danach zu fragen, kann schon als invasiv erlebt werden, weil der Begleiter mit seiner Frage die körperlichen Grenzen überschreitet. Die Frage »Wie fühlt sich das im Bauch an?« zielt aufs Körperinnere und überschreitet potenziell eine Grenze. So etwas können Begleiter dennoch machen, wenn sie dazu eingeladen werden, z. B. indem die andere Person sagt: »Jetzt, wo ich an meinen angenehmen und gemütlichen Schaukelstuhl denke, da merke ich, da wird es im Bauch so warm.« Das wäre eine Einladung, auf die man mit

> *»Magst du mir das Warme im Bauch beschreiben?«*

reagieren kann. Aber ohne eine solche Einladung würde man als Begleiter nicht fragen: »Und wenn du da im Lehnstuhl sitzt, wie ist es dann mit dem Bauch?«

Bei Unsicherheit, ob eine Einladung vorliegt, kann man auf die Reaktion des Körpers der Klienten achten, nachdem man eine Frage gestellt hat. Der Körper wird zeigen, ob die Frage passt oder nicht. Manchmal sagen es Klienten auch verbal. Eine durchgehende Orientierung an den nonverbalen und paraverbalen Signalen der Klientinnen bietet den besten Schutz vor Grenzverletzungen in Therapie und Beratung. Viele Grenzen werden nämlich erst durch die körperliche Reaktion auf therapeutische Interventionen oder Fragen in der Beratung sichtbar und sind vorher nicht zu ahnen.

Wie kann die Eigensprache von Körperteilen oder Symptomen im Gespräch aufgegriffen werden?

Eine weitere Möglichkeit, respektvoll mit unwillkürlichen Körpersignalen umzugehen, besteht darin, sie so zu behandeln, wie man sonst mit den Klienten auch umgeht, nämlich sie als eigenständige und einzigartige Wesen zu betrachten. Die Personifizierung bzw. das Zugestehen eines Eigenlebens und einer Einzigartigkeit ist ein eleganter Weg, zunächst unverständliche und unerwünschte Reaktionen und

Symptome aus einer anderen Perspektive zu betrachten oder sie »mit anderen Ohren zu hören«, wie im nächsten Praxisbeispiel deutlich wird. Durch den Abstand zwischen dem Ich der Klientin und dem, was in ihrem Körper vorgeht, können Funktionen erkundet werden und es kann sich Verständnis für die autonomen Prozesse einstellen.

Praxisbeispiel: »Der Körper macht etwas, das ich nicht will«

Eine Seminarteilnehmerin meldet sich während einer Idiolektikweiterbildung zu einem Demonstrationsgespräch.

Th Worüber möchtest du sprechen?

Kl Mich zwickt ein Tinnitus. Also, ich hatte das früher schon mal *(Hände wirbeln bei den Ohren)* und dann ging das wieder weg. Und jetzt bleibt es. Und ... es **nervt**.

Th Magst du mal beschreiben, dieses, was da **nervt**?

Kl Ein ganz **hoher Ton**, wie ich ihn von **Elektrogeräten** kenne. Der ist einfach immer da. Bei Elektrogeräten ist es, glaube ich, solange sie am Strom sind. Relativ hoch. An sich leise. Wenn ich das tatsächlich am Elektrogerät hören will – wobei ich es im Moment, glaube ich, nicht hören kann. Jedenfalls hat mein Mann schon zwei-, dreimal gesagt, dass er etwas hört, was ich nicht hören kann. Ich nehme an, dass ich nicht ..., der Tinnitus überlagert das irgendwie. Dann würde ich mit dem Ohr an ein Elektrogerät hingehen und dann könnte ich so einen hohen Ton hören *(beide Hände flach neben dem rechten Ohr, die eine unterhalb des Ohrs, die andere oberhalb)*. Und im Moment ist der eben die ganze Zeit da. Ich höre ihn auch jetzt beim Gespräch oder im Webinar *(Hände bewegen sich vor dem Körper)*. Er stört, wenn ich beschäftigt bin, nur mäßig. Aber wenn ich ruhig bin, ist er immer sofort wieder da und ich merke ihn schon auch in Gesprächen.

Das einfache Beschreibenlassen bringt viel Informationen über das, was da passiert. Durch den Satz »Es nervt (mich)« entsteht schon qua Sprache eine Trennung zwischen einem handelnden Etwas und der davon genervten Klientin. Also kann »Es«, hier der Tinnitus, als etwas anderes behandelt werden als die Gesprächspartnerin. Indem »Es« weiter befragt wird, kann das unwillkürliche Symptom von der Klientin anerkannt werden.

Th Da ist so ein **hoher Ton wie von einem Elektrogerät**. Welches Elektrogerät kommt dir in den Sinn, das solche Töne macht?

Kl Ein **Fernseher**.

Th Und wann macht ein **Fernseher** so einen Ton?

Kl Wenn er **läuft**.

Th Was ist deine Vorstellung, wie solche Töne entstehen, wenn Fernseher **laufen**?

Kl Also, es ist, glaube ich, was, was aus der Technik kommt, nicht aus der Anwendung. Im Fernseher kommt dann ja auch ein Film mit Bild und Ton. Dadrüber kommt es nicht, sondern es kommt über die **Bereitstellung der Technik**, und ich glaube, weil der **Strom** da **durchfließt**.

Jetzt hat die Klientin ein subjektives Entstehungsmodell des unwillkürlichen Symptoms innerhalb der Metapher des Fernsehers entwickelt, mit dem weitergearbeitet werden kann, um z. B. weitere Funktionen und gute Gründe zu erkunden.

Th Wenn du jetzt an diesen Fernseher denkst. Es ist die **Technik, die das bereitstellt**, und nicht der Film, der da läuft. Und das hat was mit dem **Strom** zu tun. Was könnte das für den Fernseher ausmachen, dass da Strom **durchfließt**? Wofür ist das beim Fernseher zumindest sinnvoll?

Kl Sonst steht er halt nur rum. Also, **Fernsehen** kann man mit dem Fernseher nur, wenn da auch **Strom durchfließt**. Ansonsten kann man ihn tatsächlich auch wegtun, wenn man keinen Strom durchfließen lässt. Dann nimmt er nur Platz weg. Dazu braucht man ihn nicht.

Der Tinnitus entsteht, weil im Gerät Strom fließt, und ohne diesen kann man mit dem Fernseher keine Filme schauen. Wenn das Filmeschauen die eigentliche Funktion des Fernsehers ist und der Tinnitus nur ein Nebeneffekt des notwendigen Stromes, liegt es nahe, zu erkunden, wohin die Aufmerksamkeit der Klientin lieber gehen würde als zum Tinnitus.

Th Mal angenommen, da läuft Strom, um **fernzusehen**. Was für einen Film würdest du denn gerne sehen, wenn da dieser **Strom läuft**?

Kl Dann würde ich gerne Filme sehen, die mich interessieren und gleichzeitig was von Leichtigkeit haben. Ich habe neulich eine sehr spannende Doku gesehen über Spiritualität auf Arte. Fünf Teile. Was uns heilig ist. Das fand ich sehr spannend. Das war wie so ein Bilderbogen *(Hände bewegen sich vor dem Körper symmetrisch von der Mitte nach außen)*. Nicht so wie ein Puzzle *(Hände verschränken sich ineinander)*, sondern wie ein Bilderbogen *(gehen auseinander)*. [...] Das fand ich **schön**.

Th Was passiert dann, wenn du so **schöne** Sendungen siehst?

Kl Da bleibt so die Zeit stehen. Da bin ich plötzlich mit in diesem Geschehen drin *(Hände gestikulieren)*. Also, die haben es geschafft, mich da reinzunehmen. Da waren dann verschiedene Landschaften, vom Berg oben fotografiert, oder eine Luftaufnahme von einem Tempel und ich bin so **mit den Perspektiven mitgegangen** *(Hände gestikulieren)*.

Th Wo kommst du da hin, wenn du mit **solchen Perspektiven mitgehst** *(ahmt Handbewegung nach).*

Kl Das ist fast wie fliegen. Innerhalb von relativ kurzer Zeit – der Filmautor ist quer über den Erdball – und ich kann dann in relativ kurzer Zeit mit und es waren eben viele Aufnahmen aus ungewöhnlichen Perspektiven und mit schnellem Wechsel. Als ob man sich irgendwo hinbeamt *(Handbewegung von innen nach außen, sodass die Handinnenflächen nach oben zeigen).*

Es gibt jetzt mehrere Möglichkeiten, die sich anbieten. Man könnte jetzt diese Einladung annehmen, aus verschiedenen Perspektiven etwas neu kennenzulernen. Es wäre relativ direkt und direktiv, sie einzuladen, aus welcher Perspektive sie den Tinnitus wahrnehmen möchte. Die offenere Variante wäre eher, einfach die Sachen zu benennen, die aufgetaucht sind, und der Klientin die Steuerung zu überlassen, was sie damit jetzt macht und ob sie die Bereiche verbindet.

Th Wir haben jetzt über den **Tinnitus** gesprochen, über den **Fernseher**, über den **Film**. Was geht dir gerade durch den Sinn, wenn du an all das denkst?

Kl Also, ich bin mir jetzt gerade gar nicht sicher, ob ich beim Filmegucken den Tinnitus tatsächlich so wahrgenommen habe. Weil das so intensiv war. Das geht mir nicht oft bei Filmen so. Das war schon besonders eindrücklich, wovon ich gerade erzählt hab. Ich höre, glaub ich, diesen Fernseherelektroton erst, wenn ich zu nah dran stehe. Also, wenn ich eine ordentliche Entfernung habe, um einen Film zu gucken, dann kann ich den so nicht hören. Der Tinnitus geht, glaube ich, weg, wenn ich sehr präsent bin.

Th Und wenn wir jetzt den Fernseher noch mal ein bisschen zum Leben erwecken, zumindest zum funktionalen Leben, und du hast festgestellt: Okay, wenn du sehr nah drangehst, ist er laut, wenn du in den Film intensiv eintauchst, ist er gerade nicht so präsent. Oder du bist mehr präsent und nicht der Tinnitus. Was glaubst du, wofür ist so ein **Ton** da? Was will der?

Durch diese Frage wird die Klientin eingeladen, das Gerät zu personifizieren, d. h. nicht nur mit einer Funktion, sondern auch mit einem Willen auszustatten. Dies scheint offensichtlich nicht zu passen, wie man in der folgenden Antwort merkt. Es scheint sich möglicherweise bei dem Tinnitus tatsächlich um einen Nebeneffekt der elektrischen Aktivität des Geräts (des Gehirns?) zu handeln ohne einen weiteren tieferen Sinn.

Kl Ich glaub, das ist **schlechte Technik**. Ich glaube, dass der Ton völlig überflüssig ist. Ja, und nicht, dass man den Strom hören muss zum Gucken oder um den Ton zu hören. Vielleicht ist unsere Ingenieurskunst noch nicht so weit. Aber, dass der einen Sinn hat, sehe ich nicht.

TH Außer, dass er diesen Strom braucht, um den Film zu machen, hat er keinen Sinn. Angenommen, man hat so **schlechte Technik**, wie würdest du damit umgehen?

KL Wirklich nur gucken, was mich auch interessiert. Das heißt, der Fernseher würde nur angeschaltet werden, wenn er tatsächlich gebraucht wird und wenn er irgendwas zu meiner **Lebensqualität beiträgt**. Ansonsten brauche ich keinen Fernseher und ich brauche schon gar keinen, der Töne macht, die ich nicht für erforderlich halte.

TH Was könnte er zu deiner **Lebensqualität beitragen**?

KL Er kann ja schon erstaunlich viel. Wenn das so Filme sind, die ich wirklich spannend finde. Was mich wirklich interessiert, das finde ich gut. ... Es darf auch mal – es muss nicht immer so tiefgründig sein – es darf auch mal Leichtigkeit haben und ein Zeitvertreib. Aber nicht, um die Zeit zu vertreiben, sondern dahinzutreiben, würde ich dann eher sagen. Also sowas Zweckfreies. Ansonsten brauch ich den Fernseher eher nicht.

Als Begleiter weiß man selbst oft nicht, wo einen der Prozess hinführt, und es ist passend, diese Frage auch der Klientin zu stellen, damit sie so ihre eigene Interpretation der Zusammenhänge entwickeln kann.

TH Also. Wir haben jetzt ein bisschen drüber gesprochen. Was denkst du im Moment zu all dem?

KL Das ist insofern spannend, weil ich ja gar nicht so viel fernsehe. Das ist ein Bild, das mir dazu einfällt. Weil ja der Ton im Ohr, der hört sich ja so an, als würde ich ständig einen Fernseher laufen lassen und wäre viel zu nah dran. Ich könnte gar nicht sehen, was da für ein Programm läuft. Und kann es dann vielleicht auch nicht auswählen, weil ich das **Ohr** an der Maschine dran hab. Aber da **gehört es auch nicht hin**.

TH Wo **gehört das Ohr hin** und wo würdest du es gerne haben?

Mit dieser Frage gelingt es, innerhalb ihres subjektiven Symptommodells mögliche Veränderungen und deren Auswirkungen erkunden zu lassen.

KL Das Ohr gehört an meinen Kopf. Und ich hätte es gern, wenn ich es tatsächlich mit einem Fernseher zu tun habe, so weit ... *(deutet im Raum eine Entfernung von einigen Metern an)*. Die Entfernung würde ich, glaube ich, weniger übers Ohr steuern als über die Augen, weil die auch einen beschränkten Spielraum haben. Dass ich gut sehen kann und dann den Ton entsprechend anpasse, sodass die Ohren das angenehm finden.

TH Wie könnte es sich auswirken, wenn man so umgeht mit solchen Fernsehern?

Kl Dann kann man sich auf die Inhalte konzentrieren.

Th Magst du dazu noch was sagen?

Kl Ich habe gerade gedacht, Programm wäre der falsche Ausdruck. Was ich mit der Info mache, weiß ich noch nicht. Aber es scheint irgendwie einen Unterschied zu geben zwischen Programm und Inhalten.

Th Magst du dir die Zeit nehmen, darüber noch mehr herauszufinden in der nächsten Zeit? Über Inhalte, über Fernseher, über Abstände, über das, was du erzählt hast? Ist es okay, wenn wir das da stehen lassen?

Kl Ja, das passt. Ich bin einen **Riesenschritt weiter**. Vielen Dank.

Th Magst du mir noch was über den **Schritt** verraten, den du **weiter** bist?

Kl Was ich schon hatte, war das Bild mit dem Elektro, mit dem Strom. Und dann war ich vorher eher da: »Ich muss überall den Strom abschalten.« Und jetzt bin ich da, um zu gucken, dass die Inhalte passen und die Entfernung passt. Und dann nehme ich – zumindest beim Fernseher – den Ton nicht mehr wahr. Und was mein Tinnitus dann macht, werden wir sehen.

Kommentar:

Interessant ist es, die neurophysiologischen Hintergründe zur Entstehung des Tinnitus im Sinne von archaischen Mechanismen zu betrachten: Ungewöhnliche Geräusche waren häufig Anzeichen für drohende Gefahren, die eine Aufmerksamkeitsfokussierung auf das Warnsignal bewirken. Diese Fokussierung schließt sozusagen den »Stromkreis« und führt zu einer verstärkten Wahrnehmung des Tinnitus, was wiederum subjektiv als Kontrollverlust erlebt werden kann und damit den Stress erhöht. Die Fokussierung auf das Stromabschalten ist eine Fokussierung, die gehirntechnisch nicht funktioniert, genauso wie das Gehirn kein »Nicht« denken kann. Weil es das »Nicht« nicht verarbeiten kann, wirkt sich dieses im Kampf gegen sich selbst symptomverstärkend aus. Genau das »Weghabenwollen« ist das Element, das den Teufelskreis beim Tinnitus schließt.

In der Tinnitus-Therapie wird daher damit gearbeitet, dass man einen akzeptierenden Abstand dazu einnimmt und sich auf andere Inhalte fokussiert.

Die Klientin berichtet einige Wochen später, der Tinnitus sei in der Zeit nach dem Gespräch wesentlich leiser gewesen, oft gar nicht bemerkbar. Ob es einen Zusammenhang zu dem Gespräch gäbe, könne sie jedoch nicht genau sagen.

Was ist präverbale Wahrnehmung und wie kann man sie nutzen?
»Vor den Worten«, d. h. *präverbal,* gibt es vieles, was wir über Atmosphärisches, Körperliches und sinnlich-emotional Anklingendes in uns und in anderen wahrnehmen können. Es gibt in der menschlichen Entwicklung eine *präverbale Phase,* in der wir noch keine Sprache zur Verfügung haben, und diese Ebene »vor und zwischen den Worten« bleibt auch im späteren Leben erhalten. Sie schwingt in jeder Kommunikation oft unbemerkt mit. Sie wird häufig als Resonanz im eigenen Körper erlebt, z. B. durch ein Berührtsein, ein Gefühl der Weite oder Enge, eine innere Lebendigkeit oder auch Traurigkeit, eine Anspannung, die wir nicht gleich in Worte fassen können.

Man kann lernen, sich der eigenen präverbalen Wahrnehmung bewusst zu werden, und sie in der Begleitung auf unterschiedliche Art und Weise nutzen. Wenn man sie als eigene innere Resonanz zu dem Gehörten wahrnimmt, kann sie helfen, sich in die Qualitäten des Erlebens des Gegenübers einzufühlen. So kann man z. B. bei einer präverbal wahrgenommenen Enge oder Anspannung eine Frage stellen, die hilft, das Wahrgenommene zu differenzieren:

»Was nehmen Sie gerade wahr?«
»Was geschieht gerade bei Ihnen?«

Oder man kann eine eher ressourcenaktivierende Frage anbieten:

»Was könnte im Moment hilfreich sein?«
»Was würde Ihnen jetzt gerade guttun?«

Bei einer präverbal wahrgenommenen Ruhe und Weite kann man diese nutzen, um Zeit für eine Pause zu lassen, den anderen bei sich zu lassen und in Präsenz abzuwarten, ob und wie der Prozess weitergehen mag. Oft sind dies Wendepunkte, an denen man nicht mehr so viel fragt, sondern eher selbst auch mit seiner Gesprächsbegleitung mehr Raum und Ruhe zur Verfügung stellt. Bisweilen lassen sich diese als mögliche »Ausstiegsstellen« aus dem Gespräch nutzen.

Eine zweite Art und Weise, auf die präverbale Wahrnehmung im Gesprächsprozess einzugehen, besteht darin, dass man sie in eigene Worte fasst, sie als eigene Wahrnehmung kennzeichnet und dann mit einer offenen Frage auf Empfang schaltet, um zu hören, welche Resonanz das beim Gegenüber auslöst:

»Ich nehme gerade eine Enge/Anspannung … wahr. Mögen Sie dazu etwas sagen?«
»Ich bin gerade sehr berührt, wie ist es für Sie gerade?«
»Ich spüre gerade eine große Freude, was ist bei Ihnen gerade?«

Wichtig ist es, die eigenen Wahrnehmungen als solche zu markieren und bereit zu sein, sie loszulassen, wenn das Gegenüber sie ignoriert oder korrigiert. Die offene Frage am Ende der Mitteilung hat die Funktion, den anderen explizit dazu einzuladen. So kann man mit der eigenen lebendigen Resonanz den Zustand des Gegenübers würdigen, ohne ihm etwas »überzustülpen«.

Erlebniseinladungen: Körpersprache

Der Körper als Kompass

Erlauben Sie sich, einmal ganz bewusst auf die Körpersprache des Gegenübers im Gespräch zu achten: auf stimmliche Betonungen, Gestik und Mimik.

Dann lassen Sie sich im Gespräch ganz von der Körpersprache der Klientin leiten, indem Sie genau die Themen auswählen, bei denen die andere gerade lebendig wird, die Mimik lebhafter, vielleicht ein Lächeln auftaucht, vielleicht Energie wahrzunehmen ist.

Beobachten Sie, was passiert, wenn Sie sich konsequent an diesem »Biofeedback« und dem Kompass des Körpers der Klientin orientieren.

Vom Körper zu Bildern und Worten

Wann immer Gesprächspartnerinnen etwas über ihren Körper erzählen, können Sie ihnen helfen, Bilder für das zu finden, was da gerade abläuft im Inneren, und sie dabei unterstützen, den Körper auch passende Worte finden zu lassen.

Dies kann gelingen, indem Sie sich z. B. die Größe oder Form eines Gefühls oder einer körperlichen Empfindung beschreiben lassen. Anschließend erfragen Sie den Ort und evtl. weitere Eigenschaften. Wenn dann noch keine spontane Metapher aufgetaucht ist, können Sie zu einer Metapher oder einem Bild einladen, z. B. mit der Frage:

»Und wenn dieses … (Gefühl/Körperempfindung) *dort* (auf Ort deuten) *so … und so …* (Eigenschaften) *ist und man es bildhaft sehen könnte, würde es ausschauen wie was?«*

Das auftauchende Bild lassen Sie dann wieder konkretisieren, d. h. im Detail beschreiben, oder wenn es sich um unangenehme Gefühle/Empfindungen handelt, fragen Sie vielleicht nach erwünschten Veränderungen auf der bildhaften Ebene:

»Und wenn das … (Gefühl/Empfindung) *so ist wie …* (Bild/Metapher), ***was hätten Sie gern, das geschieht?«***

Nähe und Distanz wahrnehmen

Nehmen Sie einmal wahr, wann Ihr Gegenüber irgendetwas erzählt, das im Außen passiert, das andere Leute machen, und wann Ihr Gegenüber etwas erzählt, das in seinem Inneren geschieht, was das äußere Geschehen in ihm persönlich auslöst. Wie nah lässt Ihr Gegenüber Sie als Begleiterin im Gespräch an sich und sein Innenleben heran? Wie weit lässt er Sie teilhaben an seinen Gefühlen und seinem Körpererleben? Oder führt er Sie eher weg von sich ins Außen?

Dabei können Sie z. B. darauf achten, wie oft Ihr Gegenüber etwas sagt, das mit dem Körper zu tun hat. Nehmen Sie die Distanz bzw. die Nähe, die Ihre Gesprächspartnerinnen zulassen können, wahr und respektieren Sie diese Grenzen. Wenn Sie weggeführt werden vom Körper, gehen Sie mit in diese Distanz, weil es dafür sicher einen guten Grund gibt. Wenn Sie eingeladen werden, mit in die Innenräume des Erlebens zu reisen, z. B. indem jemand sagt: »Und dann habe ich hier so ein warmes Gefühl«, dann gehen Sie mit der Aufmerksamkeit darauf ein, z. B. indem Sie sich dieses »warme Gefühl« beschreiben lassen.

Es geht darum, sich leiten zu lassen von der Annäherung der Klienten an das eigene innere Erleben oder der Distanz, die diese dazu einnehmen. Wird dieser passende Abstand bzw. diese stimmige Nähe, die unsere Gesprächspartner uns signalisieren, wahrgenommen und respektiert, kann Vertrauen entstehen.

Zusammenfassung: Körpersprache

Die Körpersprache der Klienten lässt sich als lebendiges Biofeedback-System nutzen, welches Orientierung über den aktuellen Zustand der Selbstregulation gibt.

Je sicherer ein Mensch sich fühlt, umso leichter teilt er sich mit und umso lebendiger wird auch seine Körpersprache.

Das »Bebildern« der Worte erleichtert den Weg in die »Verkörperung«.

Eine Gesprächsfluss mit lebendiger Mimik und Gestik signalisiert eine ausreichende Selbstregulation, die es ermöglicht, sich auch belastenden Themen zuzuwenden.

Gesten und Körpersignale können als »Schlüsselbewegungen« aufgegriffen und »befragt« werden.

Die Körpersprache der Begleiterinnen stellt einen physischen Resonanzraum zur Verfügung, in dem im Hintergrund mitgefühlt und sich mitbewegt werden kann.

Die Begleiterinnen bleiben in einer offenen, interessierten Haltung der Ruhe und können über die eigene Selbstregulation körperlichen Halt über die Entfernung geben.

Körpersignale und -symptome können als (körper)sprachliche Mitteilungen aufgenommen und durch Fragen begleitet werden. Sie enthalten wichtige Informationen über biopsychosoziale Zusammenhänge.

Werden Mitteilungen verstanden, müssen sie nicht wiederholt werden.

Den Körper betreffende Redewendungen und eine Organsprache bieten einen eleganten Zugang zu den subjektiven Modellen der Klienten in Bezug auf ihre körperlichen Phänomene.

Körperliche Phänomene lassen sich als archaische Mechanismen auf dem Hintergrund ihrer Funktionalität in der evolutionären Entwicklung verstehen.

Idiolektische Fragen nach Körperphänomenen können zu mehr Selbstverständnis bei den Klienten und damit zu einer besseren Kooperation zwischen Körper, Herz und Verstand beitragen.

Unwillkürliche Körperreaktionen können als Orientierung genutzt oder vorsichtig und ohne Interpretation und Wertung angesprochen werden.

Eine durchgehende Orientierung an den nonverbalen und paraverbalen Signalen der Klientinnen bietet den besten Schutz vor Grenzverletzungen in der Therapie.

Aufgrund der Autonomie unwillkürlicher Körperreaktionen bietet es sich an, diese wie eigenständige »Wesen« zu behandeln, sie zu personifizieren und direkt idiolektisch zu befragen.

Präverbale Wahrnehmungen können zur Gesprächssteuerung genutzt werden, z. B. um Tempo, Ton und Ressourcenorientierung anzupassen.

Präverbale Wahrnehmungen können auch explizit benannt werden. Mit einer offenen Frage wird dann signalisiert, dass die Klienten diese Wahrnehmungen korrigieren dürfen.

4 Ein Überblick über die Idiolektik

Eine zusammenfassende Betrachtung zur Idiolektik soll als Übersicht in Form einiger Bilder gegeben werden, die im Laufe der Vermittlung von Idiolektik entstanden sind. Einige der bisher beschriebenen Inhalte werden hier noch einmal aus einer anderen Perspektive beleuchtet.

Über Flüsse, Steine und Sandkörner

In der Idiolektik sucht sich der Gesprächsfluss seinen Weg in der Landschaft der Klientinnen. Als Begleiter versuchen wir, mit unserer Haltung am Ufer präsent zu sein und uns mit minimalistischer Technik von der Kraft der Eigensprache der Klientinnen im Gesprächsfluss tragen und mittreiben zu lassen.

Welches sind die methodischen Bausteine der Idiolektik?
Die Bausteine der Idiolektik, wie sie in Abbildung 21 dargestellt sind, geben diesem Fluss Halt und ein Ufer. Es gibt Bausteine aufseiten der Begleiterinnen und es gibt Bausteine aufseiten der Klientinnen. Beide

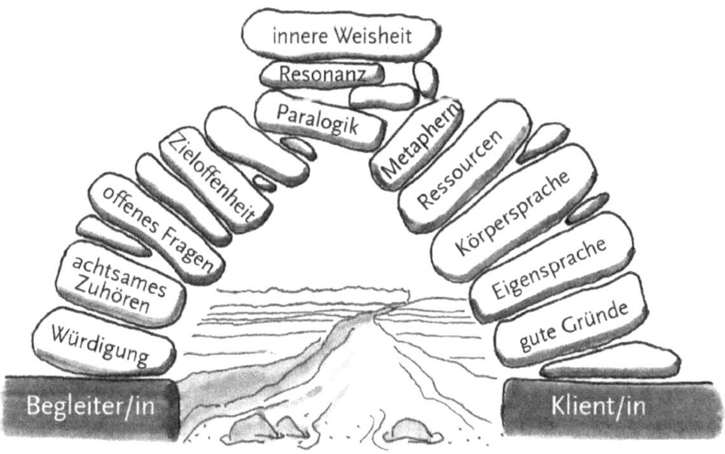

Abb. 21: Idiolektische »Bausteine« zur Unterstützung des Gesprächsflusses

tragen ihren Teil dazu bei, dass eine verbindende kommunikative »Brücke« entstehen kann, die dem Fluss des Gesprächs sowohl Halt gibt als auch Freiheit lässt.

Diese Bausteine stellen die wesentlichen methodischen Elemente, die Kernbegriffe[9] der Idiolektik dar. Sie wurden in den Kapiteln 2 und 3 zur Haltung und Technik in der Idiolektik ausführlich beschrieben (vgl. S. 32 ff. und S. 49 ff.).

Wie entstehen aus den methodischen Bausteinen die »Sandkörner« idiolektischer Technik?

Viele Methoden leben davon, dass man als Begleiter die jeweiligen Elemente und Bausteine im Kopf haben muss und möglichst manualgetreu umsetzen sollte. David Jonas (1987) hat mit der Idiolektik eine Methode entwickelt, die keine Vielzahl von theoretischen Konzepten für die Arbeit des Begleiters benötigt. Umso mehr Platz bekommen bei ihm die Konzepte und Modelle der Klientinnen. Er machte die Beobachtung, dass die Elemente der Methode, je kleiner und einfacher sie sind, umso weniger den assoziativen Fluss stören.

Allerdings hatte er als Analytiker auch die Erfahrung gemacht, dass es Patienten verunsicherte oder störte, wenn er zu abstinent war und gar nichts sagte. Aus dieser Erfahrung heraus entwickelte er eine minimalistische Gesprächstechnik, die später als Idiolektik bezeichnet wurde.

Es geht hier, wie bereits mehrfach beschrieben, nicht darum, mit therapeutischen »Bausteinen« den Prozessfluss an ein vorher bestimmtes Ziel zu leiten. Vielmehr entstehen aus den in Abbildung 21 (vgl. S. 145) abgebildeten »Bausteinen« der Idiolektik durch ein »Kleinreibenlassen« im praktischen Dialog minimalistische »Sandkörner« der angewandten Technik. Diese sind so klein und unscheinbar, dass sie sich ins Gespräch einstreuen lassen, ohne den Fluss zu stören. Sie sind in der Lage, den Fluss der Klienten so zu unterstützen, dass diese in den Wellen ihrer Worte Quellen für neue Perspektiven und Lösungen entdecken.

Wer einmal in der Wüste war, weiß, dass sich viele kleine Sandkörner selbst wie Wasser verhalten, sie können regelrecht fließen und Wellen bilden. Daher sind sie bestens geeignet, einen Gesprächsfluss unauffällig und doch sehr präsent zu begleiten.

---

9 Die Kernbegriffe der Idiolektik wurden gemeinsam von den Idiolektik-Dozenten erarbeitet und sind mit weiteren Informationen im Modell »Universum der Idiolektik« verfügbar unter: https://prezi.com/view/grKF5pTQUGDgycy2lRVv/ [24.1.2023].

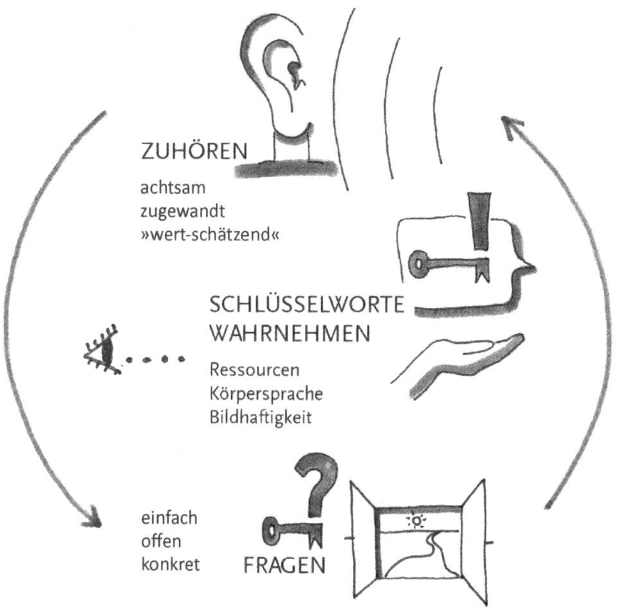

Abb. 22: Die »Sandkörner« der idiolektischen Technik: zuhören – wahrnehmen – fragen

Wie beginnt ein idiolektischer Gesprächsfluss und wie beendet man ihn?

Der Rahmen eines solchen idiolektischen Gesprächs kann sehr unterschiedlich sein. Das Setting wird soweit möglich gemeinsam mit den Klienten gestaltet. So können diese von Beginn an wahrnehmen, dass ihre Bedürfnisse wichtig sind. Dies gilt für die Auswahl des Platzes und der Position (sitzen, stehen, gehen) in dem Raum, in dem man sich gemeinsam befindet, ebenso wie für die Wahl des thematischen Einstiegs (vgl. S. 228). Insofern beginnt das idiolektische Gespräch schon, »bevor miteinander gesprochen wird«.

Zu *Beginn* dienen die offenen Fragen zu den angebotenen Themen dazu, dass das Gespräch in Fluss kommen kann.

Es gibt oft sogenannte *Wendepunkte* im Gespräch, an denen der Fluss sich verlangsamt. Hier wird auch die Begleitung langsamer und weniger aktiv. Präsent zu sein, reicht meist völlig aus, und wenn (oft nach einer kleinen Pause) Fragen gestellt werden, ist es sinnvoll, sie so offen wie möglich zu formulieren:

> *»Was ist jetzt da?«*
> *»Was geht Ihnen jetzt durch den Sinn?«*

Auch die *Beendigung* des Gesprächs wird, soweit es in den zeitlichen Strukturen möglich ist, von den Klientinnen mitgesteuert. Man kann im Gesprächsfluss Momente bemerken, die sich gut als »Ausstiegsstellen« eignen. Zum Beispiel, wenn eine starke Verbindung zu Ressourcen spürbar wird, eine wichtige Erkenntnis aufgetaucht ist oder etwas betrauert werden konnte. An diesen Stellen kann man gut »herauszoomen«, etwa mit Bemerkungen und Fragen wie:

> *»Wir haben jetzt über* (einige Themen der Klienten in ihren Worten wiederholen) *gesprochen. Möchten Sie zu all dem noch etwas sagen?«*

Wenn man das Gefühl hat, eine Klientin möchte das Gespräch so stehen lassen oder vielleicht noch einen Kommentar hinzufügen, kann man dies beispielsweise wie folgt formulieren:

> *»Ich habe das Gefühl, wir könnten es hier gut stehen lassen / beenden, oder möchten Sie noch etwas zu all dem sagen?«*

Man kann davon ausgehen, dass der innere Fluss auch nach dem Gespräch noch weiterfließt. Auch wenn er nicht mehr begleitet und von Klienten nicht bewusst wahrgenommen wird, stellen sich im weiteren Verlauf häufig noch wichtige Erkenntnisse oder Assoziationen zu den Gesprächsinhalten ein.

Über Berg und Tal in Licht und Schatten

Idiolektische Gespräche laden ein, mitzureisen in die einzigartigen und vielgestaltigen Landschaften der Klientinnen. Doch lassen sich in Gesprächsprozessen wiederkehrende Bewegungsrichtungen und -qualitäten erkennen, die Begleiterinnen helfen, sich zu orientieren.

Was findet man auf dem Berg und im Tal?

Es gibt immer eine Ebene der konkreten Wahrnehmungen und Handlungen, sie wird in der Idiolektik als die »konkrete Ebene« bezeichnet. Hier wird erzählt über Dinge, die getan werden oder explizit sinnlich wahrnehmbar sind. Davon gibt es unendlich viele, daher ergibt es Sinn, diese Ebene als breite Basis im Tal eines Berges zu versinnbildlichen. Wenn man im Gespräch z. B. fragt, wie etwas konkret aussieht, sich ein Beispiel nennen lässt oder nachfragt, wie etwas genau gemacht wird, sind das alles Fragen, die die Erzählenden einladen, ins Tal der konkreten Lebenserfahrungen im Sinne von Handlungen und Wahrnehmungen »hinabzusteigen« (vgl. Abb. 23, S. 150–151, Ziffer 4).

Fragt man hingegen, welche Vorteile eine bestimmte Sache hätte oder was jemand an einer Sache gefällt, dann ist es wahrscheinlich, dass wir uns von der konkreten Ebene weg in Richtung Motive und Ziele bewegen. Die Frage danach, »wofür etwas gut ist«, führt häufig auf eine etwas abstraktere motivationale Ebene, auf der Funktionen und Ziele bestimmter Handlungen oder Wahrnehmungen formuliert werden. Man kann sich diese motivationale Ebene als übergeordnet, höher gelegen vorstellen, daher wird sie sinnbildlich einer höheren Ebene auf dem Berg zugeordnet.

Wenn man noch weiter fragt, wofür etwas gut sei, landet man irgendwann bei Grundmotivationen und Grundbedürfnissen von Menschen. Auf dieser Ebene werden die Begriffe abstrakter, die Qualitäten immer mehr verdichtet und zusammengefasst, z. B. zu wenigen menschlichen Grundbedürfnissen, die letztlich dem Überleben dienen (vgl. Abb. 23, Ziffer 3 u. 6).

Hier verjüngt sich der Berg zu einer Spitze: Je höher man kommt, umso ähnlicher werden die auftauchenden Qualitäten, da alle Menschen die gleichen Grundbedürfnisse haben (Grawe 2004). Sie unterscheiden sich aber in der Einzigartigkeit ihrer Strategien, diese Grundbedürfnisse zu erfüllen. Dabei gleicht keine der anderen. Um Verständnis für spezifische Erlebens- oder Verhaltensmuster zu entwickeln, die einem zunächst unverständlich erscheinen, ist es oft hilfreich, die Funktionen und Motivationen dieser Muster zu erkunden, d. h., gemeinsam auf dem Berg nach oben zu wandern, da man dort leichter Gemeinsamkeiten erkennen kann. Dadurch werden die den Mustern zugrunde liegenden guten Gründe sichtbarer.

Licht und Schatten

Neben den vertikalen Ebenen von Berg und Tal, die für die Ebenen der Ziele, Bedürfnisse und Werte (Berg) sowie die Ebene der konkreten Handlungen und Wahrnehmungen stehen (Tal), kann man in »Gesprächslandschaften« zwischen Sonnen- und Schattenseiten, in denen Freude resp. Leid erlebt werden, unterscheiden. Man könnte

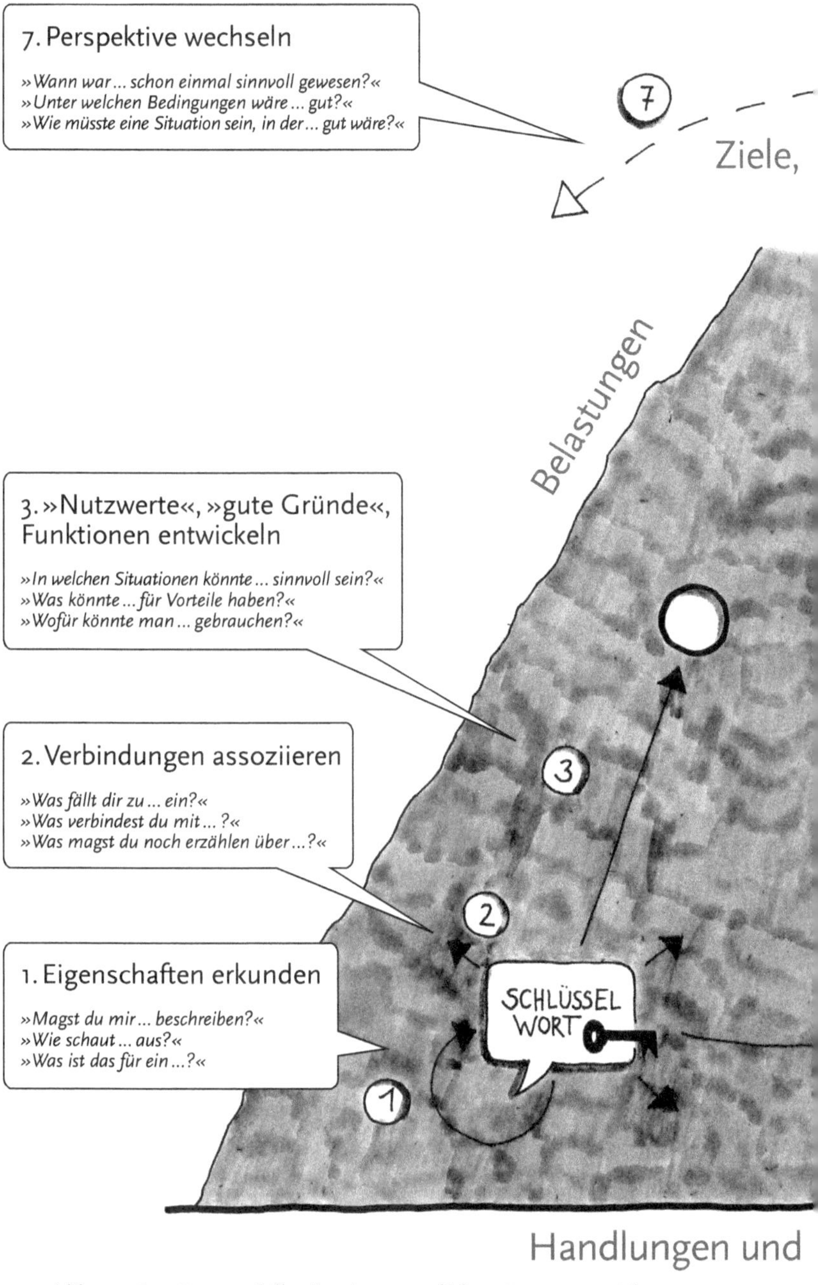

Abb. 23: Das Bergmodell mit seinen möglichen Bewegungsrichtungen und den zugehörigen Fragestellungen

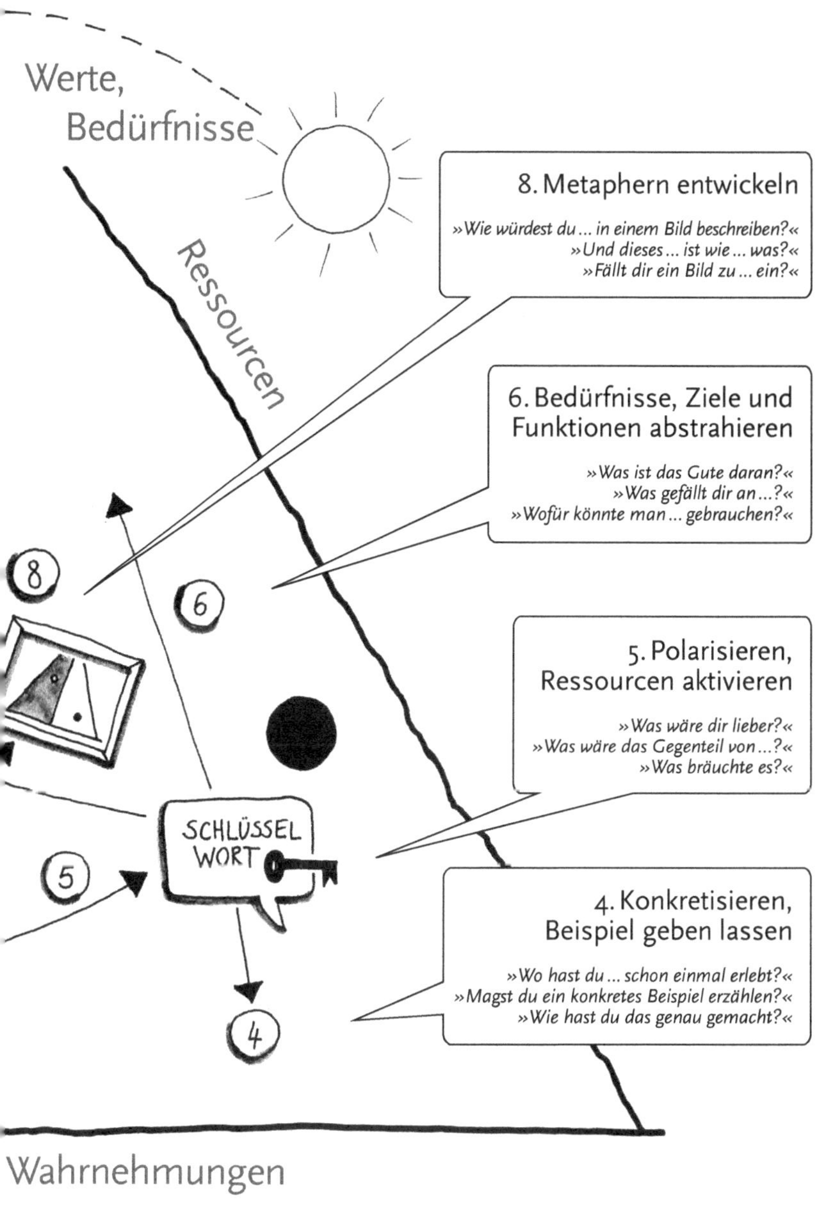
Werte, Bedürfnisse
Ressourcen
8. Metaphern entwickeln
»Wie würdest du … in einem Bild beschreiben?«
»Und dieses … ist wie … was?«
»Fällt dir ein Bild zu … ein?«
6. Bedürfnisse, Ziele und Funktionen abstrahieren
»Was ist das Gute daran?«
»Was gefällt dir an …?«
»Wofür könnte man … gebrauchen?«
5. Polarisieren, Ressourcen aktivieren
»Was wäre dir lieber?«
»Was wäre das Gegenteil von …?«
»Was bräuchte es?«
4. Konkretisieren, Beispiel geben lassen
»Wo hast du … schon einmal erlebt?«
»Magst du ein konkretes Beispiel erzählen?«
»Wie hast du das genau gemacht?«
8
6
5
4
SCHLÜSSEL WORT
Wahrnehmungen

auch von der Belastungs- bzw. der Ressourcenseite sprechen. Ob etwas eine Ressource oder aber eine Belastung darstellt, hängt natürlich von den äußeren Bedingungen, aber auch von inneren Bewertungsprozessen ab, so wie man davon spricht, ein Thema von verschiedenen Seiten zu »beleuchten«. Am Berg wäre das z. B. der tageszeitlich sich ändernde Sonnenstand, der dazu führt, dass das, was gerade im Schatten lag, nun auf einmal heller erscheint.

Für ein als belastend wahrgenommenes Symptom können durch Beschreiben und Erkunden in der Eigensprache gute Gründe und Motive auftauchen, die die anfängliche Belastung nach einem Perspektivenwechsel als Ressource erscheinen lassen (vgl. Abb. 23, S. 150–151, Ziffer 7). Wichtig ist es, im Gespräch zu erkennen, dass es immer wieder auch im Schatten kleine »Lichtpunkte« gibt (vgl. Abb. 23, heller Kreis im Schatten), d. h., dass beim Sprechen über belastende Themen spontan Ressourcen, z. B. im Sinne von Kompetenzen im Umgang mit den Belastungen, benannt werden (vgl. S. 268).

Ebenso können bei ausführlicher Schilderung von Ressourcen kleine Themenwechsel hin zu Belastungen beobachtet werden. Es tauchen im Hellen kleine dunkle Flecken auf (vgl. Abb. 23, dunkler Kreis auf der »Sonnenseite«). Beides kann im Gespräch helfen, einen natürlichen Wechsel zwischen Belastungen und Ressourcen bei den Klienten zu ermöglichen, wenn diese kleinen Punkte als Wegweiser im Gespräch erkannt werden. Das »Schwingenkönnen« zwischen Freude und Leid ist eine Voraussetzung für heilsame Prozesse.

Bergwanderungen

Wie schon beschrieben, folgen die Therapeuten den Klienten auf deren Weg durch ihre Landschaften. Beratung und Psychotherapie haben generell das Ziel, die Wahlfreiheit der Klientinnen zu vergrößern. Dieses Prinzip gilt auch für die Idiolektik. Klientinnen bekommen durch die idiolektische Haltung und Technik begleitete Räume angeboten, in denen sie sowohl ihre Handlungen und Wahrnehmungen als auch ihre Ziele, Interessen und Bedürfnisse erkunden können. Dies geschieht sowohl auf der Seite der Belastungen als auch auf der Seite der Ressourcen. Gesprächsverläufe sind insofern als individuelle Wanderungen zwischen Berg und Tal vorstellbar, im Wechsel zwischen Schatten- und Sonnenseiten. Spezifische Fragen der Begleiter können bestimmte Bewegungsrichtungen und Schritte der Klienten in dieser Landschaft unterstützen. Für idiolektische

Gesprächs- bzw. »Bergführer« ist es wichtig, wahrzunehmen, wo die Aufmerksamkeit der Klienten hinwandert, um sie mit einer offenen Frage zu unterstützen, dort den nächsten kleinen Schritt zu machen. Es ist *nicht* ihre Aufgabe, die Mitwanderer am Seil durch die Landschaft zu ziehen …

Abbildung 23 (vgl. S. 150–151) zeigt einige häufige Bewegungsrichtungen im Bergmodell, zusammen mit den Fragen, die diese Bewegungen unterstützen.

1) **Eigenschaften erkunden – stehen bleiben und sich umschauen**
Die einfachste Bewegung bezieht sich direkt auf das Schlüsselwort selbst. Es ist eine Frage nach der Qualität, nach der Einzigartigkeit von etwas. Sie konkretisiert und entfaltet die im Schlüsselwort enthaltene individuelle Lebenserfahrung der Klientinnen. Es können bildhafte, episodische oder auch sensomotorische Informationen auftauchen.
2) **Verbindungen assoziieren – die Umgebung erkunden**
Diese Bewegung geht mit der Klientin mit in der assoziativen Umgebung der angesprochenen Themen und Schlüsselwörter. Es werden Verknüpfungen und Verbindungen zu anderen Themen und Kontexten möglich.
3) **»Nutzwerte«, »gute Gründe«, Funktionen entwickeln – im Schatten bergauf**
Diese Bewegung begleitet die Klientin zu den Werten, den Funktionen und dem Nutzen bestimmter Muster oder Themen, auch wenn sie zunächst als belastend erlebt werden.
4) **Konkretisieren, ein Beispiel geben lassen – ins Tal wandern**
Diese Bewegung folgt der Klientin zu den konkreten Episoden, in denen bestimmte Inhalte von Schlüsselworten schon einmal erlebt wurden, sie entfaltet häufig biografische Informationen zu Ressourcen oder auch Belastungen.
5) **Polarisieren, Ressourcen aktivieren – auf die Sonnenseite gehen**
Mit dieser Bewegung begibt sich die Klientin in eine Ressource. Sie folgt ihr oder führt sie auf positive Themen, die mit dem ausgewählten Schlüsselwort in Verbindung stehen.
6) **Bedürfnisse, Ziele, Funktionen abstrahieren – in der Sonne den Berg hinauf**
Diese Bewegung erkundet mit der Klientin Ziele, Interessen und Bedürfnisse, die sich unter bestimmten Ressourcenbedin-

gungen erfüllen, sie kann die motivationale Klärung und das Erkennen von Funktionen unterstützen.

7) **Perspektive wechseln**
Diese Bewegung ermöglicht es, das gesamte Thema von einem anderen Standpunkt aus zu »beleuchten«; wo eben noch Schatten war, wird Licht. Probleme lassen sich hier aus einer anderen Perspektive betrachten: Heute dysfunktional erscheinende Verhaltensmuster können im Lichte früherer Umgebungsbedingungen als überlebenswichtig und funktional erkannt werden.

8) **Metaphern entwickeln**
Sowohl bei Belastungen als auch bei Ressourcen ist es möglich, sich Themen auf einer bildhaft-metaphorischen Ebene beschreiben zu lassen. Diese Bewegung eröffnet im sicheren Abstand der Metapher einen kreativen »Spielraum«. In diesem Rahmen können Klientinnen in eigenen Bildern ihr Erleben und ihre Motive (man beachte die doppelte Bedeutung: »Motiv = Bild« und »Motiv = Beweggrund«) sehr gut ausdrücken und wahrnehmen.

Alle bisher erwähnten Bewegungsrichtungen sind natürlich auch innerhalb der Metapher möglich, indem man sich ihre Elemente beschreiben lässt, Licht- und Schattenseiten erkundet und gute Gründe entdeckt.

5 Wie wirkt die Idiolektik?

»Bewege dein Paddel lautlos durch das Wasser.«

Sprichwort der Maori

Idiolektische Gespräche aus der Perspektive der Klientinnen

Um die Wirkungen idiolektischer Gespräche zu beschreiben, kommen im Folgenden einige Gesprächspartnerinnen zu Wort, mit denen solche Gespräche geführt wurden.

Praxisbeispiele: »Wie wirken sich idiolektische Gespräche aus?«

Befreiung und Leichtigkeit – und es arbeitet weiter

»Meine Erfahrung mit idiolektischen Gesprächen: Schon während des Gesprächs stellt sich nach der anfänglichen Schwere eine Befreiung, eine Leichtigkeit ein und die Gewissheit, es wird gut werden. Das eigene Erkennen, die Überraschung, welchen Weg man plötzlich selbst findet und eine passende Lösung – bei mir war es der blockierende Kopfschmerz, der sich auflösen konnte durch den vorsichtigen Abbau der Staumauer im Bach – so konnte der Schmerz abfließen und ich konnte dafür einen Energiefluss spüren, sehr beglückend, und es arbeitet noch weiter.«

Es macht süchtig

»Es fühlt sich an, als wäre ich süchtig nach den Gesprächen. Dieser Kontakt zu mir, zu meiner eigenen inneren Welt. Ich kann kaum erwarten, wieder so ein Gespräch zu bekommen.«

Helfende Erinnerung

»Ich erinnere mich gut an die Situation, in der dieses Gespräch entstanden ist, und es war richtig schön, mich heute Morgen daran zurückzuerinnern. Bis heute ist diese Metapher ein Bild, das mir noch manchmal in den Kopf kommt und mir hilft.«

In den Fluss kommen auf einer tieferen Ebene

»Ich empfinde die idiolektische Gesprächsbegleitung, die ich in meiner Therapie nun schon länger erleben darf, wunderbar befruchtend, bereichernd, auf leichte, spielerische Art weiterführend in bedrängenden Lebensfragen, Krisen und Problemsituationen, in denen ich mich festgefahren, in der Sackgasse, ohne Ideen einer Problemlösung fühle. Nach jeder idiolektischen Stunde eröffnen sich mir neue Einsichten, Erlebensweisen und Verhaltensmöglichkeiten; es kommt etwas in Fluss auf einer tieferen Ebene, was ich kognitiv-logisch z. T. gar nicht nachvollziehen kann, was sich aber körperlich-emotional befreiend anfühlt und im Alltag verändernd auswirkt. Vor allem diese Begleitung hat mir Wege aus einer meiner schwersten Lebenskrisen aufgezeigt. Nach jeder Stunde hatte ich überraschende Aha-Erlebnisse, Dinge anders zu sehen und einzuordnen. Mein Vertrauen in die innere Weisheit in ihrer Vielschichtigkeit, wie sie sich in der Mischung aus inneren Bildern, Körpererleben, subjektiven Wortgebungen und Einfällen zeigt, die z. T. kognitiv zunächst schwer nachvollziehbar sind, aber zu überraschenden neuen und dann doch verstehbaren Lösungsaspekten führen, ist in der idiolektischen Arbeit zutiefst gefestigt worden. Ich bin froh und dankbar, dass ich diese Gesprächsmethode kennenlernen durfte.«

Neue Sichtweisen, Lösungsansätze und tiefgreifende Veränderungen

»Mich in einem sicheren Rahmen mitteilen zu dürfen und mit dem eigenen ›Da-Sein‹ auf mitfühlende Resonanz zu stoßen, ist ein Geschenk, das vielfältige positive Auswirkungen hat. Die Würdigung meiner eigenen Sprache und damit meiner eigenen Identität lässt mich unglaubliche Wertschätzung erleben. Durch die respektvolle und zugewandte Haltung und die offenen Fragen entsteht ein Raum, in dem ich nach meinen Bedürfnissen agieren kann. Da ich in meiner persönlichen (Begriffs-)Welt bleiben darf, ist dieser Raum von Sicherheit geprägt. Das Erleben, die Emotionen, Gedanken und Bilder können so auf vertrautem Boden und in achtungsvoller Begleitung erkundet und von bereichernden Blickwinkeln aus neu betrachtet werden. Auf der Basis von Wertschätzung und Sicherheit ermöglicht ein idiolektisches Gespräch mir eine ungeahnte Flexibilität für neue Sichtweisen, Verknüpfungen und Lösungsansätze und es werden tiefgreifende Veränderungen angestoßen.«

Das Gefühl danach

»Um es vorwegzunehmen: Das Allerbeste an der ganzen Sache war für mich immer das Gefühl unmittelbar danach. [...] Man fühlt sich erschöpft und einerseits irgendwie leer (auf eine positive Art und Weise), aber andererseits fühlt es sich einfach nur gut und erfüllend an, weil man weiß, man hat etwas geleistet oder sogar etwas Neues erschaffen, was so vorher nicht da war.

Sehr eindrücklich in Erinnerung habe ich immer noch das Bild von einer dunklen Wolke, die über mir schwebt und sich vom Wind nicht wegpusten lässt: Ich sitze also bei Ihnen in der Praxis und sehe über mir diese dunkle bedrohliche Wolke. Sie erdrückt mich fast. Alles in mir fühlt sich schwer an, ich kann mich kaum noch bewegen, es fühlt sich an, als läge eine tonnenschwere Last auf mir. Ich fühle mich machtlos und entkräftet. Was ich auch tue, wie sehr ich mich auch anstrenge, ich kann sie nicht aus dem Weg räumen. Ich kämpfe mit den Tränen. Diese Situation der Hilflosigkeit auszuhalten, ist fast unerträglich. [...] Es fühlt sich an wie eine Ewigkeit, festgefahren in dieser traurigen Situation. Aber irgendwann merke ich, dass das Atmen wieder leichter wird, die tonnenschwere Last wird um ein paar Kilo leichter und ganz langsam verändert sich die Struktur der Wolke. Sie wirkt nicht mehr so, als wäre sie aus Stein, sondern lockert ganz langsam auf. In dem Moment realisiere ich: Sie ist veränderbar. Noch habe ich nicht herausgefunden, wodurch, aber diese Erkenntnis ist eine Wohltat, es fühlt sich an, als lösten sich einige Fesseln um meine Arme und Beine. Mein Brustkorb hat wieder Platz zum Atmen, ist nicht mehr ummauert. Mehr als eine Nuance hat sich an der Wolke noch nicht verändert, aber das reicht schon für die erste Hoffnung. Nach und nach weicht die Wolke, wird heller und zieht irgendwann davon. Ich fühle mich frei. Befreit. Ich kann wieder tief Luft holen, habe das Gefühl, wieder alle Körperteile bewegen zu können, wie ich das will.

Als ich nach unserem Gespräch die Praxis verlasse, fühle ich mich noch etwas benommen. Mein erster Blick richtet sich zum Himmel. Die Wolke ist weg, auch hier draußen ist sie nicht mehr. Ich fühle mich ein bisschen zittrig, wie nach einem kilometerlangen Lauf. In Gedanken steige ich auf mein Fahrrad und fahre nach Hause. [...] Zu Hause lege ich mich auf mein Bett und spüre noch ein bisschen nach. Es fühlt sich gut an. Es fühlt sich nach neugewonnener Freiheit an. Ich bin erschöpft, aber glücklich darüber, einmal ganz real gespürt zu haben, wie es sich anfühlt, von den Fesseln dieser Wolke befreit zu werden.«

In folgender Übersicht (Tab. 2) sind Elemente idiolektischer Haltung und Technik auf der linken Spalte den möglichen Wirkungen auf der Seite der Gesprächspartner gegenübergestellt.

Idiolektik	**Wirkung für die Gesprächspartner**
zuhören (statt reden)	gehört werden, Raum für Eigenes
fragen (statt raten)	sich selbst entdecken, selbst bewusst werden
respektieren (statt recht haben)	gesehen werden, gelassen werden
... und vielleicht verstehen	verbunden sein

offen fragen	selbst bestimmen
dem Klienten folgen in Ton, Thema und Tempo	
kurze Fragen	Raum zum Erzählen
minimale Intention	eigene Motive und Ziele entwickeln
minimale Intervention	selbst wirksam werden
minimale Interpretation	selbst Einsichten und eigene Lösungen finden
positive nonverbale Signale beachten	sich wohl und sicher fühlen, Entspannung
Ressourcen aufgreifen	eigene Kraftquellen und Stärken wahrnehmen, angenehme Erinnerungen und Vorstellungen erleben
Bilder aufgreifen	eigene Motive erkennen und eigene Welten entdecken, Perspektivenwechsel, Zugang zu implizitem Wissen
Schlüsselworte aufgreifen	das gehört zu mir, ich werde gehört und verstanden, Resonanz
nicht bewerten	so bin ich, so darf ich sein, Vertrauen
würdigen	so bin ich – und das ist gut so, Entlastung

Tab. 2: Mögliche Wirkungen von idiolektischen Gesprächen aus der Sicht der Gesprächspartnerinnen

Idiolektische Gespräche aus der Perspektive der Therapeuten und Begleiterinnen

»›Herr Janosch, wie wird man ein ausgeglichener Mensch?‹
›Nichts haben, nichts wollen, nichts wissen, nichts denken.
Am besten setzt man sich dafür unter einen Baum.‹«

»Janosch«

Idiolektische Gespräche wirken sich natürlich auch auf die Begleiterinnen und Therapeuten aus. Durch das Abgeben und Teilen von Macht und Verantwortung für den Prozess entsteht eine Leichtigkeit und Freiheit in Verbundenheit. Diese ermöglicht ein Mitschwingen und Miterleben und damit ein hohes Maß an Resonanz. Mit zunehmender Dauer der Anwendung der Idiolektik wächst großes Vertrauen in die Selbstheilungskräfte der Klientinnen. Das nährt die eigene Freude an der Arbeit immer wieder und lädt zum Staunen ein. Hierzu ein paar Rückmeldungen von Menschen, die Idiolektik in ihrem beruflichen Alltag anwenden.

Praxisbeispiele: »Wie wirken sich idiolektische Gespräche für Sie als Begleiterin aus?«

Leicht und friedlich

»Mit der Idiolektik habe ich gelernt, das Kleine, das Wenige mit seiner Wirkung zu schätzen. Es braucht meistens keine großen Erkenntnisse, keine abgeleiteten Strategien. Es ist wie in der Homöopathie, eine geringe Dosis, ein leichter Impuls regt die Selbstheilung an. Das Unbewusste macht fast die ganze Arbeit. Oft fühle ich mich im idiolektischen Gespräch, wie Hölderlin es in einem Gedicht beschrieben hat:

›... friedlich, gleich den Seligen,
(wie) Fremde gehen wir umher,
ein Gespräch führet uns ab und auf,
sinnend, zögernd, (...)
Es erwarmet ein Herz in uns,

Staunend seh' ich dich an, Stimmen und süßen Sang,
Wie aus voriger Zeit hör' ich und Saitenspiel
Und die Lilie duftet
Golden über dem Bach uns auf.‹«[10]

Spannende Wege und Fröhlichkeit

»Auch als Fragende empfinde ich es spannend, wohin der Klient selbst geht, und auch ich empfinde Fröhlichkeit am Ende des Gesprächs.«

Unerwartete Lösungen

»Es ist beeindruckend zu sehen, wie viel Antwort und Lösung im Gegenüber da ist, wenn ich als Therapeutin einfach nur den Raum gebe, dass sie sich herauskristallisieren können. Es ist erschreckend zu wissen, wie selten im normalen Leben die Achtsamkeit dafür da ist.«

Gelassenheit und Vertrauen ins Hier und Jetzt

»Die Berührtheit und Stille im Gespräch nach dem Äußern eines Gedankens; Momente, in denen etwas scheinbar Kleines zu etwas Großem, Bedeutungsvollen heranwächst. Das ist wunderschön zu erleben. Zu hören oder sogar irgendwie zu spüren, welche Schwierigkeiten mein Gegenüber zu bewältigen hat, welche Wertvorstellungen ihn oder sie antreiben, das Leben zu meistern, berührt mich oft.

---

10 Hölderlin, F. (1992): Gedichte. Hrsg. von Jochen Schmidt. Frankfurt/M. (Dt. Klassiker Verlag).

Und ich empfinde viele Gespräche als Bereicherung, ich darf teilhaben an so vielen verschiedenen Blicken auf die Welt, darf durch die Erzählungen so viel Neues erfahren. Die Welt erscheint mir dann wieder ein Stück wunderbarer.

Mir fällt ein aus der Antike überlieferter Satz ein: ›Ich bin ein Mensch, und nichts Menschliches ist mir fremd.‹ Bislang hatte ich niemals das Gefühl, dass ich etwas mir komplett Fremdes hören würde. Die Prämisse der ›guten Gründe‹ macht es mir zusehends schwerer, Menschen zu verurteilen, selbst wenn ich deren Verhalten ablehne.

Je mehr Gespräche ich führe, desto weniger schrecke ich vor schwierig anmutenden Themen zurück. Ich bin gelassener geworden und verabschiede mich immer mehr davon, etwas Bestimmtes erfahren oder erreichen zu wollen. Vielleicht weil ich zusehends Vertrauen in mich, in die Technik und vor allem in den Raum entwickle, den ich und mein Gegenüber aufspannen und gemeinsam halten, damit sich dort das zeigen kann, was in diesem einen Hier und in diesem einen Jetzt möglich ist.«

In sicherer Distanz und doch nah

»In meinem beruflichen Alltag bewirken idiolektische Gespräche, dass ich abends wesentlich weniger angestrengt nach Hause komme. Die idiolektischen Gespräche befähigen dazu, mich gleichzeitig in sichernder Distanz und in Kontakt ermöglichender Nähe zu halten. Es entfaltet sich ein großes Potenzial innerhalb der Gespräche. Das ist der Motor und Antrieb für jegliche Begegnung.«

Sicherer Hafen für Kinder

»In der Traumapädagogik erweist sich Idiolektik auf wundersame Weise als der sichere Hafen für Kinder, um ihre besonderen Bedürfnisse zu artikulieren und sich weiterentwickeln zu können.«

Über die Wirkung des Minimalismus, den Janosch im oben genannten Zitat beschreibt und der in der Idiolektik methodisch gepflegt wird, konnte der Autor (T. R.) wichtige Erfahrungen machen während einer Wüstenwanderung mit Beduinen. Diese sind Experten im Auskommen mit Wenigem und im Fortkommen in der Einfachheit der Wüste. Einige der Erkenntnisse dieser Reise sollen im Folgenden weitergegeben werden.

Über Weniges in der Wüste

Eine wunderbare Reise führte mich vor einigen Jahren mit einer Gruppe von Idiolektik-Dozenten in den Norden der Sahara. Ich durfte eine Woche das Meer aus Sand mit eigenen Füßen spüren und durchqueren. Im wahrsten Sinne des Wortes im Vorbeigehen konnte ich auf diesem Weg einige wichtige Lektionen über den Umgang mit Wenigem lernen.

Wenig Widerstand

Man konnte dort selbst erleben, dass sich Sandkörner wie oben beschrieben wie Flüssigkeiten verhalten können und sich in der Wüstenlandschaft durch den Wind Wellen aus Sand formen. Bewegt man sich in einer solchen Landschaft, ist man verlockt, geraden Wegs über die Dünen zu laufen, bemerkt dann jedoch nach kurzer Zeit, dass man völlig erschöpft ist. Die Karawane mit den Kamelen, die vielleicht die doppelte Wegstrecke auf dem festen Boden in den Kurven zwischen den Dünen zurücklegt, verbraucht weniger Energie auf dem Weg des geringeren Widerstandes und kommt doch schneller ans Ziel. Die kleinen Umwege geben Halt und Sicherheit und die gesparte Energie trägt dazu bei, dass die Karawane lange Strecken zurücklegen kann.

Ähnlich ist es in idiolektischen Gesprächen. Sucht man bei Problemen den direkten Weg, diese aus dem Weg zu schaffen oder sie zu überwinden, kostet es Klienten wie Begleitern viel Kraft und kann sie sehr schnell erschöpfen. Geht man kleine Umwege über den sicheren Boden der Ressourcen oder nimmt man kleine Kurven über Metaphern und Bilder (nutzt so die Bögen des limbischen Systems mit seinen impliziten Wissensschatzen), lässt sich im therapeutischen Prozess viel Energie sparen. Trotzdem führt dieser Weg des wenigen Widerstandes die Klientinnen oft überraschend schnell und nachhaltig zu Einsichten und Lösungen.

Wenig helfen

Eine weitere Lektion kam von Ali, einem Beduinen, der in der Wüste aufgewachsen war. Er brachte den Reisenden bei, was es heißt, helfender Gast zu sein. Als er uns bat, ihm zu helfen, das Gepäck auf die Kamele zu satteln, betonte er, wie wichtig es sei, nur dann zu helfen, wenn er um eine konkrete Handlung bat, z. B. darum, einen Gepäcksack so zu halten, dass er ihn am Kamel befestigen konnte. Auf keinen Fall sollte jemand es wagen, selbst in den Prozess des Beladens einzugreifen, auch wenn jemand meinte, es schon zu wissen, wie die Knoten gehen. Jeder Kamelführer würde sein Kamel nämlich auf einzigartige Art und Weise packen. Wenn da jemand von außen eingreife, könne es sein, dass das Gepäck auf Dauer nicht halte, und das sei gefährlich. »Wenig helfen« in diesem Sinne bedeutet also, präsent zu sein und bereit zu sein, Halt zu geben und dort zu unterstützen, wo der andere es im Moment möchte. Es heißt nicht, seinen eigenen Plan im Kopf zu haben und ohne Aufforderung einzugreifen, und sei es noch so gut gemeint. Die Einzigartigkeit jedes Beduinen, sein Kamel zu beladen, verdient hohen Respekt.

Bei der Arbeit mit Klienten verhält es sich ähnlich. Wie oft meint man, dass man aufgrund seiner Erfahrung und Beobachtung schon wisse, was für den anderen gut sei, und man greift in Prozesse ein, ohne zu merken, dass die Einzigartigkeit des Gegenübers eine bescheidenere und demütigere Art und Weise der Hilfe passender erscheinen ließe.

Weniges ausleihen

Abends wurde in der Wüste am Lagerfeuer gemeinsam gesungen und es wurden Geschichten erzählt … Unter anderem die bekannte Geschichte vom Mullah und den 17 Kamelen (nach Segal 1988):

> Ein Mullah reitet auf seinem Kamel durch die Wüste. Er kommt schließlich in eine wunderbare Oase. Dort sieht er drei junge Männer niedergeschlagen bei einer Herde von Kamelen am Wegesrand sitzen und wehklagen. Der Mullah spricht sie an und fragt interessiert: »Meine Söhne, ihr schaut so traurig drein. Was bedrückt euch denn?«
>
> Darauf antwortet einer der Männer: »Unser Vater ist gestorben. Allah möge ihn segnen.«
>
> Der Mullah entgegnet mitfühlend: »Oh, das schmerzt. Das tut mir sehr leid für euch.«
>
> Die Söhne antworten: »Ja, aber das ist noch nicht alles. Er hat uns 17 Kamele vererbt und die sollen wir unter uns aufteilen.«
>
> Angesichts der prächtigen Kamelherde antwortet der Mullah: »Da könnt ihr Allah und eurem verehrten Vater danken, euch ein solches Erbe hinterlassen zu haben.«
>
> Der älteste der Brüder stimmt zu: »Ja, wir sind dankbar für die tolle Erbschaft. Aber das Vermächtnis unseres Vaters lässt sich nicht vollziehen.«
>
> »Warum nicht?«, will der Mullah wissen.

»Nach dem Testament geht die Hälfte der Kamele an den Ältesten, der Mittlere bekommt ein Drittel und der Jüngste soll ein Neuntel der Kamele bekommen. Und das ist bei 17 Kamelen nicht zu machen. Wir können doch kein Kamel teilen! Daher sind wir verzweifelt. Wir wissen nicht, wie wir den letzten Willen des Vaters erfüllen sollen.«

Der Mullah blickt einen Moment zum Himmel. Dann lächelt er. »Dann nehmt doch für einen Augenblick mein Kamel noch dazu«.

Die Söhne weigern sich zuerst. Doch der weise Mullah besteht darauf und siehe da: Von den jetzt 18 Kamelen bekommt der älteste Bruder die Hälfte, also neun Kamele; neun bleiben übrig. Der mittlere bekommt ein Drittel der 18 Kamele, also sechs; jetzt sind noch drei Kamele übrig. Und weil der jüngste Bruder ein Neuntel der Kamele bekommen sollte, also zwei, bleibt am Ende genau ein Kamel übrig. Es war das Kamel des Mullahs; er steigt wieder auf, reitet weiter und winkt den glücklichen Brüdern zum Abschied ein »Salem aleikum« zu ...

Das Schöne daran, sein eigenes »idiolektisches« Kamel auszuleihen, ist: Man bekommt es zurück. Die eigene Kraft bleibt erhalten. Sie wird sogar noch genährt durch die Zufriedenheit, dass man andere darin unterstützen kann, ihre eigene Lösung zu finden. Darüber hinaus kann man sich an Resonanz und Leichtigkeit in der Arbeit freuen.

Idiolektische Gespräche aus der Perspektive menschlicher Grundbedürfnisse

Aus der Übersicht der Wirkungen in Tabelle 2 (siehe S. 158) wird erkennbar, dass im idiolektischen Gespräch wichtige Grundbedürfnisse der Klientinnen erfüllt werden. Der Psychotherapieforscher Grawe (2004) unterscheidet in seiner Beschreibung des motivationalen Systems des Menschen vier Grundbedürfnisse, die das Überleben sichern: Dies sind die Bedürfnisse nach *Bindung, Kontrolle und Orientierung, Selbstwerterhöhung* sowie *Lustgewinn und Unlustvermeidung*. Oft werden diese Grundbedürfnisse noch ergänzt durch das menschliche Grundbedürfnis nach *Sinn* (Frankl 1985). Werden diese Grundbedürfnisse erfüllt, erleben Menschen ein Gefühl der Konsistenz und Kohärenz, und dies korreliert in hohem Maße mit psychischer Gesundheit (Grawe 2004).

Haltung und Technik der Idiolektik sind überaus geeignet, diese Grundbedürfnisse im Dialog zu erfüllen. Damit wird die Grundlage für eine gute therapeutische Beziehung geschaffen, die als zentraler Wirkfaktor in der Psychotherapie bekannt ist.

Die nicht wertende Zuwendung, das interessierte Zuhören sowie das Aufgreifen der Eigensprache eignen sich insbesondere dazu, das Bedürfnis nach *Bindung* der Klienten zu erfüllen.

Die Offenheit der Fragen, der Minimalismus in Bezug auf Intention, Interpretation und Intervention respektieren das Bedürfnis nach *Kontrolle* und *Orientierung*. Klientinnen reden über Dinge und in einer Sprache, in der sie sich auskennen. Sie entdecken ihre eigene Landschaft, in der sie sich dann besser orientieren können.

Die Annahme guter Gründe für das willkürliche und unwillkürliche Verhalten der Klienten sowie das konsequente Fokussieren ihrer Ressourcen und Kompetenzen fördert das Bedürfnis nach *Selbstwerterhöhung*.

Durch die Beachtung körpersprachlicher Signale von Wohlbefinden und Sicherheit in jeder Mikrosequenz des Gesprächs kann insgesamt das körperliche Wohlbefinden direkt im Gesprächsprozess gefördert werden und damit das Bedürfnis nach *Lustgewinn/Unlustvermeidung*. Das Sprechen über Ressourcen führt dazu, dass sich die angenehmen Vorstellungen mittels der Spiegelneurone im Körper ausbreiten.

Die idiolektische Haltung und Technik eignet sich insofern hervorragend, im Gesprächsprozess alle wichtigen Grundbedürfnisse der Klienten bestmöglich zu beachten, und so kann rasch eine sichere und vertrauensvolle Beziehung entstehen, die eine weitere Kooperation der Gesprächspartner begünstigt.

Dies kann auf längere Sicht die Resilienz stärken, d. h. die Fähigkeit, mit Belastungen umzugehen. Wie Emmy Werner (2008), die Begründerin der Resilienzforschung, in ihren Langzeitstudien zur Entstehung von Resilienz herausgefunden hat, ist ein zentraler Faktor die Anwesenheit eines Menschen im Leben, der die Bedürfnisse des andern wahrnimmt und adäquat beantwortet. Luise Reddemann[11] hat in einem ihrer Seminare Therapeutinnen dazu eingeladen, genau dieser Mensch zu sein, da es – wie sie Furman (1999) zitiert – »nie zu spät ist, eine glückliche Kindheit zu haben«. Idiolektik verhilft Begleiterinnen und Therapeuten dazu, das zu ermöglichen.

11 Mündliche Mitteilung während der Ausbildung in Psychodynamisch Imaginativer Traumatherapie 2008.

Idiolektische Gespräche aus der Perspektive psychotherapeutischer Wirksamkeitsforschung

Grawe (2004) beschrieb fünf psychotherapeutische Wirkfaktoren, von denen die *therapeutische Beziehung* die wichtigste ist. Die Qualität der Beziehung ergibt sich wie eben beschrieben aus der Erfüllung der Grundbedürfnisse der Klientinnen im idiolektischen Gesprächsprozess und sie trägt signifikant zu einem besseren Therapieergebnis bei (vgl. S. 228).

Den zweiten Faktor stellt die *Ressourcenaktivierung* dar. Die Eigenarten, die die Patienten in die Therapie mitbringen, werden als positive Ressource für das therapeutische Vorgehen genutzt. Das betrifft vorhandene motivationale Bereitschaft, Fähigkeiten und Interessen der Patienten. Idiolektik bietet hier mit der durchgehenden Orientierung an der Eigensprache und nonverbalen sowie paraverbalen Ressourcensignalen eine optimale Umsetzung dieses Wirkfaktors. Sie trägt damit zu einer hohen Effizienz des therapeutischen Prozesses bei.

Die *Problemaktualisierung* ist ein weiterer Wirkfaktor. Die Probleme, die die Klienten bearbeiten möchten, werden unmittelbar erfahrbar. In der Idiolektik geschieht dies, indem z. B. als problematisch erlebte Muster in der Eigensprache beschrieben und »ausgemalt« werden. Sie können durch eine Symbolisierung auf der Metaphernebene einer multiperspektivischen Betrachtung zugänglich gemacht und in ihrer Funktionalität verstanden werden.

Dies erschließt einen weiteren Wirkfaktor, die *motivationale Klärung:* Das bedeutet in der Idiolektik nicht nur, dass eine Klientin ein klareres Bewusstsein der Determinanten (Ursprünge, Hintergründe, aufrechterhaltende Faktoren) ihres problematischen Erlebens und Verhaltens gewinnt, sondern sie wird unterstützt, die Motive und Bedürfnisse unwillkürlicher Reaktionen und unbewusster innerer Anteile zu erkennen. Darüber hinaus bekommt sie die Möglichkeit, positive Wünsche und Visionen zu formulieren und damit ein klareres Bewusstsein ihrer eigenen Ziele und der gangbaren Wege dorthin zu entwickeln.

Letzteres verwirklicht den Faktor der *Problembewältigung*. Durch die Einbeziehung in den Entwurf von Lösungsstrategien und durch die Fokussierung auf bereits bewährte problemspezifische Maßnahmen und Bewältigungskompetenzen werden die Klienten unterstützt, positive Bewältigungserfahrungen im Umgang mit ihren Problemen zu machen.

Konzipiert Grawe (2004) die Faktoren, die zu einem erfolgreichen Therapieverlauf beitragen, noch vom Therapeutenverhalten und seinen Interventionen her, findet bei Duncan und Miller, die die Wirksamkeit von Psychotherapie erforschen, ein interessanter Paradigmenwechsel statt. Sie verstehen nicht die Therapeuten, sondern die Klientinnen als Agentinnen des Wandels, als »agents of change«: Die Klientinnen selbst sind die »Heldinnen«, die die Veränderungsprozesse in der Begleitung durch die Therapeuten gestalten (Duncan, Miller a. Sparks 2004). Mit einem von Miller vereinfachten Fragebogen (»Session Rating Scale«; s. Duncan et al. 2003) zu von Klienten eingeschätzten Qualitätsmerkmalen der Therapiestunde weisen sie hochsignifikante Korrelationen zwischen den erlebten Kriterien und einer hohen Wirksamkeit therapeutischer Prozesse nach. Diese drei Faktoren sind die »therapeutische Beziehung«, »Ziele und Themen« sowie »Herangehensweise oder Methode«. Sie werden von den Klientinnen als Antworten auf drei Fragen analog nach jeder Stunde skaliert (Linsenhoff 2012):

> *»Haben wir heute daran gearbeitet und darüber geredet, woran Sie arbeiten oder worüber Sie reden wollten?«*
> *»Haben Sie sich gehört, verstanden und respektiert gefühlt?«*
> *»War die Herangehensweise des Therapeuten passend für Sie?«*

Betrachtet man diese Fragen aus der Perspektive idiolektischer Methodik, fällt ins Auge, dass sie diese Fragen nicht nur am Ende der Stunde in Fragebogenform, sondern während des gesamten Interaktionsprozesses sozusagen in Echtzeit im Blick hat:

Durch achtsames Zuhören und Zuschauen wird vor jeder Intervention der Therapeuten darauf geachtet, zu welchen *Themen und Zielen* der Klient den Therapeuten mit seiner Aufmerksamkeit hinführt, worüber er reden und woran er arbeiten möchte. Die entsprechenden Schlüsselworte werden aufgegriffen und dort wird nachgefragt. Indem die Begleiterin in der Eigensprache der Klientin arbeitet und nachfragt, fühlt diese sich in hohem Masse *gehört und verstanden*. Die nicht wertende und würdigende Haltung, verbunden mit dem absoluten *Respekt* für die Grenzen des Mitteilens der Klienten, ist inhärenter Bestandteil der Methode und wird durch die Offenheit der Fragen und den methodischen Minimalismus (in Bezug auf Intention, Interpretation und Intervention) transportiert.

Nach jeder Intervention wird über das genaue Beobachten nonverbaler und paraverbaler Feedback-Signale darauf geachtet, inwieweit die gerade eben getätigte Intervention von den Klienten als *passend* erlebt wurde.

Somit hat die Idiolektik diese drei klientenzentrierten Effektivitätsfaktoren konsequent in ihre Vorgehensweise implementiert. Gestützt wird dies auch durch die im Abschlussbericht der Taskforce der »American Psychological Association« genannten Forderungen zur empirischen Fundierung der therapeutischen Beziehung (Horvath 2001, S. 369 f.):

> »Therapeuten müssen sensibel sein für das Risiko, dass ihre eigene Einschätzung des Status der Beziehung ... im Widerspruch zu der des Klienten stehen kann. Es erscheint daher ratsam, die Perspektive der Klienten zu verschiedenen Aspekten der Allianz aktiv einzuholen und die Behandlungsziele und sogar die Inhalte der Therapie flexibel zu verhandeln, um ihre aktive Zusammenarbeit und ihr Engagement zu sichern« (Übers.: T. R.).

Norcross (2010, S. 117 ff.) empfiehlt in der Zusammenschau der empirischen Ergebnisse zur therapeutischen Beziehung:

> »Der praktische Imperativ ist, die Theorie und Erfahrung der Veränderung des Klienten zu bevorzugen, nicht die des Therapeuten [...]. Bitten Sie um Feedback zur Therapiebeziehung. Psychotherapeuten sind vergleichsweise schlecht darin, die Erfahrungen ihrer Klienten in Bezug auf ihre Empathie und Verbindung einzuschätzen, obwohl Therapeuten häufig glauben, dass sie dies genau einschätzen können« (Übers.: T. R.).

Laut Duncan gehen von 100 % Varianzaufklärung psychotherapeutischer Erfolge insgesamt nur 13 % auf Behandlungseffekte zurück und 87 % auf Klientenvariablen und außertherapeutische Faktoren. Wenn man sich dessen bewusst ist, wird man als Begleiter bescheiden und lernt die »87 % Klientenvariablen«, die diese mit in die Behandlung bringen, wertzuschätzen. Die Kenntnis dieser Relation kann Therapeuten helfen, die damit verbundene Unsicherheit bezüglich des eigenen Einflusses auf den Therapieerfolg auszuhalten bzw. sie durch unvoreingenommenes, interessiertes und offenes Nachfragen zu nutzen, wenn sich Erfolge trotz beiderseitiger therapeutischer Bemühungen nicht einstellen oder aber überraschende Besserungen eintreten (vgl. S. 235).

Werden bei einer konsequenten Ressourcenorientierung Probleme vermieden?

Im Rahmen eines medizinischen Behandlungsmodells ist es in vielen Psychotherapieverfahren üblich, die Probleme und Defizite der Klienten zu analysieren und spezifisch darauf abgestimmte Interventionen und Lösungen anzubieten. Beispielsweise wies den Autor (T. R.) eine Kollegin darauf hin, dass ihre Klienten ihr zurückmeldeten, sie würden es als besonders hilfreich erleben, wenn die Therapeutin den Finger in die Wunde lege und sie auf die Dinge hinweise, die sie verbessern könnten.

Im Gegensatz dazu steht die idiolektische Herangehensweise mehr im Einklang mit einem kontextuellen Behandlungsmodell (Wampold, Imel u. Flückinger 2018). Danach sind es nicht die spezifischen Interventionen und Übungen, die den Therapieerfolg bewirken. Es ist vielmehr die Erfahrung, dass man in einem strukturierten Rahmen einem wohlwollenden und vertrauenswürdigen Menschen gegenübersitzt, dem man sich mitteilen kann und der bereit ist, nicht nur Probleme, sondern auch Ressourcen geduldig und gründlich anzuschauen.

Werden bei einer konsequenten Ressourcenorientierung und Klientenzentrierung, wie sie in der Idiolektik verwirklicht sind, ernsthafte Konfrontation und Bearbeitung der Probleme vermieden?

Eine Studie der Nachfolger von Grawe in Bern (Flückiger u. Studer 2009) erbrachte diesbezüglich eine auch für die Anwenderinnen der Idiolektik hilfreiche und klärende Orientierung. In dieser Studie, in der eine Gruppe mit einem hohen Anteil ressourcenaktivierender Interventionen und eine Kontrollgruppe mit vorwiegend problemorientierten Verfahren behandelt wurde, wurden die Videoaufnahmen in Minuten-Sequenzen analysiert, um die Wirkung von ressourcenaktivierenden Interventionen im zeitlichen Ablauf des Therapieprozesses zu untersuchen. Die Ergebnisse der Studie zeigen, dass:

> »... ressourcenaktivierende Verhaltensweisen und Problembearbeitung in keinem Widerspruch zueinander stehen, sondern im Gegenteil einander auf den verschiedenen Untersuchungsebenen ergänzen. Interessanterweise war das Wohlbefinden der Patienten der Kontrollgruppe zur zwanzigsten Sitzung vergleichbar hoch wie dasjenige der Patienten in der Ressourcengruppe. Die Patienten der Ressourcengruppe zeigten jedoch stärkere Verbesserungen in der Schwere der Symptombelastung und eine höhere Zielerreichung. Dies widerspricht dem Argument, res-

> sourcenaktivierende Interventionen seien vornehmlich dafür geeignet, das allgemeine Wohlbefinden der Patienten zu steigern, stünden aber weniger mit einer Verminderung der psychopathologischen Symptomatik in Zusammenhang. Die einzelnen ressourcenaktivierenden Verhaltensweisen zeigen allerdings unterschiedliche Prozessmuster. Während das Ansprechen motivationaler und potenzialer Ressourcen sowohl auf Minuten-Ebene wie auch in der Sitzungsbeurteilung mit einer stärkeren, emotional belastenden Problemaktualisierung einhergehen, stehen problemeingrenzende Interventionen mit einer verminderten Problemaktualisierung in Zusammenhang. Auf Minuten-Ebene sind die einzelnen ressourcenaktivierenden Verhaltensweisen mit der Tiefe der Problembearbeitung zeitlich verschoben. Während positive Ziele und bestehende Fertigkeiten eher vor einem Shift in eine vertiefende Problembearbeitung angesprochen werden und diese begünstigen, werden die Probleme eher nach einem Shift von den Patienten normalisiert bzw. positiv umbewertet. Wird die gegenseitige Beeinflussung des ressourcenaktivierten bzw. ressourcenaktivierenden Verhaltens betrachtet, so sind es interessanterweise die Therapeuten, die den Patienten in der Qualität der Ressourcenaktivierungen folgen und nicht umgekehrt. Falls Ressourcen des Patienten aktiviert sind, greift der Therapeut diese selektiv auf und versucht, sie möglichst konkret und detailreich zu explorieren. Dies spricht einerseits für die aktive Rolle des ressourcenaktivierten Patienten und andererseits für eine eher indirekte Steuerung des Therapeuten durch aktive Aufmerksamkeitslenkung. Diese Ergebnisse sprechen somit für eine erweiterte interaktive Konzeption der therapeutischen Arbeit, die über eine klassisch medizinische Logik der ›möglichst reinen‹ Verabreichung von Therapeuteninterventionen hinausgeht (vgl. Duncan, Miller, Wampold & Hubble, 2009), jedenfalls was die ressourcenaktivierenden Techniken zu Beginn einer Therapie betrifft« (Flückinger u. Studer 2009).

Es lässt sich aus diesen Studienergebnissen folgern, dass eine konsequente und durchgehende Ressourcenorientierung, wie sie in der Idiolektik implementiert ist, zu einer rascheren, tieferen und nachhaltigeren Problembearbeitung führen kann. Als Nebenwirkung führt sie sicher zu einer stärkeren Selbstermächtigung der Klienten.

Idiolektische Gespräche aus der Perspektive der Neurophysiologie

Die Verknüpfung zwischen dem limbischen System, das die Gefühle und sozialen Beziehungen steuert, und den Funktionen des Gehirns, die die Grundlage der logisch-kognitiven Fähigkeiten bilden, drückt sich in der Sprache klar aus. Jonas (Jonas u. Daniels 2008) hat die

Eigensprache als die »tatsächlich vermittelte Sprache des limbischen Systems« bezeichnet. Obwohl die Verarbeitungen des limbischen Systems an sich präverbal sind, d. h. aus unformulierten und unformulierbaren Inhalten bestehen, beeinflussen sie doch den sprachlichen Ausdruck. Jede Aussage, auch wenn sie völlig sachlich und emotionslos klingt, trägt einen Teil gefühlsbezogener Information mit sich. Diese »limbische« Mitteilung liegt in der Art und Weise, wie der Sprechende die allgemeingültige Bedeutung der Begriffe ganz individuell verschiebt.

Idiolektische Fragen können den Verstand »überfordern«: Um z. B. eine Frage, wie man sich ein Symptom bildlich vorstellen kann, zu beantworten, greift man auf Informationen aus dem limbischen System zurück und schöpft die Antworten aus dem impliziten Wissen tieferliegender Hirnregionen.

Schon in der Wortwahl, in der Intonation und Satzmelodie sowie in Gestik, Mimik und Körperhaltung zeigt sich diese äußerst persönliche Komponente des Gesprochenen. Die erwähnten Anteile verbalen, para- und nonverbalen Ausdrucks in einer Aussage sind eben jene, die Jonas (Jonas u. Daniels 2008) als »Eigensprache« oder »Idiolekt« bezeichnet. Über die Verschaltung mit dem Hypothalamus im Zwischenhirn moduliert das limbische System die affektiv-vegetativ-motorischen Reaktionen (Bindernagel u. Poimann 2010). Es entwickelt sich im menschlichen Gehirn sehr früh, teilweise schon weit vor der Geburt. Zentren wie die Mandelkerne (Amygdala) und der Nucleus accumbens registrieren alle negativen und positiven Einflüsse und speichern sie meist unbewusst im emotionalen Erfahrungsgedächtnis.

Eben diese neuronalen Zentren der Verarbeitung negativer und positiver Einflüsse hat Naomi Eisenberger (2012) in ihren Forschungen zur Verarbeitung sozialer Schmerzen untersucht. Ihre Forschungsergebnisse helfen zu verstehen, was auf neurophysiologischer Ebene während eines idiolektischen Gesprächs geschieht und welche Auswirkungen das haben kann. Eisenberger war als Sozialwissenschaftlerin daran interessiert herauszufinden, wie sich die Erfahrung, sozial ausgeschlossen zu sein, neurophysiologisch auswirkt. In Zusammenarbeit mit Hirnforschern der Universität in Los Angeles fand sie heraus, dass das neuronale Netz, welches sich in der Evolution für die Verarbeitung schmerzhafter körperlicher Erfahrungen herausgebildet hat, genauso reagiert auf schmerzhafte soziale Erfahrungen. Dies können Erfahrungen der Ablehnung, des Verlustes naher Menschen, des Unfair-behandelt-Werdens und des sich Vergleichens mit anderen Menschen sein, die es besser haben oder können (negative soziale Vergleiche).

Die ursprüngliche Aufgabe des Schmerzsystems, vor körperlichen Gefahren und Verletzungen zu warnen, hat sich im Laufe der Entwicklung des Menschen um die Aufgabe erweitert, vor sozialen Verletzungen zu warnen. Dies ergibt Sinn, denn am Rande oder gar ganz allein auf sich gestellt außerhalb der Gruppe zu stehen, war häufig mit der Gefahr des Todes durch Verhungern oder Gefressenwerden verbunden. Eisenberger stellt auch einen Bezug zur Sprache her, indem sie bemerkt:

> »Auffallend ist, dass die Sprache, die wir verwenden, um diesen sozialen Schmerz zu beschreiben, tatsächlich die Sprache des körperlichen Schmerzes ist« (Eisenberger a. Liebermann 2009; Übers.: T. R.).

Kinder haben dies schon immer gewusst, wenn sie sagen: »Es tut weh, dass die anderen in der Pause nicht mit mir spielen« (vgl. S. 255, Praxisbeispiel »Geschnitten werden«).

Eisenberger (Eisenberger a. Liebermann 2009) untersuchte auch die Folgen angenehmer körperlicher und sozialer Erfahrungen. Angenehme körperliche Erfahrungen werden über das sogenannte Belohnungsnetzwerk verarbeitet, zu dem auch der Nucleus accumbens gehört. Die Forschungen ergaben, dass dieses Belohnungsnetzwerk jedoch nicht nur bei körperlichem Genuss aktiviert wird, sondern faszinierenderweise auch in sozial genussvollen Situationen. So weist Eisenberger nach, dass Erfahrungen von sozialer Anerkennung, der Erhalt von und vor allem das Geben von Unterstützung, Kooperation, die Erfahrung, fair behandelt zu werden, sowie positive soziale Vergleiche (Ich bin auch etwas wert, ich kann auch etwas im Vergleich zu anderen) ebenso das Belohnungssystem aktivieren können. Sie fasst zusammen:

> »Wenn unsere sozialen Bedürfnisse befriedigt werden, reagiert das Gehirn ähnlich wie auf andere greifbare Belohnungen« (Eisenberger a. Liebermann 2009; Übers.: T. R.).

An dieser Stelle lässt sich gut eine Verbindung zu den Erfahrungen von Klientinnen während eines idiolektischen Gesprächs herstellen. Wie in Abbildung 24 (vgl. S. 173) dargestellt, kann die idiolektische

Haltung und Technik dazu beitragen, genau diese angenehmen sozialen Erfahrungen im Gespräch zu ermöglichen.

Die durchgehende und *konsequente Orientierung an nonverbalen Signalen des Wohlbefindens* und der Sicherheit ermöglicht den Klienten, sich im Gesprächsverlauf zunehmend *körperlich wohler* zu fühlen. Das achtsame Zuhören und das *würdigende Aufgreifen ihrer Eigensprache* bewirkt bei den Klientinnen die Erfahrung *sozialer Anerkennung*. Indem betroffene Klientinnen als Expertinnen gewürdigt werden, die den idiolektischen Begleitern ihre eigene Weltsicht erklären und diesen ihre Modelle ihrer selbst ausmalen, können sie die Erfahrung machen, *Unterstützung zu geben*, vor allem sich selbst. Damit sind sie gleichzeitig *Empfänger der Unterstützung*. Beides aktiviert laut den Forschungsergebnissen von Eisenberger das Belohnungssystem und trägt damit zum Wohlbefinden bei.

Klienten und Begleiterinnen lassen sich im idiolektischen Gespräch von einem *gemeinsamen kooperativen und kokreativen Prozess* leiten. Da Klienten ihre *Grenzen respektiert* wissen und ihre *Impulse aufgegriffen* werden, fühlen sie sich *fair behandelt*. Die *Fokussierung ihrer Ressourcen und Kompetenzen* ermöglicht es, eine *innere Zustimmungsfähigkeit* zu entwickeln, die *positive soziale Vergleiche* unterstützt. All diese Faktoren aktivieren das Belohnungssystem und helfen, das insbesondere bei traumatisierten Menschen oft hoch aktivierte Schmerznetzwerk auszubalancieren.

Stephen Porges (2010) hat sich in seinen Forschungen zum autonomen Nervensystem im Rahmen der Polyvagal-Theorie (vgl. S. 188) damit beschäftigt, welche Auswirkungen solche als körperlich und sozial angenehm erlebte Situationen für die vegetative Selbstregulation des Organismus haben. Sie fördern das Gefühl von Sicherheit und aktivieren ausgehend vom Belohnungsnetzwerk die Nervenbahnen des ventralen Vagussystems. Dies beruhigt nicht nur Herz und Atmung, sondern ermöglicht den Menschen vor allem, bestimmte Funktionen freizuschalten: insbesondere die Fähigkeit zur sozialen Verständigung und Kommunikation sowie zur Nutzung höherer mentaler Funktionen wie Lernen und Kreativität. Deren optimale Nutzung ist eine wichtige Voraussetzung von Veränderungs- und Wachstumsprozessen in Beratung und Therapie. Die Würdigung der Eigensprache der Klienten ist hier ein wichtiges Instrument, welches auf neurophysiologischer Ebene helfen kann, die Selbstregulation der Klienten bestmöglich zu unterstützen.

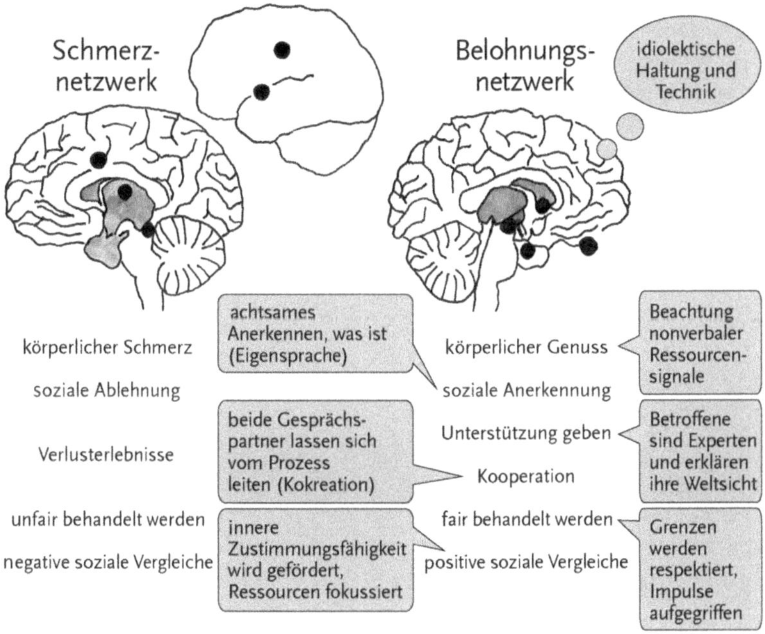

Abb. 24: Idiolektik und neuronale Netze: soziale Schmerzen und soziales Wohlbefinden nach Eisenberger u. Liebermann (2009)

Zusammenfassung: Wirkungen der Idiolektik

Für die Klienten: Entspannung, Entlastung, Vertrauen, Erleben angenehmer Erinnerungen und Vorstellungen, Verbindungen zu implizi tem Wissen (innerer Weisheit), Perspektivenwechsel, Resonanz

Für die Therapeutinnen und Begleiter: Leichtigkeit, geteilte Verantwortung, Miterleben und Mitbewegung, Resonanz, Lebendigkeit

Menschliche Grundbedürfnisse nach Bindung, Kontrolle/Orientierung, Selbstwert und Lustgewinn/Unlustvermeidung sowie Sinn werden im idiolektischen Gespräch bestmöglich beachtet.

Idiolektik ermöglicht eine elegante und klientengesteuerte Realisierung aller wichtigen therapeutischen Wirkfaktoren: therapeutische Beziehung, Problemaktualisierung, Ressourcenaktivierung, motivationale Klärung und Problembewältigung.

Eine konsequente Orientierung an Ressourcen und Kompetenzen ermöglicht eine rasche und schonende Bearbeitung belastender Themen.

> Die Elemente der Idiolektik aktivieren über körperliche und soziale Erfahrungen das Belohnungssystem und tragen damit zu einer verbesserten Selbstregulation bei. Dies schafft optimale Voraussetzungen für Kommunikation und kreatives Wachstum.

6 ZwEI Geschichten zwischen Teil EIns und Teil zwEI

Der erste und der zweite Teil des Buches verhalten sich ein bisschen so wie die Henne und das Ei. Legt das einfache Fragen nach der Eigensprache als »Henne« das wertvolle, traumatherapeutische Ei? Oder ist es die Ei-gensprache, aus der eine traumatherapeutisch hilfreiche Henne schlüpft? Man kann es nicht wissen. Aber vielleicht brüten Sie nicht zu lange über dieser Frage. Sondern picken sich aus den folgenden Geschichten im Zwischenraum das Körnchen Wahrheit heraus, das Ihnen schmeckt.

Die Geschichte vom Ei[12]

Es war einmal ein Bauer, der hatte drei Söhne, und als er in die Jahre kam, begannen sie zu drängen, er solle entscheiden, wem von ihnen er seinen Hof übergeben wolle. Da rief der Bauer seine Söhne eines Tages zu sich und sagte: »Weil ihr nun einmal keine Ruhe gebt, will ich euch auf die Probe stellen, damit ich erkenne, wer von euch am besten zum Hoferben taugt. Binnen Jahresfrist sollt ihr also herausfinden, was das für ein Ding ist, das ich euch jetzt gebe. Bis dahin aber will ich von euch kein Wort darüber hören«, und dabei gab er jedem von ihnen ein Ei.

Als das Jahr vergangen war, rief er die drei Söhne zu sich in die Stube und fragte sie, was sie über das Ding herausgefunden hätten. Der Älteste zuckte mit den Schultern und sagte:

»Ein Ei ist ein Ei. Ich habe es am nächsten Morgen zum Frühstück gegessen. Was soll man sonst damit anfangen?«

»Schade«, sagte der Bauer, »nun hast du nichts mehr in der Hand, womit du beweisen könntest, dass dieses Ding tatsächlich ein Ei gewesen ist.«

»Da war ich klüger«, sagte der zweite der Söhne und zog das Ding, das ihm sein Vater gegeben hatte, aus der Tasche. »Ich habe es in meine Schublade gelegt und dort aufgehoben, damit ich es dir heute zeigen kann. Es ist wirklich ein Ei.«

12 Aus: Bemmann, H. (1984): Erwins Badezimmer oder die Gefährlichkeit der Sprache. München (Goldmann).

»Das soll ein Ei sein?« Sagte der Bauer, nahm es ihm aus der Hand und schlug die Spitze ab. Da quoll aus dem Ding ein dermaßen hanebüchener Gestank, dass es allen in der Stube den Atem verschlug. Der Bauer riss das Fenster auf, warf das Ding hinaus auf den Misthaufen und sagte: »Mehr als dieser üble Geruch ist dabei wohl nicht herausgekommen.«

Dann wendete er sich an den dritten Sohn und fragte ihn, ob er ihm sagen könne, was für ein Ding er von ihm vor einem Jahr bekommen habe.

»Das ist eine lange Geschichte«, sagte der Jüngste. »Zunächst habe ich das Ding, das wie ein Ei aussah, einer Henne untergeschoben. Sie hat es ausgebrütet und aus dem Ding schlüpfte ein Küken, das heranwuchs[,] und dann war das Ding mit einem Mal ein tüchtiger Hahn. Als ich ihm eines Morgens Körner streuen wollte, hatte ihn in der Nacht der Fuchs geholt. Nur eine schöne Schwanzfeder lag noch da. Die steckte ich mir an den Hut und so war das Ding nun eine Feder an meinem Hut. Aber die Sache mit dem Fuchs wurmte mich doch. Deshalb lauerte ich ihm auf. Und als er wieder um den Hühnerstall schlich, brannte ich ihm eins auf den Pelz, dass er alle Viere von sich streckte, zog ihm das Fell über die Ohren und gab es zum Gerben. Nun war das Ding auch noch ein schöner Fuchspelz, denn der Fuchs hatte ja meinen Hahn gefressen.

Das alles geschah zur Zeit der Kirchweih. Ich setzte als abends meinen Hut auf und ging zum Tanzboden. Keiner von den anderen Burschen hatte eine so schöne Feder am Hut und so schauten sich die Mädchen nach mir um. Besonders eines, auf das ich es schon längst abgesehen hatte. Wir tanzten miteinander und merkten auch sonst, dass wir gut zusammenpassten. Da schenkte ich dem Mädchen den Fuchspelz und fragte es, ob es meine Frau werden wolle. Das Mädchen war einverstanden und so ging ich zu ihrem Vater, um zu erfahren, ob er mich zum Schwiegersohn haben wolle. Da er nichts dagegen einzuwenden hatte, war das Ding jetzt nicht nur eine Feder an meinem Hut und ein Fuchspelz für mein Mädchen, sondern auch noch meine Braut. Sie heißt übrigens Katrin und wartet draußen.«

»Dann bring sie herein, damit ich sehen kann, was aus dem Ding geworden ist«, sagte der Vater. Da ging der Jüngste zur Türe und brachte seine Braut in die Stube. Sobald sie über die Schwelle getreten war, blieb sie stehen, hielt sich die Nase zu und rief: »Pfui Teufel, ist bei euch immer solch ein Gestank?«

»Nein«, sagte der Bauer. »Daran ist dieser Dummkopf schuld, der meint, ein Ei bleibt ein Ei, wenn man es für ein Jahr in eine Schublade legt. Mein Jüngster scheint da, wenn ich mir dich so anschaue, beträchtlich klüger gewesen zu sein; denn er hat immerhin herausgefunden, dass dieses Ding, das wie ein Ei aussah, inzwischen eine Feder an seinem Hut, ein Fuchspelz für sein Mädchen und nun auch noch seine Braut geworden ist.«

»Wenn das nur schon alles wäre«, sagte der Jüngste. »Nächste Woche wollen wir heiraten und wenn ich mir vorstelle, dass Katrin ein Kind zur Welt bringt und dieses Kind zu gegebener Zeit so ein Ding in die Hand bekommt, wie du es mir vor einem Jahr gegeben hast, dann mag der Himmel wissen, was daraus noch alles werden soll. Ich kann jedenfalls noch lange nicht sagen, was das für ein Ding war, das wie ein Ei aussah.«

»Man kann nicht immer gleich alles wissen«, sagte der Bauer. »Aber du sollst meinen Hof bekommen, denn du bist ein Mensch, der sich nicht damit zufriedengibt, dass die Leute dieses oder jenes so oder so nennen.«

Die Geschichte einer EInzigartigen HEIlung

Die zweite Geschichte ist ein Praxisbeispiel. Es geht dabei um ein junges Mädchen mit Bauchschmerzen, um einzigartige Ideen zu ihrer Heilung und ebenfalls um einen Menschen, der nicht immer alles gleich weiß und der sich nicht damit zufriedengibt, dass schlaue Menschen diese oder jene festen Konzepte haben, sondern der sich die Freiheit des Staunens und Fragens bewahrt hat.

Praxisbeispiel: »Viele Monde«[13]

Es war einmal ein kleines Mädchen, das hatte arge Bauchschmerzen. Es hieß Leonore und hatte einen sehr reichen Vater. Er war der König im Lande und sie war die Prinzessin. Und ihr Vater liebte seine Tochter Leonore sehr. Als er hörte, dass sie schlimme Bauchschmerzen hatte, fragte er sie: »Hast du irgendeinen Wunsch, den ich dir erfüllen möchte, um dir eine Freude zu machen und zu helfen, dass du wieder gesund wirst?« Prinzessin Leonore sagte: »Ja, ich wünsche mir den Mond, Papa!«

13 Nacherzählt nach dem Kinderbuch von James Thurber (1989): Mondschein-Märchen. Übers. v. P. Torberg. München (Hanser). [am. Orig. (1973): Many moons. New York (Harcourt, Brace & Co.).]

Der König war froh, dass er viele schlaue Leute am Hof hatte, denn das war wahrlich ein ungewöhnlicher Wunsch. Er ging also zu seinem Minister und erzählte von Leonores Bauchschmerzen und dass sie sich den Mond wünschte, damit sie wieder gesund werden könne. »Also«, beauftragte der König seinen Minister, »organisieren Sie mir bitte den Mond!« Der Minister erwiderte, dass er das nur allzu gern machen würde, und erklärte: »Eure Majestät, mit Verlaub, der Mond ist 100 km weit weg, er ist aus Käse und so groß wie das ganze Schlafzimmer der Prinzessin. Es tut mir sehr leid, ich sehe mich außerstande, den Mond zu organisieren.«

Der König war enttäuscht und ließ nach dem königlichen Hofmathematiker schicken. Diesem erklärte er die Sache mit Leonores Bauchschmerzen und ihrem Wunsch nach dem Mond und bat ihn: »Berechnen Sie mir bitte, wie wir den Mond hierherbekommen, damit meine geliebte Leonore wieder gesund werden kann!« Der Hofmathematiker legte seine Stirn in Falten und rechnete lange vor sich hin. Dann erwiderte er: »Eure Majestät. Ich habe alle Variablen mit einberechnet, der Mond ist 1.000 km weit weg, er ist aus Blei und so groß wie der gesamte Palast. Keine Kraft der Welt ist stark genug, ihn hierherzubewegen.«

Da wurde der König ärgerlich, schickte den Mathematiker fort und ließ den königlichen Hofzauberer rufen. Diesen beauftragte er, den Mond herzuzaubern, nachdem er ihm die Geschichte von Leonores Bauchschmerzen und ihrem Wunsch erzählt hatte. Der Zauberer lachte und antwortete: »Eure Majestät, ich zaubere Ihnen gern rosa Elefanten und blaue Einhörner, aber ich bitte um Verzeihung, der Mond, der ist 10.000 km weit weg, er ist aus Asbest und ans Himmelszelt genagelt, und er ist so groß wie Ihr ganzes Königreich.«

Da wurde der König sehr wütend und jagte den Zauberer fort. Er setzte sich auf seinen Thron und wurde sehr traurig. Da kam der königliche Hofnarr vorbei. Er grüßte den König fröhlich und fragte: »Eure Majestät, was ist los? Ihr seht so traurig aus. Was ist nur passiert?« Der König erzählte ihm von Leonores Wunsch und dass all seine schlauen Leute keine Lösung gefunden hätten, den Mond zu besorgen. Der Hofnarr hörte aufmerksam zu und fragte interessiert nach den einzelnen Begründungen der Unmöglichkeit, den Mond zu besorgen. »Das ist wahrlich betrüblich«, sagte er und fragte weiter: »Kann ich irgendetwas für Sie tun?« »Ja, spiel' mir ein Lied«, bat ihn der König, »aber spiel mir ein trauriges!« Der Hofnarr tat, worum er gebeten wurde, und spielte ein trauriges Lied auf seiner Gitarre. Sodann huschte ein Lächeln über sein Gesicht und er fragte den König: »Darf ich mal zu Prinzessin Leonore gehen?« Der König antwortete: »Ich weiß nicht, was es nutzen soll, aber geh nur zu.«

Also klopfte der Hofnarr an die Kammertür der Prinzessin. Diese rief »Herein« und fragte sogleich: »Hast du mir den Mond mitgebracht?« Der Hofnarr bat um Geduld und fragte: »Sag mal, Prinzessin Leonore, wie weit glaubst du, dass der Mond weg ist?« Prompt deutete die Prinzessin auf den Baum vor ihrem Kammerfenster und sagte: »Siehst du den Baum dort hinten? Also, am Abend, da verfängt der Mond sich immer in den Ästen des Baumes. Ich glaube, der Mond ist so weit weg wie der Baum. Holst du ihn mir heute Abend?« Der Hofnarr zögerte und fragte weiter: »Ich werde es gern versuchen, aber was glaubst du, wie groß ist der Mond?« Die Prinzessin antwortete: »Immer, wenn ich meinen kleinen Finger davorhalte, verdeckt mein Fingernagel gerade den Mond. Er muss ein wenig kleiner sein als mein kleiner Fingernagel.« Der Hofnarr fuhr fort: »Nun verrate mir noch eines: Aus was ist der Mond gemacht?« Da lachte die Prinzessin und verriet: »Das weiß doch jedes Kind, der ist aus Gold gemacht!« Der Hofnarr verabschiedete sich höflich und versprach, am Abend wiederzukommen. Alsdann begab er sich zum königlichen Goldschmied und gab ihm den Auftrag, ein kleines Kügelchen aus Gold zu formen, gerade so groß wie der kleine Fingernagel der Prinzessin, und eine feine Kette gleich dazu. Der Goldschmied fragte, was das sein solle, und der Hofnarr erklärte, dass das der Mond sei. Daraufhin prustete der Goldschmied lauthals und berichtigte den Hofnarren: »So ein Quatsch, der Mond ist 10 km weit weg und aus Silber und so groß wie die ganze Prinzessin!« »Ja, das ist, was du glaubst!«, entgegnete der Hofnarr und ging am Abend zufrieden zu Leonore. Diese war überglücklich, hängte sich den Mond um ihren Hals und schlief einen tiefen heilsamen Schlaf.

Am nächsten Morgen war die Prinzessin gesund und ging glücklich in den königlichen Hofgarten spielen.

Jedoch war der König voller Sorge und Angst, da er wusste, dass am selben Abend Vollmond sein würde, und er befürchtete, die Prinzessin könnte erkennen, dass das an ihrem Halskettchen gar nicht der echte Mond war, und vor Enttäuschung wieder krank werden. Also ließ er nach seinem Minister schicken und gab ihm den Auftrag, eine Lösung für dieses Problem zu finden. Dieser schlug vor: »Eure Majestät, wir werden einen riesengroßen schwarzen Samtvorhang um den ganzen Palast hängen, dass die Prinzessin den Vollmond nicht sehen kann.« »So ein Unsinn!«, raunte der König, »dann bekommt die Prinzessin ja keine Luft mehr und wird davon wieder krank.«

Und er ließ den königlichen Hofmathematiker rufen, schilderte ihm das Problem und bat ihn, rasch eine Lösung zu errechnen. Dieser legte seine Stirn in Falten und rechnete sehr lange. Dann verkündete er: »10 cm dick muss sie sein!« »Was muss 10 cm dick sein?«, drängelte der König. »Das schwarze Glas einer Brille, die die Prinzessin tragen muss, damit sie den Mond nicht sehen kann.« Der König ärgerte sich: »So etwas wird nicht geschehen, dann läuft meine geliebte Tochter ja irgendwo dagegen und verletzt sich«, und er schickte den Mathematiker fort.

Schon etwas entmutig ließ er den Zauberer kommen, der vorschlug, jeden Abend ein Feuerwerk, um den gesamten Palast zu zaubern. Aber auch dieser Vorschlag wurde vom König wütend verworfen, da die Prinzessin dann gar nicht schlafen könnte und davon wieder krank würde.

Sehr verzweifelt setzte er sich auf seinen Thron, wo ihn der Hofnarr erblickte, und fragte: »Eure Majestät, warum sind Sie denn so verzweifelt? Leonore geht es doch wunderbar, sie ist gesund und spielt im Garten.« Der König klagte ihm seine Ängste, dass die Prinzessin wieder krank werde, sobald sie heute Abend den Schwindel bemerke. Und er erzählte von all den Lösungsvorschlägen seiner schlauen Leute, die jedoch alle nicht funktionieren würden. Da sprach der Hofnarr: »Dann wird es sich wohl um eines dieser unlösbaren Probleme handeln, Eure Majestät.« Der König jammerte: »Und was machen wir jetzt?« Der Hofnarr bot an, nochmals zur Prinzessin zu gehen, und der König willigte ein, auch wenn er verlauten ließ, dass er nicht wisse, was das nun wieder bringen solle.

Als der Hofnarr bei der Prinzessin ins Zimmer trat, stand gerade der Vollmond am Horizont. Und in seinem Gesicht stand ein Ausdruck von Erstaunen und Verwirrung, als er zu ihr sprach: »Liebe Prinzessin Leonore, ich verstehe die Welt nicht mehr. Dort oben siehst du den Vollmond, dabei hast du ihn doch an der Kette um deinen Hals hängen. Wie kann das denn sein?«

Da lachte die Prinzessin und erwiderte: »Das ist doch völlig klar, das ist mit dem Mond genauso wie mit den Zähnen. Wenn einer ausfällt, dann wächst einer nach. Und so wie mit den Blumen im Hofgarten, wenn ich sie pflücke, dann wachsen sie auch wieder nach.«

»Ach so, jetzt verstehe ich«, rief der Hofnarr erleichtert und ging zum Fenster und blinzelte dem Mond zu. Und der Mond blinzelte zurück.

Teil 2: Das Potenzial der Eigensprache in der Traumatherapie

»Von allen Besitztümern auf Erden ist das Wertvollste die Lebenskunst. Denn alles andere können Krieg und Schicksalsschläge rauben, die Lebenskunst aber bleibt bewahrt.«

Hipparchos

7 Einführung in die Psychotraumatologie und Traumatherapie

Der Fokus dieses Buches soll auf der Eigensprache der traumatisierten Klientinnen, der Würdigung der darin enthaltenen Ressourcen und Kompetenzen sowie deren Nutzen für die Traumaberatung und Traumatherapie liegen. Zu den allgemeinen Hintergründen der Psychotraumatologie und Traumatherapie bietet die bestehende Literatur bereits einen reichhaltigen Fundus. Daher sollen in der folgenden Einführung nur einige wichtige Punkte benannt werden, die eine Einordnung der in diesem Teil unseres Buches beschriebenen Methoden erleichtern.

Grundlegende Aspekte der Psychotraumatologie

»Vom Zwang des Vergessens,
der Sprachlosigkeit,
der Wiederholung …
zum heilsamen Erinnern.«

Lutz-Ulrich Besser

Was ist ein Trauma?

Das Wort *Trauma* kommt aus dem Griechischen und bedeutet »Verletzung« oder »Wunde«. Als Psychotrauma bezeichnet man eine seelische Verletzung oder Wunde. Hervorgerufen wird eine solche seelische Verletzung durch das Erleben bedrohlicher und überwältigender Situationen, die die individuellen Bewältigungsmöglichkeiten überfordern. Dies geht häufig mit dem Gefühl von Hilflosigkeit und Ohnmacht einher und der Organismus wird in Hochstress versetzt.

Dadurch werden reflexartig schützende Anpassungsprozesse aktiviert, die sich auf die Wahrnehmung und das Verhalten auswirken (vgl. S. 186). Diese Anpassungsprozesse ermöglichen es, die traumatische Situation zu überleben.

Im weiteren Verlauf, wenn die Gefahr vorüber ist, können diese Wahrnehmungsbereitschaften und Verhaltensweisen weiter aktiviert bleiben. Weil sie nun jedoch nicht mehr zum aktuellen sichereren Kontext passen, treten sie als Symptome in Erscheinung.

Es gibt verschiedene Ereignisse, die die Seele verletzen können. Dies sind schicksalhaft hereinbrechende Naturkatastrophen, Unfälle, Krankheiten oder Situationen, in denen die Bedrohung von anderen Menschen ausgeht, wie z. B. bei körperlicher, sexueller oder emotionaler Gewalt. Auch der Verlust wichtiger Bezugspersonen bzw. sozialer Sicherheit oder eine vernachlässigende Umgebung können sehr bedrohlich erlebt werden, da wichtige Grundbedürfnisse über längere Zeit schmerzhaft unerfüllt bleiben.

Es gibt bei einer Traumatisierung einen objektiv beobachtbaren situativen Aspekt, der nicht gleichzusetzen ist mit der subjektiv empfundenen und erlebten Bedrohung. Es kann sogar sein, dass eine Person seelische Verletzungen erleidet, wenn sie eine bedrohliche Situation »nur« als Zeuge beobachtet, z. B., wenn die Eltern gewalttätig gegeneinander sind oder wenn man Zeuge eines schweren Unfalls wird.

Was ist ein Trauma? – Zwei Definitionen:

»Das Erleben plötzlicher und heftiger oder anhaltender äußerer und/oder innerer Bedrohung, das mit dem Gefühl von Todesangst, Hilflosigkeit, Ohnmacht, Schutzlosigkeit und oft auch körperlichem Schmerz und Verletzung einhergeht.«

(Besser 2003)

»Ein vitales Diskrepanzerlebnis zwischen bedrohlichen Situationsfaktoren und individuellen Bewältigungsmöglichkeiten, das mit Gefühlen der Hilflosigkeit und schutzlosen Preisgabe einhergeht und so eine dauerhafte Erschütterung von Selbst- und Weltverständnis bewirkt.«

(Fischer u. Riedesser 2009)

Inwieweit eine Bedrohung subjektiv als überwältigend erlebt wird, ist abhängig vom Alter, von der Schwere, der Dauer, der Häufigkeit der Bedrohung, aber auch von den eigenen Vorerfahrungen und Bewältigungsmöglichkeiten sowie davon, ob die Gefahr von wichtigen Bezugspersonen ausgeht, von denen man eigentlich Schutz erwartet.

Während man bei manchen Gefahren durch Flucht aus der Situation entkommen oder sie aus eigener Kraft abwenden kann, ist das typische Merkmal einer traumatischen Situation, dass man ihr weder entfliehen noch sie bekämpfen kann; man ist ihr unentrinnbar ausgeliefert. Das führt zu einer Erschütterung des Weltbildes und des Selbstbildes eines Menschen. Das Vertrauen in die Welt und in sich selbst zerbricht. Die Welt wird als nicht mehr sicher wahrgenommen und das eigene Selbst als verletzlich und machtlos. Insbesondere bei von Menschen verursachten seelischen Verletzungen wird auch das Vertrauen in andere Menschen nachhaltig beschädigt. Dies geht häufig mit Gefühlen von Wertlosigkeit und tiefer Scham einher.

Wichtig ist es, die *Verletzungsursache,* d.h. das objektiv beobachtbare *traumatische Ereignis* (z.B. einen Unfall oder eine Vernachlässigungssituation), von dem subjektiven *Erleben der traumatischen Situation* durch die Betroffenen, der verspürten Verletzung selbst, dem *Trauma,* zu unterscheiden.

Praxisbeispiel: Differenzierung traumatisches Ereignis – traumatisches Erleben

(1) Einer Frau wird durch eine geplatzte Glasflasche ein Blutgefäß am Handgelenk durchtrennt und sie wartet zehn Minuten stark blutend im Geschäft auf den Notarzt **(traumatisches Ereignis).** In einer Begutachtung durch die Unfallversicherung wird die Diagnose einer Posttraumatischen Belastungsstörung als Folge dieses Erlebnisses trotz Vorliegen der typischen Kernsymptome abgelehnt. Dies wird damit begründet, dass das traumatische Ereignis tatsächlich nicht lebensbedrohlich gewesen sei.

Der Widerspruch gegen diese Ablehnung konnte damit begründet werden, dass die Patientin, obwohl die Verletzung objektiv nicht lebensbedrohlich war, während der zehn Minuten subjektiv Todesangst, Ohnmacht und Hilflosigkeit empfunden hatte **(Erleben der traumatischen Situation).** Damit wurde das Eingangskriterium für die Diagnose einer Traumafolgestörung als erfüllt angesehen, und da die Symptomatik dem Vollbild einer Posttraumatischen Belastungsstörung entsprach, konnte der Widerspruch erfolgreich durchgesetzt werden.

(2) Ein anderes Beispiel für die Wichtigkeit der subjektiven Bewertung einer potenziellen Belastung ist die nächtliche Abwesenheit der Eltern **(Ereignis).** Dies kann für ein auf Versorgung angewiesenes Baby mit Todesangst, Hilflosigkeit und Ohnmacht einhergehen **(traumatisches Erleben)**, während die gleiche Situation von einem 17-Jährigen möglicherweise gefeiert wird.

Weiterhin gilt es, von dem *Ereignis* und dem *Erleben der Situation* die unmittelbare *Reaktion* sowie den darauffolgenden zeitlichen *Prozess der Verarbeitung* nach einer Traumatisierung zu differenzieren.

Praxisbeispiel: »Autounfall«

Traumatisierendes Ereignis:

Eine 28-jährige Rettungssanitäterin fährt bei einer Einsatzfahrt über eine rote Ampel, dabei fährt ihr ein Pkw in die rechte Seite, dessen Fahrer den Rettungswagen übersehen hat.

Erleben der traumatischen Situation:

Die fahrende Rettungssanitäterin, die den Wagen nicht kommen sieht, hört einen plötzlichen Knall, spürt eine heftige Erschütterung des Wagens sowie das Durchgeschütteltwerden ihres Körpers durch den Aufprall und den Schmerz der verzögerten Prellung an der Seitenwand des Rettungswagens. Visuell sieht sie, dass ihr Gesichtsfeld durch den Aufprall wackelt. Emotional ist sie überrascht und geschockt und erlebt sich ohnmächtig dem Unfallgeschehen ausgeliefert. Dies geht mit Angstgefühlen einher. Kognitiv ist sie verwirrt, da sie keine Orientierung in dieser Situation hat, weil sie den Pkw nicht bemerkt hat.

Traumatische Reaktion:

Der Organismus aktiviert unter der hohen Stressbelastung des Unfalls Überlebensreflexe, die mit einer motorischen Schockstarre, mit erhöhter Muskelanspannung sowie mit einer sensorischen Fragmentierung und Dissoziation der Sinneseindrücke einhergehen. Es kommt zu einer *peritraumatischen Amnesie,* d.h., der Unfallhergang kann im Nachgang nicht mehr erinnert werden.

Kurze Zeit nach dem Unfall kommt es zu intrusiven Wiedererinnerungen von Traumaerlebnisfragmenten. Obwohl daheim in Ruhe sitzend, hört sie manchmal einen lauten Knall (kann den Kontext des Aufpralls damit aber nicht in Verbindung bringen, da dieses akustische Erinnerungsfragment ohne raumzeitlichen Kontext abgespeichert wurde). Außerdem erlebt sie unvermittelt ein »Wackeln« ihrer visuellen Wahrnehmung, als würde ihr Gesichtsfeld erschüttert, jedoch ohne dass ihr Körper sich entsprechend bewegt hätte. Beides verunsichert sie zutiefst und sie hat Ängste, verrückt zu sein. Sie leidet an einer erhöhten Nervosität und kann schlecht einschlafen. Außerdem plagen sie Schuldgefühle, den Pkw übersehen zu haben.

Traumatischer Verarbeitungsprozess:

Nachdem es der Klientin immer schlechter geht, die intrusiven Wiedererinnerungen häufiger werden und sich Panikzustände einstellen mit der Angst, verrückt zu sein, sucht die Klientin therapeutische Hilfe. Es wird ein gemeinsames Verständnismodell des Unfallhergangs, ihrer seelischen Verletzungsfolgen sowie der damit einhergehenden Veränderungen der Gedächtnisspeicherung entwickelt. Dies wirkt sehr entlastend, da es der Klientin ermöglicht, sich selbst zu orientieren und das körperliche Erleben zu verstehen. Im Folgenden erlernt die Patientin einfache Stabilisierungs- und Ressourcenübungen, welche sie im Alltag zur Selbstberuhigung einsetzen kann. Mithilfe von Aussagen ihres Kollegen wird die Amnesie für den Unfallhergang rekonstruiert. Dadurch werden die »Erinnerungssplitter« zu einer integrierten Erzählung des Unfallhergangs zusammengesetzt. Schließlich werden die intrusiven Wiedererinnerungen weniger, die Panikattacken hören auf und die Klientin kann ihre Arbeitstätigkeit wieder aufnehmen.

Es wird unterschieden zwischen *Schocktrauma* und *Entwicklungstrauma*. Ein Schocktrauma ist ein Ereignis mit einem klar abgegrenzten Davor und Danach. Dieses ist meist einfacher zu bewältigen, da die Betroffenen Zeiten hatten, in denen sie sich sicher fühlten. Hingegen beginnen die Verletzungen bei einem Entwicklungstrauma meist früh in der Kindheit. Eine Vielzahl belastender Ereignisse und Vernachlässigungserfahrungen hinterlässt tiefe Verletzungen in den Strukturen der Seele. Das Schlimme daran ist, dass die betroffenen Kinder die traumatisierenden Umstände oft als »normal« erleben, sich selbst aber in hohem Masse infrage stellen. Betroffene müssen ausgeprägte defensive Überlebensstrategien entwickeln, wie Misstrauen gegenüber der Welt und anderen Menschen. Die Folgen einer Entwicklungstraumatisierung sind oft nur in einem langfristigen Prozess der respektvollen Begleitung veränderbar.

Ähnlich wie bei körperlichen Verletzungen heilen manche seelischen Verletzungen folgenlos aus, andere hinterlassen Narben und einige werden ohne Hilfe von außen nur schwer heilen. Die Bedingungen und therapeutischen Prinzipien, die die Verarbeitung und den Heilungsprozess unterstützen können, werden in einem späteren Abschnitt beschrieben (vgl. »Traumatherapeutische Prinzipien«, S. 221).

Was sind traumatische Reaktionen?

Zunächst sollen einige der biologisch verankerten Überlebensreaktionen bei psychischen Traumatisierungen beschrieben werden, damit deren kurz- und langfristige Folgen besser verstanden werden können.

Welches sind die evolutionären Grundlagen der Überlebensreaktionen?

Um die Reaktionen und Verhaltensweisen während und nach einem Trauma besser zu verstehen, ist es notwendig, sich mit den defensiven Überlebensstrategien zu beschäftigen, die sich in der Evolution schrittweise entwickelt haben und die dem Menschen angeboren sind. Früher war die Welt wesentlich gefährlicher und bedrohlicher (Pinker 2013). Traumatisierungen waren über Tausende von Jahren an der Tagesordnung und es überlebten die Lebewesen, die sich durch spezialisierte Überlebensreflexe an diese feindliche Umwelt anpassen konnten.

Die Einzeller entwickelten die älteste und einfachste Verteidigungsstrategie: Sie machen »dicht«, wobei sie ihre Oberfläche verringern, ihre Zellwand undurchlässiger machen und ihren Stoffwechsel auf ein Minimum herunterfahren. Dies ermöglicht ihnen, lange Zeit unter sehr widrigen Bedingungen zu überleben.

Eine nächste Stufe der Verteidigung wurde durch die Entwicklung von Fortbewegungsorganen wie z. B. Muskeln möglich. Entsprechend ist es den Lebewesen nun möglich, sich von einer Gefahr wegzubewegen oder diese mit eigener Kraft abzuwehren. Sie können vor der Bedrohung flüchten oder gegen sie ankämpfen.

Erst in »jüngster« Vergangenheit wurde es möglich, sich durch die Entwicklung von Fürsorgeverhalten, Sprache und kommunikativen Fähigkeiten untereinander zu verständigen, um die Kooperation in der eigenen Gruppe von Mitlebewesen zu stärken. Diese soziale Verständigung hemmt die Aggression in der Gruppe und ermöglicht den Aufbau von starken sozialen Bindungen. Gemeinsam ist man stärker und kann das Überleben der einzelnen Mitglieder in der Gruppe besser gewährleisten.

Da Gefahren häufig plötzlich und unvermittelt auftauchen, müssen auch die entsprechenden Überlebensreaktionen schnell und verlässlich aktiviert werden. Sie werden im Nervensystem von Einheiten gesteuert, die weitgehend automatisch und reflexartig reagieren. Der Verstand wäre hierfür zu langsam und zu unzuverlässig. Bei Säugetieren, auch beim Menschen, nennt man diesen Teil des Nervensystems das *autonome Nervensystem*. Es macht, »was es will«, und oft nicht das, was der Verstand möchte.

Stephen Porges (2010) erforscht als Neurophysiologe dieses autonome Nervensystem seit über 40 Jahren. Seine Erkenntnisse über dessen Aufbau und Funktion, die er in der Polyvagal-Theorie zusammengefasst hat, ermöglichen es, Überlebensreaktionen von traumatisierten Menschen besser zu verstehen und heilsam zu beeinflussen. Einige der neurologischen Details seiner Theorie werden kontrovers diskutiert (z. B. Grossmann a. Taylor 2007), die für die Praxis relevanten grundlegenden funktionellen Prinzipien werden jedoch nicht infrage gestellt.

Auch David Jonas und seine Frau Doris (A. D. Jonas u. D. F. Jonas 1977) konnten dank ihrer Verhaltensbeobachtungen bei Menschenaffen schon sehr früh viele dieser Überlebensreaktionen in ihrer Arbeit beschreiben (vgl. S. 252). Noch ohne die genauen neurophysiologischen Kenntnisse entwickelten sie im therapeutischen Dialog mit den Klienten Modelle, die es ihnen ermöglichten, einen wertschätzenden Blick auf diese unwillkürlichen, automatischen Fähigkeiten ihres Körpers zu werfen (vgl. S. 244, Praxisbeispiel »Zumachen«).

Unter welchen Bedingungen nutzen Menschen welche Überlebensstrategien?

Vereinfacht man die Erkenntnisse von Porges' Polyvagal-Theorie, kann man sich das System der Überlebensstrategien in einer Art »Ampelmodell« vorstellen. Angepasst an die Sicherheit bzw. Gefährlichkeit der Umwelt werden automatisch überlebensdienliche Verhaltensweisen und Reaktionen aktiviert. Die Wahrnehmung der Sicherheit bzw. Bedrohung geschieht über die Bahnen des autonomen Nervensystems als sogenannte *Neuroception* (Porges 2010). Die Nerven leiten nicht nur Informationen vom Gehirn zu den inneren Organen, sondern 80 % der Informationen fließen von dort zum Gehirn zurück. Der Volksmund nennt dies »Bauchgefühl«.

Durch entsprechende Aktivierung der verschiedenen Anteile des autonomen Nervensystems werden dann angepasste Verhaltensweisen des Organismus ermöglicht. Dies geschieht reflexhaft innerhalb von Bruchteilen einer Sekunde, während bewusste Verhaltensweisen der Abwehr wie eine »Schnecke« innerhalb von Sekunden »hinterherkriechen«. Während einer traumatischen Situation können diese reflexartigen biologischen Reaktionen häufig nur unvollständig ablaufen, und die bereitgestellte Energie zusammen mit den Handlungsimpulsen bleibt dann im Körper »eingefroren«. Dies kann später zu Symptomen führen, die sich im therapeutischen Prozess durch Vervollständigung der unterbrochenen Reaktionen lösen lassen.

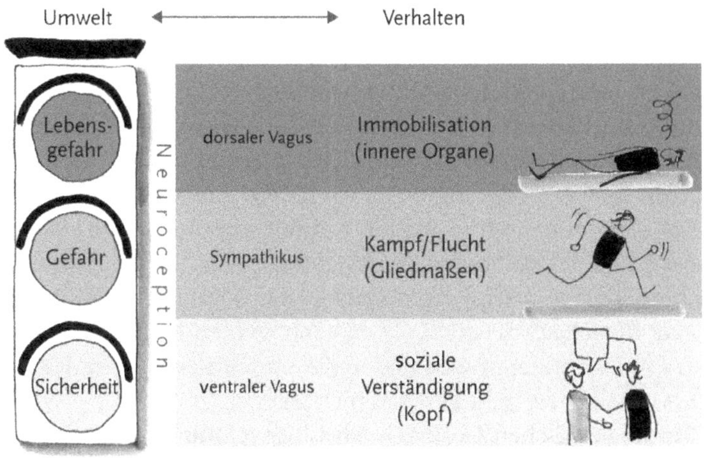

Abb. 25: Die Polyvagal-Theorie nach Stephen Porges (2010)

Der »grüne« Bereich: Sicherheit und soziale Verständigung

In einer sicheren Umwelt sind Menschen in der Lage, auszuruhen und entspannt mit sich oder anderen Menschen zusammen zu sein. Über den ventralen (vorderen) Ast des Vagusnervs, einem wichtigen Teil des parasympathischen Nervensystems, wird das soziale Verständigungssystem aktiviert. Dies ermöglicht mithilfe der Muskulatur in Hals, Nacken und Kopfbereich folgende für die Therapie sehr wichtige Verhaltensweisen: Zuwendung (mithilfe der Halsmuskulatur), Zuhören (mithilfe kleiner Ohrmuskeln werden Sprachfrequenzen besser herausgefiltert), Sprechen (mithilfe der Atem, Stimm-, Gaumen- und Mundmuskulatur), sich in Ruhe Umschauen und Anschauen (ruhige fließende Augenbewegungen), damit das Erkennen von Gefühlen anderer, das Signalisieren von eigenen Gefühlen über die mimische Muskulatur sowie eine Beruhigung der Atmung und des Herzrhythmus. Außerdem sind überwiegend in diesem »grünen« Bereich Nahrungsaufnahme und -verdauung sowie ein Ausruhen mit einer weitgehend entspannten Willkürmuskulatur möglich.

Dieses System funktioniert in beide Richtungen: In einer als sicher empfundenen Umgebung werden die oben beschriebenen Verhaltensweisen aktiviert. Andersherum kann das willkürliche Aktivieren der oben beschriebenen Verhaltensweisen (z. B. das langsame Umschauen im Raum oder das Sprechen mit einer modulierten Stimme) im Organismus das subjektiv empfundene Gefühl von Sicherheit aktivieren. Man muss diese Verhaltensweisen noch nicht einmal selbst ausführen. Es reicht, wenn z. B. Therapeutinnen oder Begleiter diese Verhaltensweisen »vormachen«, um die Klientinnen damit »anzustecken«, z. B., indem sie sich selbst entspannen, durchatmen, Tee trinken, reden, sich umschauen.

Unter sicheren Bedingungen ist die Wahrnehmung weit und offen, es können neue Informationen aufgenommen und es kann gelernt werden. Insbesondere Signale der sozialen Verständigung werden besonders gut empfangen. Sowohl die Gefühle und Bedürfnisse anderer Menschen als auch die eigenen werden feiner wahrgenommen. Ein Einfühlen in sich und andere (man nennt diese Fähigkeit auch *Mentalisieren*) gelingt wesentlich leichter.

Im idiolektischen Gespräch wird dies genutzt, indem so in der Eigensprache der Klientinnen nach ihren Ressourcen und Kompetenzbereichen gefragt wird, dass diese sich sicher fühlen. Dadurch können sie leichter erzählen, sich besser selbst wahrnehmen und sich in sich einfühlen. Durch genaue Beachtung der Körpersprache, insbesondere der Signale des »grünen Bereichs«, und den respektvollen Umgang mit ihren Grenzen wird die Regulationsfähigkeit ihres autonomen Nervensystems bestmöglich unterstützt.

Der »gelbe« Bereich: Gefahr – Kämpfen und Flüchten

Taucht eine Bedrohung auf oder nähert sich eine Gefahr, wird über das autonome Nervensystem sofort eine allgemeine Mobilisierungsreaktion gestartet: Der Stoffwechsel wird darauf ausgerichtet, die Energie, die dem Organismus zur Verfügung steht, in lebensrettende Bewegungen umzusetzen. Dies kann der Versuch sein, die Gefahr im Kampf abzuwehren oder an einen sicheren Ort zu flüchten. Diese Aktivierung geschieht sehr rasch, da der Sympathikus als zuständiger autonomer Nervenast bereits latent voraktiviert ist. Der Körper steht vereinfacht gesagt immer »mit einem Fuß auf dem Gaspedal«. Sobald die »Stressbremse« des ventralen Vagus »gelockert« wird, kann er sehr schnell »Gas geben« und alle Energie in Bewegung umsetzen. Die Atmung wird beschleunigt, um den nötigen Sauerstoff ins Blut zu bringen. Das Herz schlägt schneller und die Blutgefäße werden erweitert, um den Sauerstoff zusammen mit dem Zucker als »Treibstoff« zu den Muskeln zu transportieren.

Wichtige andere »Energieverbraucher«, wie Teile des Großhirns sowie der Verdauungsapparat, werden in ihrer Aktivität heruntergefahren. Dies geht mit einer verminderten kognitiven Leistungsfähigkeit einher. Der schnellste Weg, die Verdauungsenergie einzusparen, besteht darin, den Mageninhalt nach oben (Übelkeit und Erbrechen) sowie den Darminhalt nach unten (Durchfall) aus dem Körper zu befördern. Außer der Energieersparnis hat das den Vorteil, dass das Fluchtgewicht erleichtert wird, so länger durchgehalten werden kann und der »Verfolger« unter Umständen durch die Exkremente abgelenkt wird.

Unter gefährlichen Bedingungen verengt sich die Wahrnehmung im »gelben Bereich« wie ein Tunnel. Aufmerksamkeit und Blick werden auf die Gefahr fixiert, die bekämpft oder vor der geflüchtet werden soll. Die Wahrnehmung eigener Gefühle und Bedürfnisse und die der Mitmenschen ist erschwert.

Der »rote« Bereich: Lebensbedrohung – Immobilisation

Ist ein Kämpfen oder Flüchten nicht (mehr) möglich oder erfolglos, wird dies als Ohnmacht und Ausgeliefertsein erlebt und der Organismus greift auf die älteste und verlässlichste Strategie zum Überleben zurück, die Schockreaktion: »einfrieren«, »nichts tun« und handlungsunfähig verharren, bis die Gefahr vorübergegangen ist. Diese Immobilisierung wird auch *Totstellreflex* genannt. Sie geht zunächst mit einer angespannten Muskelstarre einher, um bei Anhalten der Gefahr in eine schlaffe Lähmung der Muskulatur überzugehen, einer körperlichen Ohnmacht. In einem solchen Zustand verlangsamt sich die Atmung und der Herzrhythmus und der Stoffwechsel werden auf ein Minimum herunterreguliert, um möglichst lange unter widrigen Bedingungen zu überleben. Bestimmte Drüsen sondern einen Geruch ab, der nach Aas riecht und der Fressfeinde dazu bringen kann, das Interesse zu verlieren. Außerdem brauchen Raubtiere ein Mindestmaß an Gegenwehr, um zu töten. Der entwicklungsgeschichtliche Vorteil dieses »Totstellreflexes« liegt also darin, dass potenzielle Angreifer und Feinde das Interesse verlieren und irgendwann von ihrem Opfer ablassen. Diese Reaktion wird vermittelt durch den entwicklungsgeschichtlich älteren und anatomisch hinten *(dorsal)* gelegenen Ast des Vagusnervs. Dieser ist nicht mit einer isolierenden Fettschicht umhüllt wie die anderen Nerven des autonomen Nervensystems. Daher leitet er die elektrischen Impulse langsamer weiter und man gleitet normalerweise verlangsamt in eine solche Immobilisationsreaktion hinein. Schwindel, »Nebel im Kopf«,

Übelkeit, das Schwarzwerden vor Augen und Schwäche sind häufige Symptome auf diesem Weg. Ist allerdings diese Reaktion aufgrund häufiger lebensgefährlicher Situationen entsprechend gebahnt, kann dieser Reflex auch rasch auftreten, z. B. in Form eines dissoziativen Anfalls. Bewusstheit und Sinneswahrnehmungen werden zunächst vermindert und schließlich im Vollbild dieser Reaktion komplett abgeschaltet (vgl. S. 195). Ihr Verständnis hilft, wichtige Traumafolgesymptome zu erklären.

Neben der Beeinträchtigung der Funktion des Gedächtnisspeichers wird auch das Sprachzentrum unter lebensbedrohlichen Bedingungen »stumm« geschaltet. Dies hat den evolutionären Vorteil, dass Verfolger und Feinde einen nicht wahrnehmen, wenn man »keinen Piep mehr von sich gibt«. Diese Reaktion bedingt jedoch auch die »Sprachlosigkeit« traumatisierter Menschen, denen das Überwältigende buchstäblich »die Sprache verschlägt«. Dies erschwert ihnen im weiteren Prozess sehr, Sprache für das »Unaussprechliche« zu finden. Gelingt es später, sich z. B. zunächst in einer Metapher auszudrücken, hat dies an sich schon eine heilsame Wirkung, da es »mitteilbar« wird.

Der Zustand des eigenen autonomen Nervensystems ist ansteckend für andere. Traumatisierte Menschen sind Überlebenskünstler in gefährlichen und lebensgefährlichen Situationen. In ihnen können rasch der »gelbe« (Mobilisation) und der »rote Bereich« (Immobilisation) aktiviert werden und sie finden oft nur langsam in den »grünen« (soziale Verständigung) zurück. Für den Kontakt mit den Betroffenen in der therapeutischen oder pädagogischen Arbeit bedeutet dies, dass es in der Verantwortung von Begleiterinnen und Therapeuten steht, sich bestmöglich zu regulieren, um selbst im »grünen Bereich« zu bleiben und diesen über verbale und nonverbale Signale »ausleihen« zu können. Da geschätzt wird, dass ca. 80 % der Kommunikation über den Körper stattfindet, ist diese »Selbstfürsorge« mehr als Psychohygiene, sondern die eigentliche Hauptaufgabe in der therapeutischen Beziehung.

Die idiolektische Haltung des nicht wertenden gemeinsamen Betrachtens und der Würdigung der guten Gründe kann hierbei hilfreich sein.

Praxisbeispiel: »Sprachlicher Ausdruck der autonomen Aktivierung«

Wenn von Situationen erzählt wird, findet die Aktivierung des autonomen Nervensystems auch in der Sprache ihren Ausdruck:

In **Sicherheit** werden häufig Schlüsselworte verwendet wie *»Ich kann …«* oder *»Ich bin …«*.

Bei **Gefahren** und bei erhöhtem Stress finden sich Schlüsselworte wie *»Ich soll …«* oder *»Ich muss …«*.

Bei **Lebensgefahr** und Ohnmacht verschlägt es einem die Sprache oder es kommen Schlüsselworte vor wie *»Ich kann nicht mehr …«*.

Anders als bei Ampelphasen gibt es bei den Zuständen des autonomen Nervensystems auch Übergangszustände. Beispielsweise kann jemand, der aus dem grünen Bereich herausrutscht, zunächst mit einer lauteren monotoneren Stimme und einer erhöhten Körperspannung auffallen, aber möglicherweise immer noch in der Lage sein, zu reden. Er wird jedoch sehr wahrscheinlich nicht über seine Gefühle und Bedürfnisse sprechen, sondern darüber, wer etwas falsch gemacht hat oder was ihn stört.

Es ist nicht möglich, einen Bereich zu »überspringen«. Wer vom grünen in den roten Bereich rutscht, wird die bereitgestellte Überlebensenergie für Kampf und Flucht noch im Körper »eingefroren« haben. Andersherum werden wir jemanden, den wir aus der Immobilisation herausbegleiten möchten, nicht direkt in ein Gespräch verwickeln können, sondern laden ihn zunächst ein, sich Stück für Stück wieder zu bewegen, um über die Möglichkeit der Handlungsermächtigung zum Modus der sozialen Verständigung zurückzugelangen.

Außerdem gibt es Mischzustände, in denen der gelbe oder der rote Bereich des autonomen Nervensystems in Sicherheit, sozusagen zusammen mit dem grünen Bereich, aktiviert werden.

Dies ist z. B. der Fall bei Spiel und Sport. Zwar ist hier über den Sympathikus ein hohes Maß an Bewegung aktiviert, dennoch markieren spezielle Signale, dass es sicher ist. Dies geschieht durch bestimmte Regeln und den Kontakt über Mimik und Augen.

Die Bewegungslosigkeit der dorsalen Vagusreaktion ist, wenn sie unter sicheren Bedingungen zusammen mit dem ventralen Vagus aktiviert wird, z. B. in der stillen Nähe einer zärtlichen Umarmung zu beobachten oder in meditativen Ruhezuständen.

Sowohl das lebendige Spiel als auch das Aushalten einer ruhigen Nähe fällt traumatisierten Menschen oft schwer, da die »Verwechslungsgefahr« mit dem Kampf und der Ohnmacht zu nahe liegt. Sowohl spielerische Aktivitäten als auch eine entspannte Nähe können andererseits als therapeutische oder traumapädagogische Elemente ihre heilsame Kraft entfalten. Dies nutzen Klienten oft zunächst eher in der Begegnung mit Säugetieren, weil das Vertrauen in andere Menschen oft noch erschüttert ist. So wichtig das Zulassen und Erleben einer ruhigen Nähe und bei einigen Methoden auch eine Halt gebende körperliche Berührung sein kann, muss dies natürlich unbedingt unter Respektierung der persönlichen Grenzen und nach transparenter Information und Einverständnis mit den Klientinnen erfolgen.

Praxisbeispiel: »Was ist im Kopf los?« (I)

Ein afghanischer junger Mann wächst im Iran auf und verliebt sich dort in eine junge Frau. Die Brüder dieser Frau sind gegen diese Beziehung und schlagen ihn brutal zusammen. Während der Situation versucht er noch, sich zu wehren, ist aber aufgrund der Überzahl der Angreifer unterlegen und ist ihnen ohnmächtig ausgeliefert.

In der Folge dieser traumatisierenden Gewalterfahrung fällt er wiederholt auf offener Straße um und reagiert dann eine kurze Zeit auf keine Ansprache. Danach ist alles wieder, als sei nichts gewesen. Die Symptomatik verunsichert den jungen Mann sehr.

Diese Reaktion ist als Immobilisationsreaktion zu verstehen, die während der Traumasituation als Schutzreaktion adaptiv war und danach aufgrund der sensibilisierten inneren Gefahrenwahrnehmung leichter getriggert wird. *(Fortsetzung folgt.)*

Was passiert bei einem Trauma in Bezug auf die Wahrnehmung und das Gedächtnis?

In Sicherheit können Menschen sehr gut soziale Signale wahrnehmen und neue Informationen aufnehmen sowie lernen. Bei Bedrohung verengt sich die Wahrnehmung. Die Gefahr, der »Feind« wird fixiert und instinktive Verhaltensmuster der Verteidigung bzw. der Flucht werden mobilisiert.

Bleiben auch diese erfolglos oder können gar nicht erst aktiviert werden, da die Bedrohung übermächtig und existenziell erlebt wird, kann die Wahrnehmung weiter reduziert bzw. ihr bewusster Anteil ganz abgeschaltet werden. Dies geht mit einer veränderten Abspeicherung der aufgenommenen Informationen einher. Sinnbildlich hat Michaela Huber (2003) dies in der Metapher der »traumatischen Zange« beschrieben: Ein existenziell bedrohliches Ereignis führt dazu, dass der Organismus der Betroffenen in die Zange genommen wird und der Situation ausgeliefert ist. Er kann auf der einen Seite die Situation nicht aus eigener Kraft ändern oder bekämpfen, was mit dem Gefühl der Ohnmacht einhergeht. Auf der anderen Seite ist er nicht in der Lage, der Situation zu entkommen, was ein Gefühl der Hilflosigkeit auslöst. Dreh- und Angelpunkte dieser traumatischen Zange sind eine existenzielle Verzweiflung, Angst und Schmerz.

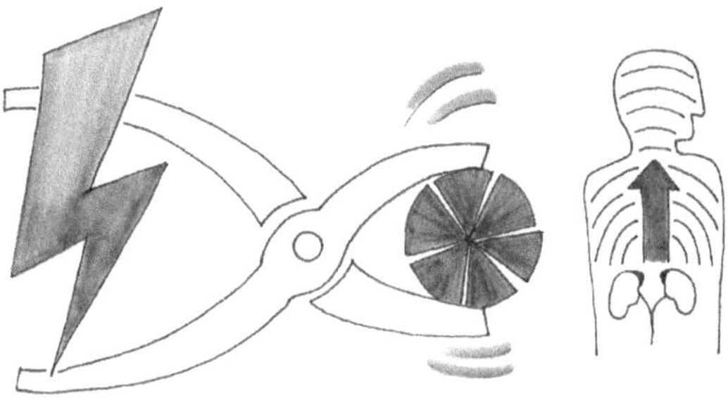

Abb. 26: Die »traumatische Zange«: Ausgeliefertsein mit Aktivierung der Stresshormone

Der enorme Druck, der auf dem Organismus in einem solchen Moment lastet, führt zur massiven Ausschüttung von Stresshormonen und zur spezifischen Aktivierung von Wahrnehmungsveränderungen, die dem Selbstschutz dienen. Das, was als Ganzes »nicht zu fassen« ist, »zersplittert« in kleine Bruchstücke des Erlebens. Dies wird als *Fragmentierung der Wahrnehmung* bezeichnet.

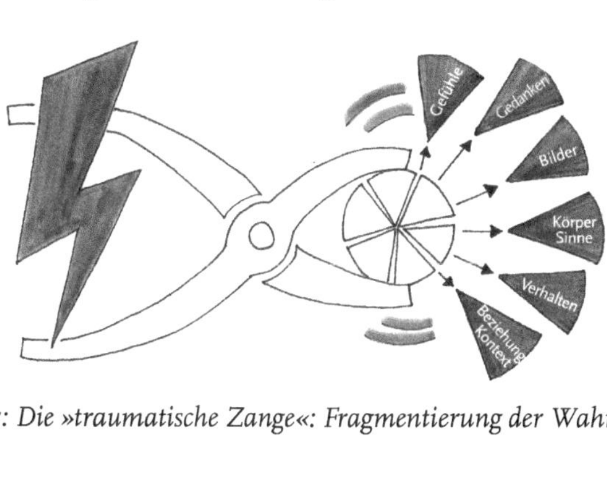

Abb. 27: Die »traumatische Zange«: Fragmentierung der Wahrnehmung

Unter sicheren Bedingungen können Menschen Erlebnisse als ein Ganzes wahrnehmen. Unterschiedlichen Qualitäten des Erlebens, wie Sinneswahrnehmungen, Gedanken, Gefühle, Körperwahrnehmung, Handlungsimpulse und Beziehungserleben, werden zu einem »Paket« des ganzheitlichen Erlebens zusammengebunden und als biografische Erinnerung im episodischen Gedächtnis, in einem Teil des Gehirns, der *Hippocampus* heißt, integriert abgespeichert. Sie werden bei diesem Speichervorgang in einen raumzeitlichen Kontext eingeordnet. Man könnte es bildlich so beschreiben, dass jedes »Erinnerungspaket« einen Zeit- und einen Ortsstempel erhält. Solche integriert abgespeicherten Erinnerungen können bewusst abgerufen werden, indem wir uns in Erinnerung rufen, was dort und damals passiert ist.

Da der Hippocampus mit seinen biografischen Einordnungsprozessen durch den Hochstress nicht funktioniert, können während des Traumas abgespeicherte Erinnerungen nicht in einen Kontext von Raum und Zeit eingeordnet und im Langzeitgedächtnis abgespeichert werden. Sie werden als Erinnerungsbruchstücke fragmentiert, sozusagen in Rohform wie eingefroren abgespeichert, ohne einen Zeit- oder Ortsstempel zu bekommen. Dies führt bei ihrem Wiedererinnern dazu, dass sie sich wie Gegenwart, wie »hier und jetzt« anfühlen und eben nicht wie »normale« integrierte Erinnerungen mit der Qualität eines »dort und damals«. Da sie auch nicht kontextuell eingebettet sind, fällt eine Zuordnung dieser in die Gegenwart eindringenden Wiedererinnerungen sehr schwer.

Werden sie durch ähnliche Reize ausgelöst, d. h. »getriggert«, sind Betroffene diesen intrusiven Wiedererinnerungen wie einem aktuellen Erleben ausgeliefert. Sie können sie aufgrund der Fragmentierung und der fehlenden raumzeitlichen Einordnung nicht als etwas Vergangenes erkennen. Visuell treten sie als sogenannte »Flashbacks« oft mit aus dem Zusammenhang gerissenen Bildern des »Trauma-Films« auf. Es gibt diese sich aufdrängenden Wiedererinnerungen jedoch ebenfalls als Eindrücke der anderen Sinne, wie z. B. Gerüche, Geräusche oder körperliche Schmerzen, die ohne Kontext auftreten. Darüber hinaus kann es sich auch bei unvermittelt auftauchenden Gefühlen (Panik, Ekel o. Ä.), Gedanken (»Jetzt ist es aus«), Beziehungserleben (»Alle wollen mir etwas Böses«) oder Verhaltensmustern (z. B. aggressive Ausbrüche) um Bruchstücke der während des Traumas aufgezeichneten Eindrücke und Reaktionen handeln.

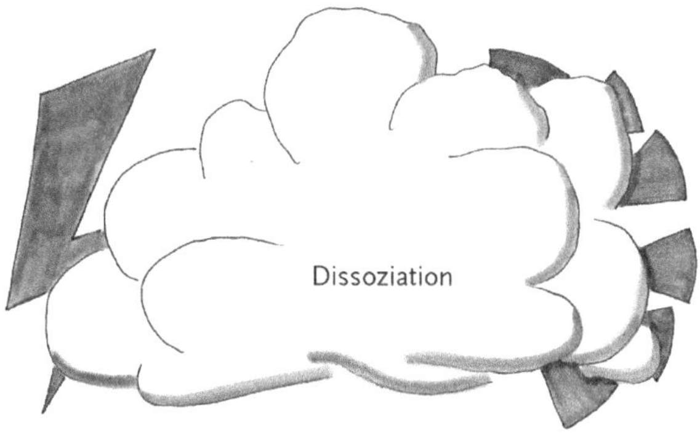

Abb. 28: Die »traumatische Zange«: Dissoziation als autoprotektive Wahrnehmungsveränderung

Während des Traumas verändert sich die Wahrnehmung noch weiter. Die Sinneseindrücke werden nicht nur fragmentiert, sondern auch teilweise vom Bewusstsein »entkoppelt«. Unter Hochstress werden zur Linderung potenziell auftretender Schmerzen körpereigene Morphine, sogenannte Endorphine in hoher Dosis ausgeschüttet. Diese bewirken neben ihrer schmerzstillenden Wirkung eine Veränderung des Bewusstseins, die Patienten mit einer unwirklichen Qualität erleben und oft als einen Nebel beschreiben (vgl. S. 44), der ihren Geist eintrübt, als ein »Neben-sich-Stehen«, bei dem das Geschehen wie ein Film aus einer Beobachterperspektive betrachtet wird.

Diese Phänomene des Unwirklichen werden als *Derealisation* und das Gefühl des Nicht-selbst-betroffen-Seins als *Depersonalisation* beschrieben. Beide zählen sie zu den dissoziativen Reaktionen, die dem Selbstschutz dienen. Obwohl körperlich eine Flucht nicht möglich ist, verhelfen diese Entkoppelungsphänomene dem Organismus zu einer Flucht nach innen.

Sie gehen auch häufig mit einem teilweisen Verlust des Erinnerungsvermögens (Amnesie) einher, welcher sich wie z. B. bei einem Unfall über die Sekunden des konkreten Unfallhergangs erstrecken kann. Bei wiederholten und anhaltenden traumatischen Erlebnissen in der Kindheit kann diese Gedächtnislücke sich auch über ganze Jahre erstrecken. Die Betroffenen erinnern als Erwachsene dann kaum noch Ereignisse aus dieser Lebensphase.

Sowohl das »Zersplittern« der Wahrnehmung, die Fragmentierung, als auch die Entkoppelung der Wahrnehmung vom Bewusstsein, die Dissoziation, stellen Anpassungsphänomene dar, die den

Organismus vor einer Überflutung durch das traumatische Erleben schützen; ähnlich wie eine Sicherung einen Stromkreis vor Überlastung schützt. In der Zeit nach dem Trauma können diese Phänomene dann zum Problem werden und Symptome verursachen. Dies soll im nächsten Abschnitt zum traumatischen Prozess beschrieben werden.

Praxisbeispiel: »Was ist im Kopf los?« (II)

[...] Der junge Mann sucht noch im Iran medizinische Hilfe wegen der häufiger auftretenden »Anfälle«. Diese kann er nicht mit der Gewalterfahrung in Verbindung bringen, da diese teilweise amnestisch und fragmentiert abgespeichert wurde. Im Krankenhaus werden korrekterweise Untersuchungen gemacht zum Ausschluss einer Epilepsie und eines Hirntumors. Der Patient bekommt wegen einer durch den Hochstress der Untersuchungssituation dissoziativ eingeschränkten Wahrnehmung nicht alles mit, was die Ärzte ihm erzählen. Sein Freund, der ihn begleitet hat, berichtet ihm später, dass die Ärzte etwas von »Tumor im Kopf« gesagt hätten (wahrscheinlich in dem Sinne, dass ein solcher ausgeschlossen werden musste).

Diese unvollständige Information löst bei dem jungen Mann so viel Angst aus, dass er forthin nicht mehr bereit ist, zu Ärzten zu gehen, da er Angst hat, dass diese die Diagnose eines Hirntumors bestätigen könnten. Und er bekommt Panik, wenn irgendwelche Symptome auftreten, die er nicht einordnen kann. *(Fortsetzung folgt.)*

Welche traumatischen Prozesse gibt es?

Unter »traumatischen Prozessen« werden die verschiedenen Verläufe der Bewältigung nach einer Traumatisierung verstanden. Wie diese geschehen, hängt von verschiedenen Faktoren ab.

Risiko- und Schutzfaktoren

Als vor dem Trauma bestehende *(prätraumatische)* Risikofaktoren werden in der Forschung das Geschlecht (Frauen sind häufiger von einer Posttraumatischen Belastungsstörung betroffen), ein jüngeres Alter, eine niedrige Intelligenz und vor allem frühere Traumatisierungen und stressreiche Lebensereignisse benannt.

Als Risikofaktoren während der Traumatisierung *(peritraumatisch)* werden die subjektive Schwere des Traumaereignisses, kognitive Faktoren wie ein absoluter Kontrollverlust und ein negatives Weltbild sowie das Ausmaß der Dissoziation während des traumatischen Ereignisses beschrieben.

Zu den wichtigsten Risikofaktoren nach dem Trauma gehören die Wahrnehmung einer fehlenden sozialen Unterstützung, die fehlende Möglichkeit der Offenlegung der traumatischen Erfahrung und eine Stigmatisierung (Schäfer et al. 2020).

Als einer der wichtigsten Schutzfaktoren zählt eine wahrgenommene soziale Unterstützung. Die Fähigkeit, auch mit sehr schwierigen Bedingungen umgehen zu können, wird *Resilienz* genannt. Emmy Werner (2008), die diesen Begriff mitgeprägt hat, begleitete in einer Längsschnittstudie über 40 Jahre Kinder auf der Insel Kauai, die unter traumatisierenden Bedingungen aufwuchsen. Es wurde nach Faktoren geforscht, die dazu beitrugen, dass diese Kinder nach 40 Jahren trotz der widrigen Umstände einen Job, Freunde und Familie hatten und einigermaßen im Leben zurechtkamen.

Als wichtigsten Faktor beschreibt Werner die Tatsache, dass im Leben eines betroffenen Kindes ein Mensch auftauchte, der die Bedürfnisse dieses Kindes wahrnahm und adäquat beantwortete. Das musste niemand aus der Familie sein, es konnten auch Nachbarn oder Lehrer sein, die dieses Kind eine Weile unterstützten. Als Begleiter von traumatisierten Menschen können wir daher ihre Resilienz stärken, indem wir ihre Bedürfnisse wahrnehmen und adäquat beantworten (vgl. S. 155).

Der zweite Faktor ist das Temperament der Kinder. Eher extrovertierte Kinder nehmen schnell Kontakt auf zu anderen und können so rascher einen dieser hilfreichen Menschen finden, während introvertierte Kinder lange darauf warten müssen, »gefunden zu werden«.

Neben der sozialen Unterstützung und dem Temperament werden noch weitere Resilienzfaktoren in der Literatur beschrieben (Schreiber u. Iskenius 2013). Als weitere personale Faktoren zählen kognitive Fähigkeiten wie Intelligenz, komplexe Problemlösung, Kreativität, Fakten und Problemlösewissen sowie die Fähigkeit, eigene Probleme zu relativieren. Als emotionale Faktoren werden Wahrnehmung, Akzeptanz und der Umgang mit Emotionen sowie Empathie, Impulskontrolle, Beziehungsregulation, Mut und Humor benannt.

Selbstwirksamkeit, Selbstvertrauen und Selbstständigkeit zählen ebenso dazu wie Fähigkeiten zur Sinngebung. Dazu gehören spirituelle, politische oder individuelle Glaubenssysteme und Überzeugungen. Darüber hinaus gibt es eine Reihe von Prozessfaktoren, wie die Fähigkeit, in der Krise Chancen und Perspektiven zu erkennen, die Akzeptanz des Unveränderbaren und eine aktive Bewältigung des

Beeinflussbaren sowie Verantwortungsübernahme für andere. Die Fähigkeiten, belastende Gefühle auszudrücken und zu teilen oder aber Belastungen auszublenden und sich abzulenken, werden ebenfalls zu den Resilienzfaktoren gerechnet.

All diese Fähigkeiten und Eigenschaften bei traumatisierten Menschen zu erkennen und im Dialog durch Interesse und Nachfragen bewusst zu machen, kann sich stärkend im Prozess der Verarbeitung auswirken.

Natürliche Heilungsprozesse von seelischen Verletzungen

Wird eine körperliche Wunde gut versorgt, kann sie oft folgenlos ausheilen. Ähnlich kann es bei seelischen Verletzungen in wenigen Wochen zu einer Integration der traumatisierenden Erfahrung kommen, wenn eine ausreichend unterstützende, verständnisvolle, Halt und Trost anbietende soziale Umgebung vorhanden ist, die die Resilienz der Betroffenen stärkt. Aufgrund der oben beschriebenen Anpassungsprozesse und Traumareaktionen kommt es in der direkten Folge einer einfachen Traumatisierung eine Weile zu einem natürlichen Pendeln zwischen Vermeidung und intrusivem Wiedererleben der traumatischen Erinnerungsfragmente, das mit einer erhöhten Erregung des autonomen Nervensystems und damit des Körpers einhergeht (Herzrasen, Schlaflosigkeit, Nervosität, Schreckhaftigkeit, Konzentrationsstörungen u. Ä.).

Kann eine fürsorgliche und Sicherheit vermittelnde soziale Umgebung für eine positive Kontrasterfahrung in der Gegenwart sorgen, ergibt sich ein natürlicher Pendelrhythmus zwischen einer emotionalen Aktivierung und damit positiv kontrastierenden Ressourcenerfahrungen in der Gegenwart. Durch den Wechsel zwischen Nähe zum Trauma durch Wiedererinnerungen und Distanz zum Trauma durch Vermeidung entsteht eine doppelte (bifokale) Aufmerksamkeit. Diese führt zu einer natürlich stattfindenden Integration des traumatischen Erlebnisses.

Die seelische Verletzung kann heilen. Es bleibt eine schlimme Erfahrung, die gefühlt erinnert werden kann, die gefühlt vorbei ist und der Alltagsgestaltung nicht mehr im Wege steht. Dieser natürliche Verlauf wird *akute Belastungsreaktion* genannt und stellt keine Krankheit dar. Man erkennt hier die Tendenz des Organismus, über die Symptome des Wiedererlebens und der Vermeidung zusammen mit einer positiven, Sicherheit gebenden sozialen Unterstützung einen Selbstheilungsprozess zu gestalten.

Posttraumatische Belastungsstörungen als Traumafolgen

Oft steht nach dem Trauma keine solche Sicherheit und Trost vermittelnde soziale Unterstützung bereit. Im Gegenteil werden traumatisierte Menschen häufig mit folgenden Reaktionen ihrer Umwelt konfrontiert:

Beruhigung und Verharmlosung: »Bald ist alles wie früher.«

Ungeduld und Irritation: »Irgendwann muss mal Schluss sein!«

Schamappell: »... nach allem, was du uns angetan hast!«

Ausgrenzung, Abwertungen, Angriffe: »verrückt, hysterisch, Simulant, asozial, unglaubwürdig, vom Teufel besessen ...«

Dies führt oft zu einer aggressiven Auseinandersetzung mit der Umwelt, zu weiterer sozialer Isolation und der Aufrechterhaltung der inneren Spaltungen, um zu funktionieren (Besser 2003).

All dies kann dazu führen, dass sich die traumatischen Reaktionen, die bei ausreichend unterstützendem Umfeld eigentlich eine Integration ermöglichen könnten, nun »festsetzen« und zu einer Symptomatik mit überdauerndem Vermeidungsverhalten, intrusiven Wiedererinnerungen und einer chronifizierten vegetativen Übererregung führen. Dieses sind die drei Kernsymptome einer Posttraumatischen Belastungsstörung *(PTBS)*. Sack (2010) gibt einen guten Überblick über die Symptomatik, die zwischen einem »Zuviel« (Übererregung sowie Wiedereindringen oder Intrusion) und einem »Zuwenig« (Untererregung sowie Vermeidung oder Konstriktion) wechseln kann.

Intrusive Symptomatik	**Erlebensebenen**	**Konstriktive Symptomatik**
sich aufdrängende Erinnerungen, zwanghafte Gedanken an das Trauma	Gedanken	Erinnerungslücken, Konzentrationsstörungen
Angst, fehlendes Sicherheitsgefühl, Ohnmacht, Hilflosigkeit	Affekt	Gefühllosigkeit, emotionale Vertaubung, Lustlosigkeit, fehlende Zukunftsperspektive
Körper-Flashbacks, Körpererinnerungen, Schmerzsymptome	Körpererleben	Entfremdungserleben, Depersonalisation
unkontrollierbare Stressreaktionen, Abreaktionen	Ausdrucksverhalten	Stupor, Lähmung, Kraftlosigkeit, extreme Müdigkeit

Tab. 3: Symptomatik der Posttraumatischen Belastungsstörung nach Sack (2010)

Andere psychische Erkrankungen als Traumafolge

Genauso kann es jedoch sein, dass Betroffene aufgrund des durch das Trauma verursachten biologischen Ungleichgewichts des Stresssystems andere psychiatrische Krankheitsbilder entwickeln. Schmid, Fegert u. Petermann (2010) haben diese »Trauma-Entwicklungsheterotopie« treffend beschrieben. Sie reicht von Regulationsstörungen im Babyalter über eine Vielzahl von psychiatrischen Diagnosen im Kindes- und Jugendalter, wie z. B. Störungen des Sozialverhaltens oder emotionalen Störungen, bis hin zu bekannten psychischen Störungen im Erwachsenenalter. Störungen von Sucht bis Depression, die zunächst nicht als Traumafolgestörung auffallen, können dennoch entscheidend durch dauerhaft aufrechterhaltene defensive Schutzreflexe eines traumatisierten Organismus mitbedingt werden. Da sie oft nicht als Traumafolgen erkannt werden, fehlt den Betroffenen dann sowohl eine adäquate Information über diese Zusammenhänge als auch eine traumaspezifische therapeutische Unterstützung.

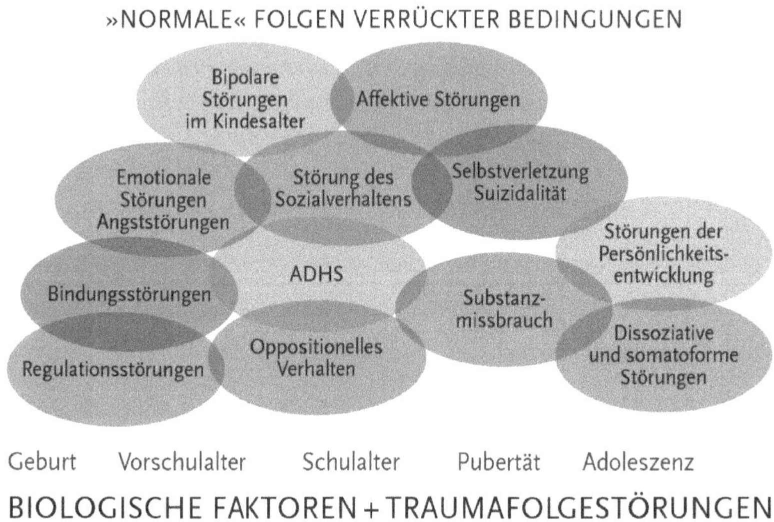

Abb. 29: Eine Trauma-Entwicklungsheterotopie nach Schmid, Fegert u. Petermann (2010)

Bewältigungsversuche

Einige der Symptome und als Krankheiten diagnostizierten Phänomene lassen sich auch als Selbsthilfeversuche bei der Bewältigung der Traumafolgen verstehen:

- **Selbstverletzungen** (SVV) als Versuch, sehr leidvoll erlebte dissoziative Zustände der Leere zu unterbrechen oder den seelischen Schmerz durch körperlichen zu »überdecken«, evtl. auch, um innere Verletzungen nach außen sichtbar werden zu lassen in der Hoffnung auf Beistand und Hilfe
- **Suchtmittelmissbrauch** als »Selbstbetäubung«, um Ruhe zu finden vor den intrusiven Schrecken und um körperliche Übererregung zu dämpfen
- **Essstörungen** (bulimische Essattacken, Anorexie), um überflutende Gefühle zu kontrollieren
- **exzessives »Sich-fühlen-Wollen«** (Gefahrensuche, Sport etc.), um die bekannte Mischung aus Adrenalin und Endorphin wiederzufinden, die einen sich lebendig fühlen lässt im Vergleich zur Vertaubung der dissoziativen Untererregung
- **Zwangsrituale** als kognitive Ablenkstrategien
- **Reinszenierung** alter traumatischer Situationen in der unbewussten Hoffnung, es werde beim nächsten Mal mehr Unterstützung zur Verfügung stehen und gut ausgehen
- **Gewaltausbrüche** gegen andere, um innere Spannungen nicht gegen sich selbst zu wenden.

Traumafolgen bei komplexer Traumatisierung

Von einer *komplexen Traumatisierung* spricht man, wenn es im zeitlichen Verlauf, oft in der frühen Kindheit beginnend, verschiedene überdauernde oder wiederholte traumatische Erfahrungen durch Vernachlässigung oder Gewalt gegeben hat. Die Anpassungsprozesse, die notwendig sind, um solche Entwicklungstraumatisierungen zu überleben, betreffen neben den Kernsymptomen der PTBS noch weitere Bereiche.

Die Erschütterung des Welt- und des Selbstbildes geht hier so weit, dass sich eine dauerhafte negative und hoffnungslose Erwartungshaltung der Welt gegenüber sowie eine starke Selbstabwertung gepaart mit einem ausgeprägten Misstrauen gegenüber anderen Menschen entwickelt.

Wenn die Erfahrung zeigt, dass einem immer wieder etwas Schlimmes durch andere Menschen angetan wird, dann sind diese negativen Erwartungen und Selbstbilder wie ein vorbereitender Schutz, sich darauf einzustellen, was wieder geschehen wird. Außerdem kann durch die Abwertung der eigenen Person oft das Bild von »guten

Bezugspersonen« aufrechterhalten werden, die ja nur deswegen so schlecht mit einem umgehen, weil man »es verdient« hat. Begleitet wird die Symptomatik einer komplexen Traumafolgestörung häufig durch eine ausgeprägte Schwierigkeit, eigene Gefühle zu regulieren und Beziehungen aufrechtzuerhalten sowie sich anderen nahe zu fühlen.

Eine Übersicht über traumatische Prozesse und ihre Übergänge

Die Verarbeitung traumatischer Erlebnisse kann je nach Schwere der Traumatisierung und je nach Vorhandensein von Risiko- und Schutzfaktoren unterschiedliche Verläufe nehmen.

In der folgenden Übersicht (vgl. Abb. 30) sind die möglichen Verläufe und die entsprechenden Diagnosekategorien dargestellt. Es gibt zur linken Seite hin Übergänge und Wege, die zu einer zunehmenden Gesundung (Salutogenese) führen, sowie auf der rechten Seite Verläufe, die einer gesteigerten Erkrankungsschwere und oft auch Erkrankungsdauer entsprechen (Pathogenese). Prinzipiell ist von jedem Ausgangspunkt bei entsprechender Unterstützung und Geduld eine Integration bzw. Kompensation der Traumafolgen möglich.

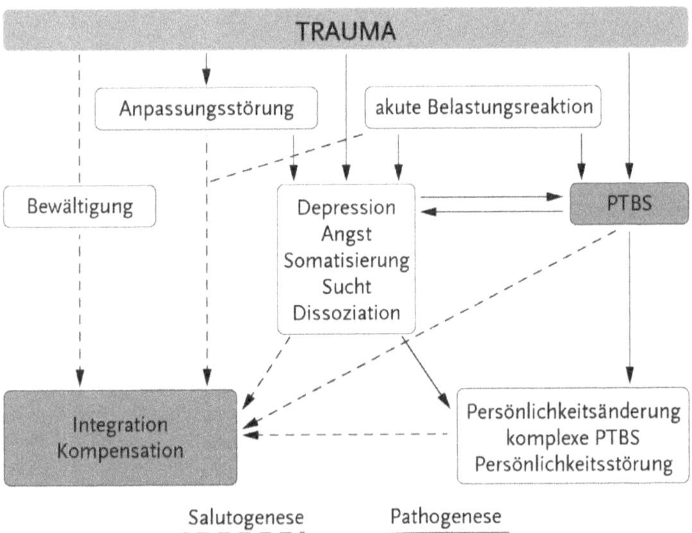

Abb. 30: Traumatische Prozesse (nach der S3-Leitlinie »Posttraumatische Belastungsstörung« in Abstimmung mit den AWMF-Fachgesellschaften, aus Flatten et al. 2013)

Praxisbeispiel: »Was ist los im Kopf?« (III)

Der junge Mann leidet weiter unter dissoziativen Anfällen, von denen er befürchtet, dass sie mit einem Hirntumor zusammenhängen, begibt sich auf die Flucht nach Deutschland, erlebt auf dem Weg weitere Gewalt und existenzielle Unsicherheit und gelangt schließlich in eine Wohngruppe für unbegleitete minderjährige Geflüchtete. Er leidet inzwischen neben den dissoziativen Anfällen unter Albträumen, Panikattacken, depressiver Stimmung mit suizidalen Gedanken, erhöhter Anspannung und Selbstverletzungen. Der Sozialdienst der Wohngruppe überweist ihn zur diagnostischen Abklärung in eine ärztlich-psychotherapeutische Praxis. Mit einer Übersetzerin als Unterstützung verweigert der Klient dort jedoch jedes Gespräch mit dem Arzt. Der Arzt hat zu diesem Zeitpunkt noch keine Kenntnis von den biografischen Zusammenhängen, die weiter oben beschrieben wurden, entscheidet sich jedoch dafür, diese Grenze zu respektieren, und beginnt allgemein über die möglichen Zusammenhänge der Symptome mit belastenden Erfahrungen im Leben zu sprechen, ähnlich wie sie in diesem Abschnitt beschrieben sind. Der Klient hört den Übersetzungen dieser Erklärungen überraschend aufmerksam zu und ist am Ende der Stunde einverstanden, noch einmal wiederzukommen.

In der nächsten Stunde sagt er:

Kl Es gibt da etwas, darüber kann ich aber **nicht sprechen**!

Th Das ist völlig okay, das musst du auch **nicht**. Hast du eine Idee, was es möglich machen könnte, darüber zu **sprechen**?

Kl Keine Ahnung. Vielleicht **Mut** und **Zeit**.

Th Nimm dir gern alle **Zeit**, die es braucht. Ich bin bereit, dir zuzuhören. Und magst du etwas sagen über den **Mut**, den es brauchen könnte, um mit mir zu sprechen?

(Pause)

Kl Ich war mutig, nach Deutschland zu kommen. Ich hatte große Angst, aber ich habe es **geschafft**.

Th Ja, das hast du. Erzähl davon, wenn du magst, wie du das **geschafft** hast.

Der Klient erzählt von seinem Mut und den Herausforderungen der Flucht. Nach einer nachdenklichen Pause fährt er fort:

Kl Im Iran ist etwas Schlimmes passiert. Es fällt mir schwer, darüber zu sprechen. [...]

Durch das Erleben des Respekts seiner Grenzen und des aufrechterhaltenen Angebots, im Gespräch zu bleiben, nimmt er schließlich all seinen Mut zusammen und beginnt die Geschichte zu erzählen, wie er zusammengeschlagen wurde, von den für ihn sehr ängstigenden Anfällen und der Angst, einen Tumor im Kopf zu haben, der, wie er befürchtet, der Grund für alle seine Symptome sei.

Da komplexere Erklärungen mit Übersetzung recht schwierig erscheinen, entscheidet sich der Psychotherapeut, ihm ein Video von einer Antilope zu zeigen, die von einem Raubtier gejagt wird und dann in einen Zustand der Immobilisation fällt.[14] Der Klient schaut sich gebannt diesen Film an und fragt hinterher, ob das, was mit ihm geschehen sei, vielleicht auch so ein Umfallen und Bewegungslos-liegen-Bleiben wie bei der Antilope gewesen sein könnte. Dies wird vom Therapeuten bestätigt, was für den Klienten eine sehr entlastende Wirkung hat. Nach zwei Jahren (!) findet er endlich eine Erklärung dafür, was in seinem Kopf los ist und wie er seine Symptome als Überlebenskompetenzen verstehen kann. Dies ist der Anfang einer weiteren traumatherapeutischen Behandlung, die schließlich zu einem Verschwinden der dissoziativen Anfälle und einer Verbesserung seiner Angstsymptomatik führt.

Das Modell der strukturellen Dissoziation

Oft hat man im Alltag den Eindruck, dass man einig mit sich ist und dass das eigene Ich eine überschaubare Einheit darstellt, nicht eine zusammenarbeitende Vielheit von Systemen. Häufig jedoch empfindet man auch Zweifel, fühlt sich hin- und hergerissen, spürt innere Konflikte. Dies sind Hinweise darauf, dass die Struktur der Persönlichkeit auch im Normalzustand aus verschiedenen parallel arbeitenden Systemen besteht, die jedoch gut miteinander im Austausch stehen (vgl. Abb. 31).

Der niederländische Traumaforscher und Traumatherapeut Ellert Nijenhuis (2018) hat die Arbeitsteilung im Inneren eines Menschen beim Überleben einer traumatischen Situation in dem sehr hilfreichen *Modell der strukturellen Dissoziation* beschrieben.

Weil der Organismus einer traumatischen Grenzverletzung weder entkommen noch diese abwenden kann, reagiert er mit einer typischen Neuorganisation der inneren Persönlichkeitsstruktur, indem diese sich »aufteilt« in verschiedene Persönlichkeitsanteile, die im traumatischen Prozess jeweils unterschiedliche »Überlebensaufgaben« übernehmen.

Ein Teil der Persönlichkeit zieht sich zurück, von den mit dem Trauma verbundenen Inhalten weg, d. h., er flüchtet nach innen. Die-

14 »Hero baboons save impala from cheetah in Kruger National Park«, verfügbar unter: https://www.youtube.com/watch?v=-hRsy748z7U/ [22.1.2023].

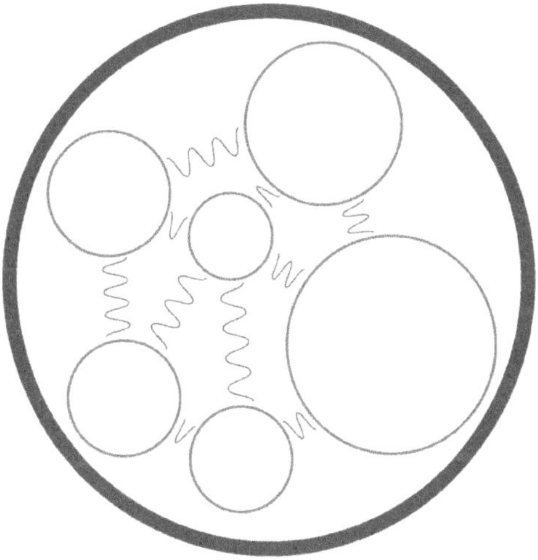

Abb. 31: Normalzustand der Kooperation innerer Persönlichkeitsanteile

ser Anteil der Persönlichkeit wird geschützt von einer »dissoziativen Barriere«, die es ihm ermöglicht, so zu tun, »als sei nichts gewesen«. Er versucht, so normal wie möglich weiter zu funktionieren. Daher wird er auch »anscheinend normaler Persönlichkeitsanteil« (ANP) genannt. Er sorgt dafür, dass der betroffene Mensch am nächsten Tag in die Schule oder auf die Arbeit gehen kann. Dieser Anteil kann im Alltag gut funktionieren, hat aber wenig Zugang zu Emotionen, da diese zum Schutz vor Überflutung dissoziiert sind.

Die potenziell überflutenden Gefühle von Schmerz, Ohnmacht, Angst, Hilflosigkeit und Wut werden von den »emotionalen Persönlichkeitsanteilen« (EPs) »getragen«. Diese haben die meiste Zeit keinen Kontakt zum Alltagserleben. Sie sind wie hinter einer Mauer dissoziiert. Diese »dissoziative Mauer« hält jedoch meist nicht völlig dicht, sodass es zu vorübergehenden »Einbrüchen«, sogenannten *Intrusionen* der emotionalen Persönlichkeitsanteile ins Alltagserleben kommt. Diese führen zu einem anfallartigen Auftreten von Gefühlen oder anderen Erlebnisqualitäten, wie Körperempfindungen oder Sinneserleben, die von diesen EPs gespeichert werden (Flashbacks).

Es werden typischerweise zwei Arten von EPs unterschieden. Auf der einen Seite gibt es die »verletzten Anteile«, die die Qualitäten der Verletzung selbst in sich tragen, den Schmerz, die Angst, die Ohnmacht. Auf der anderen Seite gibt es die »verletzenden oder auch kon-

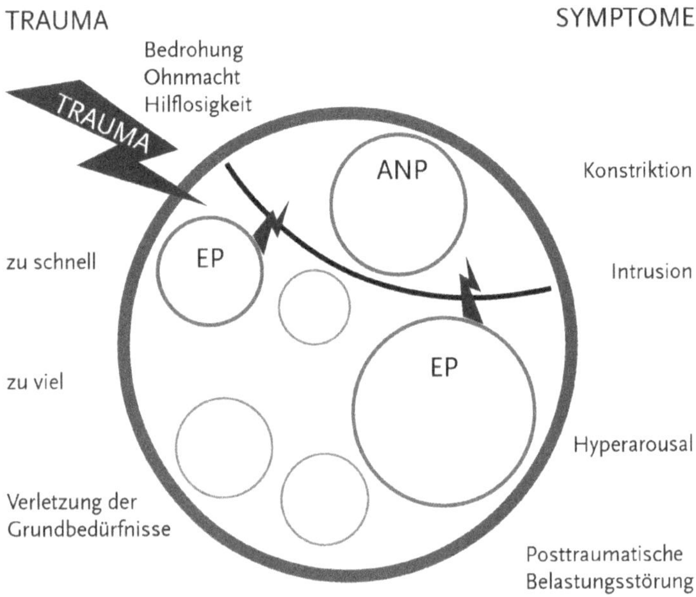

Abb. 32: Modell der traumabedingten strukturellen Dissoziation nach Nijenhuis (2018): EP – emotionaler Persönlichkeitsanteil, ANP – anscheinend normaler Persönlichkeitsanteil

trollierenden Anteile«, die die defensive Überlebensenergie des Kampfes und der Aggression in sich »bewahren«. Diese hatten ursprünglich die Aufgabe, den Organismus durch aggressive Verteidigung zu schützen, was ihnen jedoch während der traumatischen Situation nicht möglich war. Im Verlauf wenden sich diese Anteile daher oft mit ihrer Aggression nach innen, indem sie die »verletzten Anteile« versuchen zu kontrollieren, sodass von diesen auf keinen Fall Signale der Schwäche oder Verletzlichkeit nach außen dringen. Dies könnte die Gefährdung innerhalb der traumatischen Situation verschlimmern.

So wird deutlich, dass alle dissoziierten Anteile der Persönlichkeitsstruktur jeweils ihre spezifischen Aufgaben beim Überleben übernehmen und alle zusammenarbeiten, um den Organismus durch die traumatische Situation zu retten: Der ANP sorgt mit seiner »Ignoranz« des Traumas für ein weiteres Funktionieren im Alltag. Die verletzten EPs tragen und »verkapseln« die gesamte Last des traumatischen Erlebens und die »Fragilität« des Lebens. Die verletzenden oder kontrollierenden EPs bewahren die bereitgestellte Energie des Kampfes und der Aggression und wenden diese häufig nach innen, um den gesamten Organismus durch Härte und Kontrolle zu schützen (vgl. S. 327).

Die EPs sind in der traumatischen Situation in Zeit und Ort »eingefroren« und bekommen im Verlauf die weitere Entwicklung des Alltagsanteils (ANP) nicht mit. Wenn sie mit ihren Erlebnisqualitäten in den Alltag hineinbrechen, fühlt sich das an, als wäre man wieder in der traumatischen Situation. Der Alltagsanteil ist teilweise amnestisch in Bezug auf die Erlebensinhalte der EPs und hat phobische Angst vor der Überflutung durch deren Emotionen. Er versucht, unter Aufwendung hoher psychischer Energie, die dissoziative Barriere aufrechtzuerhalten. Da all das innerhalb desselben Gesamtorganismus geschieht, leidet dieser unter einer anhaltenden Übererregung, deren Ursprung jedoch dem Alltagsteil nicht bewusst zugänglich ist. So können in diesem Modell die drei Kernsymptome der PTBS, die Konstriktion, die Intrusion und das Hyperarousal, gut beschrieben werden.

Zusammenfassung: Grundlegende Aspekte der Traumatherapie

Ein Psychotrauma ist eine subjektiv erlebte seelische Verletzung, die mit Gefühlen der Ohnmacht und Hilflosigkeit einhergeht.

Das Verständnis der Sicherheit des eigenen Selbst und der Welt wird erschüttert.

Das traumatische Ereignis, das subjektive Erleben, die Reaktion darauf sowie der Verarbeitungsprozess sollten voneinander unterschieden werden.

Einmalige Schocktraumata, wiederholte Traumata und anhaltende Entwicklungstraumata können sich in der Schwere der Folgen und der Dauer der Behandlung unterscheiden.

Als angepasste motorische Überlebensmechanismen haben sich bei Lebensgefahr die Erstarrung, bei Gefahr das Flüchten oder Kämpfen sowie in Sicherheit die soziale Verständigung entwickelt (Polyvagal-Theorie nach Porges [2010]).

Die Sicherheitsbedingungen werden vom autonomen Nervensystem wahrgenommen (Neuroception) und die jeweiligen Reaktionen reflexartig vermittelt.

Der Zustand des autonomen Nervensystems wirkt »ansteckend«.

Die Wahrnehmungsinhalte während des Traumas werden fragmentiert und dissoziiert ohne Ort und Zeit abgespeichert.

Ähnliche Reize können diese bruchstückhaften Erinnerungen wieder aufrufen (»triggern«), diese fühlen sich dann wie Gegenwart an.

Risiko- und Schutzfaktoren beeinflussen den Verarbeitungsprozess einer Traumatisierung.

Wertschätzende soziale Unterstützung ist der wichtigste Schutzfaktor.

Ist diese vorhanden, kann es durch ein natürliches Pendeln zwischen Nähe und Distanz zu den Traumainhalten zu einer gelungenen Verarbeitung kommen.

Die Posttraumatische Belastungsstörung ist gekennzeichnet durch die drei Kernsymptome Wiedererleben, Vermeiden und Übererregung.

Traumafolgen können sich in einer Vielzahl verschiedener psychiatrischer Diagnosen äußern, die auf den ersten Blick nicht als Traumafolgestörung auffallen.

Symptome können als Selbsthilfeversuche und Kompetenzen verstanden und genutzt werden.

Entwicklungstraumata können zu einer komplexen PTBS führen, die zusätzlich gekennzeichnet ist durch ein negatives Selbst- und Weltbild sowie Probleme, Emotionen und Beziehungen zu regulieren.

Das Modell der strukturellen Dissoziation (Nijenhuis 2018) stellt die angepasste »Arbeitsteilung« der inneren Persönlichkeitsstruktur beim Überleben eines Traumas dar.

Die Geschichte der Psychotraumatologie

»(...) Und er kommt zu dem Ergebnis:
Nur ein Traum war das Erlebnis.
Weil, so schließt er messerscharf,
nicht sein kann, was nicht sein darf.«

Christian Morgenstern

Wie entsteht Wissen über Traumata – und wieso gerät es immer wieder in Vergessenheit?

Die Geschichte der Psychotraumatologie ist geprägt durch einen Wechsel zwischen einer kollektiven gesellschaftlichen Dissoziation von traumabezogenem Wissen sowie dessen Wiederauftauchen ins Bewusstsein der Gesellschaft. Nijenhuis (2018) hat diese Dynamik sehr treffend beschrieben als Tendenz sowohl bei Individuen als auch in Gemeinschaften, das, was unfassbar erscheint, aus dem Bewusstsein zu verbannen. Was nicht sein kann, das darf nicht sein. Es wird sozusagen entkoppelt oder dissoziiert, als sei es wohl nur ein (Alb-)Traum gewesen, der fantasiert wurde, und nicht ein Trauma, das wirklich passiert ist.

Die Dissoziation ist ein defensiver Überlebensmechanismus, bei dem bestimmte Inhalte aus der Wahrnehmung und Erinnerung abgekoppelt werden. Und dennoch wird die Fragilität des Lebens, werden die Zusammenhänge zwischen Traumatisierungen und ihren Folgen immer wieder offensichtlich und lassen sich nicht aus dem Bewusstsein fernhalten. Das Auftauchen und Bewusstwerden dieser »Fragilität« wird manchmal von Teilen der Gesellschaft oder auch in Institutionen zu kontrollieren und zu verhindern versucht.

Dabei wurden schon Ende des 18. Jahrhunderts systematische Beobachtungen zu den häufig auffälligen Folgen von schweren psychischen Belastungen gemacht und entsprechende theoretische Ansätze zum Verständnis der posttraumatischen Auswirkungen entwickelt. Bereits 1886 finden sich bei Jean-Martin Charcot (2016), einem französischen Professor für Anatomie, entsprechende Konzepte, die Hysterie als einen organischen Zustand beschreiben, der durch ein Trauma verursacht worden sein könnte. Ebenso wies der Philosoph, Psychiater und Psychotherapeut Pierre Janet (1894) auf die Bedeutung realer psychischer Traumata für Erinnerungsstörungen und andere mentale Symptome hin (Seidler, Hofmann u. Rost 2002). Als Erster verwendete der Berliner Arzt und Krankenhausgründer Hermann Oppenheim (1889) in seinen zahlreichen Forschungen den Begriff der »traumatischen Neurose«; er beschrieb Desorientiertheit, Probleme, zu sprechen, sowie Schlafstörungen in der Folge von Eisenbahn- und Arbeitsunfällen. Sein Konzept stieß jedoch auf Ablehnung aufgrund seiner Behauptung, dass solche Erlebnisse organische Veränderungen verursachen könnten, die wiederum zu psychische Neurosen führten. Er bestätigte damit die ursächliche Beziehung zum belastenden Ereignis und damit eine Entschädigungspflicht.

Zwei weitere eindrückliche Beispiele für die Dynamik des Auftauchens und der wiederholten Dissoziation traumatologischer Erkenntnisse sollen hier benannt werden:

Sigmund Freud behandelte viele Klientinnen, die an sonderbaren neurologischen Symptomen wie Bewegungs- und Empfindungsstörungen litten, ohne dass eine organische Ursache gefunden werden konnte. In Tausenden Stunden, in denen er aufmerksam zuhörte und die Klientinnen einlud, alles zu erzählen, was ihnen in den Sinn kam, hörte er wiederholt Schilderungen innerfamiliärer sexueller Gewalt. Er entwickelte eine schlüssige Erklärung der Entstehung der Symptomatik auf dem Hintergrund der Verarbeitung dieser traumatischen Erlebnisse. Sein Vortrag 1896 (Freud 1896) über »die Genese der Hysterie« (so wurden diese pseudoneurologischen Symptome damals bezeichnet) wurde nicht nur mit Ignoranz bestraft, sondern Freud wurde von der damaligen Wiener Ärztegesellschaft vor die Wahl gestellt, seinen Beruf aufzugeben oder aber seine Theorie zu ändern (Masson 1984). Er tat Letzteres, indem er das Erklärungskonzept dahingehend abwandelte, dass möglicherweise die Inzesterfahrungen von den Klientinnen als Kind nur fantasiert oder erträumt worden waren und gar nicht real stattgefunden hätten. Reste dieser Umkehr der Verantwortlichkeit und das Leugnen des tatsächlichen traumatischen Geschehens findet sich in Theorie und Praxis im Umgang mit traumatisierten Menschen leider bis heute.

Das zweite Beispiel für die »Ignoranz« und versuchte »Kontrolle« gegenüber faktischen Traumafolgen bezieht sich auf die sogenannten »Kriegszitterer«, die nach dem Ersten Weltkrieg beobachtet wurden. Traumatisiert auf dem Schlachtfeld z. B. durch das Schockerleben bei Granateneinschlägen, konnten diese teilweise nicht mehr laufen, weil ihnen die Beine zitterten. Den Männern wurde unterstellt, dass sie die Symptome simulierten oder zumindest unbewusst hervorriefen, nur um eine Invalidenrente zu erlangen. Daher stammt der heute noch gebräuchliche (oder missbräuchliche) Begriff der »Rentenneurose«, auch bezeichnet als »Begehrensneurose«. Dank des aktuellen traumatologischen Wissens kann man diese Reaktionen heute verstehen als unwillkürliche Abfuhr einer muskulären Überspannung durch Zittern während einer wieder im Bewusstsein auftauchenden fragmentierten Traumaerinnerung an den Schock und die Überlebensangst.

In der Gesellschaft wurden auf diese Weise wiederholt unwillkürliche Überlebensreflexe des Körpers mit willkürlichen Taten der Traumatisierten verwechselt. Diesen Menschen wurde also die bewusste und z. T. sogar vorsätzliche »Schuld« dafür zugeschoben, anstatt die Symptome als unwillkürliche Anpassungsprozesse an eine von außen kommende Bedrohung und Verletzung anzuerkennen. Auch die betroffenen Menschen werfen sich ihre eigenen für sie unverständlichen Reaktionen oft schuldhaft vor, solange sie zu deren unwillkürlicher Sinnhaftigkeit keinen Zugang haben (vgl. S. 247).

Ein Beispiel dafür, wie das Offensichtlichwerden einer großen Zahl traumatisierter Menschen das Bewusstsein für Traumafolgen wieder erweitert und für einen entscheidenden Wissensfortschritt gesorgt hat, sind die sich ähnelnden Symptomkomplexe der Vietnamveteranen in den 1960er-Jahren. Erst ihre Beobachtung führte dazu, dass eine neue diagnostische Kategorie geschaffen wurde: *die Posttraumatische Belastungsstörung*. Diese beschreibt einen Symptomkomplex mit drei Kernsymptomen: die Vermeidung der auf das Trauma bezogenen Reize und Erinnerungen, das unwillkürliche Wiedereindringen derselben sowie eine anhaltende vegetative Übererregung im Organismus. Diese Diagnose wurde 1980 offiziell in das Diagnosemanual (damals DSM III, American Psychiatric Association 1980) aufgenommen und ermöglichte nun endlich die Konzeptualisierung der Folgen von einzelnen oder mehreren traumatischen Ereignissen. Es wurde auch erkannt und anerkannt, dass die seelischen Verletzungen durch körperliche und sexuelle Gewalt in anderen Kontexten bleibende Folgen im Sinne einer Posttraumatischen Belastungsstörung haben konnten. Es fiel jedoch auf, dass Menschen, die schon früh in ihrer Kindheit verschiedensten Formen der Gewalt und Vernachlässigung ausgesetzt waren, z. T. nicht die typischen Kriterien einer einfachen PTBS erfüllten bzw. noch zusätzliche Symptome zeigten, die z. B. geprägt waren durch einen Bruch im Vertrauen zu anderen Menschen, einem sehr negativen Selbstbild sowie einer allgemein schwierigen emotionalen Selbststeuerung. Nach vielen Jahren des Ringens der Betroffenen und ihrer Therapeuten um Anerkennung wurde die diagnostische Kategorie der komplexen Posttraumatischen Belastungsstörung erst im Jahr 2022 in der internationalen Klassifikation von Krankheiten (mit der International Statistical Classification of Diseases 11, WHO 2022) offiziell anerkannt.

Da viele dieser frühen Traumatisierungen nicht nur mit einem »Zuviel« an Gewalt, sondern auch mit einem »Zuwenig« an Versorgung der grundlegenden Bedürfnisse der betroffenen Kinder einhergehen, beschreibt einer der führenden Traumaforscher, Bessel van der Kolk (van der Kolk et al. 2005), schon seit mehr als 20 Jahren ein Syndrom, das er »Entwicklungstrauma-Störung« nannte. Dieses wird jedoch leider bis heute nicht in den offiziellen Diagnostikmanualen abgebildet. Nach wie vor fehlt die Anerkennung der »Vernachlässigung« als sogenanntes Eingangskriterium für die Diagnose einer Traumafolgestörung, obwohl diese das Überlebensstresssystem der betroffenen Kinder zeitlich oft durchgehend in seine Extrembereiche auslenkt und damit dissoziative Schutzmechanismen regelhaft in hohem Masse aktiviert. Darüber hinaus können traumatische Erlebnisse nicht nur eine klassische PTBS oder eine komplexe PTBS zur Folge haben, sondern eine Vielzahl anderer psychiatrischer Störungen mitbedingen, die zunächst nicht an eine Traumatisierung als auslösenden Faktor denken lassen (vgl. S. 204).

Aus den hier skizzierten historischen Entwicklungen bis in die Gegenwart wird ersichtlich, dass die Geschichte der Psychotraumatologie geprägt ist durch die Trauma-Dynamik selbst: Menschen können Horror, Unfassbares und Ohnmacht nur sehr schlecht aushalten, was in einigen Bereichen immer wieder zu einer individuellen und auch einer kollektiven Dissoziation, Verdrängung und Ignoranz wichtiger Erkenntnisse und Zusammenhänge führte.

Welches sind wichtige Quellen psychotraumatologischen Wissens?

Es gäbe das Fachgebiet der Psychotraumatologie jedoch nicht, wenn nicht immer wieder betroffene, helfende und forschende Menschen dieser dissoziativen Tendenz entgegengewirkt hätten, den Verbindungen und Zusammenhängen zwischen traumatisierenden Erfahrungen und deren Folgen nachgegangen wären und in der Öffentlichkeit auf sie aufmerksam gemacht hätten. Das In-Verbindung-Bringen, die Assoziation und schonende Integration verdrängter und abgespaltener überwältigender Erfahrungen in einem oft schmerzhaften, aber auch heilsamen Erinnerungsprozess stellt die Grundlage für individuelle und gesellschaftliche Wachstumsprozesse dar.

Wie im ersten Teil des Buches beschrieben, kann genaues Hinhören und respektvolles Nachfragen der Schlüssel dazu sein, abgespaltenes Leid, aber auch verborgene Ressourcen wieder in Verbindung zu bringen. Gutes Zuhören und achtsames Nachfragen waren schon immer die Werkzeuge, mit denen Therapeutinnen und Traumaforscher von ihren Klientinnen gelernt haben.

Z. B. haben viele in der Kindheit traumatisierte Klientinnen sich regelmäßig in Fantasiewelten »weggeträumt«, um die Gewalt um sie herum zu vergessen. Diese Bewältigungsstrategie, Abstand herzustellen zu einer belastenden Gegenwart und mithilfe der Vorstellungskraft »in eine andere Welt zu flüchten«, findet sich heute in zahlreichen Imaginationsübungen wieder. Der Unterschied zu den oft unwillkürlichen Überlebensstrategien liegt allein darin, dass die therapeutischen Ideen unter sicheren Bedingungen und unter Kontrolle der Klientinnen stattfinden. Der Ansatz dieses Buches ist es, das für die Klienten notwendige Wissen und hilfreiche Kompetenzen mit ihnen gemeinsam im idiolektischen Dialog zu schöpfen.

Praxisbeispiele: Klienten entwickeln Traumatherapie

In einem ihrer Seminare berichtete Luise Reddemann[15] einmal, dass fast alle wirksamen traumatherapeutischen Ansätze von Betroffenen entwickelt worden seien. Mutige Therapeuten, die gemerkt hätten, dass ihre bisher gelernten Methoden an Grenzen stießen, hätten sich getraut, ihre Klienten zu fragen: »Wie haben Sie das Schlimme, das Sie erlebt haben, überlebt? Und was war hilfreich, um mit den Folgen umzugehen?« Dieses Wissen wurde dann systematisch zusammengetragen und weitergegeben.

So berichtete Reddemann, sie habe die zunächst analytisch geprägten Konzepte der ersten Bielefelder Traumastation mithilfe der Feedbacks der Klientinnen mit vielen ressourcenaktivierenden Anteilen ergänzt. Manchmal waren es auch uralte kulturelle Erfahrungsschätze über den Umgang mit Traumatisierungen, die auf diese Weise »gehoben« wurden.

So entwickelte Frau Dr. Ingrid Olbrich, eine der Pionierinnen der Traumatherapie, eine sehr schonende Form der Bearbeitung überflutender traumabedingter Emotionen, die TRIMB-Methode (Spangenberg 2015). Sie passte Traumaheilungsrituale, die sie im mittelamerikanischen indigenen Kulturkreis erlernte, für die Traumatherapie im westlichen Kulturkreis an.

Einer der führenden Traumaforscher und Therapeuten Bessel van der Kolk (2015) dankt in der Widmung seines Buches *The body keeps the score* seinen Klientinnen, dass sie die Lehrbücher waren, mit denen er gelernt habe.

Es gibt auch viele Beispiele, in denen Betroffene ihre eigenen Erfahrungen der Traumabewältigung genutzt haben, um später als Fachleute Methoden daraus zu entwickeln. Bekannte Beispiele sind Marsha Linehan, die als 17-Jährige mit schwersten Selbstverletzungen ein Jahr in der geschlossenen Psychiatrie verbrachte und später als Psychologin die Dialektisch-Behaviorale Therapie (Linehan 2008) entwickelte, oder Francine Shapiro (2012), die nach einer Krebsdiagnose beobachtete, dass ihre bilateralen Augenbewegungen bei einem Spaziergang im

15 Mündliche Mitteilung in der Ausbildung zu Psychodynamisch Imaginativer Traumatherapie in Fürth, 2008.

Central Park in New York halfen, ihre bedrohlichen Gefühle zu reduzieren. Aus dieser Erfahrung heraus entwickelte sie die sehr erfolgreiche Traumabearbeitungsmethode EMDR (Eye Movement Desensitization and Reprocessing).

David Jonas hatte ebenfalls die Erfahrung gemacht, dass seine bisherigen Konzepte nicht den Bedürfnissen der Klienten entsprachen. Bevor er die Idiolektik entwarf, war er wie alle Therapeuten damals in den 1960er-Jahren als Analytiker geprägt, seine Klienten zur freien Assoziation einzuladen, beobachtete jedoch, dass sein »abstinentes« Schweigen oft zur Verunsicherung seiner Klienten beitrug. Wenn er dann allerdings aktiver wurde und Deutungen formulierte oder eigene Hypothesen ins Gespräch einbrachte, erntete er häufig Widerstand.

Aus diesen Erfahrungen heraus entwickelte er die idiolektische Gesprächsführung, die die Klientinnen durch einfache offene Fragen zum Erzählen einlädt und sie damit selbst in ihrer eigenen Sprache Deutungen entwickeln lässt, ohne sie mit Erläuterungen oder Deutungen vonseiten des Therapeuten in ihrem Prozess zu stören. Außerdem weitete Jonas schon sehr früh den Frage- und Verständnishorizont über den Tellerrand der biografischen Dimension bis in die evolutionäre Vorgeschichte des Menschen aus, indem er Bezug nahm auf die überlebenssichernden Anpassungsprozesse seiner tierischen Vorfahren. Er nannte diese »Überbleibsel« im Verhalten »archaische Relikte« (vgl. S. 252).

Durch die Haltung und Technik der Idiolektik können therapeutische Ideen aus dem Prozess des Gesprächs heraus mit den Klienten entwickelt werden, ohne dass man sie von außen z. B. als Übung oder Format vorzuschlagen braucht. Dies hat den Vorteil, dass sich die Klienten selbst ermächtigt erleben, ihre therapeutischen Ideen zu entwerfen, und diese dann auch konsequenter nutzen.

Auch Luise Reddemann[16] weist darauf hin, dass sie die bekannten Imaginationen weniger als Übungen gedacht habe, denn als Möglichkeiten, die man im Dialog gemeinsam an einer passenden Stelle entwickeln könne. Wenn der Klient z. B. von einem Baum erzählt, dass man sich diesen Baum beschreiben lasse und etwa frage, wo dieser Baum stehe, wo der Klient in Bezug auf diesen Baum gerne

16 Mündliche Mitteilung in der Ausbildung zu Psychodynamisch Imaginativer Traumatherapie in Fürth, 2008.

wäre und was er dann so wahrnehmen und erleben könne, wenn er mit diesem Baum in Verbindung sei. Oder wenn jemand davon spreche, Sicherheit zu vermissen, sich diese Sicherheit im Dialog »ausmalen« zu lassen.

Bevor in Kapitel 8, »Idiolektik in der Traumatherapie« (vgl. S. 227), dargestellt werden soll, auf welche Art und Weise Idiolektik wichtige traumatherapeutische Prinzipien verwirklichen hilft, sollen zunächst allgemeine Elemente und Prinzipien der Traumatherapie benannt werden, die hierfür den Rahmen darstellen.

Zusammenfassung: Geschichte der Psychotraumatologie

Psychotraumatologisches Wissen wurde gesammelt, indem Betroffene systematisch beobachtet wurden. Ende des 18. Jahrhunderts begannen Charcot, Janet, Freud und andere zum Thema Hysterie und Oppenheim zu Folgen von Eisenbahn- und Arbeitsunfällen zu forschen.

Aufgrund kollektiver dissoziativer Tendenzen in der Gesellschaft wurde das Wissen um die unwillkürlichen Folgen traumatischer Erlebnisse wiederholt verdrängt und ignoriert und den Betroffenen eine willkürliche Verantwortlichkeit und Schuld zugesprochen.

Erst in den 1960er-Jahren wurde aufgrund der hohen Zahl an Betroffenen unter den Vietnamveteranen eine diagnostische Kategorie, die Posttraumatische Belastungsstörung, geschaffen. Diese wurde 1980 erstmals ins DSM III aufgenommen.

Für Menschen, die wiederholt und oft seit der Kindheit von verschiedensten Formen der Gewalt und Vernachlässigung betroffen waren, wurde erstmals im Jahr 2022 eine diagnostische Kategorie geschaffen, die komplexe Posttraumatische Belastungsstörung.

Traumatische Erlebnisse können eine Vielzahl anderer psychiatrischer Erkrankungen mitbedingen.

Von Traumatisierung Betroffene stellen und stellten eine wichtige Quelle psychotraumatologischen Wissens dar, indem einige von ihnen selbst das Thema beruflich erforschten und indem Therapeuten und Forscher das Wissen der Betroffenen durch offenes Nachfragen erheben und sammeln.

Die Erkenntnisse über evolutionär geprägte Überlebensmechanismen haben viel zum Verständnis traumatischer Prozesse beigetragen und wurden auch von A. D. Jonas schon gesammelt.

Elemente und Prinzipien der Traumatherapie

Welches sind die Elemente der Traumatherapie?

Die weiteren Abschnitte des Buches sind gegliedert in Anlehnung an wichtige in der Literatur beschriebene Elemente der Traumatherapie, die an dieser Stelle kurz benannt werden sollen.

Früher hat man in Bezug auf die folgenden Elemente von »Phasen in der Traumatherapie« gesprochen. Da Klienten »diese Phasen jedoch nicht kennen, halten sie sich auch nicht daran«, und es kann im therapeutischen Prozess immer wieder sinnvoll sein, diese Elemente mehrfach und auf unterschiedliche Art und Weise zu berücksichtigen. Daher werden sie im Folgenden als Orientierung dienen, können jedoch in unterschiedlicher Reihenfolge und Gewichtung realisiert werden.

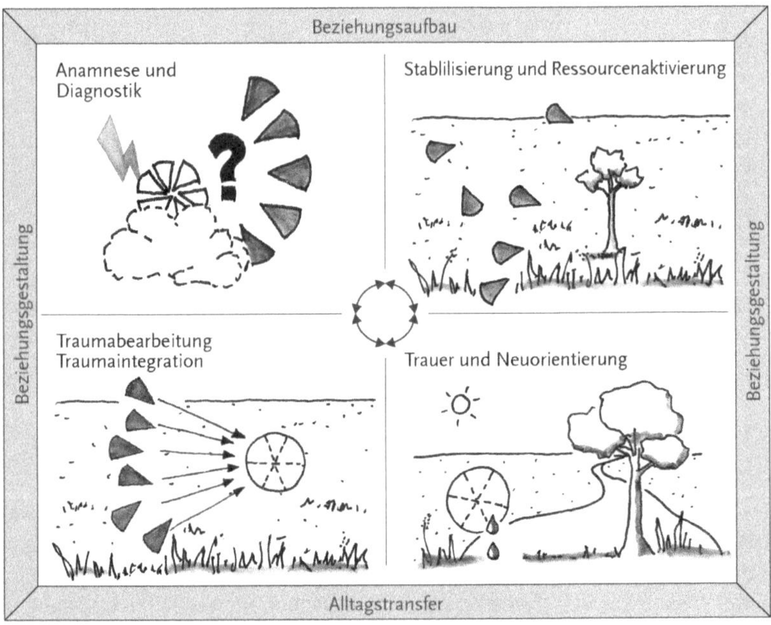

Abb. 33: Elemente der Traumatherapie[17]

17 Der Bilderrahmen und die einzelnen Quadranten der Abbildung 33 symbolisieren die beschriebenen Elemente und werden in den nächsten Abschnitten zur Wiedererkennung unter den Überschriften wiederholt.

Beziehungsaufbau und -gestaltung

Der Aufbau einer vertrauensvollen und tragfähigen therapeutischen Beziehung ist die Grundlage und der Rahmen jeder Zusammenarbeit mit Klientinnen. Bei Menschen, die ein Trauma erlebt haben, ist die Fähigkeit zu vertrauen erschüttert worden. Daher benötigt es bei der Gestaltung der Beziehung viel Achtsamkeit und Fingerspitzengefühl für die vorhandenen Fähigkeiten und Grenzen der Klientinnen.

Anamnese und Diagnostik

Das behutsame (Wieder-)Finden von Worten für die eigene Geschichte und das Einordnen der gegenwärtig erlebten Symptome und Einschränkungen in einen sinnvollen Zusammenhang kann eine wichtige Orientierung für die Klienten darstellen. Die Frage (vgl. Abb. 33), zu welchen früheren traumatischen Situationen die dekontextualisierten Erlebnisfragmente gehören, kann hierbei hilfreich sein (vgl. Abb. 27, S. 195). Die eigene Seelenlandschaft zu sehen und zu verstehen, entlastet von dem Gefühl, »verrückt« oder »gestört« zu sein, und schafft die Grundlage für eigene Entwicklungsschritte.

Stabilisierung und Ressourcenorientierung

Neben einer »Landkarte« der eigenen Geschichte und seelischen Not benötigen Betroffene für die traumatherapeutische Reise zuallererst einen stabilen Boden unter den Füßen. Wenn eine Reise von 1.000 Meilen mit dem ersten Schritt anfängt (vgl. Reddemann 2007), dann wäre es gut, wenn bereits dieser erste Schritt die Klienten trägt und sie nicht das Gefühl bekommen, dass sie unkontrolliert in traumatische Erinnerungen »abrutschen«. Hierzu benötigt es Fähigkeiten der Selbstregulation und ihre Förderung ebenso wie eine gute Verbindung zu den eigenen Kraftquellen, Kompetenzen, Unterstützungsmöglichkeiten und guten Erfahrungen. Die fragmentierten Erlebnisbruchstücke hängen nicht mehr in der Luft (vgl. Abb. 33), sondern sind nun eingebettet in eine Halt gebende und nährende Umgebung.

Traumabearbeitung und -integration

Auf diesem möglichst stabilen Boden kann ein Zusammenfügen der traumatischen Erinnerungs- und Erlebnisfragemente geschehen. Solange diese einerseits den Alltag aufwühlen und andererseits viel Energie zur Vermeidung des Kontakts mit dem Trauma aufgewendet werden muss, kann sich nur schwer eine nachhaltige Stabilität einstellen. Daher ist bei ausreichender Selbststeuerung eine schonende und von Klienten selbst gesteuerte Annäherung an die traumatischen Belastungen ein wichtiger Schritt, um fragmentiert abgespeicherte traumatische Gedächtnisinhalte wieder »zusammenzusetzen« und zu integrieren (vgl. Abb. 33, S. 218). Zum einen ermöglicht dies eine Einordnung der traumatischen Erlebnisse in die eigene Lebensgeschichte und eine Verortung im »Dort und Damals«. Zum anderen stellt es wieder eine Verbindung zwischen den dissoziierten schlimmen Erfahrungen und den inzwischen vorhandenen persönlichen Ressourcen in der Gegenwart her.

Trauer- und Neuorientierung

Setzen sich in der Traumabearbeitung die Puzzlestücke des erlebten Schreckens zu einem Bild zusammen, führen das (An-)Erkennen dessen, was passiert ist (Realisation), sowie die Erkenntnis, dass es tatsächlich einem selbst passiert ist (Personalisation), dazu, dass nun Mitgefühl mit dem bisher dissoziierten Anteil des eigenen Erlebens möglich wird und ein Trauerprozess beginnen kann. Die Aufhebung der dissoziativen Anpassungsprozesse durch eine erfolgreiche Traumabearbeitung führt also nicht gleich zu einem besseren Befinden, sondern oft kommen Tränen der Trauer (vgl. Abb. 33) um das, was man gebraucht hätte, aber nie bekommen hat, oder um das, was verloren wurde. Darf dieser Trauerprozess ablaufen und ist Trost möglich, können »eingefrorene« Entwicklungsprozesse wieder in Gang kommen und neue Lebensinhalte aufgebaut werden und »wachsen«. Die Perspektive auf die eigene Geschichte und Seelenlandschaft verändert sich und neue Wege entstehen (vgl. Abb. 33). Hierzu gehört auch, dass Entwicklungen, die in der Therapie erreicht wurden, einen Transfer in den Alltag finden.

Alltagstransfer

Um sich aus der Anpassung an traumatische Erfahrungen zu lösen, braucht es ein geduldiges Einüben und Wiederholen neu entwickelter Strategien, Haltungen und Erkenntnisse. Je passgenauer diese von Klientinnen selbst entwickelt wurden, umso höher ist die Motivation, diese auch im Alltagsleben zu wiederholen und zu nutzen. Der Transfer in den Alltag erweitert den therapeutischen Rahmen in den realen Lebenskontext (vgl. Abb. 33).

Was sind wichtige Prinzipien der Traumatherapie?

Neben den oben beschriebenen grundlegenden Elementen jeder Traumatherapie gibt es allgemeine Prinzipien, die in den verschiedenen traumatherapeutischen Methoden auf unterschiedliche Art und Weise verwirklicht werden. Diese sollen hier kurz beschrieben werden, bevor im nächsten Abschnitt die Möglichkeiten erläutert werden, diese Elemente und Prinzipien mithilfe der Idiolektik zu gestalten.

Hensel (2020) beschreibt das Grundprinzip der *bifokalen Aufmerksamkeit* mit drei Schritten, die in verschiedenen traumatherapeutischen Methoden verwirklicht werden:

- emotionale Aktivierung der Belastung
- Aktivierung von Ressourcen und einer positiven Kontrasterfahrung in der Gegenwart
- bifokale Aufmerksamkeit.

Emotionale Aktivierung der Belastung

Um eine Integration der oft dissoziierten traumatischen Belastungsfragmente zu ermöglichen, ist es notwendig, dass diese in den Bereich des bewussten Erlebens kommen und emotional aktiviert werden. Diese Aktivierung ist manchmal ohnehin gegeben oder kann auf schonende Art und Weise z. B. im Rahmen einer Metapher geschehen. Die vergangenen Belastungen mit den Ressourcen der Gegenwart wieder zu verbinden, ist jedoch nur möglich, wenn man die Belastungen auch behutsam adressiert und »an die Hand nimmt«.

Ressourcen und positive Kontrasterfahrung in der Gegenwart

Damit durch die aktivierten Belastungen der Vergangenheit im aktuellen therapeutischen Prozess der Stress nicht unkontrolliert in den Bereich der Überflutung steigt, braucht es zur erfolgreichen Traumaintegration unbedingt ein »Gegengewicht« im Bereich der Ressourcen in der Gegenwart. Die Ressourcen ermöglichen eine positive Kontrasterfahrung in der Gegenwart und unterstützen die Stressregulation. Andernfalls besteht die Wahrscheinlichkeit, dass die belastenden Inhalte zwar aktiviert werden, jedoch aufgrund der Stressbelastung ähnlich wie bei einem Flashback sofort wieder dissoziiert werden, ohne dass eine Integration möglich ist.

Bifokale Aufmerksamkeit

Gelingt es, den Fokus der Aufmerksamkeit sowohl auf den aktivierten Belastungen als auch auf den kontrastierenden Ressourcen der Gegenwart zu halten, können sich diese beiden Bereiche miteinander verbinden, was eine Reduzierung der Belastung und damit eine Integration bewirkt. Dieser doppelte Aufmerksamkeitsfokus ermöglicht es, dass zwei bislang durch Dissoziation getrennte neuronale Erregungsmuster sich miteinander verbinden.

Um Belastungen und Ressourcen gleichzeitig in den Blick zu bekommen, ist oft notwendig, einen Standpunkt in der Distanz aufzubauen, von dem aus man beides wahrnehmen kann. Dies erfordert auch einen gewissen Abstand im Sinne einer Desidentifikation von den Symptomen. D. h., man kann z. B. wahrnehmen, dass man mehr ist als die Angst, die man gerade spürt. Dies kann durch die Beschreibung und Symbolisierung der Symptome angeregt werden kann.

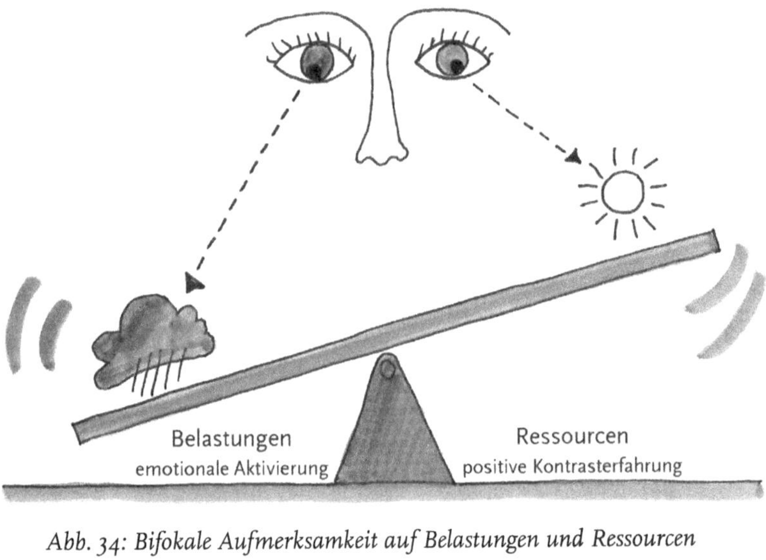

Abb. 34: Bifokale Aufmerksamkeit auf Belastungen und Ressourcen

Belastungen und Ressourcen kann man sich wie auf einer Waage vorstellen. Es gibt zwei Möglichkeiten, eine aus dem Gleichgewicht geratene Waage wieder auszubalancieren: Man kann auf der Ressourcenseite etwas hinzufügen (Stabilisierung und Ressourcenaktivierung) oder auf der Belastungsseite etwas herunternehmen (Traumabearbeitung).

Es bietet sich an, auf der Seite der Ressourcen anzufangen, da dies die seelische Stabilität am wenigsten gefährdet. Bei der Arbeit auf der Belastungsseite muss damit gerechnet werden, dass die Stressbelastung zunächst steigt. Wenn man sich bewusst mit bisher dissoziierten Belastungen beschäftigt, können die dazugehörigen überflutenden Gefühle aktiviert werden.

Um den richtigen Zeitpunkt für den Beginn der Traumabearbeitung zu finden, bietet es sich an, diese Entscheidung zusammen mit den Klienten zu treffen und sich in kleinen Zwischenschritten in einem gestuften Vorgehen im Spektrum zwischen Ressourcen- und Belastungspol anzunähern (vgl. S. 303).

Pendeln

Ähnlich wie bei einer Wippe würde man sich mit kleinen Pendelbewegungen herantasten, um gemeinsam zu erkunden, wie breit das Toleranzfenster ist, innerhalb dessen ohne erneute Überflutung und Dissoziation an den Belastungen gearbeitet werden kann. Kleine Pendelbewegungen und ein feines Beobachten der Stressreaktionen ermöglichen es, ein dynamisches Gleichgewicht zu finden, welches wesentlich besser vor Überlastung schützt als ein vorher geplantes und fixes Konzept. Außerdem entspricht dieses Prinzip mehr einer lebendigen Balance durch Feedbackschleifen, wie man sie bei ähnlichen »Gratwanderungen« durch kleinschrittiges Vorgehen und Nachspüren nutzt. Darüber hinaus wird durch das häufige »Hin und Her« die Steuerungsfähigkeit trainiert, und die gegenwärtigen Ressourcen werden mit den vergangenen Belastungen zu neuen, weniger belastenden neuronalen Netzen verwoben.

Vorhandene Kompetenzen würdigen und gesteuert nutzen

Ein weiteres wichtiges Grundprinzip ist die Anerkennung und Nutzung der bereits vorhandenen Kompetenzen. Die Betroffenen als Überlebenskünstler zu betrachten und ihre »Kunst« bewusst zu machen, sie als Kompetenz zu würdigen, ist die Grundhaltung. Diese Kompetenzen methodisch und unter sicheren Bedingungen gesteuert einzusetzen, hilft Klientinnen, sich selbst zu ermächtigen und ihre bisherigen Strategien der Lebensbewältigung nicht als Defizite, sondern als Ressourcen und Stärke zu erleben.

Die unwillkürliche Fähigkeit zur Dissoziation kann beispielsweise in der Therapie willkürlich unter Steuerung der Klientinnen für

Imaginationen oder eine Arbeit mit einer Projektion auf eine Leinwand genutzt werden. Letztlich handelt es sich beim Pendeln um das gezielte und gesteuerte Nutzen einer natürlichen Verarbeitungskompetenz des Organismus in Sicherheit, die sich nach einem traumatisierenden Erlebnis unwillkürlich äußert im Wechsel zwischen wieder eindringenden Erinnerungen und deren Vermeidung.

Die »Kompetenz« des Organismus, unwillkürliche Flashbacks zu generieren, kann unter sicheren Bedingungen für ein blitzartiges gesteuertes Pendeln in den Kontakt zum traumatischen Material genutzt werden. Im EMDR z. B. gibt es eine »Flash«-Technik, die während des Betrachtens eines Ressourcenfilmes aus sicherer Distanz blitzartig traumatisches Material einblendet (vgl. S. 246).

Verbindungen im inneren System unterstützen

Es ist wichtig, die durch die traumatischen Erfahrungen »auf dem Weg durch die Hölle« (Besser 2003) entstandene Arbeitsteilung im inneren System der Persönlichkeit eines Menschen (vgl. S. 206) zu würdigen. Gelingt dies durch eine annehmende Haltung, die die Motive dieser inneren »Überlebensteam-Mitglieder« wertschätzt, und eine Kommunikation, die jeden Aspekt der Persönlichkeit ohne Wertung erkundet, kann im Innensystem der Klienten so etwas wie eine »innere Kommunikation« und eine »innere Kooperation« wachsen, die die Gesamtpersönlichkeit besser unterstützt als ein gegenseitiges Bekriegen und Blockieren der verschiedenen Aspekte der Persönlichkeit. Insbesondere die kooperative Verbindung von willkürlich rationalen Seiten mit den unwillkürlich handelnden emotionalen Seiten (»von Hirn und Herz«) kann dazu verhelfen, dass im Innensystem weniger Stress und Spannung aufgebaut werden.

Kohärenz im Körper fördern

Eine bessere Kommunikation und Kooperation im Inneren führen auch zu einem besseren Gleichklang, einer Kohärenz des Körpers. Einen solchen körperlichen Zusammenhalt der einzelnen Organsysteme zu fördern, ist ein weiteres Grundprinzip von Traumatherapie und kann über verschiedene Zugangswege (Gedanken, Gefühle oder Körper) gefördert werden. Es stärkt die Resilienz und die Selbstwirksamkeit im Umgang mit Herausforderungen.

Transformieren statt Hemmen oder Ausblenden

Es gibt interessante Forschungsergebnisse zu drei verschiedenen Arten, wie sich Gedächtnisinhalte verändern lassen (Lane et al. 2015). Diese sollen hier knapp dargestellt werden, weil sie den neurophysiologischen Hintergrund für traumatherapeutische Veränderungsprozesse verstehen helfen.

- **Ausblenden durch Dissoziation:** Die Dissoziation wird während des Traumas instinktiv aktiviert und entkoppelt die Gedächtnisinhalte, ohne sie zu verändern.
- **Hemmung durch Extinktion:** Durch Verhaltensmodifikation wird ein neues Muster aufgebaut und gelernt, welches bei ausreichender Stärke das alte hemmen kann, ohne es grundlegend zu verändern. Das alte Muster kann jederzeit unverändert wiederauftauchen.
- **Transformation durch eine Veränderung der Gedächtnisinhalte vor ihrer erneuten Rekonsolidierung:** Wird ein Gedächtnisinhalt aufgerufen, liegt er eine Zeitlang in labiler Form im Kurzzeitgedächtnis vor, bevor er wieder im Langzeitgedächtnis abgelegt (rekonsolidiert) wird. In diesem Zeitraum kann der Gedächtnisinhalt durch gleichzeitige Aktivierung anderer, z. B. Ressourceninhalte in seinem Muster verändert werden, um dann in transformierter Form wieder abgespeichert, d. h. erneut rekonsolidiert zu werden. In Zukunft kann dann nur noch dieser transformierte Gedächtnisinhalt abgerufen werden. Es ist ausreichend, wenn die positiven Kontrasterfahrungen innerhalb eines Zeitfensters von einigen Stunden nach der emotionalen Aktivierung der Belastung realisiert werden.

Um nachhaltige Veränderungen zu erreichen, ist die Transformation von Gedächtnisinhalten anzustreben, wie sie z. B. durch viele traumatherapeutische Methoden erreicht werden kann, die das Prinzip der bifokalen Aufmerksamkeit nutzen (EMDR, IRRT, PITT und eben auch die Idiolektik).

Zusammenfassung: Elemente und Prinzipien der Traumatherapie

Der Ursprung vieler traumatherapeutischer Methoden entstammt den Überlebensstrategien von Betroffenen.

Diese Elemente können im Prozess in unterschiedlicher Reihenfolge verwirklicht werden:

- Beziehungsaufbau und -gestaltung
- Anamnese und Diagnostik
- Stabilisierung und Ressourcenorientierung
- Traumabearbeitung und -integration
- Trauer und Neuorientierung
- Alltagstransfer.

Diese Prinzipien sind die Grundlage vieler Methoden zur Transformation traumatischer Erfahrungen:

- bifokale Aufmerksamkeit
- Pendeln zwischen Belastungen und Ressourcen
- Würdigung und Nutzung vorhandener Kompetenzen
- Förderung von Verbindungen im inneren System der Klienten
- Förderung der Kohärenz im Körper
- Veränderung traumatischer Gedächtnisinhalte vor erneuter Rekonsolidierung.

8 Idiolektik in der Traumatherapie

»Die Pflanze weiß, wie man wächst.
Ich weiß nicht, was das Leben ist,
aber ich kann trotzdem Gärtner sein.«

Unbekannter Verfasser

In diesem Kapitel werden die allgemeinen Prinzipien der Traumatherapie aus dem Blickwinkel der Eigensprache beleuchtet. Es wird beschrieben, wie diese helfen kann, die Elemente der *Beziehungsgestaltung*, der *Anamnese und Diagnostik*, der *Ressourcenaktivierung und Stabilisierung*, der *Traumabearbeitung und -integration* sowie des *Alltagstransfers* schonend, respektvoll und von den Klienten gesteuert umzusetzen. Dabei werden Zusammenhänge zu allgemeinen neurobiologischen Grundlagen und Ergebnissen der Psychotherapieforschung hergestellt.

Die Trennung der einzelnen Elemente dient nur der theoretischen Übersicht. In der Praxis sind sie auf verschiedene Art und Weise im Prozess miteinander verwoben. Eine konsequente Orientierung an den Ressourcen der Klienten wird sowohl eine vertrauensvolle Beziehung aufbauen helfen als auch eine schonende Traumabearbeitung ermöglichen. Eine individualisierte Diagnostik und Informationsvermittlung stellt eine wichtige Ressource dar. Oft ist eine nachhaltige Stabilisierung nur durch eine Entlastung traumaassoziierter Netzwerke möglich. Trauerprozesse finden immer dort statt, wo Integration geschieht, oft spontan im Prozess. Auf dem Boden wachsender Sicherheit werden immer wieder neue anamnestische Informationen auftauchen, und Symptome können sich verändern, sodass auch die Entwicklung von passenden Krankheitsmodellen und ein diagnostisches Verstehen von Symptomen nicht nur zu Beginn einer Begleitung notwendig ist (vgl. S. 333).

Traumatherapie wird von Nijenhuis (2018) als Tanz beschrieben, als ein kreativer Prozess, der auf drei Handlungsebenen stattfindet:

1) *Die ständige Einfühlung des Therapeuten auf das phänomenale Erleben des Patienten und seine oder ihre phänomenale Konzeptionen von sich selbst, der Welt und von sich selbst als Teil dieser Welt.*

Dies wird in der Idiolektik durch das achtsame Wahrnehmen und Aufgreifen der Eigensprache und der sich in ihr ausdrückenden Konzepte von Selbst und Welt realisiert.

2) *Das stetige Bemühen des Therapeuten, mit dem Patienten einen Konsens in Bezug auf diese phänomenalen Realitäten zu erreichen.*

Dies wird in der Idiolektik durch das einfache und offene Nachfragen erreicht, welches eine Annäherung an die phänomenalen Realitäten der Klienten ermöglicht.

3) *Die Einladung des Therapeuten an den Patienten, sich in eine bestimmte Richtung zu entwickeln, eine Richtung, die durch die Interessen des Patienten definiert wird, nicht durch die Interessen des Therapeuten.*

Die Idiolektik lässt die Klienten ihre Ziele, Visionen und Interessen ausmalen, um durch das Aufgreifen geeigneter Schlüsselworte und -themen günstige Entwicklungsbedingungen zu ermöglichen.

Beziehungsaufbau und -gestaltung

»Verneige dich tief vor dir, so wie du tatsächlich bist. Sei da. Dein Schmerz, deine Trauer, deine Zweifel, deine Sehnsüchte, deine angstvollen Gedanken sind keine Fehler und sie fragen nicht danach, geheilt zu werden. Sondern sie fragen danach, gehalten zu sein. Hier, jetzt, leicht in den liebenden Armen deiner gegenwärtigen Wahrnehmung.«

Jeff Foster (2007; Übers.: T. R.)

Wie kann eine Beziehung traumasensibel gestaltet werden?

Stellen Sie sich vor, Sie bitten jemanden um therapeutische Unterstützung oder Beratung in einer schwierigen Situation. Welche Qualität der Beziehung würden Sie sich wünschen? Bei aller Unterschiedlichkeit der individuellen Vorlieben, was wünschen sich Menschen in einer solchen helfenden Beziehung? Augenhöhe, Respekt, Unterstützung, wo man sie benötigt, Gehaltensein? Vertrauen in die eigenen Fähigkeiten, selbst dort, wo man sie vielleicht selbst (noch) nicht erkennen kann? So kann die Qualität der Beziehung zu den Begleiterinnen ein Modell für die Gestaltung der Beziehung zu sich selbst werden.

Der Schlüssel zur Beziehungsgestaltung mit traumatisierten Menschen liegt darin, dass diese sich in der Verbindung zu ihren

Begleitern sicher fühlen. Doch wie kann man diese Sicherheit herstellen? Jeder Mensch hat andere Bedingungen, unter denen er sich sicher fühlt. Der eine braucht Nähe, die andere Abstand. Der eine möchte gerne ein langsames Tempo, die andere kann genau das kaum aushalten. Daher ist die genaue Wahrnehmung des Gegenübers in der Begleitung das wichtigste Instrument, um Sicherheit zu fördern. Sie ermöglicht uns, zu sehen, zu hören und zu spüren, was es braucht, dass sich Klientinnen sicher fühlen. Signale, die eine steigende Unsicherheit und Anspannung signalisieren können, müssen wahrgenommen werden und es kann darauf reagiert werden, um im Hier und Jetzt Regulation zu unterstützen.

Was sind die neurobiologischen Grundlagen einer als sicher erlebten Beziehung?

Therapeutinnen können selbst einige biologisch verankerte Sicherheitssignale aussenden, die mit einem gut regulierten eigenen Stresspegel einhergehen. Dazu gehören eine entspannte Körperhaltung, eine modulierte Stimme, ein lebendiger Blick, der weder starr ist noch Augenkontakt vermeidet, eine körperliche wie geistige Zuwendung ebenso wie eine Bereitschaft, gemeinsam das Thema der Klienten anzuschauen. All diese Zeichen von Sicherheit aktivieren beim Gegenüber den ventralen (vorderen) Vagus und damit das soziale Verständigungssystem (vgl. S. 188). Sich als Klient mitzuteilen, fällt dann leichter, was wiederum das Sicherheitsempfinden erhöht.

Die Nervenkerne des ventralen Vagus finden sich in Nachbarschaft zu den Hirnnervenkernen und helfen damit, Funktionen zu steuern wie die Zuwendung zu einem Mitmenschen über die Muskulatur der Halswender, den Blickkontakt, die mimische Muskulatur, die Stimmerzeugung und Modulation sowie das Hören und Decodieren von Sprachsignalen. All diese Funktionen, die uns eine Kommunikation ermöglichen, werden vorwiegend dann aktiviert, wenn sich der betreffende Mensch in Sicherheit befindet. Sicherheit und Verständigung hängen also eng zusammen. Wenn wir für einen Menschen sichere Bedingungen schaffen und uns dann in der Kommunikation so verhalten, dass diese sicheren Bedingungen erhalten bleiben, kann Vertrauen entstehen. Wenn dieses Vertrauen durch unsere Art und Weise zu handeln und zu kommunizieren weiter unterstützt wird, dann entsteht eine positive kooperative Bindungsbeziehung. Porges

(2010) spricht in diesem Zusammenhang von einem evolutionär gebahnten biopsychosozialen »code of love«:

Sicherheit – Verständigung – Vertrauen – Bindung

Er beschreibt damit, dass wie bei einem Zahlenschloss ein bestimmter Code, eine Abfolge von Bedingungen eingestellt sein müssen, damit ein kooperatives Arbeitsbündnis entstehen kann. Treten Störungen in dieser Reihenfolge auf, kann jeweils ein Schritt in der Abfolge zurückgegangen und geschaut werden, was fehlt, um diesen zu realisieren. Redet eine Klientin noch nicht mit einem, könnte man prüfen, was sie noch braucht, um sich überhaupt sicher zu fühlen in der Situation. Mangelt es an Kooperation, könnte man sich fragen, ob schon genug Vertrauen aufgebaut wurde und wie man seine Kommunikation mit den Klienten so gestalten könnte, dass diese gefördert wird.

Wie bereits in Kapitel 5 über die Wirksamkeit von Idiolektik beschrieben (vgl. S. 155), liegen inzwischen neurowissenschaftliche Erkenntnisse vor, die einen klaren Hinweis darauf geben, welches Kommunikationsverhalten als verletzend und bedrohlich erlebt wird und welches das Wohlbefinden und die Sicherheit fördert. Naomie Eisenberger (2012) hat die Zusammenhänge des menschlichen »Gefahrenradars« Schmerz sowohl im körperlichen als auch im sozialen Kontext untersucht und kommt zu dem interessanten Ergebnis, das die neuronalen Netze, die im Zusammenhang stehen mit der Verarbeitung körperlicher Schmerzen, ebenfalls aktiviert werden, wenn Menschen den Schmerz des sozialen Ausgeschlossenseins und des Unfair-behandelt-Werdens erleben. Auf der anderen Seite werden Netzwerke von körperlichem *Wohlbefinden* und *Sicherheit* aktiviert, wenn Menschen *soziale Anerkennung* und *Kooperation* erleben, *fair behandelt werden, Unterstützung bekommen,* aber auch selbst *Unterstützung geben* können.

Was kann Idiolektik dazu beitragen?

Betrachtet man jetzt die Bedingungen, die durch Idiolektik gefördert werden, sind es exakt diese Merkmale einer Situation, die aktiv durch den Therapeuten gestaltet werden. Dadurch wird eine sichere Atmosphäre geschaffen, in der der Patient sich auf eine kreative Selbstexploration einlassen kann:

Durch die mikroprozessuale Beachtung nonverbaler Signale des *Wohlbefindens* und der *Sicherheit* werden diejenigen Schlüsselworte aufgegriffen, die es den Klientinnen ermöglichen, innerhalb ihres »Sicherheitstoleranzfensters« zu bleiben. Auf diese Weise erhalten sie Zugang zu wechselnden Perspektiven und kreativen Lösungsideen. Bei aller Schwere der Themen fördert die Idiolektik eine Leichtigkeit im Umgang damit. Durch das Aufgreifen der Eigensprache und das vorbehaltlose Respektieren und Nutzen der Erfahrungen, Themen und Ziele des Klienten wird *soziale Anerkennung* signalisiert.

Da die Klienten anerkannt werden als Experten ihres Lebens und Leidens und der Therapeut sie in dieser Rolle bittet, ihm zu helfen, gemeinsam das Bestmögliche herauszufinden, was sie unterstützen könnte. Auf diese Weise wird der Selbstwert gefördert und über die Möglichkeit, dem Therapeuten *Unterstützung zu geben,* erlebt der Klient eine Begegnung auf Augenhöhe.

Das Element der *Fairness* wird in der Idiolektik dadurch realisiert, dass Begleiterinnen die Grenzen der Klientinnen respektieren und akzeptieren.

In einem fortlaufenden Feedbackprozess durch achtsame Beobachtung der Reaktionen des Patienten können evtl. auftauchende Signale der fehlenden Sicherheit im Kontakt sofort bemerkt und korrigiert werden. So entsteht eine *Kooperation,* die den Prozess des Klienten optimal unterstützt und seinen »Entwicklungs- und Erfahrungs-Fluss« sehr nah begleitet, ohne ihn zu stören oder durch zu theoriegeleitete Interventionen zu blockieren.

Auf diese Weise können die Klienten als Experten ihrer eigenen Welt und ihres Erlebens gewürdigt werden. Die Therapeutin selbst versucht, die wichtigen Grundbedürfnisse der Klienten nach Bindung, Autonomie, Selbstwert, Luststeigerung/Unlustvermeidung weitgehend zu erfüllen. Erinnert sei hier an den wichtigsten Resilienzfaktor (Werner 2008): einen Menschen, der die Bedürfnisse des Betroffenen wahrnimmt und adäquat beantwortet (vgl. S. 155).

Um den Beziehungsaufbau sicher zu gestalten und die Klientinnen von Anfang an zu ermächtigen, den Prozess zu steuern, könnte es günstig sein, die Begegnung damit zu beginnen, dass diese eingeladen werden, selbst das für sie passende Setting zu entwerfen, z. B. indem sie die Position und das Miteinander im Raum bestimmen:

»Wo möchten Sie im Raum sein?«
»Wo hätten Sie gern, dass ich im Raum bin?«

»Wie würden Sie gern im Raum sein?« (auf dem Boden, stehend, sitzend, gehend)

Damit signalisiert man von Beginn an, dass man die Kontrolle und Orientierung bei den Klienten verortet. Das schafft Sicherheit.

Ebenso kann man den Klientinnen die Kontrolle über die Themenwahl lassen, indem man sie ihr eigenes Anliegen formulieren lässt. Dies kann geschehen mit Fragen wie:

»Was möchten Sie erzählen?«
»Was hätten Sie gern, das[s] geschieht?«
»Was wäre Ihnen heute wichtig?«

Manchmal kann solch ein offener Anfang Klienten überfordern und Stress auslösen. Daher gilt es auch hier, offen zu bleiben und z. B. stattdessen etwas Konkretes im Außen anzusprechen. Über alltägliches Plaudern wird so erst einmal mehr Sicherheit im Dialog geschaffen, bevor eigene Themen und Bedürfnisse von Klientinnen geäußert werden können.

Für die weitere Beziehungsgestaltung bleibt ein Grundprinzip: Jede Intervention der Begleiterinnen sollte durch achtsame Beobachtung der Reaktionen auf ihre momentane Passung für die Klienten überprüft werden. Die idiolektische Haltung und Technik, wie sie im ersten Teil des Buches beschrieben wurde, stellt eine gute Grundlage dar, die mit verschiedenen traumatherapeutischen Vorgehensweisen kombiniert werden kann. Dies wird in den folgenden Abschnitten genauer beschrieben.

Praxisbeispiel: »Staunen statt Begreifen«

Hier ein Feedback einer langjährigen Klientin und Kollegin zum Thema Beziehungsgestaltung:

»Und ich glaube, dass es die Aufgabe von Begleiterinnen sein kann, dass sie sich immer wieder darin aushalten lernen, dass dieses Wunder des Lebens im Inneren des Gegenübers heranreifen kann, wie es eben gerade geht. Aber dass es seinen eigenen Weg nimmt und dass vielleicht das das Unbegreifliche und Wundersame ist, dass auch Behandler, Begleiter und Helfer diese Natur des Lebens mit staunenden Augen mitverfolgen und letztendlich doch nicht begreifen, weil sie es nicht können. Vielleicht bleibt alles dadurch beschützt.«

Schmid (2019) empfiehlt für die Praxis des Umgangs mit traumatisierten Menschen, das begleitende und helfende Setting selbst als einen »sicheren Ort« zu gestalten. Die in Tabelle 4 zusammengestellten Milieubedingungen beschreibt er als Qualitäten eines solchen Rahmens.

Traumatisierendes Umfeld	Traumasensibles Milieu (positive Kontrasterfahrung in der Gegenwart)
Unberechenbarkeit	Transparenz/Berechenbarkeit
Einsamkeit	Beziehungsangebote
nicht gesehen/gehört werden	beachtet werden / wichtig sein
Geringschätzung	Wertschätzung (Besonderheit)
Bedürfnisse werden missachtet	Bedürfnisorientierung
ausgeliefert sein – andere bestimmen absolut über mich	mitbestimmen können – Partizipation
Leid	Freude

Tab. 4: Traumatisierendes Umfeld vs. traumasensibles Milieu (vgl. Schmid 2019)

Was sagt die Psychotherapieforschung zur Beziehungsgestaltung?
Die Psychotherapieforscher Miller, Hubble und Duncan (1999) beschreiben ähnliche Erkenntnisse. Sie erklären, welche Empfehlungen die aktuelle Psychotherapieforschung für die therapeutische Beziehung bereithält. Da sich diese sehr gut mit den Prinzipien der Idiolektik in Einklang bringen lassen, sollen sie hier vorgestellt werden:

> »Klienten, die motiviert, engagiert und mit dem Therapeuten in einem gemeinsamen Bestreben verbunden sind, werden am meisten von der Therapie profitieren. Ihre Beteiligung ist natürlich größtenteils das Ergebnis der Bindung oder Allianz, die Klienten mit dem helfenden Fachmann eingehen; [...] Eine positive Bindung oder Allianz ergibt sich zumindest teilweise, wenn der Therapeut empathisch, aufrichtig und respektvoll ist, wenn er oder sie die Beziehungsfaktoren aufweist, die der humanistische Psychotherapeut Carl Rogers als ›Kernbedingungen‹ effektiver Psychotherapie betrachtete. Diesbezüglich weisen neueste Denk- und Forschungsergebnisse darauf hin, dass starke Allianzen gebildet werden, wenn Klienten den Therapeuten als warmherzig, vertrauenswürdig, wertfrei und empathisch wahrnehmen. [...] Die hilfreichste Allianz wird sich entwickeln, wenn der Therapeut ein therapeutisches Umfeld schafft, das der Definition des Klienten von Empathie, Echtheit und Respekt entspricht.

> Die gemeinsamen Faktoren, wie Noten geschriebener Musik, können in verschiedenen Reihenfolgen und Mustern angeordnet und in einer Vielzahl von Stilen gespielt werden, aber sie basieren immer noch auf einer gemeinsamen Sprache – einer Sprache, die maximale Flexibilität und Kreativität zulässt, aber trotzdem eher dazu dient, die Sprecher zu vereinen als zu trennen und die theoretischen Trennlinien zu durchbrechen, die die Psychotherapie seit ihren Anfängen charakterisiert haben« (Miller, Hubble a. Duncan 1999; Übers.: T. R.).

Diese einende Sprache könnte die Eigensprache der Klienten sein.

Daher ist insbesondere die Einbeziehung der Klienten in jede einzelne therapeutische Interaktion und deren Feedback maßgeblich für das Gelingen einer Therapie. Miller, Hubble und Duncan (1999) schreiben dazu:

> »In der klinischen Literatur werden Klientinnen und Klienten seit langem als Botschaftsträger familiärer Dysfunktion, Hersteller von Resistenzen und in der strategischen Tradition als Zielpersonen der vermutlich so wichtigen technischen Interventionen stereotypisiert. Selten wurden Klienten jedoch als Hauptakteure des Wandels identifiziert. Nichtsdestotrotz ist der Klient tatsächlich der stärkste Einzelfaktor, der beeindruckende 40 Prozent zum Ergebnis beiträgt. Die Qualität der Teilnahme eines Klienten an der Behandlung, seine Wahrnehmung des Therapeuten und dessen, was der Therapeut tut, bestimmen, ob eine Behandlung erfolgreich ist. Tatsächlich ist die Gesamtmatrix dessen, wer sie sind, ihre Stärken und Ressourcen, die Dauer ihrer Beschwerden, ihre soziale Unterstützung, die Umgebung, in der sie leben, sogar zufällige Ereignisse, die in ihr Leben ein- und ausweben, wichtiger als alles andere, was Therapeuten tun könnten.
>
> [...] Die bloße Wirkung ihres Beitrags im Vergleich zu anderen Faktoren dient als eindringliche Erinnerung daran, dass unabhängig von Theorie, Modell oder Art der therapeutischen Beziehung, egal wie berühmt der Therapeut oder das Verfahren ist, ohne die Beteiligung des Klienten wahrscheinlich keine Veränderung eintreten wird« (Miller, Hubble a. Duncan 1999; Übers.: T. R.).

Miller, Hubble und Duncan (1999) laden ein, die eigene Theorie beiseitezulegen und nach den bewährten Faktoren zu suchen, die derzeit in der eigenen klinischen Arbeit wirksam sind, sowie sich dann folgende Fragen zu beantworten:

> »Wie nutzen Sie zum Beispiel die Stärken, Ressourcen und das Weltbild Ihrer Klienten, um ihre Ziele zu erreichen?
>
> Inwieweit berücksichtigen und nutzen Sie die Umgebung des Kunden und das bestehende Support-Netzwerk?

Erweitern Sie die spontanen Veränderungen, die Klienten außerhalb der Therapie erfahren?« (Miller, Hubble a. Duncan 1999; Übers.: T. R.).

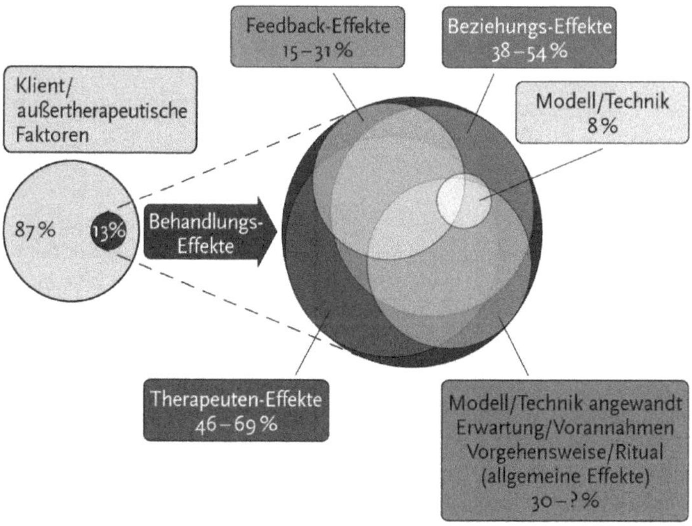

Abb. 35: Welche Faktoren tragen wie viel zum Therapieerfolg bei? (nach Duncan 2010; Übers.: T. R.)

Im eigensprachlichen Dialog werden die eigenen inneren und äußeren Inhalte und Kontexte mit ihren Ressourcen, Weltbildern und Veränderungen konsequent aufgegriffen.

Miller, Hubble und Duncan (1999) beantworten ihre Fragen selbst wie folgt:

> »In unserer eigenen Arbeit nutzen wir Klientenfaktoren unter anderem einfach dadurch, dass wir alle Beweise für ihre Stärken und ihren Einfallsreichtum anhören und validieren. Fragen können auch verwendet werden, um Kompetenzbereiche, vergangene Erfolge oder unerkannte Ressourcen hervorzuheben« (Miller, Hubble a. Duncan 1999; Übers.: T. R.).

Sie stellen sogar explizit einen Bezug zur Eigensprache der Klientinnen und zur idiolektischen Fragetechnik her:

> »Die Forschung zeigt, dass die Mehrheit der Klienten die Empathie des Therapeuten [...] als einsichtige und nachdenkliche Wertschätzung ihrer eigenen Situation wahrnehmen. Therapeuten, die die Kernwirkungsfaktoren der Therapie maximieren wollen, werden sich daher konzertiert bemühen, *in der Sprache und Weltsicht ihrer Klienten zu sprechen* [Hervorh. durch T. R. u. N. O.] und nicht in der Terminologie ihres eigenen Behandlungsmodells.

> […] Der Behandlungsprozess besteht aus sorgfältigem Zuhören in Verbindung mit Fragen, die darauf abzielen, die Behandlungsziele des Klienten zu definieren und zu verfeinern« (Miller, Hubble a. Duncan 1999; Übers.: T. R.).

Hierfür schildern sie einen klinischen Fall, welcher ein gutes Beispiel für die Passgenauigkeit und Kraft der eigensprachlichen Ideen der Klientin ist (Miller, Hubble a. Duncan 1999; Übers.: T. R.).

Praxisbeispiel: »Festung gegen Albträume«

Ein zehnjähriges Mädchen wurde von ihren Eltern wegen wiederkehrender Albträume und der Unfähigkeit, in ihrem eigenen Zimmer zu schlafen, in Behandlung gebracht. […]

Bereits zu Beginn der ersten Sitzung mit der Familie war man sich über die Therapieziele einig. Alle wollten, dass die Albträume aufhören und sie in ihrem eigenen Zimmer durchschlafen kann. Das Mädchen selbst wurde gefragt, was ihrer Meinung nach zur Lösung ihrer Doppelprobleme beitragen könnte. Sie hatte eine Reihe von Ideen, einschließlich der Verwendung zusätzlicher Kissen und ihrer Lieblingsstofftiere, um sich im Bett eine Festung zu bauen, die die Albträume fernhält. Mithilfe ihrer Eltern, die dazu beitrugen, die Kissen und Tiere richtig zu arrangieren, funktionierte ihre Idee. Sie schlief wieder in ihrem eigenen Zimmer und hatte keine Albträume mehr.

Miller, Hubble und Duncan (1999) schlussfolgern:

> »Um den derzeit angeschlagenen Ruf des Fachgebiets wiederherzustellen, müssen wir […] eine einfachere, zugänglichere Sprache lernen. Wir können es uns nicht mehr leisten, so zu tun, als sei das Behandlungsmodell und nicht unsere Klienten und die Beziehung zu unseren Klienten die eigentliche Substanz unserer klinischen Arbeit. Andernfalls riskieren wir, dass uns das Schicksal unseres Feldes aus der Hand genommen wird. Aber vor allem müssen wir uns daran erinnern, dass die Karte, so hilfreich es auch sein mag, nicht das Territorium ist, nie war und es nie sein wird« (Miller, Hubble a. Duncan 1999 [Übers.: T. R.]).

Andere Therapeuten beschreiben ähnliche Erkenntnisse, die die Erfahrungen bestärken, die mit den idiolektischen Prinzipien gemacht werden: Judith Lewis Herman (1992), eine der großen Wegbereiterinnen der Psychotraumatologie und Traumatherapie, schreibt in ihrem Buch *Trauma and recovery* über eine »heilende Beziehung«:

> »Die Kernerfahrungen eines psychologischen Traumas sind Entmachtung und Trennung von anderen. Genesung basiert daher auf der Er-

mächtigung des Überlebenden und der Schaffung neuer Verbindungen. Erholung kann nur im Rahmen von Beziehungen erfolgen; sie kann nicht isoliert auftreten. In ihren erneuerten Verbindungen zu anderen Menschen stellt die Überlebende die psychologischen Fähigkeiten wieder her, die durch das traumatische Erlebnis beschädigt oder deformiert wurden. Zu diesen Fähigkeiten gehören die grundlegenden Fähigkeiten zu Vertrauen, Autonomie, Initiative, Kompetenz, Identität und Intimität. So wie diese Fähigkeiten ursprünglich in Beziehungen zu anderen Menschen gebildet werden, müssen sie in solchen Beziehungen reformiert werden.

Das erste Prinzip der Genesung ist die *Ermächtigung* der Überlebenden. Sie muss die *Autorin und Schiedsrichterin* [Hervorh. durch T. R. u. N. O.] ihrer eigenen Genesung sein. Andere können Rat, Unterstützung, Hilfe, Zuneigung und Fürsorge anbieten, aber nicht Heilung. Viele wohlwollende und gut gemeinte Versuche, der Überlebenden zu helfen, scheitern, weil dieses grundlegende Prinzip der Ermächtigung nicht beachtet wird. Keine Intervention, die der Überlebenden die Macht entzieht, kann ihre Genesung stärken, egal wie sehr es in ihrem unmittelbaren Interesse zu sein scheint. In den Worten einer Inzestüberlebenden: ›Gute Therapeuten waren diejenigen, die meine Erfahrung wirklich bestätigten und mir halfen, mein Verhalten zu kontrollieren, anstatt zu versuchen, mich zu kontrollieren.‹

Helfende, die in einem medizinischen Behandlungsmodell geschult sind, haben oft Schwierigkeiten, dieses Grundprinzip zu begreifen und in die Praxis umzusetzen« (Herman 1992; Übers.: T. R.).

Ellert Nijenhuis beschreibt die notwendigen Aspekte einer traumasensiblen Beziehungsgestaltung wie folgt:

»Um sich von der langen Geschichte interfamiliärer Misshandlung, Vernachlässigung, Verleumdung und Verrat abzulösen, muss die Behandlung Folgendes anbieten: Fürsorge, Interesse und Empathie anstatt zwischenmenschlicher Ignoranz. Anerkennung der Verletzbarkeit des Patienten und die Betonung der persönlichen Stärken anstatt eines (Aus-)Nutzens der Verletzlichkeit des Patienten. Wohlwollende therapeutische Führung innerhalb klarer Grenzen anstatt bösartiger Kontrolle.«

Die zitierten Einlassungen zur Gestaltung der therapeutischen Beziehung sprechen eine eindeutige Sprache. Sie sind gut vereinbar mit der im ersten Teil beschriebenen würdigenden Haltung in der Idiolektik. Die Eigensprache stellt ein sehr effektives Bindeglied zur Verfügung, über das eine konstruktive und sichere Beziehung zu den Klientinnen aufgebaut und immer wieder erneuert werden kann.

Wo gab es solche Ideen schon einmal in der Geschichte?

Der Nutzen der Eigensprache als »Bindemittel« für eine erfolgreiche Allianz zwischen Behandlern und Klienten und als Quelle passgenauer therapeutischer Ideen hat eine lange Geschichte.

Schon im 5. Jahrhundert vor Christus gab es im griechischen Epidaurus eine Pilgerstätte, an der der Heilgott Asklepios verehrt wurde, dessen Stab mit der darum gewundenen Schlange man heute noch an den Apotheken sehen kann. Viele Tausend Kranke pilgerten jährlich zu diesem antiken Heilungsort. Der Glaube an die göttliche Heilkraft und die vorbereitenden rituellen Reinigungen nach einer beschwerlichen Anreise trugen vermutlich mit positiver Erwartungshaltung zum Gesamtheilungserfolg bei. Interessant ist jedoch die Kernerfahrung des damals sehr erfolgreich angewandten Heilverfahrens: Die Hilfe suchenden Menschen durften tagsüber in einer Halle des Tempels wandeln (Ambulatorium), in der sie plastische Bildtafeln anschauen durften, die von Heilungsgeschichten berichteten. In der Nacht legten sie sich im Schlafsaal des Tempels (Abaton) zu einem Heilschlaf nieder. Hier träumten sie ihre individuellen Ideen, wie die Heilung bei ihnen vor sich gehen werde. Am nächsten Morgen wurden sie von den Priestern nach ihren Träumen gefragt. Es wurden dann diese einzigartigen Heilungsmethoden bei ihnen angewendet, die sie vorher im Schlaf geträumt hatten und die sie nun in ihrer Eigensprache den Priestern geschildert hatten. Der praktische Nutzen eines solchen Respekts vor den individuellen Heilungsideen der Klienten muss damals schon sehr hoch gewesen sein, denn die große Zahl der Pilger bezeugte den Erfolg eines solchen Vorgehens.

Erlebniseinladung: Beziehungsaufbau und -gestaltung

Sicherheitssignale bewusst machen

Beobachten Sie im Gespräch einmal bei sich und ein anderes Mal beim Gegenüber:

Wie entspannt ist die Körperhaltung? Wie moduliert ist die Stimme? Wie ruhig ist die Atmung? Wie lebendig der Blick? Wie sind die Zugewandtheit und das Eingelassensein? Wie gegenwärtig ist der Aufmerksamkeitsfokus? Wie ist die Entspannung insgesamt?

Zusammenfassung: Beziehungsaufbau und -gestaltung

Der Schlüssel zur Beziehungsgestaltung mit traumatisierten Menschen liegt darin, dass diese sich in der Verbindung zu ihren Begleitern sicher fühlen.

Da sich jeder Mensch unter anderen Bedingungen sicher fühlt, ist die genaue Wahrnehmung des Gegenübers das wichtigste Instrument, um zu sehen, zu hören und zu spüren, was dieser Mensch braucht.

Wenn wir für einen Menschen sichere Bedingungen schaffen und uns dann in der Kommunikation so verhalten, dass diese sicheren Bedingungen erhalten bleiben, kann Vertrauen entstehen.

Die Abfolge von Sicherheit – Verständigung – Vertrauen – Bindung ist wie ein Code, der eingestellt sein muss, damit ein kooperatives Arbeitsbündnis entstehen kann.

Wenn Menschen soziale Anerkennung und Kooperation erleben, fair behandelt werden, Unterstützung bekommen, aber auch selbst Unterstützung geben können, werden Netzwerke von körperlichem Wohlbefinden und Sicherheit aktiviert.

Durch die idiolektische Methode entsteht eine Kooperation, die den Prozess des Klienten optimal unterstützt und seinen »Entwicklungs- und Erfahrungsfluss« sehr nah begleitet, ohne ihn zu stören oder durch zu theoriegeleitete Interventionen zu blockieren.

In der aktuellen Psychotherapieforschung finden sich Empfehlungen für die therapeutische Beziehung, die sich sehr gut mit den Prinzipien der Idiolektik in Einklang bringen lassen.

Anamnese und Diagnostik

»Sehen, was ist. Sagen, was in mir ist.
Suchen, was möglich ist. Sichten, was trägt und heilt.«

Gattus Hösl[18]

Die Erhebung der Vorgeschichte ist ein wichtiges Element in der psychotherapeutischen Behandlung, einerseits für die diagnostische Einordnung, andererseits um die eigene Symptomatik besser auf dem Hintergrund der eigenen Lebensgeschichte zu verstehen und zu verorten. Insgesamt kann es sehr entlastend sein, wenn Klienten ihre

18 Verfügbar unter: https://hoesl-mediation.de/praxis/coaching-beratung-supervision/ [22.1.2022].

Abb. 36: Anamnese und Diagnostik

gegenwärtigen Symptome und die ihnen oft verrückt vorkommenden eigenen Reaktionsweisen als »normale« Folgen ihrer »verrückten« Erfahrungen in der Vergangenheit einordnen können. Normalerweise denken Menschen, dass sie selbst verrückt sind, wenn ihr Körper oder ihr Geist etwas tun, was sie nicht wollen, oder etwas nicht tun, was sie eigentlich wollen.

Doch da defensive Überlebensreaktionen gerade nicht einer willentlichen Steuerung unterliegen, liegt deren unwillkürliches Auftreten auf der Hand. Für Klienten entscheidend ist hierbei oft der Hinweis, dass die aktuellen Reaktionen und Symptome sich zwar in der Gegenwart abspielen, jedoch zusammenhängen mit traumatischen Erlebnisbruchstücken in der Vergangenheit (Abb. 36). Dies erklärt sich aus der mangelhaften zeitlichen und räumlichen Einordnung und fragmentierten Abspeicherung der traumatischen Erinnerungen und traumatischen Reaktionen. Können Klienten nun die Sinnhaftigkeit der Symptome auf dem Hintergrund der damaligen Erfahrung erkennen, reduziert das meist erheblich den inneren Stress und erfüllt das Bedürfnis nach Orientierung und Kontrolle.

Im Folgenden wird auf die Besonderheiten der Anamnese und Diagnostik bei traumatisierten Menschen eingegangen und betrachtet, wie idiolektische Haltung und Technik hier hilfreich sein können.

Anamnese und Eigensprache

Wenn Klienten von traumatischen Erfahrungen berichten, kann dies rasch den aktuellen Stress erhöhen und zu einer Überforderung führen, die entweder zu einer Übererregung mit emotionaler Überflutung oder zu dissoziativen Phänomenen der Untererregung führt, z. B. mit dem Gefühl, neben sich zu stehen und sich nicht mehr zu spüren. Dies macht sich manchmal bemerkbar dadurch, dass Klientinnen von schlimmsten Dingen erzählen, »ohne mit der Wimper zu zucken«. Es gilt, diese dissoziativen Schutzmechanismen zu erkennen und die Erhebung der Vorgeschichte dementsprechend so zu gestalten, dass Klientinnen gar nicht erst in einen Zustand von emotionaler Überflutung oder Dissoziation geraten, sondern von Anfang an das Gefühl von Steuerung und Sicherheit erleben.

Durch einen thematisch offen gestalteten Beginn einer Beratung oder Therapiesitzung bekommen die Klienten die Möglichkeit, selbstständig zu entscheiden, wovon sie gegenwärtig berichten möchten. Das gibt größtmögliche Sicherheit. Klientinnen wissen normalerweise am besten, was für sie passend ist.

Daher kann es sinnvoll sein, zu Beginn des Kennenlernens mit der Frage nach dem aktuellen Anliegen und mit vorliegenden Ressourcen und Fähigkeiten im Umgang mit den Belastungen zu beginnen, anstatt gleich mit der Erhebung der Vorgeschichte anzufangen. Auf diese Weise kann einerseits Vertrauen entstehen und andererseits können Selbststeuerung sowie die Regulation von aktuellem Stress von Beginn an in den Vordergrund treten.

Wenn trotzdem vom Schlimmsten gleich zu Beginn erzählt wird, ist davon auszugehen, dass dies auch gute Gründe hat. Es ist möglich, nach diesen zu fragen oder gut zu beobachten, ob die Regulationsfähigkeit ausreichend ist, sodass eine Würdigung und Bezeugung der belastenden Erlebnisse möglich wird, ohne dabei zu überfordern. Dies kann z. B. durch ein »Pendeln« zwischen Belastung und Ressourcen unterstützt werden.

Pendeln bei der Anamneseerhebung

Es ist sehr günstig, schon bei der Erhebung der Symptomatik und der Vorgeschichte konsequent zwischen Belastungen und Ressourcen zu pendeln. Allein das Aussprechen der belastenden Dinge, insbesondere wenn diese nicht gleich bewertet oder beurteilt werden, kann schon entlastend wirken. Das »Äußern« und »Ausdrücken« in Worten ermöglicht es, einen heilsamen Abstand zu schaffen. Zur Unterstützung der Regulation und emotionalen Balance gehört aber auch dazu, dass bei der Schilderung sehr schwerer und dunkler Themen immer wieder Leichtes und Lichtes erkannt und aufgegriffen wird. Wo immer es möglich ist, sollten im Anamnesegespräch Ressourcen und Kompetenzen fokussiert werden. Durch die Beachtung eigensprachlicher Körper- und Sprachsignale wird es leichter fallen, diese zu erkennen.

Es ist auch möglich, das Pendeln aktiv mit offenen Fragen zu unterstützen:

> *»Wie ist es Ihnen gelungen, diese belastende Zeit zu überstehen?«*
> *»Wer/Was hat Ihnen in dieser schweren Zeit geholfen?«*

Dadurch wird die Aufmerksamkeit der Klienten auf die Suche geschickt nach entsprechenden Ressourcen oder Fähigkeiten.

Diagnostik und Eigensprache

> *»Was wir wissen, ist ein Tropfen,*
> *was wir nicht wissen, ist ein Ozean.«*
>
> Isaac Newton[19]

Normalerweise dient die medizinische und auch die psychologische Diagnostik dazu, beobachtete Phänomene auf einer abstrakteren Ebene einzuordnen und zu kategorisieren. Hierbei wird Einzigartigkeit bewusst vernachlässigt, um übergreifende diagnostische Zuordnungen treffen zu können. Es geht entsprechend der Bedeutung des Wortes »Dia-gnose« (griech. »genau wissen«) um ein genaues Durchschauen der Phänomene der Klienten aufgrund von Expertenwissen. Der Gewinn der Komplexitätsreduktion wird erkauft durch einen Verlust an individuellem »Anschauen« der Einzigartigkeit. Dieser Vorgang kann für Klienten entlastend wirken, da sie erfahren, dass sie nicht die Einzigen sind, die auf diese Art und Weise leiden. Klienten fühlen sich jedoch durch ein solches Vorgehen häufig nicht in ihrer Individualität gesehen und sind diesen Zuschreibungen gegenüber daher skeptisch. Insbesondere, wenn diagnostische Bezeichnungen potenziell ihren Selbstwert verletzen, da sie wie viele psychiatrische Diagnosen das Wort »Störung« enthalten und so die Defizite der Menschen aufzählen und fixieren.

Mit dem Verständnis der Psychotraumatologie schaut man in Erweiterung zur herkömmlichen medizinisch-psychologischen Diagnostik mehr nach individuelleren Zusammenhängen zwischen Symptomatik und Lebensereignissen. Typische Fragen in der traumatherapeutischen Diagnostik sind z. B.:

> *»Welches der Symptome könnte ein Teil einer traumatischen Situation oder einer Reaktion darauf sein?«*
> *»Welche Fähigkeiten und guten Erfahrungen sind vorhanden?«*

---

19 Isaac Newton, engl. Mathematiker, Physiker, Astronom (1642–1727). Verfügbar unter: https://www.zitate.eu/autor/sir-isaac-newton-zitate/29125 [22.1.2023].

Erkennt man die Symptome als einen Teil einer vergangenen traumatischen Situation (z. B. den Schmerz bei körperlicher Gewalt), so werden sie verstehbar durch die zeitliche Zuordnung zu dieser Situation in der Vergangenheit. Dies ist nicht selbstverständlich möglich, da die dissoziierten und fragmentiert vorliegenden Teile der traumatischen Erinnerung nicht in Raum und Zeit eingeordnet werden konnten und sich daher anfühlen wie Gegenwart, wenn sie wieder ins Bewusstsein eindringen. Eine nachträgliche zeitliche Zuordnung der Erinnerungsbruchstücke zu Situationen in der Vergangenheit kann daher entlasten.

Werden die Symptome als eine Reaktion auf die traumatische Situation erkannt (z. B. ein Impuls, sich zurückzuziehen oder aggressiv zu kämpfen), so wird die Funktionalität dieser Abwehrreaktionen verständlich. Letztlich handelt es sich hierbei um Fähigkeiten des Überlebens, die unter den bedrohlichen Bedingungen der Vergangenheit das Leben gerettet haben und nun unter den sichereren Bedingungen der Gegenwart den Klientinnen das Leben schwer machen. Die Frage nach den Fähigkeiten und guten Erfahrungen ermöglicht, die Würdigung der Kräfte und Einflüsse, die als schützende Faktoren den Schrecken geholfen haben auszubalancieren.

Der Weg in der Eigensprache geht noch einen Schritt weiter. Es werden die Erlebnisweisen und Wahrnehmungen der Klientinnen als das angeschaut und erkundet, was sie sind: Phänomene, deren Bedeutung wir (noch) nicht wissen und verstehen. Diese phänomenologische Betrachtungsweise und Würdigung kann zu einem Suchprozess einladen, der Klientinnen befähigt (aus ihrem impliziten Wissen) Zusammenhänge und Ideen zu schöpfen, die die Bedeutung und Funktion der beklagten Symptome und Einschränkungen erkennbar werden lassen. Sie werden in ihrem Erleben nicht infrage gestellt, sondern es werden ihre guten Gründe angenommen. Öffnende Fragen lassen die geschilderten Symptome in ihrer Funktionalität und Bedeutung fürs Überleben verständlich werden. Dieses Wissen kann in Form einer Erklärung zur Verfügung gestellt oder mithilfe der Eigensprache zusammen mit den Klienten entwickelt werden.

Ein wichtiges Ziel ist es, Klienten zu helfen, sich selbst in ihrer Einzigartigkeit besser zu verstehen. Das Bedürfnis nach Orientierung und Sinnhaftigkeit wird bei diagnostischen Bemühungen sehr gut durch eigensprachliche Sensibilität auf der Seite der Begleiterinnen unterstützt.

Traumatisierten Klientinnen kann jedoch die direkte Beantwortung der oben genannten Fragen sehr schwerfallen. Zum einen, weil sie die Zusammenhänge zur Vergangenheit eben aufgrund der seelischen Abspaltung der traumatischen Erlebnisse nur schwer entdecken können. Zum anderen, weil sie durch die Erschütterung ihres Selbst- und Weltbildes oft wenig Positives an sich selbst sehen können.

Die Eigensprache der Klienten kann hier helfen, eine gute Brücke zu bauen. Wie im folgenden Praxisbeispiel geschildert, können die gegenwärtigen Symptome durch idiolektische Fragen in einer Metapher symbolisiert werden. In einem zweiten Schritt wird mit dem dadurch gewonnenen Abstand innerhalb der Metapher gemeinsam erkundet, wie eine Situation aussehen müsste, in der die entsprechende Reaktion Sinn ergeben hätte. Dann erst wird die Frage nach ähnlichen realen Situationen und Reaktionen in der Vergangenheit gestellt, um den biografischen Kontext zu verstehen.

Praxisbeispiel: »Zumachen«

Ein Klient mit einem chronischen Schmerzsyndrom und mehrfachen Bandscheibenvorfällen schildert, dass sein Physiotherapeut gesagt habe, dass seine Muskulatur sehr schnell **»zumache«**. Außerdem leide der Patient an einer chronischen Müdigkeit und Erschöpfung.

Th Wie kann man sich dieses **»Zumachen«** vorstellen?

Kl *(macht eine Geste mit beiden nach innen drehenden Fäusten)* Da macht eben so etwas zu. Es wird fester und verschlossen.

Th Wo wird es dabei fester und verschlossener?

Kl Ich merke, der ganze Oberkörper versucht, sich **einzurollen**.

Th Und was geschieht noch bei diesem **Einrollen**?

Kl Der Kopf **zieht** sich zwischen die Schultern **zurück** …

Th Und so ein **Zumachen** und **Einrollen** und sich **Zurückziehen**, wo gibt es so etwas normalerweise in der Natur? *(Der Rückgriff auf natürliche Prozesse öffnet den Raum für das Auftauchen funktionaler Metaphern.)*

Kl Ich muss da an ein **Opossum** denken. Die rollen sich auch immer ein, wenn es gefährlich wird.

Th Wie könnte eine solche **gefährliche** Situation für ein **Opossum** ausschauen? *(das Erkunden der hypothetischen traumatischen Situation innerhalb der Metapher)*

Kl Wenn andere Tiere es angreifen.

Th Und was könnte das **Einrollen** dabei für einen Vorteil haben?

Kl **Es macht sich klein** und bietet nicht so viel Angriffsfläche.

Th Wofür ist **das** gut?

Kl Damit es nicht so verletzt werden kann.

Th Was denken Sie **dazu**?

Kl Das **Opossum** macht das eigentlich ganz clever. *(»Normalisierung« des heute als dysfunktional erlebten Schutzreflexes durch den Klienten!)*

Th Und was sind das für Gefahren, denen ein solches **Opossum** ausgesetzt sein könnte?

Kl Es sind größere Tiere, die gefährlich werden können für das Opossum. Die bedrohen das Opossum und manchmal kämpfen die großen Tiere auch miteinander und das Opossum schützt sich, um nicht getroffen zu werden.

Th *(Pause)* Haben Sie **so etwas** schon mal erlebt.

Kl Beim Opossum oder bei mir? *(Kl. beginnt möglichen Selbstbezug herzustellen.)*

Th Was fällt Ihnen denn ein?

Kl Mein Vater konnte sehr cholerisch sein. Als ich 5 Jahre alt war, hat er mich mit dem Gürtel geschlagen. Aber fast noch schlimmer war, dass er sehr aggressiv zu meiner Mutter war und sie sich ganz laut gestritten haben. Dann habe ich mich immer in mein Zimmer **zurückgezogen, habe die Tür zugemacht, habe mich ganz klein auf dem Teppich zusammengerollt und geweint.**

Kommentar:

Teil der traumatischen Situation: Körperschmerz, alles zu viel

Traumatische Reaktion: Anspannung, Zumachen, sensorisches Abschalten, Erschöpfung und Müdigkeit

Tatsächlich hatte der Patient schon einmal von der Gewalt und dem Streit der Eltern berichtet und der Therapeut hatte psychoedukativ versucht, einen Zusammenhang zur aktuellen Symptomatik nachzuzeichnen. Dieses konnte zwar kognitiv verstanden, jedoch vom Patienten nicht emotional angenommen werden. Erst durch das Herstellen eigener Bezüge über die eigensprachlichen Bilder gelang eine auch emotionale Brücke zu dem 5-jährigen Jungen. Dies erlebte der Patient als sehr hilfreich, da er sich selbst und seine 4-jährige Tochter, bei der er es schaffte, seine Wut besser zu regulieren, nun aus einer völlig anderen Perspektive betrachten konnte.

Symptome als Kompetenzen wahrnehmen und utilisieren

Wie im letzten Gesprächsausschnitt beschrieben führt die eigensprachliche Erkundung des Symptoms »Zumachen« zu einer Einordnung in einem neuen Rahmen, einem »Reframing«. Das Symptom wird als unwillkürliche Überlebenskompetenz des Organismus in einer traumatischen Situation verstanden. Das, was hier und heute für Betroffene leidvoll und hinderlich erscheint, war für sie dort und damals »not-wendig«, es hat eine existenzielle Not abgewendet. Dieser Blickwinkel erleichtert einerseits das Verstehen der heutigen Symptome und andererseits ermöglicht er auch deren Würdigung und damit eine Unterbrechung der oft sehr quälenden Selbstabwertungen bezüglich der Symptome.

Ein weiteres Beispiel soll dieses Prinzip verdeutlichen. Es illustriert das Prinzip des Pendelns zwischen Belastung und Ressource und den Nutzen von Metaphern, um die Funktionalität von Symptomen zu erkunden.

Praxisbeispiel: »Rote Haare« (I)

Folgender Dialog fand in einer Therapiestunde mit einer Klientin statt, die wegen hoher beruflicher Belastungen häufig unter Kopf- und Magenschmerzen litt. Sie war sehr gewissenhaft auf der Arbeit und war dadurch oft sehr erschöpft.

Kl Ich will nicht mehr so viel Arbeit aus dem Geschäft mit nach Hause nehmen. Ich weiß, der Laden läuft auch ohne mich, aber ich schaffe es nicht.

Th Was hält Sie ab davon?

Kl Mein schlechtes Gewissen.

Th Wo ist dieses **schlechte Gewissen**? – *Konkretisierung*

Kl Hinter mir.

Th Wie schaut **das** aus? – *Personifizierung des schlechten Gewissens*

Kl Groß und sehr nah und es tippt mir auf die Schulter und treibt mich an: »Du musst noch dies und jenes machen. Du musst es sehr gut machen.«

Th Wie **groß** ist es ungefähr? – *Konkretisierung*

Kl So – *(schaut schräg nach oben)*.

Th Wo kommen Sie hin, wenn Sie da **hoch**schauen? – *Assoziationen*

Kl *(Wasser in den Augen)* Ich bin auf einmal **so klein** *(zeigt das mit den Händen)*.

Th Wie **alt**? – *Identifikation eines inneren Persönlichkeitsanteils*

Kl Wie ein 6-jähriges **Kind.**

Th Was sieht dieses **Mädchen**? – *Kontextualisierung*

Kl Erwachsene um sich herum.

Th Und was tut es? – *Kompetenzen erfragen*

Kl Es strengt sich wahnsinnig an, dass es alles besonders gut macht. **Immer ein bisschen besser als die anderen.**

Th Was bewegt dieses Mädchen **dazu**? – *motivationale Klärung*

Kl Die Großen sagen Sätze wie: »O wie furchtbar rote Haare, Gott sei Dank ist sie kein Junge, das wäre ja noch schlimmer.«

Th Wie finden Sie **das**, wenn Sie das kleine Mädchen sehen?

Kl Ich hätte mir gewünscht, sie hätte mehr **Ellbogen** gehabt.

Th Was meinen Sie, welche guten Gründe es gab, dass sie nicht so viel **Ellbogen** hatte? – *motivationale Klärung*

Kl Meine Schwester war schon sehr kompliziert in der Erziehung, und noch ein schwieriges Kind hätte meine Mutter nicht gepackt. Und da habe ich mich eben angestrengt.

(Fortsetzung folgt im Abschnitt zur Traumabearbeitung ab S. 309.)

Wie kann man die Funktionalität unwillkürlicher Muster erkunden?

Aus diesen beiden Praxisbeispielen lässt sich ein Muster von Erkundungsschritten erkennen, welches hilfreich ist, wenn es darum geht, Funktionalitäten eines Symptoms und damit die darin enthaltene Kompetenz wahrzunehmen. Die direkte Frage »Wofür ist das Zumachen denn gut?« kann als zynisch empfunden werden und führt oft eben nicht zu einer würdigenden Betrachtung des im Symptom enthaltenen Kompetenz (vgl. S. 36).

Die Zuordnung einer belastenden Symptomatik oder Reaktion in der Gegenwart zu einem konkreten traumatischen Geschehen in der Vergangenheit hat oft eine entlastende Wirkung. Die Bruchstücke der fragmentierten Traumaerinnerungen können sinnvoll einem Ort und einer Zeit in der Vergangenheit zugeordnet werden. Dadurch wird eine Differenzierung der bedrohlichen Vergangenheit von der meist im Verhältnis sichereren Gegenwart möglich. Die während der Belastung deaktivierte Gedächtnisfunktion der Einordnung in Raum und Zeit durch den Hippocampus wird sozusagen »nachgeholt«.

Schritte zum Erkunden unwillkürlicher Muster
(zum besseren Verständnis mit Zitaten aus den beiden vorhergehenden Praxisbeispielen)

1) Qualitäten beschreiben lassen

Als erster Schritt lässt man sich das Symptom mit den eigenen Worten der Klientinnen beschreiben. Ihre eigenen Worte sind insofern wichtig, als es sonst häufig zu Zitaten von anderen professionellen Diagnostikern kommt (»Meine Ärztin hat gesagt, es sei psychisch« oder »Mein Physiotherapeut hat gesagt, es liege an meinen Verspannungen«). In der eigensprachlichen Beschreibung tauchen häufig Hinweise auf bestimmte Qualitäten der Symptomerfahrung auf. Günstig ist es, wenn man einige dieser Qualitäten des Symptoms sammelt (z. B. Muskeln, »die zumachen, indem sie sich verschließen, einrollen und zurückziehen«, da dadurch das Finden einer Metapher im zweiten Schritt erleichtert wird.

2) Metaphern finden

Die Metapher eröffnet eine Meta-Ebene, durch die man als Betrachterin Abstand nehmen kann. Das schafft Sicherheit und erleichtert die kreative Erkundung (vgl. S. 112). Im weiteren Verlauf ist es dann leichter, von der gefundenen Lösung auf Metaphern-Ebene eine Verknüpfung zu den eigenen Problemen zu machen.

Da es schwierig ist, eigene innere Zustände in Worte zu fassen, werden oft spontan Metaphern zu Hilfe genommen (»Das rollt sich so ein wie ein Opossum«). Taucht eine solche Metapher nicht auf, kann man dabei ein wenig nachhelfen, indem man unterstützende offene Fragen stellt. Dies können Fragen nach bildhaften Assoziationen sein:

»Wenn Sie sich das Verschließen, Einrollen und Zurückziehen bildhaft vorstellen, was fällt Ihnen dazu ein?«

»Verschließen, einrollen und zurückziehen ... wie was zum Beispiel?«

»Und so ein Zumachen und Einrollen und sich Zurückziehen, wo gibt es so etwas normalerweise in der Natur?«

Ebenso kann es hilfreich sein zu erfragen, was man tun müsste, um eine Sache in den Bereich der eigenen Erfahrungen zu bringen:

»Was müsste man tun, damit man diese Schmerzen spüren könnte ...?«

Auch unwillkürliche Muster oder Organe personifizieren zu lassen, kann dabei helfen, Metaphern zu entwickeln und ihre Funktion zu verstehen:

»Und wenn dieser Wutausbruch ein Lebewesen wäre, welches fällt Ihnen dazu ein?«

»Und was würde das Herz sagen?«

»Was würde die Faust gerne tun?«

3) Funktionen und Sinnhaftigkeit erforschen

Ist eine solche metaphorische Beschreibung gefunden, dann kann nach allgemeinen Funktionen der einzelnen Elemente in einer solchen Symptommetapher geschaut und gefragt werden.

TH *Und was könnte das Einrollen dabei für einen Vorteil haben?*

KL *Es macht sich klein und bietet nicht so viel Angriffsfläche.*

TH *Wofür ist das gut?*

KL *Damit es nicht so verletzt werden kann.*

Es wird deutlich, dass Funktionen innerhalb der Metapher leichter erkundet werden können, da sie nicht direkt als leidvoll am eigenen Körper erlebt werden, sondern »von außen« betrachtet werden in einem »natürlichen«, »normalen« Kontext. Diese Würdigung der Funktion hat einen »normalisierenden« Effekt.

TH *Was denken Sie dazu?*

KL *Das Opossum macht das eigentlich ganz clever.*

Das Symptom muss nicht mehr als Feind bekämpft werden, sondern kann in einem anderen Kontext möglicherweise als sinnvoll anerkannt werden.

Biografische Zusammenhänge assoziieren und eine Einordnung in Zeit und Raum ermöglichen

Dies führt zum nächsten Schritt, mögliche persönliche zeitliche und räumliche Kontexte und Situationen zu finden, in denen eine solche Reaktion sinnvoll gewesen sein könnte. Aufgrund der Dissoziation der belastenden Erfahrungen kann dies oft nicht direkt gelingen, indem man z. B. die Frage stellt:

»*Und fällt Ihnen eine Situation aus Ihrem Leben ein, wo* … (Funktion: z. B. ein solcher Schutz vor Verletzungen durch Angriffe) … *sinnvoll gewesen sein könnte?*«

Daher kann dies über einen Zwischenschritt innerhalb der Metapher erleichtert werden, …

TH *Und was sind das für Gefahren, denen ein solches Opossum ausgesetzt sein könnte?*

KL *Es sind größere Tiere, die gefährlich werden können für das Opossum. Die bedrohen das Opossum und manchmal kämpfen die großen Tiere auch miteinander und das Opossum schützt sich, um nicht getroffen zu werden.*

…, um dann in einem weiteren Schritt den Suchprozess zu einem biografischen Bezug anzuregen:

TH (Pause) *Haben Sie so etwas schon mal erlebt?*

KL *Beim Opossum oder bei mir?* (Kl. beginnt möglichen Selbstbezug herzustellen)

TH *Was fällt Ihnen denn ein?*

Ist ein solches traumatisches Belastungsereignis identifiziert, kann mit den in den nächsten beiden Abschnitten beschriebenen Elementen der Ressourcenaktivierung und Traumabearbeitung weitergearbeitet werden.

Individuelle Krankheitsmodelle entwickeln

Das Aufgreifen bildhafter Sprachelemente und das Entwickeln von Metaphern zum Krankheitserleben können helfen, subjektive Krankheitsmodelle zu entwickeln, die Orientierung bieten und Handlungsoptionen eröffnen.

Praxisbeispiel: »Regentonne«

Eine 20-jährige junge Frau leidet seit einem Dreivierteljahr unter einer depressiven Symptomatik. In der Therapie wurde versucht, verschiedene Krankheitsmodelle zu entwerfen. Sie erzählte, dass sie seit ihrem 8. Lebensjahr vier Verluste in nahen Beziehungen durch Tod erlebt habe und schon immer die negativen Gefühle, die damit zusammenhingen, verdränge. Jetzt sei ihre geliebte Großmutter sehr krank, und sie wisse nicht, wie lange diese noch lebe.

Es lag nahe, dass die bisher massiv verdrängten Gefühle der Trauer sich jetzt in der Depression äußern könnten. Sie fand diese Hypothese jedoch nicht annehmbar und wiederholte, dass sie doch gar keinen Grund habe, depressiv zu sein.

In der nächsten Stunde sprachen wir erneut über die depressive Symptomatik, die immer intensiver, dafür aber in kürzeren Phasen auftrat. Zwischendrin habe sie Zeiten, da gehe es ihr sehr gut, äußerte die Klientin. Sie habe aber das Gefühl, dass es irgendwann wieder so weit sein könnte und die Depression dann plötzlich über sie komme. Sie würde sich gerne insgesamt ausgeglichener fühlen.

Auf der Suche nach einem Krankheitsmodell überlegten wir gemeinsam, welche Gedanken und Bilder ihr denn einfielen für eine solche zeitliche Dynamik von Phasen, in denen es ihr gut ging, und den plötzlichen Wechseln in depressive Zustände.

Sie äußerte den Gedanken, dass es ihr nur erklärlich sei, wenn da schon etwas im Hintergrund an depressiven Gefühlen angestaut bereitstehe, was dann auf einmal in ihr Erleben »hineinschwappe« *(bildhafte Sprache des limbischen Systems und der rechten Gehirnhälfte)*.

Sie fügte jedoch erneut hinzu, dass sie doch gar keinen Grund habe, depressiv zu sein.

Auf die Frage, welches Bild ihr zu diesem »Angestauten« und dem »Hineinschwappen« einfalle, wählte sie das Bild einer **Regentonne**, die schon voll ist und dann überläuft, wenn noch mehr hinzukommt.

TH Wie schaut diese **Regentonne** aus?

KL Sie ist groß und rund und hat eine graue Farbe.

TH Ist da noch etwas an der **Regentonne**?

KL Ich sehe, sie hat nur einem **Zufluss** und gar keinen Abfluss. Und oben ist ein Deckel drauf.

TH Was ist das für ein **Zufluss**?

KL Da ist ein Dach, da läuft der Regen ab und der wird dann über eine Regenrinne in die Tonne geleitet.

TH Und was passiert dann?

KL Wenn die Tonne voll ist, dann fliegt der Deckel ab und es **schwappt alles raus und alles wird nass.**

TH Wenn du das siehst: Was wäre **da** gut, das passiert?

KL Es wäre gut, wenn die Tonne auch einen **Ablauf** hätte. Eigentlich hat sie ja einen, aber der ist verklemmt.

TH Wie müsste der **Ablauf** sein?

KL Am besten mit so einem Hebel, den man auf- und zumachen kann, und dann kann man selbst bestimmen, wann **etwas ablaufen darf**.

TH Wann darf etwas ablaufen?

KL Es wäre gut, wenn die Tonne noch so einen Anzeiger für den Wasserstand hätte, dann wüsste man, wann es gut ist, den Ablauf zu öffnen, bevor es überschwappt. Und der Ablauf müsste extra gesichert sein, dass er nicht aus Versehen geöffnet wird. *(Kontrolle!)*

TH [...]

KL ... und es wäre auch gut, wenn die Tonne noch zur Sicherheit ein Überlaufventil hätte, falls man mal vergisst, den Ablauf zu öffnen. Weil, es **läuft schon viel rein**.

TH Es läuft viel rein?

KL Ja, das **Dach**, wo das Wasser runterläuft, ist ja auch groß.

TH Wofür ist dieses **Dach** gut?

KL Das Dach schützt meine **Unbedarftheit**.

Th Was meinst du mit **Unbedarftheit**?

Kl Das ist meine Fähigkeit, die positiven Dinge sehen zu können und dass ich mich unheimlich mit anderen Menschen freuen kann und unheimlich gut anderen Menschen helfen kann, die Probleme haben, und dass ich immer das Gute sehen kann.

Th Und wofür sind eigentlich **Regentonnen** normalerweise gut?

Kl Dass es bei Regen keine Überflutung gibt, sammeln die das Wasser, und später kann man damit den Garten gießen.

In der nächsten Stunde scheint dieses Bild wie vergessen und sie wiederholt, dass sie gar nicht verstehe, warum sie eine Depression habe. Sie wolle die nicht haben und es mache überhaupt keinen Sinn, da es gar keinen Grund gebe, dass sie eine Depression habe, obwohl sie dieses Modell in der vorigen Stunde sehr stimmig für sich entwickelt hatte. Auf die Frage, wer das sage, dass es gar keinen Sinn mache, erklärt sie, dass dies Kommentare ihres Verstandes seien. Der nehme nur Sachen an, die Sinn machen. Auf die Frage, welche guten Gründe es möglicherweise dafür gebe, dass es diese sehr rationale Seite in ihr gäbe, sagt sie, diese sorge dafür, dass sie weiter eine fröhliche Fassade aufrechterhalten und weiter funktionieren könne. Sie habe auch früher bei den anderen Todesfällen immer alle mit ihrer guten Laune wiederaufgebaut. Auf die Frage, ob sie sich noch an die Tonne erinnere, betont sie, dass sie dieses Modell mit der Tonne als sehr hilfreich erlebe und es auch genutzt habe in den letzten Tagen, um immer mal wieder den Wasserstand einzuschätzen.

In der nächsten Stunde, drei Wochen später, ist ihre Oma gestorben und sie erzählt mir ein bisschen stolz, dass sie bei der Beerdigung sogar weinen konnte. Sie fand es zwar furchtbar, aber auch irgendwie gut, dass es ihr möglich war.

Kommentar:

Individuell entwickelte metaphorische Krankheitsmodelle können helfen, Diagnostik und Therapie spielerisch miteinander zu verbinden.

Archaische Relikte

In der Entwicklungsgeschichte der Menschheit haben sich viele Reaktionen und Verhaltensweisen ausgebildet, die unter den meist gefährlichen Bedingungen der Urzeit dem Überleben gedient haben. So wie es »Überbleibsel« im anatomischen Bereich gibt, die in ihrer ursprünglichen Funktion nicht mehr »gebraucht« werden (z. B. der Blinddarm), so gibt es auch im Bereich der physiologischen Körperfunktionen Phänomene, die ursprünglich das Überleben gesichert

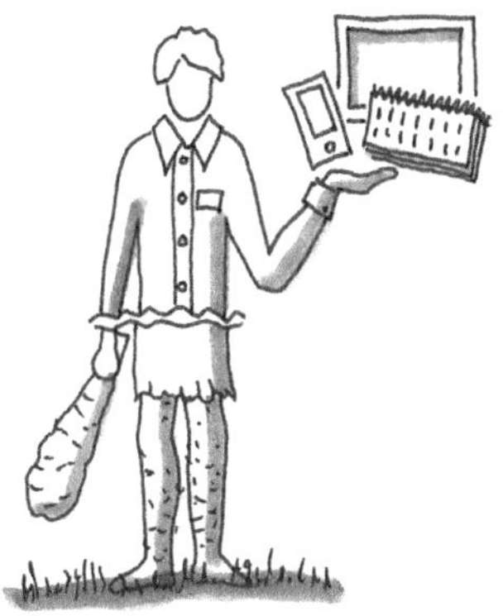

Abb. 37: Der Urmensch bricht durch

haben, auf den ersten Blick jedoch in der heutigen modernen Welt nicht mehr sinnvoll erscheinen. David Jonas (1985) hat diese Reaktionen, wie bereits erwähnt, »archaische Relikte« oder «archaische Reflexe« genannt.

Zusammen mit seiner Frau, der Anthropologin Doris F. Jonas, erforschte er das Verhalten von Primaten, und beide konnten viele dieser »Signale der Urzeit« (vgl. A. D. Jonas u. D. F. Jonas 1977; A. D. Jonas 1981, 1985) beschreiben. Dies half ihren Klienten, sich selbst sozial, psychologisch und körperlich besser zu verstehen.

Wie in der Traumatherapie allgemein bekannt ist, reagiert der Körper bei extremen Belastungen instinktiv mit Angriff, Flucht oder Erstarrung. Der Mensch ist von seiner Natur her auf körperliche Belastungen ausgelegt. Bei Über- und Dauerbelastungen oder widersprüchlichen Impulsen kommt es jedoch zu Verspannungen und Fehlfunktionen bis hin zu körperlichen Erkrankungen. Dabei können alle Organsysteme beteiligt sein.

Oft werden instinktive Reaktionen durch Erziehungsmaßnahmen unterbunden und im weiteren Leben vom Verstand gehemmt, was zu erhöhtem Stress durch diesen inneren Konflikt führt.

In der heutigen Welt, in der tägliche Gefahren überwiegend nicht mehr nur körperlicher, sondern vor allem sozialer Natur sind, werden diese Reflexe ebenso aktiviert. Nicht nur Körperschmerz und sozialer Schmerz werden über die gleichen Netzwerke verarbeitet (vgl. S. 169), sondern auch eine Vielzahl weiterer sozial bedrohlicher Situationen lösen entsprechende körperliche archaische Reflexe aus. Häufig finden sich Hinweise für diese Zusammenhänge in der Eigensprache der Klienten (vgl. Praxisbeispiel »Organsprache«, S. 131). Jonas entwickelte die »guten Gründe«, die der Körper für sein Verhalten hat, oft im idiolektischen Gespräch gemeinsam mit den Klienten, manchmal brachte er sie aber auch als Erklärung in den Prozess ein.

Viele der Reaktionen sind durch die Forschungen von Porges (2010) als adaptive Reaktionen des autonomen Nervensystems inzwischen bestätigt und mit ihren physiologischen und anatomischen Entsprechungen erforscht und beschrieben worden. In Tabelle 5 finden sich Beispiele für archaische Körperreaktionen und ihre Funktionen.

Archaische Reaktion	**Erklärung – Funktion**
Erbrechen, Durchfall	Erleichterung des Fluchtgewichts und Energieeinsparung durch Wegfall der Verdauungsprozesse → schnelles und ausdauerndes Fluchtverhalten wird ermöglicht
feuchte Hände	bessere Gleitfähigkeit der Haut als Schutz vor Verbrennungen, bei der Flucht durch Herabrutschen an Lianen u. Ä.
Gänsehaut, Nackenhaare stellen sich auf	größer scheinen als sein, um Angreifer abzuschrecken
Präkordialschmerz (Schmerz in den Rippenbögen, sehr häufig mit Schmerzen des Herzens verwechselt, oft gepaart mit Atembeschwerden)	Interkostalreflex (Reflex zur Verkrampfung der Muskulatur zwischen den Rippen zum Schutz des Herzens und des Brustinnenraumes vor der Bedrohung durch spitze Gegenstände wie Geweihe, Hörner, Speere etc.)
Kopf-, Nacken- und Schulterschmerzen, Arm- und Beinschmerzen, Zahn-, Zahnfleisch- und Kieferprobleme	»Tragen« von Belastungen Kopf, Arme/Beine, Zähne als aggressive Instrumente
Schwindel	Schwindel ist bei Primaten das Signal dafür, dass beim Ansetzen zum Sprung die angepeilte Sprungentfernung zum nächsten Ast größer ist als die eigene Sprungfähigkeit.

Tab. 5: Archaische Reaktionen und ihre Erklärungen und Funktionen

In folgendem Praxisbeispiel wird der von Eisenberger (2012) beschriebene Zusammenhang zwischen sozialem Ausgeschlossensein und körperlichen Schmerzen vom Klienten im idiolektischen Anamnesegespräch entwickelt (vgl. S. 170).

Praxisbeispiel: »Geschnitten werden«

Ein Klient kommt mit **Rückenschmerzen** in die psychosomatische Ambulanz.

Th Können Sie Ihre **Rückenschmerzen** mit Ihren eigenen Worten näher beschreiben?

Kl Sie sind so **stechend.**

Th Mit was müsste man **stechen**, dass es einen solchen Schmerz auslöst?

Kl Das ist so wie mit einem **Messer.**

Th Welche Art von **Messer** könnte solche Schmerzen verursachen?

Kl Das ist so eine lange Klinge *(deutet die Länge mit den Händen an).* Und es hätte so einen Wellenschliff. Und es fühlt sich so an, als würde es von hinten in den Rücken gestochen und dann langsam umgedreht.

An dieser Stelle transportiert sich auf vegetativer Ebene die volle Wucht der subjektiv erlebten Schmerzen und der Klient fühlt sich durch die vegetativen Reaktionen im Gesicht des Therapeuten verstanden.

Th Wo verwendet man normalerweise solche **Messer**?

Kl Beim Kämpfen, das ist ein **Kampfmesser**!

Th Wo gibt es Kämpfe, in denen solche **Kampfmesser** vorkommen?

Kl *(überlegt länger)* Wissen Sie, meine Kollegen reden seit drei Monaten nicht mehr mit mir, sie **schneiden** mich. Und ich habe bemerkt, dass sie hinter meinem **Rücken** über mich tuscheln. Ich mag schon gar nicht mehr auf die Arbeit gehen.

Kommentar:

Durch das bildhafte Erkunden der Schmerzqualitäten wird dem Klienten der psychosoziale Kontext und die Entstehungsdynamik der Rückenschmerzen klarer. Hätte man ihn zu Beginn nach psychischen Problemen befragt, hätte er möglicherweise geantwortet, dass er wegen körperlicher Schmerzen da sei und nicht wegen psychischer Probleme. Die im Gespräch gewonnene Erkenntnis ermöglicht es ihm, sich für eine psychosomatische Beratung und Behandlung zu öffnen. Im weiteren Therapieprozess erzählt er von körperlichen Gewalterfahrungen als Kind und Mobbingerfahrungen in der Schule. Die aktuelle Arbeitssituation kann als Auslöser verstanden werden, der intrusiv traumaassoziierte körperliche und soziale Schmerzen wieder aktualisiert.

Symptome als therapeutische Ressourcen nutzen

Symptome und die zugrundeliegenden archaischen Reaktionsweisen können nicht nur als Fähigkeiten gewürdigt werden (vgl. Tab. 5), sondern man kann diese Fähigkeiten sogar gezielt für die Therapie nutzen, indem man anregt, dass die gleichen Fähigkeiten nun in Sicherheit unter Kontrolle der Klienten aktiviert werden. Hierfür soll die Übersicht in Tabelle 6 einige Beispiele geben.

Symptom	Fähigkeit	Therapeutische Nutzung
Dissoziation	Reizschutz, Abstand schaffen, Emotionen abspalten	Abstand steuern, z. B. durch Paralogik und Metaphern
Derealisation	schützendes Abkoppeln von der Wirklichkeit	Imagination in eine andere Wirklichkeit (zeitlich, örtlich)
Depersonalisation	schützendes Abkoppeln von der eigenen Person	Erzählen lassen in der 3. Person, Bildschirm-/ Beobachtertechnik
Intrusion	Versuch der Integration unter »besseren« Ressourcenbedingungen	Ressourcenaktivierung → »sichere« Annäherung an traumaassoziiertes Material, gesteuert durch die Klientinnen
aggressives Verhalten	Kampf	eigene Grenzen wahrnehmen und setzen
Vermeidungsverhalten	Flucht	Abstand, Ortswechsel ermöglichen
Zwänge	Angstreduktion durch Kognitionen oder Handlungen	kognitive oder handlungsorientierte Ablenkungsstrategien zur Stressregulation
Zittern	Spannungsregulation	»extra zittern lassen«, z. B. *Tension Releasing Exercises* (TRE®) nach Berceli (2005)
Selbstverletzungen	Dissoziationsstopp	starke Sinnesreize zum Dissoziationsstopp

Tab. 6: Symptome, enthaltene Fähigkeiten und ihre therapeutische Nutzung

Erlebniseinladungen: Anamnese und Diagnostik

Ressourcenorientierung in der Anamnese

Folgen Sie in einem Gespräch der Themenwahl des Gegenübers und achten Sie auf vorhandene Ressourcen. Ermöglichen Sie so ein Pendeln zwischen Belastung und Ressource.

Erkunden unwillkürlicher Muster (vgl. S. 173)

Lassen Sie sich die Qualitäten eines Symptoms oder einer unwillkürlichen Reaktion beschreiben.

Für diese Qualitäten lassen Sie eine Metapher entwickeln.

Erkunden Sie innerhalb der Metapher die Funktionen und die Sinnhaftigkeit des unwillkürlichen Musters.

Finden Sie mögliche biografische Zusammenhänge und Situationen, in denen dieses Muster entstanden ist und sinnvoll war.

Zusammenfassung: Anamnese und Diagnostik

Posttraumatisch bedingte Symptome als »normale« Folgen »verrückter« Ereignisse verständlich zu machen, kann entlastend wirken.

Das Erkennen der Sinnhaftigkeit gegenwärtiger Symptome vor dem Hintergrund traumatischer Erfahrungen in der Vergangenheit ermöglicht Orientierung und Kontrolle.

Während der Anamnese sollte auf eine ausreichende emotionale Stabilisierung geachtet werden.

Der Themenwahl der Klientinnen zu folgen und auf vorhandene Ressourcen zu fokussieren, ermöglicht eine gute Stressregulation.

Die Möglichkeit des Ausdrückens und Mitteilens sowie das bewusste Pendeln zwischen Belastung und (Bewältigungs-)Ressource in der Anamnese ermöglicht einen heilsamen Abstand und fördert eine Integration der Belastung.

Als Erweiterung der medizinisch-psychologischen »Störungs-Diagnostik« ermöglicht die Eigensprache den Klienten, selbst einen Zugang zu individuellen Zusammenhängen zwischen Symptomatik und Lebensereignissen zu finden.

Dies ermöglicht die zeitliche und räumliche Verortung der traumatischen Erfahrungen und damit eine Zuordnung der traumatischen Erinnerungsbruchstücke in der Vergangenheit.

Symptome können in ihrer Funktion als Überlebensreaktionen in der Vergangenheit verstanden werden.

Fähigkeiten, Kompetenzen, gute Erfahrungen und schützende Faktoren sollten erfragt und gewürdigt werden.

Der sichere Abstand von Metaphern kann helfen, sehr belastende Zusammenhänge zu erkunden und Funktionen und Überlebenskompetenzen zu erkennen und zu würdigen.

Hilfreiche Schritte zum Erkunden unwillkürlicher Muster sind:

- Qualitäten beschreiben lassen
- Metaphern finden
- Funktionen und Sinnhaftigkeit erforschen
- biografische Zusammenhänge finden.

Bilder und Metaphern zum Krankheitserleben können helfen, subjektive Krankheitsmodelle zu entwickeln, die Orientierung bieten und Handlungsoptionen eröffnen.

Archaische Relikte sind heutige »Verhaltens-Überbleibsel« von Überlebenskompetenzen in der Entwicklungsgeschichte der Menschheit.

Kompetenzen, die in den Symptomen zum Ausdruck kommen, lassen sich in der Gegenwart unter der Kontrolle der Klienten für therapeutische Ziele nutzen.

Stabilisierung und Ressourcenaktivierung

»Das Wertvollste im Leben ist die Entfaltung der Persönlichkeit und ihrer schöpferischen Kraft.«

Albert Einstein

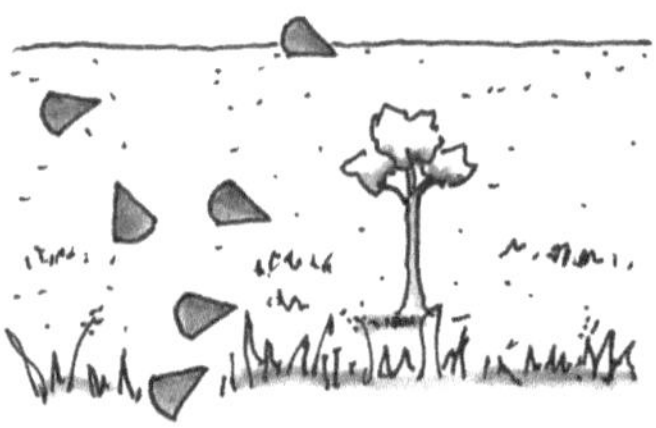

Abb. 38: Stabilisierung und Ressourcenaktivierung

Es braucht einen guten Boden sowie Nährstoffe und Schutz vor schädigenden Einflüssen, damit etwas wachsen kann und sich die inneren Potenziale entfalten. Was für Pflanzen völlig selbstverständlich ist, gehört auch für die gesunde Entwicklung der Menschen zu den unverzichtbaren Grundbedingungen. Dies gilt aus unserer Sicht umso mehr für Wachstumsprozesse und Potenzialentfaltung nach traumatischen Erlebnissen.

Stabilisierung kann über das Unterstützen der Selbstregulation den »Boden« bereiten und verhindern helfen, dass man nicht unkontrolliert in traumatische Erinnerungen abrutscht. Ressourcen können als gute Erfahrungen und Bedingungen die seelische »Nahrung« darstellen, die vor allem dann wachstumsfördernd ist, wenn sie wie in der Idiolektik »bebildert« und »verkörpert« werden. Auf diesem sicheren Boden können fragmentierte Traumaerinnerungen besser ausbalanciert und integriert werden (vgl. Abb. 38).

Stabilisierung und Ressourcenaktivierung sowie Traumabearbeitung sind zusammen zu betrachten. Oft stellt deren Kombination eine sinnvolle Strategie dar oder ergibt sich aus dem Prozess. Eine gute Stabilisierung und Ressourcenaktivierung ist die beste Voraussetzung für eine schonende Traumabearbeitung und -integration. Diese beginnt manchmal sogar bei starker Ressourcenaktivierung spontan.

Praxisbeispiel: »Spontane Traumaintegration«

Klientinnen, die es schaffen, sich aus gewalttätigen Beziehungen zu lösen, endlich einen liebevollen Partner finden und in Sicherheit sind, fangen an, spontan intrusive Symptome zu entwickeln. Dies kann als Versuch des Organismus verstanden werden, nun, wo die Bedingungen günstig sind, traumatisches Material »anzubieten« in der Hoffnung, dass es mit der jetzigen Unterstützung in der liebevollen Umarmung des Partners integriert werden kann.

Nach einem Verkehrsunfall gelingt es in dissoziiertem Zustand, das Warndreieck aufzustellen, ohne die Schmerzen des gebrochenen Beines wahrzunehmen. Anschließend in der sicheren Umgebung des Krankenhauses wird geweint, gezittert, und der Schrecken des Unfalls sowie der Schmerz der Verletzung können wahrgenommen werden.

Gleichzeitig kann eine Integration traumatischer Erlebnisse sich langfristig sehr stabilisierend auswirken. Aus dem Wissen und Mut des Therapeuten, belastende Themen miteinander anzuschauen und zu halten, können innere Ressourcen freigelegt werden und sich entfalten. Dies kann eine rasche Stabilisierung zur Folge haben. Wichtig hierbei ist das Wissen und Vertrauen des Therapeuten, dass etwas Gutes kommen kann, wenn es gelingt, die traumatische Belastung zu integrieren, dass wichtige Kraftquellen wieder in Fluss kommen.

Wenn die eigenen Quellen erst einmal wieder sprudeln, kann der Lebensfluss mit seinen eigenen Kräften ermöglichen, dass sich viele andere Belastungen wie von selbst auflösen. Das innere Selbst wird auf diese Weise gestärkt – der Selbstwert kann sich wie ein Springbrunnen entfalten. Es kann angeknüpft werden am unzerstörten Kern der Persönlichkeit als Kraftquelle.

Äußere Stabilität und Sicherheit

Trotz der Kraft innerer Bilder ist es wichtig zu bedenken, dass es nicht genügt, diese Bedingungen nur im helfenden Kontakt und in der Vorstellung der Klientinnen zu aktivieren, sondern es ist ebenso wichtig, Stabilität und Sicherheit in ihrem äußeren Alltag zu fördern. Wir können in der Begleitung noch so achtsam versuchen, zu stabilisieren und Ressourcen zu aktivieren, wenn die Klienten im Alltag weiterhin verletzenden und schädigenden Einflüssen und Beziehungen ausgeliefert sind, werden Integration und Wachstum nur gehemmt oder können gar nicht stattfinden, denn Dissoziation als Bewältigungsstrategie ist dann oft noch notwendig. Aus diesem Grund ist es sinnvoll, den Fokus der Stabilisierung in gleichem Maße auf das Außen zu richten.

Klienten dabei zu unterstützen, selbst diese äußere Sicherheit herzustellen, benötigt oft viel Geduld und Klarheit. Dennoch kann in diesen Fällen eine therapeutische Begleitung Wichtiges bewirken. Auch wenn im Außen weiterhin Verletzungen geschehen, kann ein größeres Maß an Bewusstheit im Inneren über die Verletzungen und die Aktivierung spezifischer Ressourcen dazu führen, dass Menschen die Kraft und den Mut aufbringen, sich aus verletzenden Beziehungen schrittweise zu lösen. Gerade hierfür ist der Aufbau eines Netzwerks an unterstützenden und Halt gebenden Beziehungen notwendig, da es dann leichter fällt, sich von schädigenden Einflüssen zu distanzieren (vgl. Praxisbeispiel »Baum umpflanzen«, S. 346). Innere und äußere Ressourcen können sich gegenseitig bedingen. Wichtig ist, beide im Blick zu behalten.

Stabilisierung und Eigensprache

Stabilisierungstechniken sind hilfreich und in der Traumatherapie sehr verbreitet, um die Selbstregulation in der Gegenwart zu unterstützen. Es gibt ein großes Spektrum an möglichen Ansatzpunkten. Dies können neutrale oder positive Gedanken sein oder z. B. Aufgaben wie die, von 1000 rückwärts eine bestimmte Zahl (etwa 7) abzuziehen. Es können Imaginationen wie »der sichere Ort« oder der »Tresor« sein. Es können reale Sinneswahrnehmungen sein, die die Aufmerksamkeit in die Gegenwart bringen, z. B. Kälte oder ein Igelball oder aber auch Aktivitäten wie das Hin- und Herwerfen eines Gegenstandes. Stabilisierung und Ressourcenaktivierung greifen dabei ineinander. Sie werden hier nur in der Darstellung nacheinander beschrieben, wobei mit *Stabilisierung* mehr der direkte Einfluss auf die Stressregulation in der Gegenwart gemeint ist.

Wie kann man im Dialog die Eigensprache nutzen, um zu stabilisieren? Wie kann man als Begleiterin mit ihrer Hilfe zu einer besseren Stressregulation beitragen? Abbildung 39 gibt einige Anregungen dazu.

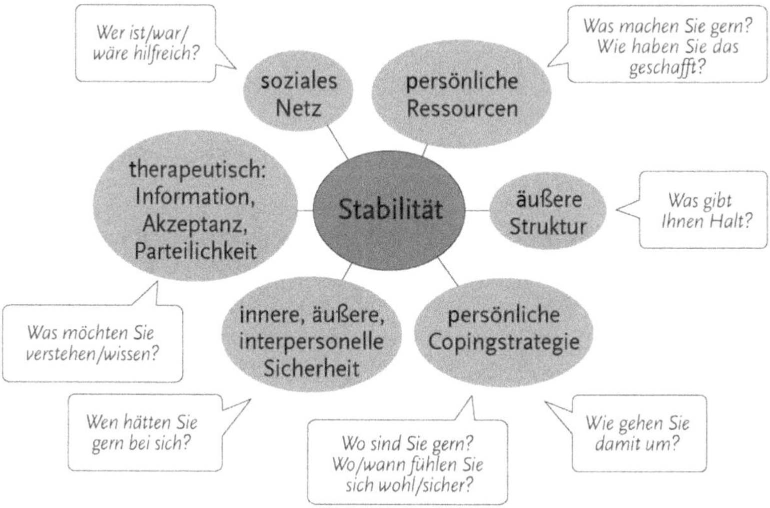
Stabilität
soziales Netz
persönliche Ressourcen
äußere Struktur
persönliche Copingstrategie
innere, äußere, interpersonelle Sicherheit
therapeutisch: Information, Akzeptanz, Parteilichkeit
Wer ist/war/ wäre hilfreich?
Was machen Sie gern? Wie haben Sie das geschafft?
Was gibt Ihnen Halt?
Wie gehen Sie damit um?
Wo sind Sie gern? Wo/wann fühlen Sie sich wohl/sicher?
Wen hätten Sie gern bei sich?
Was möchten Sie verstehen/wissen?

Abb. 39: Wodurch entsteht Stabilität?

Selbstregulation auf beiden Seiten

»Wer in sich selbst beruhigt ist,
der beunruhigt auch den anderen nicht.«

Epikur

In der Idiolektik wird sehr viel Wert auf die Beobachtung von Signalen der Selbstregulation gelegt. Bei welchen Themen und Schlüsselworten bewegen sich Klienten im Toleranzfenster des »grünen Bereichs«, wann entspannen sie sich, wann atmen sie durch und wann steigt die Stressbelastung? Über das Aufgreifen geeigneter Schlüsselworte kann auf diese Weise indirekt die Selbstregulation der Klienten gefördert werden.

Die eigene Selbstregulation als Begleiterin wird unterstützt durch die idiolektische Haltung der Würdigung und des Nichtwertens. Denn oft geraten Begleiter unter Stress, wenn bei Klienten etwas abläuft, was nicht den eigenen Konzepten oder Erwartungen entspricht. Das eigene autonome Nervensystem wird aber auch »angesteckt« durch die Stressbelastung der Klientinnen. Die eigene Regulation kann sich indirekt wiederum sehr stark auf die der Klientinnen auswirken. Je größer unser »grüner Bereich«, umso mehr Halt kann für schwierige Themen und Zustände zur Verfügung gestellt werden. Daher ist es wichtig, auch sich selbst gegenüber eine Haltung der Würdigung und Wertschätzung einzunehmen. Wenn man wahrnimmt, dass man unter Stress gerät, kann man sich selbst z. B. folgende Fragen stellen:

> *»Was braucht es jetzt, damit ich selbst wieder regulierter da sein kann?«*
> *»Was könnte jetzt hilfreich sein, damit ich wieder Boden unter die Füße bekomme?«*

Diese Fragen helfen, bewusst Strategien einzusetzen, die einem in dem Moment guttun: z. B. sich bewegen, aufstehen, etwas trinken, aus dem Fenster schauen, tief durchatmen. Die entsprechenden Fragen kann man den Klienten stellen oder sie dazu einladen »mitzumachen«, wenn man etwas für die eigene Regulation tut.

Neutrales und Unverfängliches fokussieren

Im idiolektischen Gespräch orientieren wir uns bei der Auswahl der Schlüsselworte nicht nur an den positiven Ressourcen, sondern insbesondere an unverfänglichen Themen. Dies sind solche, die eine relative neutrale Emotionalität durchklingen lassen. Der besondere Wert des Unverfänglichen liegt darin, dass der Abstand zum potenziell Verfänglichen mehr Stabilität gibt und Kreativität ermöglicht.

Dieses Vorgehen unterscheidet sich von Vorgehensweisen, die Wert darauf legen, möglichst rasch zu emotional relevanten Themen »vorzustoßen« oder gar zum »wunden Punkt« zu kommen und nicht so lange »um den heißen Brei« herumzureden. Zur Stabilisierung trägt hingegen bei, wenn wir genau das nicht nur erlauben, sondern als Begleiterinnen sogar fördern.

Belangloses »Plaudern« schafft Sicherheit! Wenn das gelingt anhand von neutralen Themen, die die Klienten uns anbieten, fühlen sie sich gehört und erleben unser echtes Interesse. Dadurch, dass man sich in diesen »belanglosen« Themen nicht »verfangen« kann, entsteht mehr Bewegungsfreiheit. Neutrale Themen haben auch den Vorteil, dass Klienten mit einer reduzierten emotionalen Regulation dabei nicht so stark ins Positive schwingen, wie es Ressourcenthemen manchmal ermöglichen. Denn je stärker eine positive Ressource aktiviert wird, umso eher kann das »Pendel« auch wieder in ein belastendes Thema zurückschwingen (Flückiger u. Studer 2009).

Wahrnehmung im Außen fokussieren

Einem ähnlichen Prinzip wird gefolgt, wenn Schlüsselworte aufgegriffen werden, die Klienten mit der Wahrnehmung in der Gegenwart oder anderen sicheren Umgebungen in der Außenwahrnehmung »halten«. Das Prinzip des Konkretisierens kann helfen, Dinge beschreiben zu lassen, die Klientinnen in diesem Moment sehen und hören oder mit ihrem Körper im Außen wahrnehmen:

»Und wie schaut ... aus?«
»Können Sie mir ... beschreiben?«

Wenn die Aufmerksamkeit der Klienten über offene konkretisierende Fragen in einer sicheren Gegenwart und in der Außenwahrnehmung gehalten wird, hat dies ähnliche Effekte wie manche Stabilisierungstechniken, z. B. die 5–4–3–2–1-Übung, bei der Patienten gebeten werden, verschiedene Dinge zu benennen, die sie sehen, hören und spüren, um damit einen sicheren Gegenwartsbezug zu fördern. Der Unterschied zwischen dem Prinzip des Konkretisierens im idiolektischen Gespräch und diesen Übungen besteht darin, dass wir die Orientierungsbewegung aus den eigensprachlichen Angeboten der Klienten entwickeln, was ihnen noch mehr das Gefühl der Kontrolle lässt.

Fokussieren von Verben und Kompetenzen steigert Handlungsfähigkeit

Das Sprechen über Tätigkeiten stärkt die eigene Handlungsfähigkeit, insbesondere wenn es sich um Kompetenzen handelt. Dies bedeutet für den Therapeuten, darauf zu hören, welche Dinge ein Mensch im Allgemeinen gerne tut, und sich dies beschreiben zu lassen:

»Was machen Sie gerne?«
»Wie machen Sie das genau?«

Das können auch spezifische Handlungen sein, die den Umgang mit einer Herausforderung beschreiben. Wenn man darauf achtet, erzählen uns Menschen oft neben den Schwierigkeiten auch, wie sie damit umgegangen sind, was sie dann gemacht haben. Hier lässt man sich dies genauer schildern oder fragt auch direkt nach:

> *»Und wenn* (Schwierigkeit/Symptom/Belastung), *was machen Sie dann?«*
> *»Wie gehen Sie damit um?«*
> *»Was ist dann hilfreich?«*

Und zur Vertiefung und Differenzierung:

> *»... und wie geht das?«*
> *»... und wie machen Sie das?«*

Man kann auch den Expertenstatus der Klientinnen noch deutlicher hervorheben, indem man fragt:

> *»Wie kann man so etwas lernen?«*
> *»Und angenommen, ich möchte das lernen, wie müsste ich da vorgehen?«*

Praxisbeispiel: »Ruhe und Abstand«[20]

Hierzu ein Beispiel aus einem Gespräch mit einem 25-jährigen Mann, der nach einem Überfall in der eigenen Wohnung an Intrusionen, Vermeidung, Ängsten und vegetativer Übererregung *(beschleunigter Atmung und schnellem Herzschlag)* litt. Die Eigensprache des Patienten steht in diesem Dialog im Fokus der Aufmerksamkeit.

Kl Ich habe keine **Ruhe** mehr und finde keinen **Abstand**.

Th Was verbinden Sie mit **Ruhe** und **Abstand**?

Kl Ah *(lächelt entspannt)*. In meinem letzten Urlaub in der Dominikanischen Republik mit meiner Freundin. Da hatte ich so **richtig gut Abstand**.

Th Möchten Sie mir **davon** mehr erzählen?

Kl Da war ich tauchen und unter Wasser, da ist eine Ruhe, da kann man **so richtig abschalten**.

Th Wie kann ich mir das vorstellen, wie Sie **das machen**?

Kl Ich achte auf meinen Atem und **schaue** mich einfach nur **um**.

Th Was **sehen** Sie **da**?

Kl Es ist ganz blau um einen herum und es gibt viele verschiedene Fische und Korallen zu sehen. Und ich **schwebe** mittendrin.

Th Wie macht man das **Schweben**?

Kl Das ist gar nicht so einfach. Das macht man mit dem **Atem**.

---

20 Aus: Bindernagel et al. 2010, S. 219–220.

TH Da bin ich neugierig. Wie geht **das**?

KL Wenn man flach **atmet**, dann bleibt man unten, und wenn man tiefere **Atemzüge** nimmt, dann steigt man nach oben.

TH Stellen Sie sich vor, ich möchte tauchen lernen, wie würden Sie mir das beibringen **mit dem Atmen?**

KL Das ist Übungssache, man muss das ausprobieren. Und erst mal z. B. im Schwimmbecken üben, wo es noch nicht so drauf ankommt.

Kommentar:

In diesem kurzen Gesprächsausschnitt wird deutlich, wie nah die benötigten Ressourcen (positive Erinnerungsbilder beim Tauchen im Urlaub zusammen mit der bewussten Steuerung der Atmung als Selbstberuhigungsstrategie) manchmal an der aktuellen Traumafolgesymptomatik liegen, ohne dass der Patient vorher die Verbindung von sich aus geknüpft hätte. Durch eine konsequent ressourcenorientierte Gesprächshaltung und das Aufgreifen eigensprachlicher Signale [...] des Patienten lässt sich das neuronale Ressourcennetzwerk mit entsprechender körperlicher Entspannungsreaktion rasch aktivieren. Der Patient findet im Ressourcenbereich viel leichter wichtige Stabilisierungsideen, um z. B. mit der aktuellen vegetativen Übererregung umgehen zu lernen. So kann er im Bild durch bewusste Wahrnehmung seinen Atem steuern.

Sind solche Lösungsideen aufseiten des Patienten im Gespräch erst einmal aufgetaucht, lassen sich natürlich vielfältige therapeutische Angebote hier ohne Mühe anknüpfen. In diesem Fall ließe sich z. B. das Bild der Ruhe und Entspannung beim Tauchen als »Wohlfühlort« verankern und als heilsames Gegenbild zu den belastenden intrusiven Bildern des Traumas nutzen. Außerdem könnten Atemübungen als Selbstberuhigungsstrategien eingesetzt werden.

Stabilisierende Kompetenzen aus einer Metapher entwickeln

Eine andere Möglichkeit besteht darin, dass der Patient das belastende Symptom bildlich in einer Metapher beschreibt, um sich dann innerhalb der Metapher von hilfreichen Möglichkeiten und Assoziationen leiten zu lassen (vgl. S. 112). Wichtig ist sowohl beim vorherigen als auch beim folgenden Praxisbeispiel die Offenheit als Begleiter für die paralogischen Assoziationen zur entstandenen Metapher, die oft im episodischen Gedächtnis gespeicherte, sehr ressourcenhafte und stabilisierende Inhalte zutage treten und spürbar werden lassen (vgl. spezifische Ressourcenorientierung, S. 287).

Praxisbeispiel: »Ein Ballon voller Wasser«

Eine 21-jährige Patientin mit der Grunderkrankung einer pulmonalen Hypertonie hatte drei Monate zuvor im Rahmen einer Lungenentzündung eine lebensbedrohliche Krise mit schwerem Lungenödem auf der Intensivstation nur knapp überlebt. Vom somatischen Befund her überraschend gut genesen, entwickelte sie seitdem ausgeprägte Ängste mit starken Somatisierungssymptomen. Ihre körperliche Leistungsfähigkeit war hochgradig eingeschränkt, ohne dass dies durch ein Fortschreiten der pulmonalen Grunderkrankung zu erklären gewesen wäre. Psychosomatischen Zusammenhängen stand die Patientin sehr skeptisch gegenüber und war überzeugt, dass die erlebten Körperphänomene eine organische Ursache hätten, was sie verständlicherweise zusätzlich in Angst versetzte.

Das erste Therapiegespräch fand im Patientenzimmer statt, da die Patientin schon nach wenigen Schritten über deutliche Atemnot klagte und massive Ängste sie in ihrer Mobilität erheblich einschränkten. Auf die Frage, was sie aktuell belaste, benannte sie einen **Druck**, den sie im Brustbereich verspüre. Dieses Schlüsselwort wurde als Einstieg in ein idiolektisches Gespräch genutzt, und es wurde konsequent auf die Ressourcen und Resilienzen fokussiert, die in der Eigensprache der Patientin zum Ausdruck kamen.

Th Wie erleben Sie den **Druck?**

Kl *(hält den Atem an und fasst sich mit der Hand an die Brust) – Sprachlosigkeit und Immobilisation*

Th Wie kann ich mir den **Druck** bildlich vorstellen? – *Metapher induzieren*

Kl Es ist wie ein **Ballon,** der zum Platzen voll ist mit Wasser.

Th Wie schaut dieser **Ballon** aus? – *Konkretisieren*

Kl Er ist eigentlich dunkelblau, aber im Moment ist die Gummihaut fast transparent hellblau, so als könnte das Wasser ihn jeden Moment zum Platzen bringen. – *Emotionale Aktivierung der Belastung*

Th Was wäre gut, was mit dem **Ballon** geschieht? – *Ressource induzieren*

Kl Das **Wasser** müsste irgendwie raus und Luft wieder rein. – *Mobilisation*

Th Wie kann das **Wasser** raus? – *Konkretisieren*

Kl Es müsste irgendwie **rausfließen.** – *Mobilisation*

Th Wohin könnte es **fließen?** – *Zukunft als Ressource*

Kl Ins **Meer.** – *Paralogische Assoziation einer Ressource*

Th Was verbinden Sie mit dem **Meer?** – *Ressource kontextualisieren*

KL Einen wunderschönen Urlaub in Amerika am **Strand** … – *Ressource »bebildern«*

TH Was haben Sie **dort** gemacht? – *Selbstwirksamkeit aktivieren*

KL Da sind wir am Strand entlanggerannt und haben den Wind **gespürt**. – *Mobilisation in Sicherheit*

TH Was haben Sie da **gespürt?** – *Ressource »verkörpern«*

KL Das war ein tolles Gefühl von **Freiheit.** – *Bedeutungsebene*

TH Woher kennen Sie diese **Freiheit** noch? – *Ressourcen erweitern*

KL Vom **Handballspielen.** – *Mobilisierung in Sicherheit*

TH Wie war es beim ***Handball***? – *Konkretisieren*

KL Nach dem Training und Auspowern ein tolles Gefühl von **Erschöpfung und Zufriedenheit.** – *Immobilisation in Sicherheit*

TH Erschöpfung und Zufriedenheit? – *Konkretisieren*

KL Ja, so wie jetzt grad. Ich fühle mich ziemlich erschöpft, aber ich bin sehr überrascht, der Druck von vorhin ist weg. – *Positive Veränderung wahrnehmen*

Kommentar:

Hier erlebt die Patientin im Gespräch erstmals eine eigene Erfahrung von psychosomatischen Funktionszusammenhängen am eigenen Körper. Eigene assoziative Prozesse im Gespräch ermöglichten ihr, ausgehend von einem als lebensbedrohlich wahrgenommenen Körpersymptom, welches mit einem hohen Maß an Immobilisation einherging, über die Zwischenschritte aktiver Bewegung und Bewältigung einen Zustand von innerer Ruhe und Sicherheit zu aktivieren. Diese Erfahrung ermöglichte es, dass die Patientin hoch motiviert Imaginationen von jenem Stranderlebnis zur Selbstberuhigung einsetzte. Außerdem konnte sie beim nächsten Therapiegespräch zwei Tage später langsam und in Begleitung des Therapeuten erstmalig seit Monaten über 500 m in einen nahe gelegenen Park laufen. Dabei war sie im Gespräch vertieft in die Stranderlebnisse in Amerika sowie die Handballerfahrungen. Aufgrund der so erzielten Selbststeuerung und Stabilität konnte die Patientin in einigen EMDR-Sitzungen die Momente der Todesangst im Angesicht des Notarztes, der sie im Zustand des ausgeprägten Lungenödems allein zu Hause angetroffen hatte, bearbeiten. Sie erlangte auf diese Weise trotz ihrer weiterhin bestehenden Grunderkrankung und den damit verbundenen Resten von Realangst eine relative Freiheit und Mobilität wieder, die es ihr ermöglichte, wichtige Autonomieschritte zu planen, z. B. den Wechsel ihrer Ausbildung entsprechend ihren eigenen Neigungen und den Auszug aus dem Elternhaus.

Ressourcenaktivierung und Eigensprache

Die Aktivierung allgemeiner und spezifischer Ressourcen in der traumatherapeutischen Behandlung kann helfen, einen guten Boden zu bereiten, und stellt eine positive Kontrasterfahrung in der Gegenwart dar (vgl. S. 100). Dies kann die Voraussetzung schaffen für die Integration von belastenden Erfahrungen.

Das Prinzip der Ressourcenaktivierung ist in jeder idiolektischen Intervention inbegriffen, da bei der Schlüsselwortauswahl auf die nonverbalen Signale geachtet wird, die eine Orientierung an den Ressourcen ermöglichen (vgl. S. 100). Sie ist auch ein Ausdruck der idiolektischen Grundhaltung, dass alles, was Lebewesen tun, einen guten Grund hat (vgl. die Volkacher Axiome, S. 37). Was Klientinnen sagen und tun, wird mit einem würdigenden Blick betrachtet, der versucht, den geäußerten Phänomenen Sinnhaftigkeit und Funktion zu unterstellen, auch wenn eine solche (noch) nicht erkannt werden kann. Dies bedeutet nicht, dass man unkritisch mit allem einverstanden sein muss, was geäußert wird. Der Versuch, etwas zu verstehen, ist etwas anderes, als damit einverstanden zu sein.

Die Übersicht in Abbildung 40 versucht eine grobe Orientierung zu geben über die vielfältigen Arten von möglichen Ressourcen (vgl. S. 303).

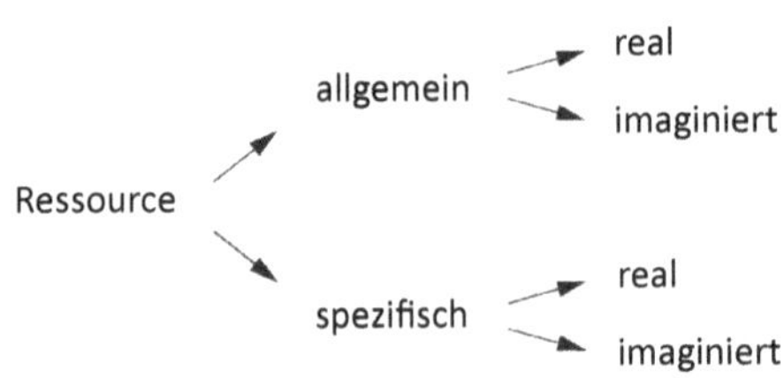

Abb. 40: Mögliche Arten von Ressourcen

Ebenen des Erlebens

Ressourcen werden auf verschiedenen Ebenen erlebt. Sie können sich im Bereich der körperlichen Eigenwahrnehmung, der Sinneserfahrungen (Bilder, Klänge, Spüren, Riechen und Schmecken), der Verhaltensweisen, Gefühle oder Gedanken und Bedeutungen manifestieren.

Um sich die verschiedenen Ebenen gut merken und sie beachten zu können, werden diese in der Literatur mit den Anfangsbuchstaben der entsprechenden englischsprachigen Begriffe aufgezählt, wie sie in Tabelle 7 dargestellt sind. In der Übersicht sind einige offene Fragen benannt, die sich zum Ansprechen dieser Ebene eignen.

SIBAM	Übersetzung	Mögliche Fragen
S – sensation	Empfindung	*»Wie ist ...?«* »Wie empfinden Sie ...?«
I – image/impression	Sinneseindrücke	*»Was nehmen Sie ... wahr?*
B – behavior	Verhalten	*»Wie/was machen Sie ...?«*
A – affect	Gefühle	*»Was macht ... mit Ihnen?«*
M – meaning	Bedeutung	*»Was denken Sie zu ...?«* »Was bedeutet ...?«

Tab. 7: Die verschiedenen Ebenen des Erlebens mit ihren englischsprachigen Entsprechungen und Abkürzungen

Die Sinneseindrücke werden nochmals in die verschiedenen Sinneskanäle unterteilt, wie Tabelle 8 zeigt.

VAKOG	Sinneskanal	Mögliche Fragen
V – visuell	Sehen	*»Was sehen Sie?«* »Wie sieht ... aus?«
A – akustisch	Hören	*»Wie klingt ...?«*
K – kinästhetisch	Spüren	*»Wie spüren Sie ...?«*
O – olfaktorisch	Riechen	*»Wie riecht/duftet ...?«*
G – gustatorisch	Schmecken	*»Wie schmeckt ...?«*

Tab. 8: Die verschiedenen Sinneskanäle mit ihren Abkürzungen

Im idiolektischen Gespräch wird genau beobachtet, auf welcher Ebene Klienten sich äußern, und es wird versucht, dort mitzugehen. Wenn also Klienten erwähnen:

»Ich stehe auf einem Berg und schaue in die Ferne«,

dann könnte die Frage:

»Was sehen Sie dort?«

naheliegen.

Man könnte aber auch fragen:

»Wie/Wo stehen Sie?«

Außerdem kann sich in der Idiolektik durch konkretisierende Fragen eine Erfahrung in ihrer Reichhaltigkeit entfalten. Hierzu dienlich sind etwa Fragen wie (vgl. S. 151):

> *»Magst du noch mehr erzählen über ...?«*
> *»Wo hast du ... schon einmal erlebt?«*
> *»Magst du ein konkretes Beispiel erzählen?«*
> *»Wie hast du das genau gemacht?«*

Allgemeine Ressourcen

»Zeit bewahrt uns davor, dass alles gleichzeitig passiert ...«[21]
»... und Raum bewahrt uns davor, dass alles uns passiert.«[22]

Allgemeine Ressourcen sind unabhängig von der jeweils angesprochenen Thematik wichtige positive Kontrasterfahrungen, die in der Gegenwart gemacht werden können. Für alle traumatisierten Menschen sind dies die in Tabelle 9 aufgeführten positiven Qualitäten.

Trauma in der Vergangenheit	Ressource in der Gegenwart
alles passiert auf einmal	Zeit
alles passiert mir	Raum
Bedrohung	Sicherheit
Ohnmacht	Stärke, Ermächtigung, Selbstwirksamkeit
Hilflosigkeit	Beziehung, Unterstützung, Hilfe
körperliche Verletzung / Schmerz	körperliches Wohlbefinden
Verletzung der Grundbedürfnisse	Beachtung der Grundbedürfnisse

Tab. 9: Ressourcen als positive Kontrasterfahrungen in der Gegenwart

Im Gesprächsprozess selbst versucht die Idiolektik genau diese Ressourcen zur Verfügung zu stellen. Im Dialog werden Klienten mit viel Ruhe und in kleinen Schritten eingeladen, ihren eigenen Raum zu erkunden und aus sicherem Abstand ihre Themen anzuschauen. Die Begleitung versucht durch ein würdigendes Aufgreifen der Eigensprache und Respekt vor den Grenzen ein hohes Maß an Sicherheit in der Beziehung zu realisieren. Stärken und Kompetenzen werden unterstellt und herausgehört, eine interessierte Hilfe zur

21 Ray Cummings (1919): The girl in the golden atom. In: *All-Story Weekly* 95: 1. New York (The Frank A. Munsey Company).
22 Arthur C. Clarke (1967): Profiles of the future. New York (Bantam), p. 77.

Selbsthilfe angeboten. Das körperliche Wohlbefinden wird durch die Beobachtung nonverbaler Signale im Verlauf ständig berücksichtigt und auch die anderen Grundbedürfnisse werden soweit möglich im Gesprächsprozess selbst erfüllt (vgl. S. 163). Im Folgenden wird die Berücksichtigung und Aktivierung dieser allgemeinen Ressourcen im idiolektischen Gespräch erläutert.

Ressource: Zeit

Zeit lassen

Die Grundhaltung in der Idiolektik ist, dass man nicht verstehen kann, was jemand anderes sagt, bevor man nicht hört, was er oder sie damit meint, indem man nachfragt. Dieses »Sich-entfalten-Lassen« des Wortschatzes, das »Auspacken« der Wortgeschenke hat an sich schon eine verlangsamende Wirkung auf den Prozess. Indem die Klienten z. B. gebeten werden, die Eigenschaften von etwas zu beschreiben, benötigen sie Zeit, das, was sie gerade gesagt haben, nochmals anzuschauen. Oft handelt es sich bei den idiolektischen Fragen um solche, deren Antwort noch nicht vorher durchdacht worden ist.

David Jonas (1987) hat es so beschrieben, dass der Verstand der Klienten schlichtweg überfordert ist mit einer Frage wie beispielsweise »Wie würden Sie Ihre Schmerzen bildhaft beschreiben?«. Um diese Frage trotzdem beantworten zu können, »schöpfen« Klienten diese Informationen eher aus der bildhaft denkenden rechten Gehirnhälfte und aus den tiefer gelegenen Schichten ihres limbischen Systems. Das verlangsamt ebenfalls. Tauchen dann körperliche Resonanzen auf und hält man den Fokus mit den Fragen auf der achtsamen Wahrnehmung der Körperprozesse, verlangsamt das den Prozess noch weiter. Im Gespräch Zeit zu lassen, gibt Entfaltungsraum und hilft Ressourcen zu »bebildern« und zu »verkörpern«.

Kleine Schritte

Wenn man in kleinen Schritten dorthin mitgeht, wo sich der Prozess gerade entwickelt, ermöglicht dies eine gute Verbindung mit dem, was an Themen auftaucht. Hierbei ist es von Vorteil, nicht schon im Kopf mit seinen eigenen Konzepten vorauszudenken und Ziele anzuvisieren, die sich noch gar nicht im Prozess gezeigt haben. In kleinen Schritten im Gesprächsprozess mitgehen heißt auch, mehr wahrnehmen zu können, ob ein Schritt passt, ob er schon gegangen werden kann oder ob er auf sicherem Boden landet.

Wenn die Dinge, die im Gespräch auftauchen, erst einmal gewürdigt werden, bevor man mit den Themen vorangeht und z. B. nach Lösungen sucht, ermöglicht es Klientinnen, mit viel mehr Aspekten von sich selbst in Verbindung zu sein, alle(s) »beisammenzuhaben«, bevor man sich auf den Weg macht (vgl. S. 36).

Zeiten wahrnehmen und folgen

Im Gespräch werden oft Zeitreisen angeboten. Wenn man wahrnimmt, in welcher Zeit der Klient unterwegs ist, kann man sich einladen lassen zu folgen und mitzureisen in verschiedene Zeitperspektiven, wie sie in Tabelle 10 zusammengestellt sind.

Die Zeit davor	»*Was geschieht vorher?*« »Was geschieht davor?« »Was passiert kurz vorher?«
Die Zeit danach	»*Was geschieht danach?*« »Und was geschieht dann?« »Was passiert als Nächstes?«
Die Zeit während	»*Was geschieht jetzt?*« »... und dann?« »Was passiert dazwischen?«
Die Zeit, aus der die Ressourcen stammen	»*Woher kommt ...?*« »Wie alt könnte ... sein?«
Die Zeit in der Zukunft	»*Was könnte passieren, wenn ...?*« »Wie würde sich ... auswirken?« »Was würde das für einen Unterschied machen?«

Tab. 10: Mögliche Zeitperspektiven

Zeiträume erkunden

Oft werden Abläufe wie in einem Schnelldurchlauf oder einer Inhaltsangabe geschildert. Es kann hilfreich sein, diese Zeiträume zu erkunden, indem man wie »hineinzoomt«, den »Film langsamer abspult« oder auch Lücken ergänzen lässt, z. B. mit folgenden Fragen:

»*Was passiert kurz vorher?*«
»*Was passiert als Nächstes?*«
»*Was passiert dazwischen?*«

Das Erkunden und das Mitgehen in verschiedene Zeiträume kann helfen, Erfahrungen von Klienten wieder zeitlich zu kontextualisieren. Dies ist ein wichtiger Schritt in der Traumatherapie, um wieder eine Geschichte, ein Narrativ des eigenen Lebens zu ermöglichen. Auch die »Filme« und die Einordnung von positiven Ressourcen-Erfahrungen fördern so die Aktivität des episodischen Gedächtnissystems im Hippocampus.

Zukunfts(t)räume öffnen

Zeit ist nicht nur chronologisch und real zu verstehen. Es gibt auch Zeiten, die man sich ersehnt, die man sich herbeidenkt. Zeiten, die noch nicht real sind, in denen man Möglichkeiten erträumen kann. So könnte man fragen, um sich diese Zeiten ausmalen zu lassen:

»Was hätten Sie gern, das geschieht?«
»Was wünschen Sie sich?«
»Was gäbe es für Möglichkeiten?«
»Wie hätten Sie es gern?«
»Wie würde es Ihnen gefallen?«

Ressource: Raum

Abstand ermöglichen durch Beschreibenlassen

Offene Fragen zu stellen und sich Dinge, Tätigkeiten und Worte beschreiben zu lassen, stellt die einfachste und häufigste Art und Weise dar, mithilfe der Eigensprache Abstand zu ermöglichen. Denn um etwas beschreiben zu können, ist es notwendig, einen beobachtenden Abstand dazu einzunehmen. Dies ist eine wichtige Kompetenz, die in vielen traumatherapeutischen Methoden genutzt wird. Personifiziert wird diese Kompetenz auch als »innerer Beobachter« beschrieben.

Insbesondere, wenn es schwierig ist, überhaupt irgendwelche positiven Dinge zu finden, können Fragen wie

»Mögen Sie mir mehr erzählen über …?«
»Können Sie mir das ein bisschen beschreiben …«

helfen, auch bei belastenden Themen einen solchen beobachtenden Persönlichkeitsanteil als Ressource zu aktivieren.

Praxisbeispiel: »Große dunkle Wolke« (I)

Kl Ich bin völlig **verzweifelt**, es hat sich nichts geändert!

Th Können Sie mir Ihre **Verzweiflung** ein bisschen beschreiben?

Kl Sie ist schwer und **dunkel**, wie eine **große Wolke**. […]

Abstand durch »therapeutische Dissoziation«

Man kann diesen Abstand noch weiter vergrößern, indem man die erlebten Phänomene von den Klienten »therapeutisch dissoziieren« lässt. Man kann z. B. bei etwas Belastendem wie einer »dunklen großen Wolke« fragen:

Th Wo ist diese **dunkle große Wolke**?
Kl In der **Brust**.

Um dann weiteren Abstand als Möglichkeit anzubieten:

Th **Wo** hätten Sie gern, dass die Wolke wäre?
Kl Es wäre gut, wenn sie **sich irgendwo abregnen** könnte.
Th Wo wäre ein **guter Ort** dafür?
Kl Weit weg. In den **Bergen**.

Man kann sich diesen Abstand noch weiter konkretisieren lassen:

Th Wo könnten diese **Berge** stehen?
Kl Am liebsten wäre es mir auf der **anderen Seite der Erde**.
Th Und was hätten Sie gern, was **dort** mit der großen dunklen Wolke geschieht?
Kl Dort kann sie wochenlang vor sich hin regnen. Vielleicht freut sich dort jemand sogar über den Regen. [...]

Eine weitere Möglichkeit, experimentell zu distanzieren, ist die Einführung einer außenstehenden Person mit anschließendem Erkunden ihrer Gefühle, Vorstellungen und Handlungsmöglichkeiten:

»Angenommen, Sie sehen jemanden mit einer solchen großen dunklen Wolke, was geht in ihm vor?«
»Angenommen, Ihnen würde das jemand erzählen mit der Verzweiflung, was sagen Sie dazu?«

Das Prinzip ist, Abstand anzubieten und ihn von den Klientinnen ausgestalten zu lassen. Dies kann zu ähnlichen Prozessen führen, wie sie in bekannten Distanzierungstechniken, z. B. der »Tresorübung« oder der »Bildschirm-Technik«, beschrieben werden.

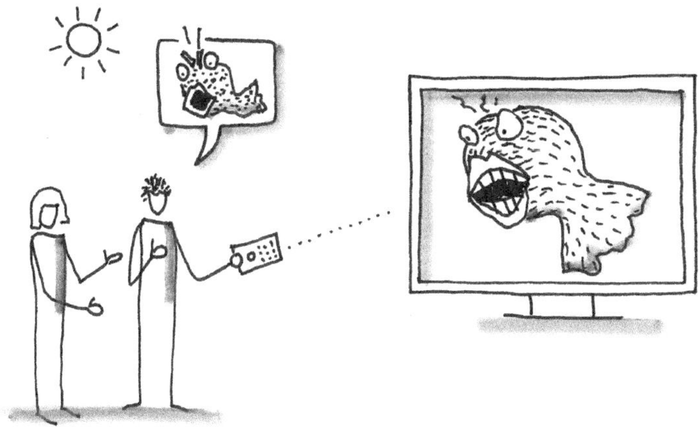

Abb. 41: Stabilisierung durch Abstand und Kontrolle ermöglichen

Aus diesem Grund wird in den idiolektischen Fragen auch häufig das Wort »man« verwendet, anstatt die Klienten direkt anzusprechen und zu einer »Ich-Botschaft« zu nötigen. Das stellt eine gewisse Distanz zur Verfügung, die mehr Sicherheit anbietet als die Verpflichtung, von sich selbst zu sprechen. Die Wirkung ist oft, dass Klienten schneller relevante Themen äußern. Es geht dabei also nicht darum, Vermeidungsverhalten zu unterstützen.

Räume erkunden

Das Erkunden von Räumen im Außen, ein Sichumschauen kann die Orientierung und damit das Sicherheitsgefühl verbessern. Die dazu ausgeführten langsamen Augenbewegungen wirken beruhigend. Folgende Fragen können dazu einladen:

»Wie schaut das aus?«
»Was sieht man da (noch)?«
»Mögen Sie mir … beschreiben?«

Neben dem Beschreibenlassen von Eigenschaften, um den inneren Beobachter zu aktivieren, kann auch die räumliche Kontextualisierung, die Frage nach dem Ort von Dingen eine Orientierung fördern. Dazu dienen z. B. folgende Fragen:

»Wo befindet sich …?«
»Wo ungefähr ist …?«
»Und wo genau ist …?«

Da eine gezielte Positionierung der Dinge im Raum für Klienten oft ungewöhnlich und nicht so einfach zu beantworten ist, kann es eine Hilfe sein, sich schrittweise anzunähern. Man lässt sich zunächst ungefähr den Bereich benennen, um dann dort den genauen Ort zu erfragen. Ähnlich wie jedes Haus eine »Straße« und eine »Hausnummer« hat, so kann jedes Ding oder Phänomen einen ungefähren Ort und einen genauen Platz einnehmen. Nicht nur bei Kindern kann das Aufmalen und das Skizzieren einer räumlichen Anordnung der Dinge helfen, diese Verortung und räumliche Kontextualisierung nachzuvollziehen.

Praxisbeispiel: »Große dunkle Wolke« (II)

Th Und wo ungefähr ist diese schwere große Wolke der Verzweiflung?

Kl Hier in der **Brust**.

Th Und wo genau in der **Brust** nehmen Sie sie wahr?

Kl Sie umhüllt mein Herz.

Th Und was hätten Sie gern, was mit dieser **Wolke** geschieht?

Kl Dass sie sich **auflöst**.

Th Und was könnte helfen, dass sich eine dunkle schwere Wolke **auflöst**?

Kl Die **Sonne** müsste **herauskommen**.

Th Und wo ungefähr könnte diese **Sonne herauskommen**?

Kl Sie kommt **von oben**.

Th Und wo genau **von oben**?

Kl Sie bricht durch ein kleines Wolkenloch hindurch.

Th Und was geschieht dann?

Kl Dann wird es **warm**.

Th Und wo ungefähr wird es dann **warm**?

Kl **Ums Herz herum**.

Th Und mögen Sie das Warme **ums Herz herum** ein bisschen beschreiben?

Kl Es ist wie eine **warme leuchtende Decke** um das Herz.

Th Und wo genau ist diese **warme leuchtende Decke**?

Kl Sie ist ganz nah am Herz. Das Herz kann sich da so reinkuscheln.

Th Und dann ...?

Kl Dann wird die Wolke etwas leichter und heller.

Wichtig ist zu bemerken, dass es bei Klienten Außen- und Innenräume gibt und manches sich genau auf der Verbindung bzw. Grenze zwischen beiden abspielt, z. B. auf der Haut.

Die grundsätzliche Orientierung im Außen kann stabilisieren helfen. Die Reise in den Innenraum geschieht leichter, wenn uns Klienten dazu einladen. Die Körpergrenzen ungefragt zu überschreiten, ohne »Einladung« den Innenraum der Klienten mit Fragen zu betreten, kann insbesondere für traumatisierte Menschen Angst auslösen, da der eigene Körper oft Schauplatz von Schrecken und Schmerz war und ist. Andererseits kann auf der Ressourcenseite das Verkörpern der Ressourcen ihre Nachhaltigkeit vergrößern. Ein wichtiger Zwischenschritt kann das »Bebildern« sein. Gedanken können Abstand zum Körper ermöglichen (Großhirn), mit Bildern kommt man ihm näher (rechte Gehirnhälfte, limbisches System) und mit der Verortung im Körper entfaltet sich die Wahrnehmung im Innenraum. Dies geschieht wann immer möglich zuerst mit einer Ressource. Es gibt Fragen, mit denen kann man vorsichtig an der Tür zum Innenraum »anklopfen«, immer bereit, wieder einen Schritt zurückzugehen, wenn eine Grenze gesetzt wird:

»Was macht das mit Ihnen?«
»Wo spüren Sie das?«
»Wo nehmen Sie das im Körper war?«

Räumen folgen

Genauso, wie es hilfreich ist, die Orientierung im Raum durch Verortung zu fördern, ist es sinnvoll, gut zu beobachten, wann Klienten uns in welche Räume einladen, um mit den Einladungen und Grenzen der Klienten achtsam umzugehen.

Wenn wir einen Ortswechsel bemerken, ist es möglich, mit der Aufmerksamkeit der Klienten in deren Räume mitzugehen. So können Begleiterinnen »an ihrer Seite bleiben« und gemeinsam mit ihnen diese Räume erkunden, sich dort umschauen und sich von dort wiederum in neue Räume führen lassen.

Betritt man im Prozess des Gesprächs mit den Klienten auf diese Art und Weise einen neuen Raum, kann es sinnvoll sein, sich hier zunächst ein bisschen umzuschauen und zu orientieren, bevor es weitergeht.

Dies kann durch konkretisierende Fragen geschehen:

»Und dieser (neue Raum), *wie schaut es dort aus?«*
»Können Sie mir diesen (neuen Raum) beschreiben?«

Spielräume öffnen

Etwas in andere Räume hineintragen, heißt auf Griechisch *metapherein.*

Die Räume der Metaphern zu öffnen, sie anzubieten und sie zu erkunden, stellt eine sehr große Ressource dar. Eine Metapher schafft gleichzeitig Abstand und öffnet Spielräume, in denen Kreativität eher möglich ist sowie Perspektivenwechsel leichter geschehen. Die einfachste Möglichkeit hierfür stellen bildhafte Elemente dar, die in der Eigensprache der Klienten auftauchen. Diese werden dann aufgegriffen und man lässt sie sich »ausmalen«.

Eine Variante besteht darin, explizit in eine Metapher einzuladen, sich eine Sache in einem Bild beschreiben zu lassen (vgl. S. 112):

»Und wie könnte ich mir das ... in einem Bild vorstellen?«
»Und ... ist wie [...] was?«

Allgemeine Ressourcen: Sicherheit – Stärke – Hilfe

Neben den allgemeinen Ressourcen Zeit und Raum ist es immer sinnvoll, diese drei Qualitäten als wichtige positive Kontrasterfahrungen in der Gegenwart zu aktivieren. Sie können ein »Gegengewicht« zu den Erfahrungen von **Bedrohung**, **Ohnmacht** und **Hilflosigkeit** darstellen.

In der Realität

Als reale Ressourcen, also Erfahrungen, die im Alltag oder in der eigenen Biografie »in echt« stattgefunden haben, eignen sich folgende Fragen zu angenehmen Orten, positiven Tätigkeiten und hilfreichen Beziehungen:

»Wo bist du gern?«	*(Sicherheit und Wohlfühlen)*
»Was tust du gern?«	*(Selbstwirksamkeit und Stärke)*
»Wen hast du gern bei dir?«	*(Hilfe und Unterstützung)*

Natürlich ist dies auch in der Vergangenheitsform möglich, um frühere Realitäten als Ressource zu erschließen:

»Wo bist du früher gern gewesen?«
»Was hast du früher gern gemacht?«
»Wen hast du früher gern bei dir gehabt?«

Auf jeden Fall sollte darauf geachtet werden, dass auch in der aktuellen Situation der Begleitung diese allgemeinen Ressourcen verwirklicht werden: Sicherheit und Schutz, Beteiligung und Ermächtigung der Klienten sowie eine fürsorgliche Unterstützung.

In der Imagination

So wichtig äußere und innere Stabilität bzw. Ressourcen in der Realität sind, es gibt viele Klienten deren Lebensgleichgewicht zwischen Belastungen und Ressourcen in einem Maße aus der Balance ist, dass ihnen auf Fragen nach Kraftquellen oder guten Erlebnissen rein gar nichts einfällt. Vielleicht ist es hier möglich, sich die benötigten und erwünschten Ressourcen, die es noch nicht real gibt, zunächst mithilfe der Vorstellungskraft auszumalen:

»Wie wäre es, wenn ...?«
»Wie würden Sie es sich wünschen?«

Dazu können Fragen dienlich sein, die helfen, sich das »Not-wendige« zumindest im Konjunktiv auszumalen. Die Spiegelneurone verhelfen uns dazu, dass wir Dinge, die wir beobachten oder uns vorstellen, miterleben und so erste Spuren für neue Erlebnismuster gelegt werden.

Sicherheit statt Bedrohung

Die Imagination eines »inneren sicheren Ortes« oder »Wohlfühlortes« fällt manchem Menschen schwer, wenn er in Form einer Übung angeleitet und in der Stille imaginiert werden soll. Das folgende Praxisbeispiel verdeutlicht, dass es oft leichter ist, die Imagination aus dem Gesprächsprozess heraus zu entwickeln, wobei die begleitenden offenen Fragen Halt und Struktur geben, doch den Inhalt der Imagination der Führung der Klientin zu überlassen.

Praxisbeispiel: »Schildkröte«

Das Gespräch fand mit einer Frau statt, die durch Gewalt in der Herkunftsfamilie schwer traumatisiert war und nun mit depressiver Symptomatik und Suizidalität zur Krisenintervention in stationärer Behandlung war. Die Klientin hatte in einer Gruppe, in der einige Imaginationsübungen durchgeführt wurden, geäußert, sie könne sich einfach keinen »sicheren inneren Ort« vorstellen. Im Einzelgespräch erzählte sie:

KL Ich kann mich auf nichts außerhalb von mir konzentrieren. Ich fühle mich wie eine **Schildkröte.**

TH Mögen Sie mir diese **Schildkröte** einmal beschreiben, dass ich sie mir vorstellen kann?

KL Na, die hat so einen **Panzer** und hat den Kopf und ihre Beine ganz in den **Panzer** zurückgezogen.

TH Wie ist das, in diesem **Panzer** zurückgezogen zu sein?

KL Da ist so ein gedämpftes **Licht.**

TH Welche Farbe hat das **Licht**?

KL Es schimmert so grünlich durch den dicken Panzer hindurch, und vorne durch die Öffnung scheint ein etwas helleres Licht.

TH Was nimmt die **Schildkröte** da innen **noch** wahr?

KL Nicht viel, die Geräusche sind ganz gedämpft.

TH In was für einer Umgebung würde sich die **Schildkröte** im Moment wohlfühlen?

KL In einem **Urwald**, einem großen **Urwald.**

TH Einem **Urwald**?

KL So einem ganz dichten, wo es kein Durchkommen gibt.

TH Und wo wäre sie da am liebsten in diesem **Urwald**?

KL Drei Meter **in die Erde eingebuddelt.**

TH Wie schafft die **das**?

KL Die hat kräftige Grabschaufeln an den Füßen, dass sie sich ganz schnell einbuddeln kann.

TH Was ist **da noch** im Wald?

KL Da gibt es noch andere kleine Schildkröten, die sind aber **weit weg,**

TH **Wie weit**?

KL Viele hundert Meter, und zwischen ihnen und der eingebuddelten Schildkröte ist noch **eine Barriere.**

TH Wie kann ich mir **die** vorstellen?

KL So kniehoch und aus Glas zum Durchschauen, sonst fühlt die Schildkröte sich so allein.

TH Was sieht sie **noch**, wenn sie sich umschaut?

KL Außen um den Wald, da ist eine **ganz hohe Hecke.**

TH Wie schaut **die** aus?

KL Fünf Meter breit und **undurchdringlich,**

TH Was macht sie **undurchdringlich**?

Kl Da sind noch so trompetenartige Tuthörner drin, die ganz laut tröten, wenn sich einer der Hecke nähert.

Kommentar:
Diese Klientin konnte dem idiolektisch begleiteten assoziativen Weg ihrer spontan aufgetauchten »Schildkröten«-Metapher folgen und in diesem Bild einen »inneren Hochsicherheitstrakt« entwerfen. Dieser brachte ihre momentane Schutzbedürftigkeit ebenso zum Ausdruck, wie er eine positiv stabilisierende Imagination darstellte, die die Patientin auch im weiteren Verlauf immer wieder gerne aktivierte, um sich innerlich »in Sicherheit« zu bringen.

Stärke statt Ohnmacht

Es gibt verschiedene Übungen in der Traumatherapie, die das Erleben der eigenen Stärke, Stabilität und Selbstwirksamkeit fördern. Dazu gehört z. B. eine Übung, die »Position der Stärke« genannt wird. Hierbei geht es um eine Imagination oder reale Schilderung einer Situation, in der eine Klientin sich als kraftvoll und selbstwirksam erlebt hat. Taucht in einem Gespräch das Thema Stärke auf, kann eine solche Imagination auch gut aus dem Gesprächsprozess heraus entwickelt werden.

Praxisbeispiel: »Der Berg, der wie ein Turm ist«

Eine junge Frau beginnt in einer Gruppentherapie zu weinen, nachdem sie der Trauer über den Verlust des Vaters einer anderen Klientin zugehört hat. Auf die Frage, was sie gerade so berühre, sagt sie:

Kl Ich habe meinem Vater verloren, da war ich zwei Jahre alt. Und alle sagen immer: »Ach du Arme, du hast ja keinen Vater« oder »Und wie schlimm das ist, ohne Vater aufzuwachsen«. Das macht mich immer wütend. Ich bin doch auch etwas geworden ohne Vater. Natürlich hätte ich lieber einen Vater gehabt, aber ich möchte auch, dass man meine **Stärke** wahrnimmt.

Th Magst du mir diese **Stärke** mal beschreiben?

Kl Ja, die ist **hier** so *(deutet eine senkrechte Bewegung im Bereich des Brustbeins an)*.

Th Und diese **Stärke dort** so *(deutet auf denselben Bereich)*, wenn man die sehen könnte, wie könnte die ausschauen?

Kl Wie ein **Berg**!

Th Und wie kann ich mir diesen **Berg** vorstellen?

Kl Normalerweise sind ja Berge mehr so *(deutet mit den Händen die Form eines Dreiecks an)*. Aber meiner ist irgendwie eher so wie ein **Turm** *(wiederholt die senkrechte Bewegung mit den Händen)*.

Th Und magst du noch mehr sagen zu diesem Berg, der wie ein **Turm** ist? *(deutet die senkrechte Bewegung mit an)*

Kl Ja, da kann man oben draufstehen und direkt **herunterschauen**.

Th Und was **sieht** man **da**?

Kl Dann ist alles ganz klein, selbst große Dinge erscheinen dann klein und nicht so bedeutend.

Th Und wie ist **das**?

Kl Das ist beruhigend und gibt mir Kraft, in meinem Leben mit schwierigen Situationen umzugehen.

Ebenso gibt es z. B. die »Baum-Übung«, in der Klienten angeleitet werden, einen Baum zu imaginieren und sich mit seiner Kraft und Stärke zu verbinden. Das folgende Praxisbeispiel illustriert, wie eine solche stärkenden Ressource in einem idiolektischen Gespräch entstehen kann.

Praxisbeispiel: »Baum im Sturm«

Eine Klientin berichtet von einem Gefühl der Nervosität und Unsicherheit vor bestimmten Situationen in der Arbeit. Das sei **nicht mehr ganz so schlimm** wie am Anfang ihrer Arbeit.

Th Wie hat sich das **verändert**?

Kl Ich bin inzwischen etwas **ruhiger** und in diesen Situationen auch etwas **klarer**.

Th Wo können Sie diese **Ruhe** und **Klarheit** denn wahrnehmen?

Kl Im **Kopf** und im **Bauch**.

Th Wie kann ich mir ein Gefühl von **Klarheit** im **Kopf** und **Ruhe** im **Bauch** vorstellen?

Kl Ich sehe das Bild eines **Baumes**.

Th Wie schaut dieser **Baum** aus?

Kl Er steht auf einer Wiese, hat einen festen Stamm, ein gut verzweigtes Astwerk und eine **dichte Laubkrone**.

Th Mögen Sie mir noch mehr zu dieser **dichten Laubkrone** erzählen?

Kl Sie ist aus runden, grünen Blättern, die Nährstoffe aus der Luft absorbieren können.

Th Was passiert dann?

Kl Zusammen mit dem Sonnenlicht entsteht daraus Energie.

Th Und dann?

Kl Dann **wächst** er.

Th Was braucht so ein Baum noch, um **wachsen** zu können?

Kl Der Baum wurzelt in einen nahrhaften, **reichen Boden**, der ihn mit Energie versorgt.

Th Was macht diesen **Boden** so **reich**?

Kl Er enthält wertvolle Stoffe, die der Baum zum Wachsen **braucht**.

Th Und ist da noch etwas, was er **braucht**?

Kl Der Baum ist von anderen Bäumen umgeben, die ihm **in stürmischen Wetterlagen Schutz bieten.**

Th Schutz in stürmischen Wetterlagen?

Kl Ja, die können ein bisschen den Sturm abhalten helfen. Aber es kommt dennoch manchmal vor, dass ein heftiger Windstoß in die Krone des Baumes fährt und diese durchwirbelt und bis in den Stamm und das Wurzelwerk erschüttert.

Th Was wäre da hilfreich?

Kl Dass der Wind auf der anderen Seite wieder **herausfahren** kann.

Th Und was passiert mit dem Baum, wenn da der **Wind hineinfährt** und wieder **herausfahren** kann?

Kl Mit der Zeit hat der Baum einige Blätter mit besonderen Eigenschaften entwickelt, sie sind schmaler und glatter als die anderen, nehmen den Windstoß auf und geleiten ihn hinaus.

Th Was passiert da genau, wenn der **Wind hineinfährt**?

Kl Dem Baum wohnt auch eine **Aufrichtungskraft** inne. Auch wenn der Sturm ihn beutelt, hat er etwas in sich, das ihn immer wieder nach oben wachsen lässt.

Th Wie kann man sich diese **Aufrichtungskraft** vorstellen?

Kl Diese Kraft stelle ich mir vor als regenbogenfarbene Adern, die ihn von den Wurzeln bis in die Blätter durchziehen.

Th Und was sagen Sie **dazu**?

Kl Das gefällt mir, das Bild, daran möchte ich mich gern im Arbeitsalltag **erinnern**.

Th Wie könnten Sie sich daran **erinnern**?

Kl Ich möchte den Baum malen und ihm einen guten Platz geben in meinem Arbeitszimmer.

Kommentar:

In diesem Beispiel nimmt uns die Klientin zu folgenden Schritten mit:

- Symbolisierung von Ruhe und Klarheit in einer Metapher
- Identifikation mit dem Symbol und Erkunden von Fähigkeiten, Bedürfnissen und Lösungen in der Metapher
- Transfer in den Alltag – *Erinnern.*

Innere und äußere Helfer statt Hilflosigkeit

In einem anderen Beispiel entwickelt sich durch die reale Erfahrung von Unterstützung im Alltag unvermittelt eine Geschichte von einem außergewöhnlichen »äußeren Helfer«, der zum »inneren Helfer« wird.

Praxisbeispiel: »Mein Kaktus« (I)

Bei einer Klientin mit komplexer Entwicklungstraumatisierung sind während eines Klinikaufenthaltes Erinnerungen an sexuelle Gewalt in der Kindheit aufgetaucht. Sie ist durch intrusive Wiedererinnerungen emotional labil und empfindet den Alltag in ihrer Familie als sehr belastend. Sie ist hin- und hergerissen zwischen der Aufgabe, zu funktionieren, und dem eigentlichen Bedürfnis, Ruhe zu brauchen und für sich sein zu wollen, ohne die Erwartungen anderer. Sie erzählt von den aktuellen Belastungen und dem, was sie bewegt. Der Therapeut hört eine Weile aufmerksam zu (sie wird dadurch ein bisschen ruhiger). Dann bemerkt sie:

KL Es tut gut, wenn jemand da ist, dem ich das erzählen kann, der versucht zu verstehen, der mitschwingt, ohne zu urteilen. Das hat zur Beruhigung geführt.

TH Wem könntest du das im Alltag erzählen?

KL Na, es muss was Lebendiges sein, meiner Heizung würde ich es nicht erzählen, aber meiner Orange *(hält eine in der Hand)* und dann meinem Kaktus *(steht vor ihr auf der Fensterbank).*

TH Wie ist der?

KL Er steht wie eine Eins, braucht nicht viel von der Umwelt, er ist eine autonome Persönlichkeit, er braucht nicht viel Wurzeln, er muss nicht gesehen werden. Er muss nicht farbig sein. Er ist existent und mit sich zufrieden. Er hat Stacheln und wenn du hinlangst, macht er es nicht böswillig, um zu verletzen. Er ist heute für mich da und wenn ich Hilfe brauche, dass mich jetzt so einer runterholt, dann weiß ich, dass jemand da ist, verstehst du? Und der ist in sich selbst so im Kern nicht geradlinig, sondern der gibt sich selbst so viel Kraft, dass er solche Rückschläge, wie z. B. den, als die Katze ihm die Blätter weggehauen hat, gut hinnehmen kann. So etwas ängstigt ihn überhaupt nicht in seiner Existenz. Und er hat eine lange Geschichte, ich habe ihn schon sehr lange. Ja, es ist ein Monument, cool, und er erschafft sich selbst als Monument, indem er ganz langsam vor sich her kriecht, bei dem siehst du nicht jeden Tag, wie der wächst, und der ist auch so stabil, weil der so langsam wächst, gell, genau. Weil er im Kern geradlinig für sich ist, und Stärke hat er, auch wenn er außenrum mal ein bisschen nach links geht, mal ein bisschen nach rechts geht, das ist vollkommen okay.

Th Und was macht das mit dir, wenn du den siehst?

Kl Na, jetzt finde ich: tolle Pflanze. Normalerweise ist es ja, wenn man hier einen Kaktus schenkt, ja eher nicht so toll, aber jetzt ist es ein gutes Zeichen; wenn mir jetzt jemand einen Kaktus schenken würde, würde ich sagen, ja super. Oder meine Beziehung zum Kaktus, hey, es muss laufen mit dem Kaktus, braucht man eine Beziehung, ja, ich weiß nicht, wie viele Jahre ich den schon …, also das ist mit Sicherheit eine meiner ältesten Pflanzen, die ich hatte.

Th Und welche Beziehung möchtest du mit ihm in Zukunft leben?

Kl Der wird jetzt eine ganz andere Wertschätzung von mir bekommen, also, da war schon immer Wertschätzung und ich habe die Katze schon immer geschimpft, wenn die oben die Blätter runtergerupft hat, aber der hat sich selbst gewehrt, ich musste gar nicht viel machen, und dieses Autarke, dieses in sich Ruhende, ich glaub, da könnte ich, wir könnten in Einklang kommen, wir zwei.

Th Wenn du im Einklang wärst mit ihm, wie wäre das?

Kl Ich würde mich, glaube ich, positionieren, und ich würde wie der Kaktus hier mich nicht aus der Ruhe bringen lassen, bloß weil andere Dinge von mir erwartet werden, die ich nicht geben will und kann oder was auch immer. Egal, was die anderen von mir wollen, also ich lebe gern in Gesellschaft, aber es gibt so eine autonome Persönlichkeit, die nichts mit dem Miteinanderleben zu tun hat, sondern das hat was mit mir zu tun, ja, und der Kaktus, der hat das gelernt oder zelebriert das: »Ich lebe unter euch, aber ich lebe auch supergut autark mit ein bisschen Unterstützung, aber mit ganz viel Eigeninitiative.« Leben und leben lassen, ohne Erwartungen. Ohne dass die anderen Erwartungen an mich haben, weil, ich erwarte nicht, dass der blüht. Jetzt schmeiß ich den nicht raus, weil er keine Blüte bringt, im Leben nicht, sondern ich ehre ihn dafür, dass der hier steht wie ein Fels in der Brandung. Cool ja, ja super. *(Patientin lacht und sitzt entspannter da.)*

(Fortsetzung folgt.)

Körperliches Wohlbefinden statt körperlicher Verletzung

Wann immer Signale des körperlichen Wohlbefindens geäußert werden, kann man in der Begleitung mit der Aufmerksamkeit dort mitgehen und mit einer kleinen Frage den Prozess etwas verlangsamen oder dort halten, dass sich diese körperliche Ressource möglicherweise ausbreiten kann.

Praxisbeispiel: »Mein Kaktus (II)

(Patientin lacht und sitzt entspannter da.)

TH Du lachst. Magst du dazu was sagen?

KL Ja, ich merke, wie erleichtert ich bin und wie gut es mir tut, so einen Ansprechpartner in der Wohnung zu haben. Das entspannt mich sehr.

TH Wo nimmst du das wahr?

KL Ich kann mich anlehnen und es wird warm im Bauch.

Kommentar:

Ein einzigartiger Ansprechpartner, der wie zufällig vor der Klientin steht, wird durch ihre Beschreibung zum lebendigen Helfer und Begleiter in der Not. Seine Eigenschaften unterstützten die Klientin und dienen als Vorbild.

Beachtung der Grundbedürfnisse statt Verletzung der Grundbedürfnisse

Man kann die menschlichen Grundbedürfnisse in den Kategorien Bindung, Kontrolle/Orientierung, Selbstwert, körperliches Wohlbefinden und Sinn beschreiben. Diese werden meist alle während einer Traumatisierung verletzt. Wie wichtig es ist, sie in der Beziehungsgestaltung zu beachten, ist weiter oben beschrieben worden. Es gibt in der Arbeit mit Ressourcen in der Eigensprache einen wichtigen Weg, die Grundbedürfnisse zu beachten und ihre Erfüllung bewusst zu machen. Überall dort, wo gute Erfahrungen angesprochen werden, lohnt es sich zum einen, diese Erfahrungen zu konkretisieren, d. h. sie sich auf einer sinnlich erfahrbaren Ebene entfalten zu lassen. Zum anderen besteht die Möglichkeit, Bedürfnisse, Ziele und Werte aus konkreten Erfahrungen zu abstrahieren und auf diese Weise bewusst zu machen. Dies kann z. B. durch folgende Fragen gelingen (vgl. S. 151):

»Was ist das Gute daran?«
»Was gefällt dir an …?«
»Wofür könnte man … gebrauchen?«

Der Vorteil, im Ressourcenbereich diese Fragen zu stellen, liegt darin, dass es bei einer positiven Erfahrung wesentlich leichter fällt, sich seiner Bedürfnisse bewusst zu werden. Sobald man unter Stress steht, ist diese »Mentalisierungsfähigkeit« eingeschränkt. Eine »motivationale Klärung«, welche ein wichtiger Bestandteil jeder Psychotherapie ist (Grawe 2004), fällt dann entsprechend schwerer.

Praxisbeispiel: »Zumachen« (Ausschnitt)

Es ging in diesem Praxisbeispiel um ein schmerzhaftes »Zumachen« der Muskulatur, für das die Metapher eines Opossums entwickelt wurde, das sich bei Gefahr einrollt.

TH Und was könnte das **Einrollen** dabei für einen Vorteil haben?

KL **Es macht sich klein** und bietet nicht so viel Angriffsfläche.

TH Wofür ist **das** gut?

KL Damit es nicht so verletzt werden kann.

Spezifische Ressourcen

Wenn eine konkrete Belastung aktiviert und benannt ist, können hierfür spezifische Ressourcen angeregt werden, die helfen, genau diese Belastung auszubalancieren. Diese spezifischen Ressourcen mögen über Bilder, Metaphern, über den Körper, über Gedanken oder über Perspektivenwechsel entstehen. Sie können real vorhanden sein oder imaginiert werden.

Bewältigungsressourcen und Resilienz

Oft werden zusammen mit der Schilderung der Belastung Dinge beschrieben, die Menschen real tun, um damit umzugehen und sich selbst zu helfen. Diese Fähigkeiten im Umgang mit Belastungen gilt es wahrzunehmen. Man kann sie würdigen, indem man sie sich genau beschreiben lässt (Konkretisierung) und die dadurch erreichten Ziele, Bedürfnisse und Vorteile bewusst macht (motivationale Klärung).

Praxisbeispiel: »Schlaflosigkeit« (I)

KL Ich kann nachts nicht **schlafen**.

TH Was tun Sie **dann**?

KL Wenn ich dann nachts nicht schlafen kann, **mache ich das Licht an**, gehe in die Küche und **trinke etwas**, und dann lege ich mich wieder hin, versuche einzuschlafen, und es gelingt mir nicht.

Th Und wenn Sie das **Licht anmachen**, was ist das für ein Licht? – *Konkretisieren*

Kl Das ist eine sehr helle Deckenlampe, die blendet fast ein wenig.

Th Was hat **das** für einen Vorteil? – *Motivationale Klärung*

Kl Dann sehe ich mein Zimmer und dass eigentlich gar keine Gefahr da ist. – *Reorientierung in der sicheren Gegenwart*

Th Und wenn Sie **etwas trinken**, was trinken Sie gern? – *Konkretisieren*

Kl Ich nehme mir meist ein Glas kaltes Wasser.

Th Und was passiert dann? – *Motivationale Klärung*

Kl Das beruhigt mich ein bisschen, wenn ich das Kalte so die Kehle runterlaufen spüre. [...]

Kommentar:

Hier geschieht eine vegetative Beruhigung durch die Aktivierung des ventralen Vagus (grüner Bereich). Verdauung findet nur in Sicherheit statt, umgekehrt beruhigt es, wenn man etwas trinkt oder isst. Gleichzeitig geschieht durch den Kältereiz eine Assoziation mit der sicheren Gegenwart.

Versteckte Ressourcen

Manchmal werden Ressourcen etwas versteckt in der Belastung implizit mitgenannt. Man braucht sie nur aufzugreifen und kann sie sich ausmalen lassen (imaginiert) sowie wie im folgenden Beispiel durch eine konkretisierende Frage zu einer realen Ressource kommen.

Praxisbeispiel: »Schlaflosigkeit« (II)

Kl [...] Ich steigere mich dann dort total hinein in diese Angst. Ich kann dort einfach nicht **herauskommen**.

Th Wohin würdest du denn gerne kommen, wenn du dort **herauskommst**?

Kl Ich würde sehr gerne zur **Ruhe** kommen.

Th Wo hast du eine solche **Ruhe** schon einmal erlebt?

Kl Wenn ich mit meiner Katze vor dem Kamin sitze und ein gutes Buch lese.

[...]

Potenzielle Ressourcen

Weitere Möglichkeiten, spezifische Ressourcen imaginieren zu lassen, entwickeln sich, indem man im Anschluss an die Schilderung von Belastungen nach spezifischen hilfreichen Ideen dazu fragt:

> *»Was könnte jetzt hilfreich sein?«*
> *»Was braucht es jetzt?«*
> *»Und wenn das* (Belastung) *so ist, was hättest du gern, das geschieht?«*

Auch das sogenannte »Polarisieren« stellt eine Variante dar (vgl. S. 150–151, Bergmodell):

> *»Was wäre das Gegenteil von ...?«*
> *»Was wäre dir lieber?«*

Praxisbeispiel: »Füße im warmen Sand«

Es sitzt eine junge Frau vor der Therapeutin, Tränen laufen über ihr Gesicht. Ihr Vater ist aus dem Libanon, ihre Mutter Deutsche. Sie hat drei Ausbildungen abgebrochen. Sie schluchzt:

KL Ich bin total überfordert, alles ist zu viel, ich bin irgendwie überhaupt **nicht richtig da**!

TH Dieses **Nicht-da-Sein**, wie ist das?

KL Ich kann meinen Körper nicht fühlen und mein Gehirn ist leer.

TH Wann waren Sie mal »**da**«? – *Polarisieren*

KL Wir hatten mal ein Familientreffen im Libanon: Da sind die Cousinen und Cousins, man fährt zu dritt auf einem Mofa, man hört das Klingeln des Eiswagens, jeder bekommt ein Eis, und da ist die Tante, mit der ist es lustig. *(Sie fängt wieder an zu weinen.)* Ich habe nirgendwo einen Platz.

TH Dieser Platz, wie ist es dort?

Die Klientin schließt die Augen und wir beide sitzen sehr lange einfach so beisammen, ihre Gedanken werden nicht gestört. Schließlich sagt sie:

KL Meine Füße stehen in warmem, beigem Sand, ein warmer Wind weht um meine Arme« *(ihre Gesichtszüge werden weich und sie atmet ganz ruhig)*.

Die Therapeutin wartet, ob noch mehr kommt, sie bleibt einfach nur in diesem Moment. Sie forscht nicht weiter in dieser Sitzung. Zum Ende macht sie der Klientin nur noch den Vorschlag, dass sie, wenn mal wieder alles zu viel und überfordernd wird, sich an diesen Platz erinnern und dorthin zurückkehren kann, wenn sie möchte.

Kommentar:
An zwei Stellen im Gespräch hat die Begleiterin eine etwas stärkere Intervention gemacht: Erstens hat sie das Nicht-da-Sein ins Gegenteil gewendet mit der Frage, wann sie mal »da« gewesen wäre (Polarisieren). Zweitens hat sie den als abwesend beklagten Platz mit der Frage »Wie ist es dort?« als bereits vorhanden umdefiniert. Dies hatte im Sinne der Klientin die Wirkung, dass diese wieder begann zu atmen und sich selbst und ihren Körper zu fühlen.

Körperliche Signale nutzen

Spezifische Ressourcen können auch durch körperliche Signale angedeutet werden (vgl. Praxisbeispiel »Helfende Hände«, S. 127). Hände werden häufig spontan auf Körperstellen gelegt, an denen sich Belastungen manifestieren. Die Hände kann man als Helfer personifizieren und sie z. B. fragen:

»Was macht Ihre Hand dort gerade?«
»Was macht das, wenn die Hand dort gerade liegt?«

Man kann auch nach Impulsen fragen, die Klienten oder einzelne Körperteile von ihnen möglicherweise empfinden:

»Und wenn Sie wahrnehmen, wie Ihre Hand eine Faust macht, was würde Ihre Hand jetzt gerne tun?«
»Wenn Sie Ihre Füße spüren, die ganz unruhig sind, gibt es einen Impuls, was die Füße jetzt machen möchten?«
»Wenn Sie die Müdigkeit und Erschöpfung spüren, was möchten Sie am liebsten jetzt machen?«

Pendeln und Metaphern

Um einen Weg aus einer Belastung in eine Ressource zu finden, eignen sich neben den oben genannten Möglichkeiten insbesondere Metaphern, die einen Spielraum eröffnen, indem man alle oben schon beschriebenen Ideen innerhalb dieser Metapher anwenden kann (vgl. S. 112).

Praxisbeispiel: »Lavalampe«

Kl Ich habe **Schulterschmerzen**. Ich habe so viele Blätter gerecht. Und jetzt tut mir dummerweise mein rechter Arm weh. Es stört mich. Ich habe schon alles gemacht, was ich kann. Aber es geht nicht so gut weg. – *Benennen des Problems*

Th Magst du mir diese **Schulterschmerzen** mal beschreiben?

Kl Das projiziert sich da so **dumpf**, sodass ich gar nicht sagen kann, was es ist. Da ist vielleicht noch so ein **Knubbel**. Wenn ich draufdrücke, wird es besser. Ich kann auf der Seite nicht so gut schlafen. – *Beschreiben des Problems*

Th Und so **dumpf**. Und so ein **Knubbel**?

Kl Und es **knackt**.

Th Wenn du dir das in einem Bild vorstellen würdest, so etwas **Dumpfes**, so einen **Knubbel** und es **knackt**. Was taucht da auf?

Kl Das wäre so schwarz: Die Region und der Knubbel wären wie so ein **blauer** Ball. Aber dieses Dumpfe, das wäre sowas, das aufsteigt wie ... wie so in **Lavalampen**, so rot *(Handbewegung, die nach oben geht)*. – *Ausmalen des Problems*

Th Kannst du beschreiben, was da so aufsteigt in dieser **Lavalampe**?

Kl So rote Wachsblasen, die immer kleiner werden.

Th Und ein **blaues**?

Kl Ja, hier ist so ein blauer Ball *(zeigt auf Schulter)*, und hier **steigen** *(Hand wandert den Arm hoch und dann von der Schulter senkrecht hoch)* so **Wachsblasen auf**.

Th Und was passiert da, wenn diese **Wachsblasen** da **aufsteigen**?

Kl Das ist **unangenehm**. Weil ich nicht weiß, wo die herkommen. Und wenn ich atme, wird es schlimmer, manchmal.

Th Also hier ist es **unangenehm** *(Handbewegung den Arm hoch)*. Wo hättest du die Lavalampe lieber? – *»Spielen« mit der Problemmetapher*

Kl Ich sitze vor einem **Sekretär** und würde sie gerne **vorne hinstellen**.

Th Und wenn das auf dem **Sekretär da vorne steht**, was wäre das Schöne daran, wenn da sowas aufsteigt?

Kl So was **mag** ich zum Anschauen.

Th Was magst du daran?

Kl Weil, das schmilzt so und dann kommt das so ... **unkoordiniert** steigt das einfach auf. Das kann man nicht kontrollieren. Das **schwebt**, das mag ich, ja. Aber das ist aus den Achtzigern, die Erinnerung.

Th Wenn du dich erinnerst, so in Gedanken, wie es da so schwebt und unkoordiniert aufsteigt und du das siehst. Was geschieht da jetzt gerade?

Kl Da bin ich **jung**, da tut mir **nichts weh**.

Th Und wenn du **jung** bist und dir **nichts wehtut** ...

Kl Da **musste** ich auch **keine** Blätter rechen und auch **nicht immer was müssen**, wahrscheinlich.

Th Wie war das denn damals, als du noch **nichts musstest**?

Kl Schön *(lachend)*.

Th Was hast du da gemacht?

Kl **Jetzt hast du mich**. Da war noch nichts auf den Schultern. So ist es.

Th Und was meinst du mit »**Jetzt hast du mich**?«?

Kl Wahrscheinlich ist das zu viel für diese Schultern. Es sind halt so ein bisschen **zartere Schultern**.

Th Und was brauchen **zartere Schultern**?

Kl Mehr **Leichtigkeit**. Ein bisschen *(nickend)*.

Th Und wie könnte **die** ausschauen?

Kl Dass ich öfter mal so wie hier jetzt die **Tür zumachen kann**.

Th Und wie ist das, die **Tür zumachen zu können**?

Kl Schön ... Ich bin nicht zuständig.

Th Magst du da noch mehr dazu sagen, wenn **du nicht zuständig bist** und die **Tür zumachen kannst**?

Kl Dann kann ich einfach ich sein und mein Gespräch führen, ohne unterbrochen zu werden, ohne ein Wasser zu holen, ohne »Mein Fuß tut weh«, »Ich habe Bauchschmerzen«, »Ich brauche ein Brot«. *(Die Klientin ist per Videosprechstunde von zu Hause zugeschaltet.)*

Th Und was könnte passieren, wenn du öfter **die Tür zumachen könntest**?

Kl Dann könnte ich die Lavalampe ein bisschen anschauen. Da gehen – ich merke das jetzt auch *(beide Händen fassen an die jeweilige Schulter)* – die Schultern runter. Geht jetzt richtig so *(schüttelt den Oberkörper)* runter. Schön, das wird **warm**, ganz warm.

Th Magst du die **Wärme** mal beschreiben?

Kl Die **steigt jetzt auf** wie die **Wärme** von dieser **Lavalampe**, die so Sachen schmilzt.

Th Und wie ist das, zu beobachten, wie da die **Wärme so aufsteigt** wie bei der **Lavalampe**?

Kl Das tut gut. Ich habe richtig das Gefühl, die Muskeln werden jetzt schön durchblutet.

Th Dann nimm dir ruhig Zeit – gerne –, das jetzt so ein bisschen zu beobachten.

Kl Danke schön.

TH Ist das so ein Punkt, wo wir es stehenlassen können?

KL Ja.

Kommentar:

Die Veränderung des Ortes der aus dem Symptom entwickelten Metapher von der Schulter auf den Sekretär verändert hier die Perspektive und führt durch Assoziationen zu wichtigen Ressourcen aus der Kindheit: Schmerzfreiheit und »nichts müssen«. Diese wirken sich dann im Prozess bis in die Gegenwart positiv aus und führen zu Handlungsideen (Tür zumachen), die wiederum in einer Zukunftsvision münden (die Lavalampe in Ruhe anschauen). Diese wirkt sich auch wärmend und entspannend auf das Symptom in der Gegenwart aus (vgl. S. 319).

Eine mögliche Struktur für ein solches Gespräch könnte folgendermaßen ausschauen:

Benennen einer Belastung oder eines Problems (Ausdrücken)

Beschreiben einer Belastung oder eines Problems (Beobachten)

Ausmalen der Belastung oder des Problems in einer Metapher (Abstand zur Belastung durch Symbolisierung)

Mit der Metapher »spielen« (Veränderungen und Zusammenhänge erkunden)

»*Was braucht es?*« (Bedingungen)

»*Was gibt es noch?*« (Kontext)

»*Was war vorher, was könnte geschehen?*« (Zeit)

»*Was hättest du gern, das geschieht?*« (Ziele)

»*Wo wäre ein guter Platz für …?*« (Raum)

Innere Anteile als Ressourcen

Innere Anteile einer Persönlichkeit können als Ressourcen wahrgenommen und in ihren Kompetenzen anerkannt werden. Dadurch kann das innere Team gestärkt werden und in guter Kooperation den Alltag bewältigen helfen.

Praxisbeispiel: »Drei Pferde«

Die Klientin berichtet über ein Vorstellungsgespräch in einer anderen Firma, und über den Konflikt, sich **entscheiden** zu müssen.

TH Wie kann ich mir dieses **Entscheiden** vorstellen? Wenn du es sogar mal bildhaft beschreiben würdest?

KL In dieser Entscheidung, die da beruflich ist, habe ich so das Gefühl, das wird eine **Karussellfahrt**. Ich habe mich gesehen in so einem Kinderkarussell *(macht kreisende Handbewegung)* von einem kleinen, wo es ganz viele Figuren gibt. Und was sich eigentlich immer im Kreis rumdreht und mal geht das eine **Pferdchen hoch** und an der gleichen Stelle geht ein anderes **Pferdchen runter** und – kennst du das? – wie so Orgeldinger *(Zeigefinger gehen auf und ab)*. Und ich sitz mittendrin und mir wird langsam schwindlig und ich komme nicht wirklich weiter.

TH Welche **Pferdchen** gibt es denn da im **Karussell**?

KL Schimmel und Schwarze und Braune. Keine Kutschen *(macht eine Nein-Bewegung mit dem Kopf)*. Es gibt nur Pferde.

TH Magst du die einzelnen **Pferdchen** mal beschreiben, die da **raufgehen** und **runtergehen** *(wiederholt Handbewegung)*?

KL Die habe ich ganz klar vor Augen, diese drei Farben. Die **weißen Pferde**, die sind so ganz schick. Fand ich schon als Kind immer toll. Und haben so ganz tolles Zaumzeug. Die schwarzen Pferde sind auch sehr edel. Und die Braunen sind so die Klepper dazwischen. Als Kind hätte ich mich auf das Weiße gestürzt, und wenn ich das nicht abkriege, im Notfall ein Schwarzes. Und die Braunen sind so ganz nett, aber das ist, wenn du am Schluss aufs Karussell steigst, kriegst du so eines noch ab.

TH Was ist denn das Schöne an diesen **weißen Pferden**, auf die sich das Kind gestürzt hätte?

KL Wenn, dann so eine Märchenlandschaft. Feen und Märchen habe ich mit Schimmeln, mit weißen Pferden in Verbindung. Und das **Schwarze** ist eher so das **Abenteuer**. So die Schnelligkeit, so ein Rassepferd, und das Weiße ist einfach schön.

TH Und ist es okay, wenn wir beide mal erkunden? Die **Weißen**, die so **schön** sind, und die **Schwarzen**, das **Abenteuer**. Was ist denn beim Schwarzen so das Abenteuer?

Die Klientin berichtet über das weiße und das schwarze Pferd und deren jeweilige besondere Eigenschaften. Sie spricht über Schnelligkeit, Kraft, Energie und Power bei dem schwarzen Pferd und über die Schönheit des weißen Pferds, das ein schönes Zaumzeug hat und mit Erhabenheit schaut und mit edler Eleganz auf der Koppel steht.

TH Jetzt hattest du gesagt, dass es die Schwarzen dort gibt, die Abenteurer, die am liebsten rennen, bis sie schwitzen, und die Weißen, die einfach schön sind – jemand sind. Und dann gabs noch die **Braunen**, die **Klepper**. Angesichts der Tatsache, dass wir manchmal auch Teile haben, die wir erstmal nicht so schätzen, die aber einfach auch da sind auf dem Karussell: Magst du noch etwas über die sagen, über diese **Braunen**?

KL Also das sind die, die in allen Lebenslagen durchhalten. Da kommen Kinder jeglichen Kalibers und jegliches Temperaments und meistens viel zu spät, weil das Karussell halb schon losfährt. Und die werden da einfach am Ohr gepackt und da zieht sich noch ein Kind hoch. Die machen das Massengeschäft. Und das kriegen die mit so einer stoischen Gelassenheit hin. Sind durchaus auch kräftig, dass sie das packen. Sind nicht besonders zimperlich. Mein Bild ist: Am Ende vom Tag haben die das Geld für den Karussell-Besitzer verdient, weil es viele Braune sind. Die Schwarzen und die Weißen musst du immer hegen und pflegen. Die Braunen, die machen halt so ihren Job.

TH Was sagst du dazu?

KL Die gewinnen gerade so ein bisschen an Qualität bei mir.

TH Wenn du die alle drei da so siehst. Du hast sie jetzt ein bisschen ausgemalt mit all ihren Stärken und Vorlieben. Was kommt dir in den Sinn, wenn du sie so siehst, diese **Pferde**?

KL Ich habe viele Parallelen zu diesem Beruflichen, was mir so auffällt daran.

TH Was hättest du eigentlich gerne? Was geschieht mit diesen **drei Pferden**?

KL Das ist total interessant. Als Kind habe ich das Bild gehabt, dass ich mir immer drei solche Pferde wünsche. Auch genau von diesen Farben. Und das Schwarze würde ich nur selten reiten, aber dann mit Begeisterung, weil es auch ein bisserl riskant ist. Das weiße Pferd würde ich gerne mal spazieren führen und genießen so, vielleicht auch auf der Weide stehen haben und das Bild genießen und wir hätten eine sehr freundschaftliche Verbindung. Das Pferd, **mit dem ich unterwegs wäre**, wäre das Braune. Und so war das in meiner kindlichen Vorstellung auch.

TH Und **wie wäre das**?

KL Das habe ich mir so immer gewünscht. Das war völlig okay. Und das war auch ... Das braune Pferd wird immer ein bisschen attraktiver, das wird nämlich hellbraun. Auf dem Karussell konnte ich gar nichts damit anfangen. Das ist jetzt hellbraun. Das ist so eines zum Durchs-Leben-Gehen. Und ich habe ganz kurz noch so einen Geistesblitz gehabt, so Trakehner. Das sind Pferderassen aus Ostpreußen, die auf der Flucht im Zweiten Weltkrieg ziemlichen Ruhm erreicht haben. Und da habe ich ein braunes Pferd. So wie die dann den Karren – im wahrsten

Sinn des Wortes – rausziehen. Und bei Wind und Wetter und übers Meer und so weiter ... die Leute auch rausgezogen haben. Oder mit den Familien geflohen sind und diese Ziehpferde waren.

Th Ich gebe dir jetzt noch einen Moment Ruhe, um auf dieses ganze Bild draufzuschauen und noch mal an das Gespräch zu denken ... Was ist jetzt da, wenn du an das ganze Gespräch denkst?

Kl Es ist ein wunderschönes Bild. Ich bleibe beim braunen Pferd. Das ist so mein Pferd, um durchs Leben zu gehen, und ich kann es jetzt anders würdigen. Also auch das mit diesen Trakehnern, wo eine eigene innere Verbindung dazu ist. Und es ist aber auch gleichzeitig toll, das schwarze und das weiße Pferd zu haben. Die will ich nicht missen. Da mal hingehen zu können, und die zwei Pferde sind auch ausgesprochen glücklich damit. Also wenn ich nur das Schwarze reiten würde, wäre das Schwarze völlig fertig. Da hätte es auch keine Lust drauf. Und das weiße Pferd freut sich immer, wenn ich komm. Da bin ich eher auf der Weide und streichle das. Ich reite mit dem gar nicht so viel. Und die drei Pferde sind da völlig einverstanden. Also das passt genau so. Sehr friedliches Bild. Jeder hat so seinen Platz. Das sind so drei Aspekte und 80 Prozent vom Alltag ist das braune Pferd.

Th Ist das ein Punkt, wo wir es stehen lassen können?

Kl Ja.

Kommentar:

Am Anfang des Gesprächs wird ein Entscheidungskonflikt als Thema benannt. Dieser erscheint am Ende auf der realen Ebene noch nicht gelöst. Die Würdigung und Anerkennung aller beteiligten inneren Persönlichkeitsanteile (Pferde) mit ihren jeweiligen Stärken und Kompetenzen schafft die Grundlage einer zukünftigen kooperativen Entscheidungsfindung. Die Klientin scheint durch das Anschauen der Pferde mehr Kontakt zu ihrem inneren System bekommen zu haben. Die Rückmeldung der Klientin nach einigen Monaten war, dass das Gespräch viel bei ihr bewegt habe.

Anerkennen von belastenden Themen als Ressource

Selbst in den traumatischen Reaktionen, Symptomen und Selbsthilfeversuchen können Ressourcen entdeckt werden, indem man sie in ihrer Funktionalität und mit ihren »guten Gründen« zu verstehen versucht. Auch dies kann helfen, das innere Gleichgewicht wieder zu stabilisieren. Dies wurde bereits im Abschnitt »Diagnostik und Eigensprache« (vgl. S. 242) beschrieben und wird im ersten Teil des folgenden Praxisbeispiels genutzt.

Stabilisierung und Ressourcen in der Versorgung innerer Anteile

Im folgenden Praxisbeispiel wird noch mal das Zusammenspiel deutlich von stabilisierenden, Ressourcen aktivierenden Elementen zu Beginn, von einer anschließenden Aktivierung der belastenden Situation, dem Symbolisieren eines inneren Anteils, der Würdigung der funktionalen Verhaltensweisen dieses inneren Anteils sowie seiner fürsorglichen Versorgung im Dialog.

Praxisbeispiel: »Eine Gefühlswelt, die mich überrollt«

Dieses Praxisbeispiel wurde im Rahmen eines Idiolektik-Seminars mit einer Teilnehmerin geführt. Zuvor sind in einer Übung allgemeine Ressourcen (hier eine beruhigende Stelle im Raum sowie das Wahrnehmen der Schwerkraft und des Bodens) und spezifische Ressourcen (eine Situation, in der man mit seinem Körper einig ist, wo er genau das tut, was man möchte) aktiviert worden. Dann wurde die Teilnehmerin eingeladen, über ein Symptom oder eine Belastung zu sprechen.

Th Über was magst du sprechen?

Kl Ich habe da so ein Anliegen. Das ist irgendwie neu. Ich hatte es gerade gestern. Es geht um meinen Freund. Ich weiß nicht, was es ist. Aber irgendwie komme ich plötzlich so in eine **Gefühlswelt, die mich komplett überrollt.** Und da komme ich nicht mehr raus, wenn er gerade irgendwie nicht präsent ist. Und das ist so heftig, das verstehe ich selbst nicht. Heute musste ich sogar weinen. Ich war total verloren. Ich kam da plötzlich in ein Muster, wo ich auch gemerkt habe, etwas triggert mich. Und ich kann es nicht allein handeln.

Th Magst du noch etwas sagen zu der **Gefühlswelt, die dich da überrollt**?

Kl Ich fühle mich dann plötzlich komplett allein. Ich fühle mich komplett am falschen Ort. Nutzlos. Es kommen dann all diese negativen Gefühle hoch. Ich fühle mich infrage gestellt. **Ich verliere komplett den Draht zu mir**. Und das kommt so plötzlich, dass ich wirklich völlig **überrollt** bin von Gefühlen, die ich dann nicht mehr selbst abfließen lassen kann.

Th Wie würdest du dir das bildlich vorstellen, dieses **Überrolltwerden.** – *Metapher als Abstandsressource*

Kl Ich sehe mich total klein und ich weine. Aus dem Nichts heraus. Aus dem Nichts kommt das plötzlich. Und es ist wirklich so dieses Bild von klein und ich weine.

Th Und du hast noch gesagt, dass du dann auch **den Draht zu dir verlierst.**

Kl Ich fühle mich dann komplett infrage gestellt. Ich kriege wie den Boden nicht mehr.

Th Was kommt dir dazu für ein **Draht** in den Sinn, **den du verlierst**? Wie schaut der aus, wenn du ihn hast? – *Polarisieren*

Kl Dann ist es eben so wie dieses Joggen. Dann bin ich bei mir und da spüre ich mich. Und da bin ich bei mir und da bin ich einfach auf dem Boden.

Th Jetzt haben wir dieses **Auf-dem-Boden-und-bei-mir-Sein** und das **Den-Draht-zu-dir-Haben** und dann haben wir dieses **Überrolltwerden**, was so ist wie **ganz klein irgendwo sein und weinen.** Wenn wir jetzt im nächsten Schritt mal gucken, noch weiter so ein bisschen von draußen draufzuschauen. **Du stellst dir vor, du siehst etwas von außen**, was so ähnlich ist. Wie ein Lebewesen oder jemand, der dasitzt und klein ist und weint und den Draht zu sich verliert. Was kommt dir da in den Sinn an Situationen, die es vielleicht in der Natur gibt oder die du schon einmal woanders beobachtet hast? Was taucht da auf? – *Mehr Abstand ermöglichen durch therapeutische Dissoziation*

Kl Ich denke schon. So ein **kleines Kind**, das irgendwo allein ist, verwahrlost schon fast. Einfach vernachlässigt.

Th Ein kleines Kind. Wenn du das von außen betrachtest: Wo wäre so ein **kleines Kind**? Wo es da sitzt? – *Konkretisieren*

Kl Ich sehe es am **Waldrand.**

Th Am **Waldrand** siehst du es sitzen. Ist es okay, das Kind ein bisschen anzuschauen und ihm unsere Aufmerksamkeit zu schenken? Wie es das macht, dort zu sitzen. Wie würdest du es beschreiben, wie es dort sitzt, wenn es dort so sitzt?

Kl **Zusammengekauert**. Hält beide Knie nahe am Körper. Es macht sich klein und wirkt irgendwie unsicher.

Th Und wenn es dort so sitzt am **Waldrand** und sich **zusammenkauert** und die **Knie**. Was macht sie mit den Knien?

Kl Hält die Knie **nah am Körper**.

Th Es hält die Knie **nah am Körper.** Könntest du dir vorstellen, was so ein Mädchen bewegt, diese Knie nah am Körper zu halten und sich so zusammenzukauern und kleinzumachen? – *Motivationale Klärung, gute Gründe*

Kl **Es hält sich selbst.** Es fühlt sich so gehalten, wahrscheinlich. **Und es spürt sich.**

Th **Es hält sich selbst und spürt sich** so. Noch was, was dir dazu einfällt?

Kl Gibt auch **warm** *(zaghaft lachend)*.

Th Ja, es gibt auch **warm**. Wie **warm** ist es denn da am Wald?

Kl Eher frisch.

Th **Eher frisch**. Es hält die **Wärme** bei sich, wenn es sich **kleinmacht**. Was macht das Kind noch, wenn du es so beobachtest?

Kl **Sitzen und warten**. Es wartet einfach da und sitzt. Und ich sehe es ja nur von außen, aber ich habe so das Gefühl, es hat viele Gedanken.

Th Wenn du es so siehst: Was denkst du eigentlich über ein Kind, das die Wärme bei sich behält, indem es sich kleinmacht, und auch sich selbst Halt gibt, indem es die Hände über die Knie hält? – *Würdigung des inneren kindlichen Anteils und seiner Verhaltensweisen*

Kl Es berührt mich. Es berührt mich sehr. Ich habe auch viele Fragen, wenn ich das so sehe. Wieso ist es allein da? Wieso ist niemand da? Was macht das Mädchen da? Es ist **kein schönes Bild.**

Th Was wäre ein **schöneres Bild** für dieses Mädchen? – *Einladung zur fürsorglichen imaginativen Versorgung*

Kl Wenn jemand kommt, wenn **jemand neben dem Kind sitzt**, wenn jemand es hält.

Th Was müsste das für ein **Jemand** sein, dass dieses Kind ihn **neben sich sitzen lassen** würde?

Kl Wenn ich das so sehe von außen, könnte das auch einfach ein **Spaziergänger** sein. Jemand, der einfach da das Kind sieht und sich diesem Kind nähert. Es müsste nicht unbedingt nur die Mutter sein oder so. Einfach ein Mensch, der da wäre.

Th Welche Art von **Spaziergänger** würde sich dieses Mädchen denn wünschen?

Kl Eher eine Frau *(lacht)*. Eine Frau. Eine ältere Frau.

Th Eine **ältere Frau.** Was hätte die an? – *Konkretisiert die Erscheinung*

Kl Einen Mantel und die wäre warm angezogen und einfach farbig.

Th Was hätte das Mädchen gerne, dass die **Frau** macht?

Kl Sprechen zum Kind. Es sehen. Es bemerken und dann halt auch den Kontakt zum Kind aufnehmen. Ihm zeigen, dass das Kind der Frau **nicht egal wäre**. Gesehen werden.

Th Wie könnte die Frau das machen, dem Kind zeigen, dass es ihm **nicht egal ist?**

Kl Sie würde stehen bleiben. Sie würde zum Kind sprechen. Sie würde vielleicht auch lachen, Fragen stellen, was das Kind da macht. Und irgendwann würde die Frau das Kind fragen, ob sie vielleicht auch zu ihm sitzen darf und ihm Gesellschaft leisten dürfte. Ja, und dann würde das **Kind** natürlich nicken, weil, das wäre schön.

Th Und dann? Was würde das **Kind** dann machen?

Kl Dann wäre es nicht mehr allein. Wäre neugierig, was da passiert, aber es wäre sicher nicht mehr allein und es würde merken, dass da jemand ist, der das Kind bemerkt, und es ist ihm nicht egal. **Dieses Kind ist dieser Frau nicht egal.**

Th Wie würde sich das für das **Kind** auswirken?

Kl Es würde sich viel wohler und geborgener fühlen. Ich glaube, es würde auch die Beine strecken. Es würde sich entspannen. Es würde dann vielleicht auch neugierig zurückfragen. Es würde ein Gespräch entstehen. Es würde ein **wohliger Raum** entstehen.

Th Magst du noch was zu diesem **wohligen Raum** sagen, der dann entsteht?

Kl Diese Resonanz. Da ist **jemand**, der interessiert sich für **mich**, und das ist irgendwie schön.

Th Was sagst du gerade zu den beiden, die du da so siehst? Der **Frau** mit dem Mantel und dem **Kind**?

Kl Es ist eine Überraschung des Lebens. Es war für beide unerwartet, auch ungeplant. Es war eigentlich eine Überraschung vom Leben, aber die ist total gelungen. Für beide.

Th Wie hat das Kind denn das geschafft, dass das passieren konnte? – *Kompetenzen des Kindes bewusst machen*

Kl Die war da. Die hat **gewartet**. Sie war da *(nickend)*.

Th Was denkst du über ein Kind, das es schafft, so lange zu **warten**, indem es die **Wärme** bei sich behält und die **Knie an sich zieht** und **sich kleinmacht**? So lange, bis jemand vorbeikommt? – *Nochmalige Würdigung der zunächst von der Klientin als dysfunktional beurteilten Reaktionen und Handlungen*

Kl Kann gut auf sich selbst aufpassen. Mutet es sich zu und hat auch den **Glauben** und vielleicht auch die Hoffnung nicht verloren. Hat nicht aufgegeben.

Th Wie findest du das?

Kl **Super**. Schön. Das ist diese Berge versetzende Kraft des **Glaubens**.

Th Hört das Kind das, dass du das super **findest**?

Kl Ja, das hört das Kind.

TH Wie reagiert es dadrauf gerade?

KL Ich glaube, das war dem Kind gar nicht bewusst. Es kennt das irgendwie ja gar nicht anders, dass es einfach da ist.

TH Und jetzt, wo es das hört von dir?

KL Würde es sagen, es hat sich gelohnt, weil, da ist ja diese Überraschung: diese Frau.

TH Magst du noch irgendwas zu alledem sagen, bevor ich euch beide da wieder unter euch lasse?

KL Manchmal lohnt es sich, es einfach auch mal auszuhalten. Dieses Gefühl von Alleinsein. Dieses Gefühl von Vernachlässigtsein. Dieses Gefühl von Sich-infrage-gestellt-Fühlen. Vielleicht lohnt es sich, das auch einfach auszuhalten.

TH Mir fällt noch ein Aspekt ein, den du vorhin benannt hast, als du das Kleinmachen beschrieben hast. Das **Weinen**. Was könnte das Hilfreiche für ein Kind dadran sein?

KL Wenn es **weint**?

TH Ja, wenn man sich vorstellt, es sitzt am Waldrand und macht sich klein.

KL Es wird **bemerkt**.

TH Wie findest du das?

KL Beim Kind finde ich es gut. Das verstecke ich so gerne. Ich mach das meistens dann auch versteckt.

TH Können wir es da stehen lassen?

KL Ja. Danke dir.

Kommentar:

Wenn man direkt mit den belastenden Themen arbeitet, sollte man das Verhältnis von Belastung und Ressourcen beachten. Wenn man die emotionale Aktivierung der Belastung gar nicht beachtet, indem man sehr schnell in Richtung einer Ressource fragt, kann es passieren, dass man Ressourcenarbeit mit dem erwachsenen Anteil der Persönlichkeit macht. Dann bekommt man keinen Kontakt zum kindlichen Persönlichkeitsanteil. Den erhält man nur, wenn man die Tür des Symptoms als Zugangsweg zu dem neuronalen Netzwerk dieses Kindes findet. Wenn wir da nicht einsteigen, wird dieses Kind nicht abgeholt. Das sitzt dann wie in diesem Beispiel immer noch »am Waldrand und wartet«.

Aber die Vorsicht im achtsamen Umgang mit einer belastenden Metapher ist berechtigt. Es hilft, dass man relativ rasch über das Beschreiben der Belastung und eine Metapher einen Abstand herstellt. Dieser ermöglicht es dann, z. B. das »Kind am Waldrand« zu erkunden. In der

Metapher kann man anschließend mit den Ressourcen arbeiten und schauen, was dieses Kind braucht. Das ist viel leichter. Man könnte auch nach biografischen Beispielen fragen, was jedoch in diesem Rahmen weder notwendig noch passend gewesen ist.

Bevor man direkt mit den belastenden Themen arbeitet, ist es günstig, z. B. durch die Orientierung im Raum etwas Neutrales oder eine Ressource aufzurufen. Wenn man in ein Auto einsteigt, ist es ja auch gut zu wissen, wo die Bremse und das Steuerrad sind, bevor man losfährt. Funktioniert die Regulation und damit die »Stressbremse«, kann man diese jederzeit bedienen. Wenn die Klientin aus ihrem sicheren Bereich herausgerutscht wäre und nicht mehr mit dem Therapeuten hätte reden können, hilft eine Einladung, noch mal zu den zu Beginn des Gesprächs aufgerufenen Ressourcen zurückzukehren. Denn das Symptom kann auch eine große Ressource sein. Sie führt zu dem Mädchen, das sonst alleine bleibt. Aber das Symptom sieht zunächst nicht aus wie eine Ressource, auch für die Klientin selbst nicht. Wenn sich dessen Bewertung im Gespräch ändert, ist das ein Geschenk, das beide erhalten. Denn unter anderen Bedingungen und Zeiten, sozusagen bei anderem Sonnenstand, kann der Schatten zur Sonnenseite werden.

Feedback Klientin:

»Es war auch spannend zu merken, dass das ein Erkunden war. Und ein Herausfinden. Die Bedrohung hat wie abgenommen. Das Da-bleiben-Dürfen war gut. Dieses Bild von außen anzuschauen, war einfach gut.«

Spektrum zwischen Ressourcenaktivierung und Bearbeitung von Belastungen

Der kreative Umgang, das »Spielen« mit den Möglichkeiten der Imagination und der Metaphern kann auf sehr verschiedene Art und Weise helfen, Belastungen mit Ressourcen auszubalancieren und dadurch zu verändern, zu transformieren.

Auf dem Spektrum zwischen allgemeiner Ressourcenaktivierung über spezifische Ressourcenaktivierung zu einem Pendeln zwischen Belastungen und Ressourcen hin zu einer fokussierten Bearbeitung der Belastungen gibt es vielfältige Übergänge, die sich im Prozess mit der Eigensprache gestalten lassen. Sowohl das »Hinzufügen« von hilfreichen Elementen auf der Ressourcenseite als auch das Entlasten durch eine Transformation und Integration auf der Belastungsseite können helfen, eine innere Schwingungsfähigkeit und Balance zu fördern. Ressourcenaktivierung und Belastungsbearbeitung stellen ein »Gesamtpaket« dar, dessen Elemente mit unterschiedlichem Schwerpunkt realisiert werden, die jedoch in der Praxis nicht voneinander getrennt betrachtet werden können.

Eine gute Ressourcenaktivierung kann Grundlage spontaner Integrationsprozesse sein. Eine schonende Traumabearbeitung ist ohne eine ständige Wahrnehmung und Nutzung spontan auftauchender Ressourcen nicht sinnvoll durchführbar. Damit ist gewährleistet, dass das Grundprinzip der Traumaintegration, der doppelte Aufmerksamkeitsfokus bzw. ein ständiges Pendeln und Schwingen zwischen dem Belastungs- und dem Ressourcenpol, gefördert bzw. aufrechterhalten wird. Betrachtet und beleuchtet man einige der in der Gegenwart belastenden Phänomene aus der Perspektive der bedrohlichen Vergangenheit, erkennt man, dass einige dieser Verhaltensweisen und Reaktionen »dort und damals« wichtige Überlebensressourcen darstellten (vgl. S. 151).

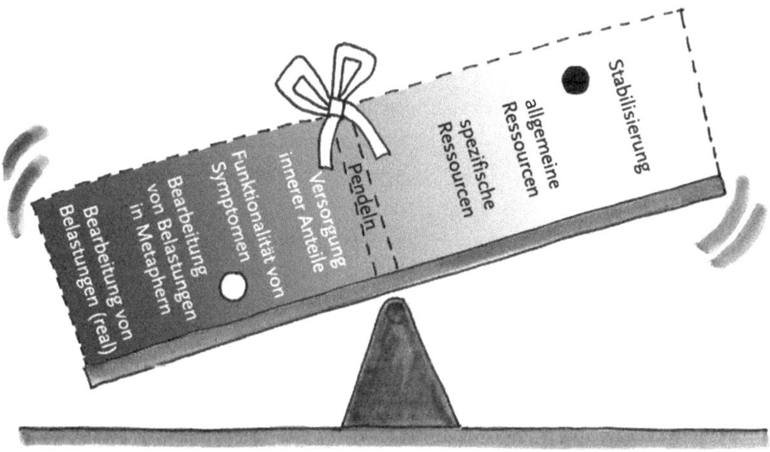

Abb. 42: Das Spektrum der Interventionen: Pendeln zwischen Traumabearbeitung/-integration und Stabilisierung/ Ressourcenaktivierung als zusammengehörendes »Paket«

Einige bekannte traumatherapeutische »Formate« können mithilfe der Idiolektik sehr klientengesteuert realisiert werden. Die Entwicklung und Ankoppelung an bereits vorhandene Ressourcen wird erleichtert, gleich, ob es z. B. darum geht, einen Albtraum zu einem guten Ende ausmalen zu lassen, innere Helfer in eine traumatische Szene »einzuladen«, einen traumatisierten Persönlichkeitsanteil imaginativ an einen sicheren Ort zu begleiten oder wie bei der »Absorbtionstechnik« aus dem EMDR (Rost 2014) hilfreiche Fähigkeiten für den Umgang mit einem Problem zu aktivieren und konkretisieren zu lassen. Auch Verfahren wie die imaginative Bearbeitung von traumaassoziierten Emotionen wie bei TRIMB (Spangenberg 2015) lassen sich sehr gut mit idiolektischer Haltung und Technik gestalten und in einen laufenden Verarbeitungsprozess einpassen.

Das übergreifende Prinzip ist die Wiederankoppelung, die Assoziation von trauma-bedingt dissoziierten neuronalen Netzen unter sicheren Bedingungen an gegenwärtige Ressourcen (vgl. Transformation vor der Rekonsolidierung, S. 225). Das folgende Praxisbeispiel verdeutlicht dieses Prinzip.

Praxisbeispiel: »Emotionale Dialyse«

Die einzelnen Elemente des Prozesses werden in diesem Praxisbeispiel mit *Überschriften* gekennzeichnet. Es handelt sich um einen Prozess, der über mehrere Therapiestunden ging.

Zusammenfassungen und wörtliche Rede wechseln sich ab.

Belastende Themen wahrnehmen und äußern

Ein Klient steht vor der Entscheidung, in einen neuen beruflichen Bereich innerhalb der Firma zu wechseln. Er leidet unter einer depressiven Symptomatik und beklagt aktuell Schwierigkeiten, als erwachsener Mann positiv zu sich und seinen Kompetenzen zu stehen.

Belastende Themen differenzieren (Eigenschaften, Körper)

TH Wie macht sich das bemerkbar? – *Konkretisierende Fragen*

KL Z.B. eine Unsicherheit, Selbstzweifel, Selbstabwertung – *Gute Gründe in belastenden Themen erarbeiten (motivationale Klärung)*

Der Klient sieht Parallelen zu sich als kleinem Jungen im Grundschulalter, der starken Erwartungen von außen ausgesetzt war und versuchte, diesen gerecht zu werden, um geliebt zu werden. Seine Mutter habe z. B. erwartet, dass er auf keinen Fall ein Mann wie der Vater sein und werden dürfe. Dieser habe seine eigenen beruflichen Bedürfnisse sehr in den Vordergrund gestellt und habe die Mutter mit seiner Abwesenheit und seiner fehlenden Wertschätzung enttäuscht.

Belastende Themen symbolisieren (Affektbrücke)

Auf die Frage, wie er diesen Jungen wahrnehme, der sich anzweifelt und der sich nicht in Ordnung fühlt, malt er aus, wie dieser kleine Junge versucht, sich unter einer Glasglocke vor den Erwartungen zu schützen. Er tut sich schwer, in Verbindung zu gehen, und lässt auch kaum Kontakt von außen zu.

Pendeln

Durch die Frage »Was bräuchte es in einer solchen Situation?« könnte man potenzielle Ressourcen erkunden.

In der nächsten Therapiestunde ist überraschenderweise ein Kontakt und sogar eine Berührung zwischen dem erwachsenen und dem kindlichen Persönlichkeitsanteil möglich. Als dieser den erwachsenen Klienten von heute depressiv, leblos und erschöpft am Boden liegen sieht, kommt der Junge aus der Glasglocke. Er geht zu ihm und legt ihm seine Hand auf die Brust. Dies lässt positive Energie im Körper des Klienten spürbar werden.

In einer weiteren Therapiestunde äußert der Klient, dass er über dieses Bild doch sehr verwirrt sei, da er eher erwartet hätte, dass der Große dem Kleinen helfe.

Versteckte Fähigkeiten und Ressourcen entdecken

TH Sie haben gesagt, dass es Sie verwirrt, wie der Junge letzte Stunde Kontakt aufgenommen hat. Was hat es aus Ihrer Sicht wohl für diesen Jungen möglich gemacht, dass er auf diese Art und Weise Kontakt zulassen konnte? – *Implizite Fähigkeiten erfragen*

KL Das fällt mir schwer zu beantworten und es meldet sich gleich eine innere **Stimme**, die wie ein scharfer Richter sagt: »Jetzt nach so vielen Jahrzehnten immer noch so viel Gedöns um das, was du als Kind erlebt hast.«

Auch eine metaphorische Arbeit mit diesem scharfen Richter wäre hier möglich, oft gibt es jedoch auch noch andere Stimmen zu einem Thema, die langsamer und leiser, aber sehr wertvoll sind …

TH Gibt es noch andere **Stimmen**? – *Versteckte Ressourcen erkunden*

KL *(überlegt länger bzw. »hört in sich hinein«)* Da ist noch eine **leisere Stimme.** Die ist etwas väterlicher und sagt: »Ich bin hier offen für dich und bin da **und ich habe Mitgefühl mit dir**.« *(Dazu macht er eine einladende offene Geste mit den Händen.)*

Ressourcen differenzieren und symbolisieren

TH Wie ist das, wenn diese Stimme sagt :»**Ich bin da und habe Mitgefühl mit dir**«?

KL Dadurch entsteht ein **kleines Band** zwischen dem Jungen und dem Erwachsenen.

TH Wie kann ich mir dieses **kleine Band** vorstellen?

KL Das ist so wie aus Lametta, silbrig glänzend und **flach und flexibel**.

TH **Flach und flexibel?**

Funktionen von Ressourcen entdecken

Kl Ja. Das kann unter dem Rand der Glocke **flach** hindurchgehen, und die Glocke darf dableiben. – *Dies erfüllt die Bedürfnisse nach Bindung und Schutz.*

Auswirkungen von Ressourcen erkunden

Th Was geschieht dann?

Kl Es kommt etwas ins **Fließen.**

Th Wie kann ich mir dieses **Fließen** vorstellen?

Kl Über dieses Band entsteht in mir wie ein **kleiner Fluss** *(deutet das Fließen mit den Händen zwischen Kopf, Herz und Bauch an).*

Th Wie schaut dieser **kleine Fluss** aus?

Kl Das ist lustig, er fließt jetzt zwischen mir als Erwachsenem und dem Jungen unter der Glasglocke durch. In der Richtung zum Jungen fließen in diesem Fluss kleine warme Bläschen. In die andere Richtung vom Jungen sind es, das klingt jetzt verrückt, **kleine Wackersteine.**

Th Was passiert mit **denen**?

Kl Die Bläschen sind angenehm für den Jungen und die kleinen Wackersteine fließen vom Jungen unter der Glasglocke durch und können dann draußen aus dem Fluss **herausfallen und herauspurzeln.**

Innere Bewertung des Prozesses durch den Klienten

Th Wie ist das, wenn die da **herausfallen und herauspurzeln**?

Kl Das ist gut.

Th Nehmen Sie sich so viel Zeit, wie Sie möchten, um noch einige Momente diesen Fluss wahrzunehmen und das zu spüren, was da geschieht.

Kl *(schaut nach innen mit geschlossenen Augen, atmet ruhig und tief)*

Th Wie ist es jetzt?

Kl Das tut gut. *(lacht)* Das ist wie emotionale Dialyse!

Kommentar:

Durch die Verbindung von Ressourcen und Belastungen können überflutende Emotionen »abfließen«. Der Prozess der Integration kommt in Fluss und geschieht von allein, wenn es gelingt, für alle sich mitteilenden Anteile der Persönlichkeit eine nichtwertende Zuwendung und Aufmerksamkeit zur Verfügung zu stellen. Diese kann den Klienten einladen, auch sich selbst gegenüber eine respektvolle und mitfühlende Haltung einzunehmen. Dadurch entsteht eine (Rückver-)Bindungsqualität im Inneren, die weiteres Wachstum ermöglicht.

Dieses Praxisbeispiel leitet über zum nächsten Abschnitt »Traumabearbeitung und -integration« und zeigt, wie eng ineinander verwoben die Prozesse der Ressourcenaktivierung und der Verarbeitung der Belastungen sind.

Erlebniseinladungen: Stabilisierung und Ressourcenaktivierung

Stabilisierung durch Auswahl von Schlüsselworten

Versuchen Sie, im Gespräch bei Anzeichen von Stress unverfängliche und neutrale Schlüsselworte aufzugreifen, nach der äußeren Umgebung zu fragen oder Verben und Kompetenzen zu erkunden, um eine Stabilisierung zu unterstützen.

Allgemeine Ressourcen aktivieren zu Sicherheit, Stärke und Unterstützung

Führen Sie drei kleine idiolektische Gespräche zu den Themen:

»Wo bist du gern?«, »Was machst du gern?«, »Wen hast du gern bei dir?«.

Bemerken und erfragen Sie die Auswirkungen dieser Gespräche.

Spezifische individuelle Bewältigungsressourcen bewusst machen

Fragen Sie nach individuellen Bewältigungsressourcen, wenn Klienten von Belastungen erzählen:

»Wie schaffen Sie das?«, »Wie bekommen Sie das hin?«, »Was hilft Ihnen, das zu bewältigen?«, »Wie halten Sie das aus?«, »Und was machen Sie dann?«.

Potenzielle Ressourcen aus einer Belastung entwickeln

Lassen Sie eine Belastung benennen und beschreiben.

Lassen Sie in einem weiteren Schritt ggf. aus den Qualitäten der Belastung eine Metapher entwickeln.

»Spielen« Sie mit der Metapher oder mit der realen Belastungssituation im Sinne einer Erkundung potenzieller Ressourcen:

»Was könnte hier hilfreich sein?«, »Was könnte es da brauchen?«, »Was wäre Ihnen an dieser Stelle lieber?«.

Zusammenfassung: Stabilisierung und Ressourcenaktivierung

Stabilisierung kann über das Unterstützen der Selbstregulation einen »Boden« bereiten, der Wachstum ermöglicht.

Ressourcen können als gute Erfahrungen und Bedingungen seelische »Nahrung« sein, vor allem, wenn sie im Gespräch »bebildert« und »verkörpert« werden.

Stabilisierung, Ressourenaktivierung und Traumabearbeitung bedingen und unterstützen sich wechselseitig.

Wird der unzerstörte Kern der Persönlichkeit als Kraftquelle erschlossen, kann der Lebensfluss mit seinen eigenen Kräften viele Belastungen auflösen.

Stabilität und Sicherheit im Außen und im Alltag sind unbedingt zu fördern.

Eine Stärkung des Inneren und eine Aktivierung spezifischer Ressourcen können dazu beitragen, dass Menschen die Kraft und den Mut aufbringen, sich aus verletzenden Beziehungen schrittweise zu lösen.

Eine eigene gute Selbstregulation in der Begleitung ist Voraussetzung und wichtiges Instrument einer guten Stabilisierung.

Über das Aufgreifen neutraler und unverfänglicher Schlüsselworte kann die Selbstregulation der Klienten gefördert werden.

Das Fokussieren von Verben und Kompetenzen steigert Selbstwirksamkeit und Handlungsfähigkeit.

Die Wahrnehmung der äußeren Umgebung zu fokussieren, unterstützt Orientierung und Kontrolle.

Metaphern eignen sich sehr gut, um stabilisierende Ressourcen zu entwickeln.

Ressourcenaktivierung wird in der Idiolektik in jeder Interaktion integriert durch:

- die würdigende Grundhaltung
- die Annahme »guter Gründe« für ein Verhalten
- das Beobachten nonverbaler Sicherheitssignale
- das Aufgreifen ressourcenassoziierter Schlüsselworte.

Ressourcen entfalten sich in verschiedenen Ebenen des Erlebens, wie Empfindungen, Sinneseindrücke, Verhaltensweisen, Gefühle, Bedeutungen.

Allgemeine Ressourcen sind positive Kontrasterfahrungen zu den Qualitäten des Traumas:

- Zeit lassen, kleine Schritte gehen, Zeiträume erkunden, Zukunftsräume öffnen
- Raum und Abstand durch Beschreiben und therapeutische Dissoziation ermöglichen
- Räume durch Fragen erkunden und Spielräume durch Metaphern öffnen
- Sichere Situationen real und imaginiert erkunden
- Stärke und Selbstwirksamkeit im Gespräch erkennen und erfragen

- innere und äußere Helfer wahrnehmen und personifizieren
- körperliches Wohlbefinden im Moment bemerken und sich ausbreiten lassen
- erfüllte Grundbedürfnisse aus positiven Erfahrungen bewusst machen.

Spezifische Ressourcen sind passgenaue Ideen für bestimmte belastende Themen:

- individuelle Bewältigungsressourcen und Selbstwirksamkeit bewusst machen
- versteckte Ressourcen durch Nachfragen sichtbar machen
- potenzielle Ressourcen im Konjunktiv entwickeln
- körperliche Signale nutzen, um spezifische Ressourcen zu entwickeln
- Metaphern nutzen, um die oben beschriebenen Ideen innerhalb der Metapher zu entwickeln
- Ressourcen aus einer Belastung entwickeln durch Benennen und Beschreibenlassen, Ausmalen lassen in einer Metapher, »Spielen« mit der Metapher
- Anerkennen belastender Reaktionen, Symptome und Verhaltensweisen als (frühere) Ressourcen
- innere Anteile als Ressourcen entdecken und personifizieren
- Belastete innere Anteile mit Ressourcen imaginativ versorgen.

Methoden der Stabilisierung und Ressourcenaktivierung sowie der Bearbeitung von Belastungen lassen sich als ein Spektrum von Interventionen denken, die zusammen ein Paket darstellen, welches Integration ermöglichen hilft.

Traumabearbeitung und -integration

»Bin zu allem bereit
was die Seele befreit
trage Freude und Leid
Durch die Zeit
Atme tief
Und mein Herz wird weit«

Karl Adamek[23]

Bei der Traumabearbeitung geht es um die Synthese und Integration der fragmentierten und dissoziierten Spuren der traumatischen Erlebnisse aus der Vergangenheit auf dem stabilen Boden einer möglichst sicher zu gestaltenden Gegenwart. Die Vergangenheit selbst

23 © Karl Adamek: »Mantra zum Lungenmeridian«. Verfügbar unter: https://karladamek.de/zum-weg-des-heilsamen-singens/ [22.1.2023].

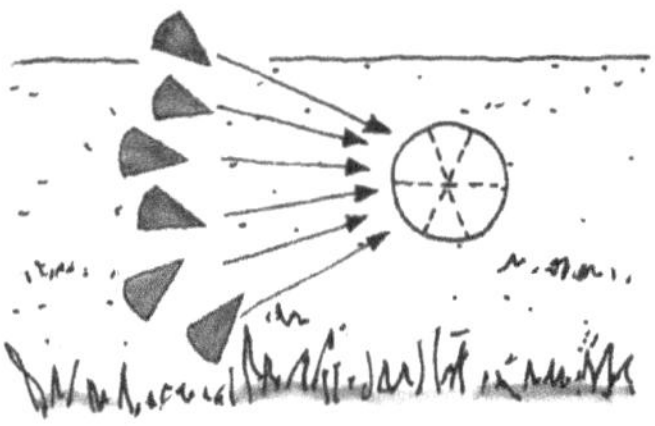

Abb. 43: Traumabearbeitung und -integration

kann nicht bearbeitet werden. Was verändert werden kann, sind die in der Gegenwart stattfindenden Reaktionen und Erinnerungsphänomene sowie die Stressbelastung, die damit einhergeht. Diese sind inhaltlich mit der Vergangenheit verknüpft, finden jedoch im Hier und Jetzt ihren Ausdruck.

Es geht um eine dosierte und schonend gestaltete Konfrontation mit diesen Inhalten, die von Klientinnen aufgrund der damit gekoppelten emotionalen Belastung verständlicherweise vermieden werden. Weil es sich um Erinnerungsspuren und nicht um reale Gegenwart handelt, können diese durch achtsame Wahrnehmung und die kreativen Kräfte der Vorstellung in der Gegenwart transformiert werden. Damit verlieren sie ihre überflutende emotionale Qualität.

Aktuell noch bestehenden realen Bedrohungen im Außen oder Innen können nur durch schützendes Handeln in der Realität abgewendet werden (vgl. S. 260).

Wenn eine solche schonende Traumabearbeitung und -integration gelingt, bleibt die Erinnerung an das schlimme Erleben trotzdem bestehen. Dies kann jedoch erinnert werden, ohne dass es zu einer Überflutung mit belastenden Gefühlen kommt.

Die vorsichtige Aufhebung der bisher schützenden dissoziativen Abspaltung der Traumaerinnerungen führt bei den Betroffenen zu einer Realisierung dessen, was passiert ist, und zu einer Personalisierung, d. h. der Erkenntnis, dass es tatsächlich einem selbst passiert ist. Diese Integration des Erlebten geht häufig mit einer Reaktion der Trauer einher. Erst dann kann es als eine belastende Erfahrung in die eigene Lebensgeschichte eingeordnet werden.

Elemente schonender Traumabearbeitung

Martin Sack (2010) hat als Elemente der schonenden Konfrontation mit traumatischen Belastungen die Förderung des Gegenwartsbezugs, das Dosieren der Belastung und die aktive Förderung von Bewältigungserfahrungen beschrieben. Die differenzierte Darstellung dieser Elemente in Tabelle 11 verdeutlicht die enge Verschränkung zwischen den Aspekten der Traumabearbeitung und der Ressourcenaktivierung. Die Fähigkeit, beides gleichzeitig im Blick zu behalten, wird beschrieben in dem traumatherapeutischen Prinzip der »bifokalen Aufmerksamkeit« (vgl. S. 221): Die emotionale Aktivierung der Belastung *und* eine positive Kontrasterfahrung in der Gegenwart sind essenzieller Bestandteil jeder Traumabearbeitung.

Förderung des Gegenwartsbezugs
Einstieg mit der aktuellen Symptomatik
Pendeln zwischen Ressourcen- und Belastungspol
Aufrechterhalten einer reflexiven Meta-Ebene
Gezieltes Dosieren der Belastung während der Aktualisierung traumatischer Erinnerungen
Aktivierung von Bewältigungsressourcen
Einsatz von Distanzierungstechniken
Arbeit auf der inneren Bühne
Aktive Förderung von Bewältigungserfahrungen
Arbeit mit doppeltem Aufmerksamkeitsfokus
aktive Veränderung des traumatischen Narrativs
imaginäres Nachversorgen und Trost für traumatisierte Ich-Anteile

Tab. 11: Elemente schonender konfrontativer Behandlungstechniken nach Sack (2010)

Ein idiolektisches Vorgehen kann diese Elemente auf organische Art und Weise verwirklichen helfen. Es bietet insbesondere durch das Nutzen der einzigartigen, von Klientinnen genutzten Metaphern eine schonende Möglichkeit, mit sehr belastenden Themen zu arbeiten, da diese im Schutz- und Spielraum der Metapher erkundet werden können.

Förderung des Gegenwartsbezugs

Der *Gegenwartsbezug* wird gefördert, indem man mit dem Material arbeitet, welches die Klientinnen gegenwärtig anbieten. Die Aufmerksamkeit bleibt genau bei dem, was jetzt im Moment mitgeteilt wird. Häufig werden zu Beginn aktuelle Symptome und Belastungen geschildert und im Prozess tauchen auch gegenwärtige Ressourcen auf:

> »*Worüber möchten Sie* **jetzt** *sprechen?*«
> »*Was beschäftigt Sie* **jetzt**?«
> »*Was nehmen Sie* **jetzt** *wahr?*«
> »*Wie ist es* **jetzt**?«
> »*Was hätten Sie* ***jetzt*** *gern, das geschieht?*«

Durch die ständige begleitende Beobachtung körpersprachlicher Ressourcensignale und das Aufgreifen der entsprechenden Schlüsselworte findet ein natürliches *Pendeln zwischen Belastungs- und Ressourcenpol* statt (vgl. S. 290). Es kann auch direkt nach Ressourcen gefragt werden:

> »*Was würden Sie sich* **wünschen**?«
> »*Wie wäre es Ihnen* **lieber**?«
> »*Was wäre das* **Gegenteil** *von* (Belastung/Symptom)?«
> »*Was* **bräuchte** *es* / **bräuchten** *Sie jetzt?*«
> »*Was wäre jetzt* ***hilfreich***?«

Die offenen Fragen laden zu einer Differenzierung und Konkretisierung ebenso ein wie zu einer Symbolisierung auf der Ebene der Metaphern. In Klienten wird hierdurch ein innerer beobachtender Anteil gestärkt und damit *eine reflexive Meta-Ebene aufrechterhalten.*

Gezieltes Dosieren der Belastung

Eine Distanzierung in mehreren Schritten kann zum Dosieren der Belastung beitragen:

1) Das nichtwertende Zuhören schafft einen Raum, in dem ein Mitteilen und damit ein »*Äußern*« des innerlich Erlebten möglich wird.
   »*Worüber möchten Sie sprechen?*«
2) Das sorgfältige Fragen nach eigensprachlichen Schlüsselworten erweitert diesen Raum, da Klientinnen aus einer *beobachtenden Perspektive* das geäußerte nun beschreiben und *differenzieren* können.
   »*Wie kann ich mir dieses* (Belastung/Symptom) *vorstellen?*«
   »*Können Sie mir bitte dieses* (Belastung/Symptom) *mit Ihren eigenen Worten beschreiben?*«
   »*Was für eine Art von* (Belastung/Symptom) *ist dies …?*«

3) Das Aufgreifen *bildhafter Elemente* in der Sprache sowie das Nutzen bzw. Induzieren *metaphorischer Symbolisierungen* des Gesagten ermöglicht eine weitere *Distanzierung.*
»Wie kann ich mir dieses (Belastung/Symptom) *bildlich vorstellen?«*
»Wenn man dieses (Belastung/Symptom) *in einer Metapher beschreiben würde, wie sähe das aus?«*
»Und diese ist wie ... was?«
4) Die von Klienten geäußerten, beschriebenen und in Metaphern symbolisierten Inhalte können dann im Raum noch weiter distanziert werden, wenn dies vom Klienten als hilfreich erlebt wird. Dies kann mithilfe einer *inneren bzw. äußeren Bühne* geschehen oder eben ein individuell eigensprachlich ausgestalteter Raum sein.
»Und von wo aus würden Sie dieses (Belastung/Symptom) *gern betrachten?«*
»Wo hätten Sie gern, dass dieses (Metapher für Belastung/Symptom) *sich befindet?«*
»Wo im Raum wäre ein guter Platz für (Metapher für Belastung/Symptom)*?«*

Neben der Distanzierung kann die Frage nach realen oder gewünschten *Bewältigungsressourcen* die Dosierung der Belastung unterstützen:

»Und wie gehen Sie mit (Belastung/Symptom) *um?«*
»Und wenn (Belastung/Symptom), *was machen Sie dann?«*
»Und was hilft Ihnen, wenn (Belastung/Symptom)*?«*
»Und welche Fähigkeit bräuchten Sie, wenn (Belastung/Symptom)*?«*

Eine wichtige Orientierungshilfe beim Dosieren der Belastung ist die achtsame Beobachtung der körpersprachlichen Signale der Klientinnen in jedem Moment des Gesprächsprozesses. Diese geben deutliche Hinweise auf die aktuelle Stressbelastung, und durch die Auswahl entsprechender Schlüsselworte und minimaler Interventionen (z. B. Fragen nach Ressourcen) kann die Belastung innerhalb des sicheren Toleranzfensters gehalten werden. Nur dort ist eine Integration belastender Erfahrungen möglich.

Aktive Förderung von Bewältigungserfahrungen

Auf all diesen Ebenen können Bewältigungserfahrungen aktiv gefördert werden durch die Anregung kreativer Veränderungen der entsprechenden Inhalte, Symbole, Metaphern innerhalb der eröffneten eigensprachlichen »Spielräume«.

Dabei ist, wie bereits erwähnt, der Aufbau und das Aufrechterhalten eines *doppelten Aufmerksamkeitsfokus* sowohl auf Belastungen als auch Ressourcen wichtig:

> »*Und wenn* (Belastung/Symptom), *was wäre gut, das geschieht?*«
> »*Und wenn Sie beides* (Belastung und Ressource) *wahrnehmen, was geschieht jetzt?*«

Eine Veränderung des traumatischen Narrativs kann angeregt werden:

> »*Und wenn man dort etwas verändern könnte, was wäre für Sie passend?*«
> »*Und wie würden Sie sich wünschen, dass diese Situation weitergeht?*«
> »*Und was könnte an dieser Stelle hilfreich sein / hinzukommen / unterstützen?*«

Eine *imaginäre Nachversorgung und ein Trost* innerer Anteile können angeregt werden:

> »*Und wer könnte für* (innerer Anteil, der Belastung/Symptom erlebt) *da sein?*«
> »*Und wen hätte* (innerer Anteil, der Belastung/Symptom erlebt) *gern bei sich?*«
> »*Und wer könnte* (innerer Anteil, der Belastung/Symptom erlebt) *trösten?*«

Emotionale Aktivierung der Belastung sowie Bearbeitung belastender Emotionen in der Eigensprache

Es existiert kein starres Schema für die Bearbeitung belastender Erfahrungen und Emotionen mithilfe idiolektischer Prinzipien. Dennoch werden gewisse Abläufe und Schritte aus den oben genannten Elementen häufig im Prozess von Klienten spontan gestaltet. Ein solcher Ablauf könnte wie folgt beschrieben werden:

Ein aktuell belastendes Thema oder Symptom wird angesprochen. Durch Aufgreifen der Schlüsselworte wird es differenziert und in sicherer Distanz auf einer Metaphernebene erkundet. Funktionen können bewusst werden. Spontan auftauchende Ressourcen werden wahrgenommen und im Hinblick auf ihre Qualitäten und ihre Herkunft erkundet. Durch das Aufrechterhalten einer doppelten Aufmerksamkeit auf Belastungen und Ressourcen vergrößert sich die Kohärenz der Klienten, d. h. die Fähigkeit, im Kontakt mit belastenden Themen reguliert zu bleiben. Durch diese Sicherheit im Inneren können sich die neu aufgetauchten Ressourcen mit den belastenden Themen verbinden. Dies führt zu neuen Perspektiven und einer Transformation bzw. schonenden Integration bisher dissoziierter belastender Erlebnisinhalte.

Praxisbeispiel: »Wege aus dem Kreis«

Eine Klientin schildert aktuelle Ängste vor einer anstehenden Prüfung, nachdem sie zum Studium in eine neue Stadt gezogen ist. In der Vorgeschichte gab es verschiedene traumatische Erlebnisse in der Kindheit und eine für die Patientin sehr belastete Zeit als Jugendliche mit Selbstverletzungen und Schulschwierigkeiten.

Th Worüber magst du jetzt sprechen? – *Gegenwartsbezug*

Kl Es ist wie ein Kreis irgendwie, in dem ich mich drehe, es **fängt an** mit einer **Angst**, und das geht immer weiter, dass ich es nicht schaffe, über das Gefühl, komplett zu versagen, und wenn das alles nicht klappt, dann stehe ich als komplett dumm da und alle halten mich für dumm und ich habe es einfach nicht geschafft.

Th Was geschieht eigentlich, **kurz bevor diese Angst** kommt? – *Zeitliche Differenzierung der Angst*

Kl Da werde ich so voll **niedergedrückt**.

Th Wie kann ich mir das vorstellen, von was wird man da so **niedergedrückt**? – *Metapher aufgreifen*

Kl Das ist wie eine **Mauer** so voll aus Beton. Grau und schwer *(deutet mit dem Arm die Mauer an)*.

Th Und was passiert, bevor diese **Mauer dich niederdrückt**? – *Pendeln in eine Ressource vor der Belastung*

Kl Da geht es mir gut, da sehe ich Freunde, genieße die Freiheit hier in der neuen Stadt, und trotz Corona habe ich viel Spaß im Moment, es ist auch cool, zu lernen. Da kann ich alles so umsetzen von mir aus, selbst ohne Fremdeinwirkung, es fühlt sich offen an und ich kann mein eigenes Konstrukt leben irgendwie. Ich spüre da eine große **Freiheit und es ist wie im Flow.**

Th Und so eine **Freiheit und ein Flow**, kannst du mir den **Flow** mal beschreiben? – *Konkretisieren der Ressource*

Kl Das geht so warm vom Kopf bis runter übers Herz bis in die Beine.

Th Und wie kann ich mir **das** bildlich vorstellen? – *Ressourcenmetapher induzieren*

Kl Das ist so etwas **Buntes** wie Lebensfreude.

Th Und wie kann ich mir das **Bunte** vorstellen? – *Konkretisieren*

Kl Das ist ein **warmes, gelb-orangenes** Fließen.

Th Und dieses bunte, **warme, gelb-orange Fließen** ist wie ...? – *Metapher induzieren*

Kl Das ist wie eine **Sonne**, ein warmes Fließen, und da ist auch eine Kraft und Stärke drin. Und da sind zwar auch so **kleine Ängste**, die sind da ebenso verankert in mir, die gehören irgendwie auch zu mir, aber es ist nicht so erdrückend. – *Pendeln zurück zur Belastung, allerdings unter Beibehaltung eines Fokus auf die Ressource = bifokale Aufmerksamkeit*

Th Wie kann ich mir diese **kleinen Ängste** vorstellen? – *Metapher induzieren*

Kl Die sind so wie kleine Würfel, wie graue Würfel.

Th Und wo sind diese **kleinen grauen Würfel**? – *Konkretisieren der Metapher im Raum*

Kl Die sind so im Herzen verankert. Und eigentlich wäre es auch gut, diese Ängste **zuzulassen**. – *Neubewertung der Ängste*

Th Was könnte das für eine Art von **Zulassen** sein? – *Diese neue Idee konkretisieren lassen*

Kl Das wäre wie über seinen eigenen **Schatten** zu **springen**.

Th Wie schaut dieser **Schatten** aus? – *Konkretisieren der Hindernisse in der Metapher*

Kl Der ist so wie ein dunkler Hauch vor mir.

Th Und was könnte geschehen, kurz bevor du über den **Schatten springst**? – *Klärung notwendiger Bedingungen*

Kl Da kommt so eine **Energie** tief aus meinem Inneren, auch etwas sehr **Warmes und Fließendes** *(zeigt auf den Bauch)*.

Th ... wie ... was? – *Ressourcenmetapher induzieren*

Kl Eher so wie **Lava**.

Th Und wo könnte diese **Lava** herkommen? – *Herkunft der Ressource kann ebenfalls eine große Ressource sein*

Kl Die kommt tief aus einer **Quelle** in mir. ...

Th Einer **Quelle**? – *Assoziationen ermöglichen*

Kl Ja, die war schon immer in mir drin. Und die ist mit der Natur verbunden, mit dem Leben.

[...]

Th Und wenn diese **Energie wie Lava tief aus dem Inneren fließt**, was geschieht dann? – *Auswirkungen der entdeckten Ressourcen in der Zeit → Veränderung des Narrativs auf der Metaphernebene*

Kl Dann kann ich über den **Schatten springen.**

Th Und wenn du über den **Schatten springst**, was passiert dann mit den **kleinen grauen Würfeln?**

Kl Die verändern ihre **Farbe und Form.**

Th Magst du das beschreiben, wie **das ausschaut**? – *Veränderungen konkretisieren*

Kl Sie werden **kleine Kreise**, unterschiedlich groß und bunter, und **bewegen sich auch freier.**

Th Und was geschieht, wenn diese **Kreise sich freier bewegen** mit der **Mauer**, die niederdrückt? – *Verbindung zur Symptommetapher und dem Belastungsnetz vom Beginn des Gesprächs*

Kl Die wird durchlässiger, irgendwie nahbarer und nicht mehr so aus Beton, sondern **durchsichtig**. – *Dissoziative Barriere lockert sich*

Th Was kann man da **durchsehen**? – *Innere Verbindungen erkunden*

Kl Da sind ein **freies Feld** und ein Raum.

Th Und wie sieht dieses **freie Feld aus**? – *Konkretisieren der bisher dissoziierten »Seelenlandschaft«, die »innere Bühne« erweitert sich*

Kl Das ist wie ein Spielplatz mit einem Klettergerüst, da sind auch kleine **Kinder**, die versuchen da hinaufzuklettern, manche haben Angst. Aber sie fühlen sich frei und können es ausprobieren und sich entwickeln. – *Verbindung zu kindlichen Persönlichkeitsanteilen wird möglich*

Th Wie ist das, durch die **Mauer hindurch das zu sehen**? – *Auswirkungen auf gegenwärtigen Persönlichkeitsanteil der Klientin*

Kl Das freut mich und **ich finde, sie sind mutig.**

Th Möchtest du ihnen **das** mitteilen? – *Inneren Dialog anregen*

Kl Ja *(Lächeln)*, ich lache sie freundlich an und sage es ihnen. – *Imaginative Versorgung der traumatisierten Kind-Anteile*

Th Wie reagieren die Kinder? – *Inneren Dialog moderieren*

Kl Sie freuen sich, dass sie gesehen und gehört werden und dass sie mit ihrer Angst akzeptiert sind und ausprobieren dürfen ... *(Blick oben rechts)*

TH Und was geschieht jetzt? – *Gegenwartsbezug herstellen*

KL Die **Mauer wird durchlässiger**. – *Weitere Veränderung der dissoziativen Barriere*

TH Wie ist **das**?

KL Das freut mich und ich möchte diese Kinder gern mit ins **Boot** nehmen.

TH Wie schaut das **Boot** aus?

KL Das ist kein normales Boot. Das verändert sich ständig. Wenn ich die kindlichen Ängste und die kleinen und großen Kreise da mitreinnehme, dann wird es **flexibler und stärker und leichter.** – *Integration geschieht spontan*

TH Und wenn das Boot **flexibler, leichter und stärker** wird, was geschieht dann? – *Auswirkungen der Integration*

KL Dann kann es sich mehr Antrieb herholen und wenn es in so einen Strudelkreis von Angst gerät, schneller wieder **herausfahren**.

TH Und wo fährt es dann hin, wenn es da **herausfährt**?

KL Aufs weite Meer und da können ja immer wieder mal Strudel kommen und das gehört ja auch dazu, aber ich kann schneller wieder rausfahren oder ausweichen, wenn mein Boot flexibler und stärker ist. – *Transfer in die Zukunft*

TH Und wenn du all das nun siehst: Was sagst du dazu?

KL *(Tränen der Rührung in den Augen)* Wenn ich zurückschaue, kann ich sehen, wie viele Strudel ich schon überwunden habe und wie viele Ängste ich schon mit ins Boot genommen habe. Am Anfang hat es lange gedauert, da war ich 3 Jahre in einem Kreis gefangen und es hat enorm viel Energie gekostet. Inzwischen geht es schon viel schneller. Es ist fast so, als könnten die Kreise einem sogar neuen Schwung und Antrieb geben, wenn man sie überwindet. Das tut echt gut.

»Weh-mut«: posttraumatisches Wachstum wird beschrieben als eine Mischung aus altem Weh und neuem Mut

Kommentar der Klientin nach dem Gespräch:

TH Magst du noch was sagen grad im Moment zu diesem Prozess als Kommentar?

KL Dass ich es unglaublich schön gerade finde, wie dieses Konstrukt zustande gekommen ist, und echt beeindruckend finde, wie schnell man dies durchlaufen kann irgendwie und sich daraus auch wieder Energie holen kann, und dass es manchmal an so kleinen Punkten nur hakt, die eigentlich leicht behebbar oder akzeptierbar sind oder die man durchdringen oder zu sich holen kann, und das, was ich unglaublich schön finde, ist dieser Ansatz, dass man *vor* der Angst anfängt zu gucken, was da ist, weil das irgendwie auch das Entscheidende ist, wieso es dazu kommt, und also, ich versuche da mehr drauf zu achten, vor die Angst zu gucken und nicht in den Kreislauf reinzugucken, was da passiert, also natürlich auch, aber das ist enorm schön, *davor* anzusetzen.

Th Ist da noch irgendetwas, was du als hilfreich erlebt hast in der Begleitung?

Kl Dass ich selber dieses Konstrukt nicht so spinnen hätte können, weil ich diese Fragen als sehr unterstützend empfunden habe und das auch glaub ich sonst nicht so präzise in Formen, Farben und Bilder reingepackt hätte, dass es sehr schön ist, sich alles als ein kreatives Bild zu erstellen, und es dadurch auch wieder nahbarer wird, und gerade dadurch, dass so viel nachgefragt wurde, kommt man dann irgendwie Schritt für Schritt dahin, wo man hinwill, und das würde ich alleine glaub ich einfach nicht in dem Ausmaß schaffen, und trotzdem habe ich es irgendwie selbst gemacht.

In der Zeit zurückgehen, um Ressourcen zu finden, und diese in der Zeit vorwärts wirken lassen (»Re-Sourcieren«)

Die Ressourcen liegen wie in dem beschriebenen Praxisbeispiel »Wege aus dem Kreis« (vgl. S. 315 ff.) in der Zeit vor der Belastung bzw. Traumatisierung. Das achtsame Zurückverfolgen in der Zeit kann den Weg dahin finden helfen (vgl. Grove a. Panzer 1989).

Wenn man es auf einem Zeitstrahl skizziert, wie er in Abbildung 44 dargestellt wird (vgl. S. 320), würde das Trauma oder die Triggersituation im Zeitpunkt t0 stattfinden, in obigem Praxisbeispiel »Wege aus dem Kreis« der von der Klientin skizzierte Teufelskreis von Angst und Versagen. In diesem Praxisbeispiel wurde nur die Triggersituation in der Gegenwart beschrieben, die reale traumatische Situation in der Kindheit wurde im Dialog nicht benannt.

Es wird dann mit offenen Fragen *(»Was geschieht vorher?«)* in der Zeit zurückgegangen. Zunächst taucht vor der Angst bei t-1 ein »Niedergedrücktwerden durch die Mauer« auf. Eine erste Ressource findet sich im Zeitpunkt t-2, hier am Beispiel der »Sonne im Herzen« der gute Kontakt zu anderen Menschen, symbolisiert als »Flow«, als »gelb-organgenes Fließen wie eine Sonne«. Diese Ressource hat schon transformierende Wirkung auf die Ängste, die nun ihren Platz im Herzen »als kleine Würfel« bekommen und möglicherweise »zugelassen« werden können. Auf dem Weg in der Zeit noch weiter zurück (zu t-3) taucht als Ressource eine »Energie tief aus dem Inneren« auf, symbolisiert als »Lava«. Die Herkunft dieser Ressource, die »Quelle, die mit der Natur und dem Leben verbunden ist« (bei t-4), stammt manchmal sogar aus entwicklungsgeschichtlich sehr frühen Schichten der Klienten bis hin zu individuellen Spuren der evolutionären Entwicklung der Menschheit.

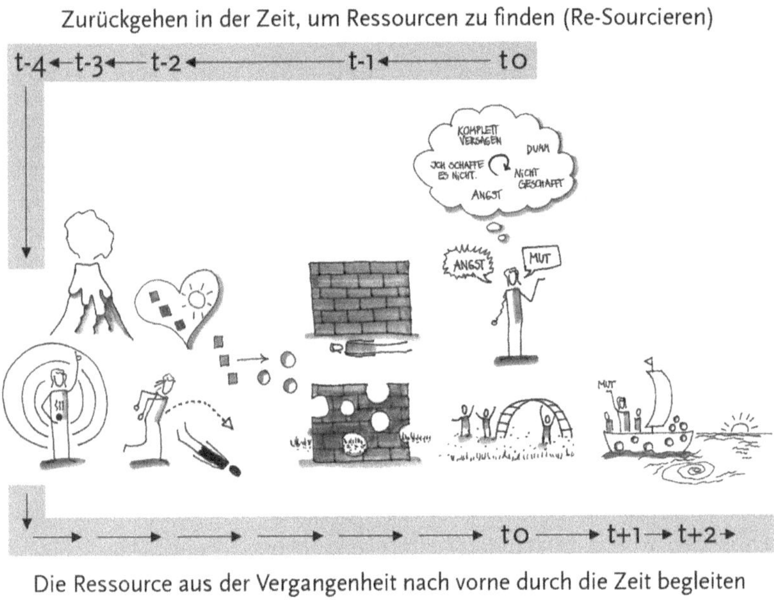
Zurückgehen in der Zeit, um Ressourcen zu finden (Re-Sourcieren)
t-4 t-3 t-2 t-1 to
KOMPLETT VERSAGEN
DUMM
ICH SCHAFFE ES NICHT.
NICHT GESCHAFFT
ANGST
ANGST
MUT
MUT
to t+1 t+2
Die Ressource aus der Vergangenheit nach vorne durch die Zeit begleiten

Abb. 44: Der Prozess des »Re-Sourcierens« im Praxisbeispiel »Wege aus dem Kreis« (vgl. S. 315)

Im weiteren Prozess werden diese Ressourcen dann in der Zeit nach vorne durch to hindurch bis in die Zukunft begleitet und ihre transformierenden Auswirkungen wahrgenommen und ausgemalt: über den Schatten springen können, Angstwürfel werden zu Kreisen, die Mauer wird durchlässig, das Feld mit den Kindern wird sichtbar, deren Ängstlichkeit wird als Mut erkannt, sie kommen alle mit ins Boot (t+1). Dies wird leichter, flexibler und stärker (t+2), was ihm ermöglicht, aus Strudeln/Teufelskreisen herauszufahren aufs »offene Meer« (t+3).

Exkurs: Eierprobleme und Hühnerlösungen

David J. Grove beschreibt sogenannte »Probleme vom Eiertyp«:[24]

Wenn Sie ein Ei in einer Ei-Welt sind, dann wird jedes Problem, das in diesem Problemfeld entsteht, auch ein Ei-Problem sein.

Das erste Eier-Problem ist z. B.: »Mir ist wirklich kalt.«

Sie lösen das, indem Sie das Ei an einen warmen Ort in die Sonne legen. Aber die Sonne wird immer heißer: ein weiteres Problem. Sie legen das Ei in den Schatten, dann ist es unter einem Baum. Das ist gut wegen des Schattens, aber am Baum wachsen schwere Früchte und jetzt hat das Ei etwas Angst, dass sie herunterfallen und es zerbrechen könnten. Das ist also das nächste Eier-Problem. Sie könnten es lösen, indem Sie das Ei hoch auf den Baum legen; dann ist das Fruchtproblem gelöst, aber wenn der Wind bläst, hat das Ei Angst, dass es vom Baum fallen und zerbrechen könnte. Sie könnten eine schöne warme Höhle finden – Problem gelöst! Aber jetzt ist es einsam.

Letztendlich coachen Sie damit eine Reihe von Eiertyp-Problemen – wenn Sie eines lösen, erhalten Sie noch eins und noch eins und noch ein anderes.

Ich möchte also eine Lösung finden, die außerhalb dieser Eiertyp-Problemwelt liegt, außerhalb der Problemdomäne, der kleinen Welt von A, B und C.

Zum Beispiel:
»Was für eine Art von Ei war das Ei, bevor es ein Ei war?«
»Es war eine Henne.«

Ich möchte eine Lösung finden, die das Problem vom Eiertyp löst, aber mit einer anderen Kosmologie. Es ist eine Frage, wie ich Ressourcen finde, »re-sourciere«, d. h. zurück zur Quelle finde.

Durch eine Frage wie: »Was für eine Art von Ei war das Ei, bevor es ein Ei war?« gehe ich zurück vom Ei in eine andere Art von Raum: »Nun, es war eine Henne.«

Diese Frage zieht Sie aus einer eierähnlichen Welt in eine hühnerähnliche Welt. In diesem Raum von D befindet sich ein Lösungstyp, der ein Huhn ist. Wenn dann Hühnerlösungen für Eierprobleme eingeführt werden, sind die Probleme des Eis ganz andere als die des Huhns. So kommt die Hühnertyp-Lösung einfach rein, setzt sich aufs Ei – fertig! Das Huhn dreht das Ei, es ist die richtige Temperatur – alle Bedingungen sind für das Ei vollkommen richtig.

24 Modifiziert nach Wilson (2017, S. 57–58), Übers.: T. R.

Wir erhalten eine andere kosmologische Ordnung von Lösungen. Eine Henne mag es zum Beispiel in einem Baum, ihr ist nicht kalt, sie bauscht ihre Federn auf, für sie muss nicht gesorgt werden, sie kann selbstständig leben. Wenn ich erst einmal eine Henne finde, dann möchte ich versuchen, diese Hühnerlösung in das Ei-Problemfeld zu bringen. Denn die Lösung, die die Henne bringen kann, unterscheidet sich sehr stark von der Lösung, die das Ei möchte.

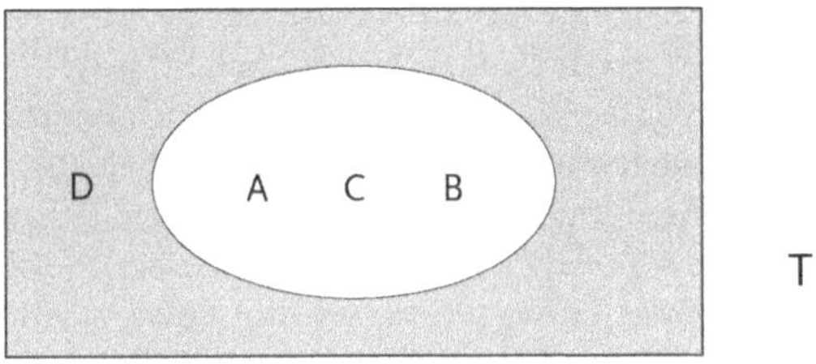

Abb. 45: Das Eier-Problemfeld und der Hühnerlösungsraum (nach Wilson 2017, S. 49)

A = Klient, C = Zwischenraum, B = Problem; ABC = Problemfeld »Ei« (logisch)
D = Lösungsraum, Welt außerhalb des Problemfelds, »Hühnerwelt« (assoziativ)
T = Therapeutin/Begleiter

Im Praxisbeispiel »Wege aus dem Kreis« (vgl. S. 315) ist der gedankliche Teufelskreis ein Problem vom Ei-Typ, und die Quelle im Inneren, die mit der Natur und dem Leben verbunden ist und aus der die Energie kommen kann, über den eigenen Schatten zu springen, ist eine Lösung vom Typ »Henne«.

Hilfreiche Ressourcen können aber nicht nur aus der Vergangenheit stammen, sondern auch aus einer virtuellen Zukunft mit imaginierten Vorstellungen und Zukunftsvisionen. Sie können in anderen Räumen und Welten zu finden sein oder in der Verkörperung hilfreicher Wesen liegen. Wichtig ist, als Begleiterin darauf zu vertrauen, dass in jeder Klientin solche Ressourcen vorhanden sind, denn sonst hätte sie nicht überlebt.

Wie im Abschnitt »Diagnostik und Eigensprache« (vgl. S. 244) beschrieben, liegen gerade in den symptomatischen Reaktionen und Verhaltensmustern oft die überlebenswichtigen Ressourcen, die unter den bedrohlichen Bedingungen der Vergangenheit »dort und damals« das Überleben gesichert haben.

Versorgung und Trost innerer verletzter Anteile in der Eigensprache

Häufig tauchen in der Arbeit mit belastenden Themen Verbindungen zu traumatischen Situationen in der Vergangenheit auf, in denen ähnliche belastende Gefühle eine Rolle gespielt haben. Man nennt so ein Phänomen eine *Affektbrücke*. Der Affekt, das Gefühl wird zu einer Brücke, die einen Zugang zu »jüngeren« Persönlichkeitsanteilen ermöglicht, die damals unter seelischen Verletzungen gelitten haben und daher oft vom eigenen Selbst »abgekoppelt« bzw. dissoziiert wurden.

Der Kontakt mit diesen Seiten der Persönlichkeit ermöglicht in der Gegenwart ein nachträgliches Versorgen dieser verletzten Persönlichkeitsanteile. Die imaginierte »Aufteilung« der Persönlichkeit in einen erwachsenen, beobachtenden Anteil und einen verletzten Kinderanteil ermöglicht es, die Fähigkeit der Klientinnen zu nutzen, für andere Menschen fürsorglich da zu sein. So können sie über den Umweg der Personifizierung eigener kindlicher Anteile lernen, selbstfürsorgliche Fantasien zu entwerfen. Durch dieses »Bei-sich-selbst-Sein« sind die vorher dissoziierten kindlichen Anteile nicht mehr so allein.

Ist der erwachsene Anteil nicht in der Lage zu trösten, werden nicht selten Tiere als Helferwesen stellvertretend imaginiert. Die Anwesenheit eines anderen Säugetiers hilft gewöhnlich, den eigenen Stress zu regulieren. Diese Ko-Regulation stellt eine sehr wichtige positive Kontrasterfahrung in der Gegenwart dar. Das, was damals nicht in ausreichendem Maße vorhanden war, gesehen, gehört und getröstet zu werden, kann nun in der Gegenwart zur Stärkung der Resilienz »nachgeholt« werden.

Praxisbeispiel: »Rote Haare« (II)

Dies ist die Fortsetzung des Gesprächs mit der Klientin, die mit »so einem Kopf« kam, in dem die Gedanken rundgingen, und die einen klaren Wunsch entwickelte, nicht mehr so viel Arbeit mit nach Hause zu nehmen. Dies schaffe sie jedoch nicht, da ihr schlechtes Gewissen sie daran hindere. Auf die Frage, wo das schlechte Gewissen denn sei, beschreibt sie es als hinter sich stehend und sie antreibend mit Sätzen wie »Du musst noch dies und jenes und du musst es sehr gut machen«. Sie entwickelt dann das Bild von sich als 6-jährigem Mädchen, die immer versucht, alles noch besser zu machen, um auszugleichen, dass sie für ihre roten Haare schlechtgemacht wird. Auch möchte sie ihrer

Mutter auf keinen Fall zur Last fallen, da diese schon genug mit der schwierigen Schwester zu tun hat.

TH Und was glaubst du, würde diesem 6-jährigen Kind guttun? – *Versorgende Ressourcen*

KL *(Tränen in den Augen)*

TH Was geschieht jetzt?

KL Eine **Traurigkeit** hier *(zeigt auf den Brustkorb). – Realisierung und Personalisierung der Erlebnisse des Kindes*

TH Was ist das für eine Art von **Traurigkeit**?

KL Das schiebt alles so zusammen hier *(macht die Bewegung mit den Händen). – Konkretisieren*

TH *(atmen gemeinsam und lassen Zeit) – Raum und Zeit geben zur Integration*

TH Zu wem gehört diese **Traurigkeit**?

KL Ein Teil zum kleinen Mädchen und ein Teil zu mir als Erwachsener.

TH Und was hätte diese **Traurigkeit** gerne, was geschieht? – *Mögliche Ressourcen*

KL Dass jemand **bei ihr ist.**

TH Wie ist es, sich jetzt Zeit zu nehmen, **bei ihr zu sein**? – *Einladung, Ressourcenidee in der Gegenwart zu realisieren*

KL Das ist gut [...], ja [...] *(atmet ruhig und hat die Augen geschlossen, ist bei sich)*

TH Wie ist es jetzt? – *Gegenwartsbezug*

KL Es hat sich gelöst, es ist weiter geworden, es hat sich gedehnt im Brustkorb, ich kann wieder tiefer atmen.

TH Was siehst du jetzt, wenn du die Kleine anschaust? – *Selbstwahrnehmung fördern*

KL Sie **schaut** noch ein wenig skeptisch

TH Wie ist das für sie, dass du sie **siehst**?

KL Gut.

TH Was hätte sie gerne, was geschieht? – *Selbstbeziehung gestalten*

KL Dass ich häufiger nach ihr schaue.

TH Was denkst du **darüber**?

KL Ja, das möchte ich machen.

TH Und dann? – *Auswirkungen in der Zukunft*

KL Wenn sie mir vertraut, würde ich vielleicht etwas mit ihr **unternehmen.**

Th **Was** z. B.? – *Alltagstransfer*

Kl Durch die Natur gehen und ihr Dinge zeigen, die mir gefallen.

Kommentar:

In dem Moment, als die Erwachsene auf die Frage, was die 6-Jährige brauchen könnte, in Kontakt mit diesem kindlichen Anteil kommt, kann sie die Traurigkeit spüren, halten und abfließen lassen. Das Bindungsbedürfnis des Kindes äußert sich darin, gesehen zu werden. Wenn dieses durch häufigeres Nach-ihr-Schauen erfüllt und Vertrauen entstanden ist, kann das Bedürfnis nach Exploration und danach, die Umwelt kennenzulernen, aktiv werden.

Das Pendeln in der Traumabearbeitung

Das Pendeln zwischen Belastung und Ressource ist als universelles Prinzip der Traumabearbeitung eine Möglichkeit, einen doppelten Aufmerksamkeitsfokus im Verlauf des Verarbeitungsprozesses zu gestalten (vgl. S. 290). Das Pendeln wird in verschiedenen Formaten innerhalb der traumatherapeutischen Methoden verwirklicht.

Es gibt Übungen, bei denen die Klienten angeleitet werden, zuerst eine Belastung zu aktivieren und dann in eine Ressource zu pendeln. Diese Ressource kann z. B. die Orientierung und Sicherheit in der Gegenwart sein (CIPOS: Constant Installation of Present Orientation and Safety; nach Forgash a. Knipe 2007). Es kann in körperorientierten Verfahren zwischen einer Körperstelle, an der die Belastung sich manifestiert, und einer neutralen Körperstelle gependelt werden, z. B. im Rhythmus des Ein- und Ausatmens. Oder es kann in der Bildschirmtechnik zwischen einem Belastungsbild/-film und einem Ressourcenbild/ film gependelt werden.

In folgendem Praxisbeispiel ergibt sich aus der idiolektischen Prozessbegleitung heraus durch den Klienten gesteuert ein mehrfaches Pendeln zwischen Belastung und Ressource, welches zu einer Integration, einer Trauerreaktion und einer Verringerung der Belastung führt.

Praxisbeispiel: »Kurze Beine«

Ein Klient erzählt, dass er mit dem Thema Aggression eigentlich einen guten Umgang gefunden habe, sich aber im Konflikt mit seiner Mutter und der Ehefrau manchmal passiv ausgeliefert und ohnmächtig fühle. Das möchte er sich **anschauen** und **hinspüren**.

TH Was **siehst** du? Bzw. Was **spürst** du? – *Konkretisieren*

KL Ich spüre eine Traurigkeit im Bauch und eine Lähmung in den **Beinen**.

TH Wie sind die **Beine**? – *Konkretisieren*

KL **Kurz**.

TH Wie alt könnten diese **kurzen Beine** sein? – *Konkretisieren*

KL 7 Jahre.

TH Wie sieht der **Junge** aus, der diese kurzen Beine hat? – *Konkretisieren*

KL Er hat kurze Hosen an.

TH Was magst du noch über ihn erzählen? – *Assoziieren*

KL: Die Mutter ist ungerecht zu ihm und dem Jungen geht es nicht gut.

TH Was wäre gut, das geschieht? – *Ressourcen aktivieren*

KL Der Junge wünscht sich, dass es gerecht zugeht und dass er akzeptiert wird. Er möchte seine Meinung sagen dürfen und seine Sichtweise schildern, etwas sagen, hingehen.

TH Was geht dir dazu durch den Sinn? – *Assoziieren*

KL Noch etwas aus der Kindheit. Es war noch früher. Der Junge ist am Strand **groß geworden**. – *Ressource aus der Zeit vor der Belastung*

TH **Wie**? – *Konkretisieren*

KL Es gab da Sonne, Leichtigkeit und Meer. Und ich konnte hinlaufen, wo ich will.

TH Wie ist es jetzt? – *Gegenwartsbezug*

KL Die Sonne bescheint die Traurigkeit von allen Seiten.

TH Wie schaut das aus? – *Konkretisieren*

KL Wie ein **Denkmal**.

TH Magst du das **Denkmal** beschreiben? – *Konkretisieren*

KL Es ist wie eine Schale aus Metall. Sie ist nicht ganz glänzend. Und drin ist eine kleine bunte Wolke von Traurigkeit.

TH *(schaut in die Richtung, in der der Klient gerade das Denkmal in seinem linken Gesichtsfeld »anschaut«, und macht eine kleine Pause)* Was geschieht gerade? – *Gegenwartsbezug*

KL Die Traurigkeit fließt zu ihm, ... durch ihn hindurch und kreist ... und löst sich dann auf wie Tinte in einem Fluss.

TH Was noch? – *Assoziieren*

KL Das Denkmal hat auch eine Kraft, die anziehend wirkt. Es ist gut, immer mal wieder **hinzuschauen, aber nicht immer**.

TH Wohin ist es **noch gut, manchmal zu schauen**? – *Ressourcen erkunden*

KL Zur Sonne, *(schaut jetzt geradeaus nach vorne)* zum Strand und zum Meer. Da sind Leichtigkeit und Bei-sich-Sein. ... Da ist ein Wechsel zur Traurigkeit und wieder zurück. Es fließt die Traurigkeit nicht mehr in ihn hinein, sondern es ist eine **Grenze** da.

TH Was ist das für eine **Grenze**? – *Konkretisieren*

KL Das ist ein Gefühl von Erwachsensein, von Bei-sich-Sein. Und die Traurigkeit hat ihren würdigen Platz als Denkmal.

TH Was nimmst du jetzt wahr? – *Konkretisieren und Gegenwartsbezug*

KL Die Sonne. Es kitzelt im Körper im Bauch und die Beine zieht es wohin, sie möchten tanzen durch den Raum im Kreis. Sie möchten rückwärts gegen die Wände, ohne Sinn und Zweck. Da ist eine Kraft von innen, von Erwachsensein und Bei-sich-Sein.

TH Was geschieht jetzt? – *Konkretisieren und Gegenwartsbezug*

KL Jetzt ist da ein langsames Pendeln zu dem Denkmal ..., dieses wird zunehmend transparent. – *Integration*

Kommentar:

Durch die Begegnung mit dem Jungen, der sich traurig und gelähmt fühlt, realisiert der erwachsene Klient, was damals geschehen ist, und kann die zuvor nicht verständlichen Gefühle im Kontext der damaligen Situation einordnen. Sie bekommen dadurch einen »Zeit- und Ortsstempel« und können im biografischen Gedächtnis des Hippocampus als Vergangenheit »abgelegt« werden. Durch das Pendeln in eine Ressource (das freie Kind am Strand) noch vor den belastenden Erfahrungen gelingt es dem Klienten, mit einem doppelten Aufmerksamkeitsfokus den Verarbeitungsprozess geschehen zu lassen und zu beobachten. Auf der metaphorischen Ebene des »Denkmals« kann man dem Fließen und Pendeln und damit der Verarbeitung der Belastung sozusagen live zuschauen. Das Verblassen der belastenden Erinnerung kann ihm dabei helfen, sich in gegenwärtigen Konfliktsituationen mit der Mutter und der Ehefrau nicht mehr so passiv und ohnmächtig zu fühlen.

Arbeit mit kontrollierenden und verletzenden Anteilen in der Eigensprache

Während eines Traumas kommt es durch eine strukturelle Dissoziation (vgl. S. 206) nicht nur zu einer Abspaltung verletzter Persönlichkeitsanteile, sondern häufig werden auch jene Persönlichkeitsanteile dissoziiert, die sich während des Traumas wehren oder kämpfen wollten. Diese sind meist wütend und aggressiv. Sie wollen kontrollieren und wenden ihre Energie oft nach dem Trauma gegen die verletzten Persönlichkeitsanteile.

Ein solcher verletzender Anteil kann nach innen auch die Gewalt vorwegnehmen, die der Gesamtperson von außen zugefügt wurde, und somit die »Aufgabe« übernehmen, lieber sich kontrolliert selbst zu verletzen, als unkontrolliert von außen verletzt zu werden.

In der Therapie werten und wehren diese Anteile jede Verletzlichkeit ab. Es ist sehr herausfordernd, ihnen empathisch zu begegnen, und sie lösen in den Begleitern oft Ärger, Angst oder Ohnmacht aus.

Betrachtet man sie jedoch mit einer Haltung, die versucht, ihre Funktion im Gesamtsystem zu würdigen, und erkennt an, dass sie das Gesamtsystem vor weiterem Schaden schützen möchten, ist es möglich, mit ihnen ins Gespräch kommen. Dann kann man ihre Kooperation gewinnen und sie werden in der Gegenwart oft zu wichtigen, kraftvollen Beschützeranteilen nach außen. Das war schließlich ihre ursprüngliche Funktion, die sie jedoch aufgrund der überwältigenden traumatischen Situation nicht ausüben konnten.

Die idiolektische Haltung ist geeignet, diesen machtvollen und oft aggressiv auftretenden Stimmen aus dem Inneren zunächst aufmerksam zuzuhören. Über das Aufgreifen der Eigensprache dieser Anteile kann man sie mit ihren Stärken und Überzeugungen kennenlernen. Wenn sie nicht infrage gestellt werden, sondern wenn respektvoll gefragt wird, in welchen Situationen eine solche Macht und Aggression sehr hilfreich sein kann, erzählen sie uns häufig von traumatischen Situationen, in denen sie »ihre Arbeit aufgenommen haben«.

Wird dies wiederum für die erwachsenen Alltagsanteile hörbar und verstehen diese den Beitrag, den die kontrollierenden Anteile für das Gesamtsystem zu leisten versuchen, kann dies Respekt und Dankbarkeit zur Folge haben. Dadurch wird die innere Kooperation gestärkt und die Spannung im Gesamtsystem lässt sich verringern (vgl. Praxisbeispiel »Bär, Schaf und Betriebsrätin«, S. 330).

Eigensprache und Traumatherapie am Modell der strukturellen Dissoziation

Wie im Abschnitt über die strukturelle Dissoziation dargestellt (vgl. S. 328), kommt es bei einer Traumatisierung unter den Bedingungen von Bedrohung, Ohnmacht und Hilflosigkeit zu einer »Arbeitsteilung« im inneren System einer Person, die das Überleben sichert und die die klassischen Symptome der Posttraumatischen Belastungsstörung – Vermeidung, Intrusion und Übererregung – erklären hilft.

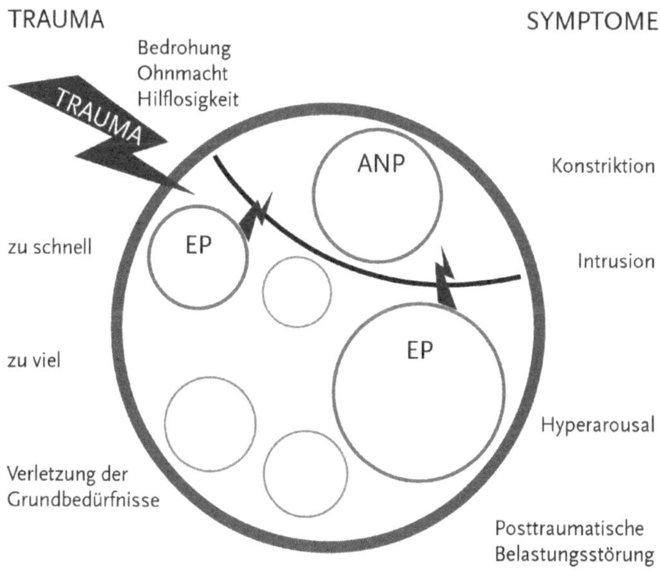

Abb. 46: Strukturelle Dissoziation

Traumatherapie sollte zur Traumasituation gegensätzliche, positive Qualitäten im Prozess verwirklichen: *Langsamkeit und Geduld, kleine Schritte unter ständiger Beachtung der Grundbedürfnisse der Klientinnen.* Dabei können die Kompetenzen, die in den Symptomen verborgen sind, gesteuert als therapeutische Strategien eingesetzt werden (vgl. Tab. 5, S. 254). Idiolektik eignet sich sehr gut dazu, von Klienten gesteuert diese Strategien im Gesprächsprozess umzusetzen (s. Abb. 47).

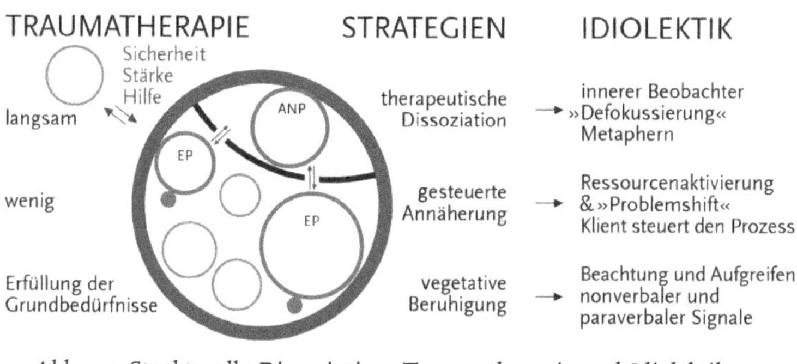

Abb. 47: Strukturelle Dissoziation, Traumatherapie und Idiolektik

Unwillkürlich entstandene Kompetenzen zur *Dissoziation* können therapeutisch gesteuert genutzt werden, um einen sicheren Abstand zu belastenden Inhalten zu schaffen, wodurch die Regulation unterstützt wird. In der Idiolektik kann dies z. B. durch die Stärkung einer *inneren Beobachterperspektive* gefördert werden. Indem man sich Inhalte beschreiben lässt, können Befragte sie aus einem Abstand heraus betrachten. Auch das Aufgreifen von unverfänglichen Themen und die Arbeit mit *Metaphern* ermöglicht einen sicheren Abstand durch *Defokussierung* der Belastung.

Die *Intrusion* lässt sich auch als eine unwillkürliche Kompetenz des Organismus betrachten, eine Nähe zum Trauma wiederherzustellen. Dies kann therapeutisch genutzt werden als gesteuerte Wiederannäherung an belastende Inhalte unter sicheren Bedingungen. Im idiolektischen Gespräch geschieht bei einer guten allgemeinen und spezifischen *Ressourcenaktivierung* (vgl. S. 268) ein *vom Klienten gesteuerter Wechsel zu belastenden Themen* meist automatisch in einem Ausmaß, wie es für diesen Klienten und in diesem Moment passend ist (Flückiger u. Studer 2009). Es kann aber auch vom Klienten eine direkte Zuwendung zu den belastenden Themen angeregt werden.

Jeder Organismus besitzt die Fähigkeit, über das autonome Nervensystem verschiedene *Erregungsstufen* in Anpassung an eine äußere Bedrohung zu generieren (vgl. S. 188). Unter traumatischen Bedingungen ist dies eine vegetative Übererregung *(Hyperarousal)*. Das wird in der Therapie genutzt, um durch sichere Rahmenbedingungen und eine günstige Ressourcenaktivierung eine vegetative Beruhigung und Regulation zu unterstützen. Im idiolektischen Gespräch erfolgt dies durch die genaue *Beobachtung und Orientierung an den körpersprachlichen Signalen* in jedem einzelnen Moment des Gesprächs. Das Aufgreifen und Fördern von entsprechenden Signalen der Sicherheit und das Erlauben und Zu-einem-Ende-Führen biologisch angelegter Defensivreaktionen trägt insgesamt zu einer zunehmenden Regulation bei.

Praxisbeispiel: »Bär, Schaf und Betriebsrätin«

Eine Klientin, die anhaltende massive Gewalt in der Kindheit überlebt hatte, erinnert sich an eine Situation, in der sie als 3-Jährige zuschauen musste, wie ihr Vater den 5-jährigen Bruder verprügelte.

Sie betrachtete in der vorhergehenden Therapiestunde aus einem sicheren Abstand diese Szene – *gesteuerte Annäherung mithilfe eines inneren Beobachters* – und entwickelte einen inneren Helfer – *therapeutische Dis-*

soziation und Ressourcenaktivierung durch eine Metapher. Ein großer Bär kam dem kindlichen Anteil zu Hilfe, zerfetzte den Vater und schleuderte ihn in die Ecke. Diese imaginative Veränderung des traumatischen Narrativs wirkte sich deutlich entlastend aus.

In der darauffolgenden Stunde berichtet sie, dass ihre Schwester ihr in einer Familienangelegenheit Ungerechtigkeit vorgeworfen habe. Sie sei sehr wütend und habe sich verurteilt, da wie ein »Schaf« alles hingenommen und sich nicht gewehrt zu haben. Jetzt sei da eine Wut und eine Traurigkeit. Das Herz schlage sehr schnell.

Th Worüber möchten Sie zuerst sprechen, über die **Wut** oder die Traurigkeit?

Kl Über die **Wut**, auch auf mich selbst. Ich fühle mich eingeengt wie in einer Klammer an den **Armen**, ich konnte mich nicht **bewegen**, ich war nicht in der Lage, mich zu wehren. Ich bin auch nicht der Typ, um auf einer Feier rumzuschreien oder ein Drama zu machen. – *Gesteuerte Annäherung*

Th Was würden die **Arme** jetzt gern **machen**?

Kl Sich befreien aus der Klammer.

Th Was wäre das für eine **Bewegung**?

Kl *(bewegt beide Arme nach außen) – Ressourcenaktivierung und vegetative Beruhigung*

Der Therapeut macht ihr das Angebot, dass die Arme ihre Kraft gegen einen Widerstand spüren können, was sie in früheren Stunden in ähnlicher Weise gut hat nutzen können.

Kl Ja, aber ich möchte vorher noch etwas **erzählen**. – *Therapeut lässt seine Idee los*

Th Was würden Sie gern **erzählen**?

Kl Ich will das mit meiner Schwester **ansprechen**.

Th **Wie**?

Kl Sachlich.

Th Wie macht man das, etwas **sachlich** ansprechen? – *Aus dem Kontext gehen, defokussieren*

Kl Das kenne ich aus meiner Zeit als **Betriebsrätin**. – *Spontane Ressource taucht auf*

Th Wie haben Sie es als Betriebsrätin gemacht?

Kl Sehr **klar** und sachlich und alle sind immer gern zu mir gekommen, da ich das ja auch **freundlich** gemacht habe. Sie haben mich auch im ersten Wahlgang gewählt.

Th Und wie kann man sich das vorstellen, wie die Betriebsrätin das **klar und freundlich** macht?

Kl *(richtet sich spontan auf und setzt sich gerade hin, dann beginnt sie mit der rechten Hand kraulende Bewegungen zu machen)*

Th Was **macht die rechte Hand** gerade? – *Folgt der nonverbalen »Antwort«*

Kl Die möchte etwas **kraulen**.

Th Was würde sie gern **kraulen**?

Kl Sie möchte sich an etwas **Weichem** festhalten. Wie ein **Fell**.

Th Was könnte das für ein Fell sein?

Kl Ein **Schaffell** *(lacht)*.

Der Therapeut hat ein **Schaffell** auf seinem Sofa und bietet es der Klientin an. Sie nimmt es lächelnd und krault mit der Hand darin herum. Beide lassen sich dabei viel Zeit.

Th Wie ist das?

Kl Das tut **gut** *(Pause)*.

Th Wie ist das **Gute**?

Kl **Warm** [...]

Th **Wo**?

Kl An der Hand und ... im Bauch ... *(Pause)*

Th Was geschieht jetzt?

Kl Die **Wärme** breitet sich aus ... *(Zeit geben)*

Th Was ist jetzt da?

Kl **Ruhe** *(deutet auf den Brustkorb)* ... *(Pause)*

Th Wie ist es, mit dieser **Ruhe** und der **weichen Wärme** des **Schaffells** und der **Klarheit** der **Betriebsrätin** zur **Schwester** zu schauen?

Kl Die Wut ist weg.

Th Was ist da?

Kl Jetzt ist eher Mitgefühl da, und Traurigkeit, da meine Schwester mich immer versucht hat zu verteidigen und sicher auch ein großes Päckchen mit Belastungen aus der Kindheit mit sich schleppt. Ich spüre eine Verbundenheit. So kann ich mit ihr sprechen.

... und es ist gut, das Schaf an meiner Seite zu spüren und den Bären im Rücken und zu wissen, dass ich klar sein kann. – *Nun hat sie für sich alle beisammen.*

Kommentar:

Zunächst erscheinen verschiedene emotionale Persönlichkeitsanteile (EP). Ein wütender und ein trauriger und einer, der sich nicht hat wehren können (»Schaf«) und der verletzt wurde durch den Vorwurf der Ungerechtigkeit. Der wütende Anteil richtet seine Aggression zunächst nach innen auf das »Schaf« (verletzter EP in der Immobilisationsreaktion), da sie ja »nicht rumschreien kann«. Die Aggression ihres aggressiven und beschützenden inneren Helfers (»Bär«) steht ihr hier nicht zur Verfügung. Durch die Erlaubnis zur expansiven Körperbewegung des sich Befreiens erscheint nun ein sehr sachlicher und klar handlungsfähiger Anteil auf der »Bühne«, die »Betriebsrätin«, die an den anscheinend normalen Persönlichkeitsanteil (ANP) erinnert, der die Funktion der sachlichen Alltagsbewältigung hat. Interessanterweise hat diese Betriebsrätin auch freundliche, weiche Qualitäten. Diese werden nach der Verbalisierung der Klarheit von der rechten Hand in den kraulenden Bewegungen symbolisiert. Hier entsteht nun, unterstützt durch den eigensprachlichen Dialog, eine interessante Transformation des Schaffells vom gelähmten Schaf, das alles mit sich machen lässt, zu einem weichen, warmen Fell, das beruhigt. Über dieses körperliche Spüren wird es der Klientin möglich, das »Schaf« mit seinen Qualitäten als verletzlichen und weichen Persönlichkeitsanteil wertzuschätzen. Hierdurch können ANP (Betriebsrätin), der verletzte EP (Schaf) und der kontrollierend-aggressiv-beschützende EP (Bär) in eine klare, beschützte und mitfühlende Kooperation kommen. Auf diese Weise verändert sich auch die Wahrnehmung der Außenbeziehung zur Schwester.

Traumatherapeutische Elemente als heilsames Netz

Zusammenfassend wird in den oben beschriebenen Praxisbeispielen deutlich, wie die traumatherapeutischen Elemente der Beziehungsgestaltung, Anamnese, Diagnostik, Stabilisierung, Ressourcenaktivierung, Traumabearbeitung, Trauer und Neuorientierung im Prozess von den Klienten ineinander verwoben werden.

Praxisbeispiel: »Von der Überlebenskunst zur Lebenskunst«

Ein Klient, der in seiner Kindheit sexuelle, körperliche und emotionale Gewalt erlitten hat, fasst dies in seinen Worten so zusammen:

Kl Ich bin Überlebenskünstler.

Th Wie kann ich mir diese Überlebenskunst vorstellen?

Kl Dissoziieren und durchhalten, dabei jedes kleinste bisschen Ressource greifen und träumen!

TH Wie begleitet man Überlebenskünstler?

KL Man lässt sich auf ihre Kunst ein, schaut sie gemeinsam an, würdigt sie und nutzt die darin enthaltenen Fähigkeiten des Dissoziierens, des Aus- und Durchhaltens, die Fähigkeit, noch so kleine Ressourcen zu greifen, und die Fähigkeit des Träumens und verbindet diese mit einer lebendigen Beziehung zu sich selbst und zu einem Gegenüber und mit einer Selbststeuerung. Dann beobachtet man zusammen geduldig das Wachsen der Lebenskunst.

Neben einer Belastungsaktivierung können neue anamnestische Informationen auftauchen, die helfen, diagnostische Orientierung zu gewinnen. Dann werden diese mit passenden Ressourcen verknüpft, und durch eine fortwährende Förderung des Gegenwartsbezugs *(»Was geschieht jetzt?«, »Was ist jetzt da?«)* kann die Stabilität und Selbstregulation innerhalb des Toleranzfensters gehalten werden. Trauerprozesse geschehen spontan und dürfen ablaufen.

Die Kenntnis der verschiedenen Elemente kann helfen, diese im Prozess zu erkennen und jeweils eine passende Begleitung anzubieten. Es ist jedoch nicht sinnvoll und auch nicht möglich, diese Elemente und Prozesse streng voneinander zu trennen. Wenn die gegenwärtige Sicherheit und der Halt in der Beziehung ausreichend sind, können die unbewussten Selbstheilungskräfte des Organismus diese Prozesse so steuern, dass Belastungs- und Ressourcennetzwerke zu neuen, tragfähigen neuronalen Netzen gewebt und transformiert werden (vgl. S. 225).

Praxisbeispiel: »Mann über Bord«

Die Verbindung von anamnestischer Information, Traumaintegration und Ressourcenaktivierung kann innerhalb weniger Augenblicke geschehen, wie eine Kindergärtnerin in einem Seminar von einem Mädchen berichtet, das mit ihrer Familie über das Mittelmeer geflüchtet ist.

Dieses Mädchen kommt unvermittelt mit angsterfülltem Blick zu ihr und sagt: »Und dann ist der Mann aus dem Boot gefallen und war tot!« Die Kindergärtnerin ist noch dabei, ihren Schreck über diese plötzlich aufgetauchte traumatische Situation zu regulieren, da rollen dem Kind Tränen über das Gesicht und es fährt fort: »... und jetzt will ich was mit dir spielen!«

In diesem Beispiel wird deutlich, wie das Mädchen ganz von selbst zwischen Belastungs- und Ressourcennetz »pendelt«.

Erlebniseinladungen: Traumabearbeitung

Die folgenden Strukturen können eine Anregung sein, einzelne Schritte im Gespräch mit Klientinnen auf idiolektische Art und Weise zu gestalten, dies muss nicht zwangsläufig mit allen Schritten und in dieser Reihenfolge geschehen.

»Re-Sourcieren« – Ressourcen aus der Zeit vor der Belastung durch die Zeit begleiten

Lassen Sie eine Belastung aus der Beobachterperspektive erzählen und differenzieren.

Gehen Sie in der Zeit schrittweise vor die Belastung zurück und forschen dort nach Ressourcen.

Erkunden Sie diese Ressourcen und lassen sie sich im Körper entfalten. Finden Sie eine Metapher für diese früheren Ressourcen.

Lassen Sie diese Ressourcenmetapher »durch die Zeit tragen« und erkunden, welche positiven Auswirkungen sie in der Zeit des Traumas und danach haben könnte.

Die Affektbrücke als Zugang zu verletzten Anteilen und deren Nachversorgung

Ausgehend von einer aktuellen Belastung erkunden Sie, was diese in der Gegenwart im Klienten auslöst (welche Gefühle, Körperwahrnehmungen etc.).

Lassen Sie die Qualitäten dieser Gefühle und Wahrnehmungen durch einfache offene Fragen differenzieren und ggf. symbolisieren (Metapher).

Forschen Sie in der Vergangenheit nach Situationen mit ähnlichen Erlebnisqualitäten (Affektbrücke).

Lassen Sie auf diese Art und Weise einen verletzten und belasteten jüngeren Persönlichkeitsanteil identifizieren.

Personifizieren Sie diesen durch konkretisierende Nachfragen.

Lassen Sie einen unterstützenden erwachsenen Anteil oder einen imaginierten Helfer benennen.

Lassen Sie auch diesen mit seinen fürsorglichen Qualitäten beschreiben.

Entwickeln Sie den Kontakt beider Anteile miteinander im Dialog und auf der Handlungsebene mit offenen einfachen Fragen und der Idee der Nachversorgung und des Trostes des belasteten jüngeren Anteils.

Zusammenfassung: Traumabearbeitung

Traumatherapie findet in der Gegenwart statt mit den Spuren der Vergangenheit.

Eine dosierte und schonende Konfrontation mit traumatischen Inhalten kann mithilfe achtsamer Wahrnehmung und kreativer Vorstellungskraft deren überflutende emotionale Qualität reduzieren.

Wenn die Dissoziation aufgehoben wird, geht dies mit der Erkenntnis einher, dass das Trauma einem selbst und real passiert ist und man nichts dagegen tun konnte.

Dies geht mit einer vorübergehenden Belastungserhöhung einher.

Nach der Integration beginnt häufig ein Trauerprozess, in dem die emotionale Belastung abfließen kann und auf ein niedrigeres Niveau sinkt.

Die emotionale Aktivierung der Belastung, eine positive Kontrasterfahrung in der Gegenwart sowie ein doppelter Aufmerksamkeitsfokus sind essenzielle Bestandteile jeder Traumabearbeitung.

Folgende *Elemente schonender Traumabearbeitung* können durch Idiolektik und insbesondere durch das Nutzen von Metaphern verwirklicht werden:

Förderung des Gegenwartsbezugs durch

- den Einstieg mit der aktuellen Symptomatik
- das Pendeln zwischen Belastungs- und Ressourcenpol
- das Aufrechterhalten einer reflexiven Meta-Ebene.

Gezieltes Dosieren der Belastung durch

- nichtwertendes Zuhören, das die Äußerung des innerlich Erlebten ermöglicht
- einfaches Fragen nach Schlüsselworten, um aus einer beobachtenden Perspektive zu differenzieren
- das Aufgreifen bildhafter Elemente und metaphorische Symbolisierung, die Distanzierung ermöglicht und durch die Arbeit mit einer inneren oder äußeren Bühne ergänzt werden kann
- das Erfragen von Bewältigungserfahrungen als spezifischen Ressourcen, um die Belastung auszubalancieren.

Aktive Förderung von Bewältigungserfahrungen durch

- den Aufbau und das Aufrechterhalten eines doppelten Aufmerksamkeitsfokus
- die Veränderung des traumatischen Narrativs mithilfe spezifischer Ressourcen
- imaginäre Nachversorgung und Trost für innere belastete Anteile.

> Die oben beschriebenen Elemente werden in verschiedener Kombination eingesetzt, so wie es sich aus der Passung im assoziativen Verarbeitungsprozess ergibt.
>
> Ein achtsames Zurückverfolgen kann wichtige Ressourcen aus der Zeit vor der Belastung oder Traumatisierung zum Vorschein bringen.
>
> Diese können dann durch die traumatische Zeit hindurch bis in die heutige Zeit aktiviert und deren Auswirkungen beobachtet werden.
>
> Wichtige spezifische Ressourcen können aus imaginierten Vorstellungen, aus der Zukunft, aus anderen Räumen, in Form hilfreicher Wesen und Kräfte oder aus Symptomen selbst auftauchen.
>
> Affektbrücken können genutzt werden, um Zugang zu dissoziierten jüngeren Persönlichkeitsanteilen zu finden.
>
> Diese können durch eine Personifizierung fürsorglicher »erwachsener« Anteile nachträglich versorgt und getröstet werden.
>
> Ein durch Klienten gesteuertes Pendeln zwischen Belastungs- und Ressourcenpol hilft, das Prinzip der bifokalen Aufmerksamkeit zu verwirklichen.
>
> Die traumatherapeutischen Elemente der Anamnese/Diagnostik, der Stabilisierung und Ressourcenaktivierung, der Traumabearbeitung sowie der Trauer und Neuorientierung werden von Klientinnen im Prozess zu einem heilsamen Netz ineinander verwoben.
>
> Im Modell der strukturellen Dissoziation lassen sich diese Zusammenhänge bildlich gut darstellen.

Trauer und Neuorientierung

»Lange saßen sie da und hatten es schwer. Aber sie hatten es gemeinsam schwer, und das war ein Trost. Leicht war es trotzdem nicht.«

Astrid Lindgren[25]

Manchmal löst es Verwunderung aus, dass es Klientinnen nach einer erfolgreichen Integration von Traumaerinnerungen zunächst nicht besser geht. Nachdem sie nun nicht mehr nur Bruchstücke des Traumas wiedererleben, sondern das, was ihnen widerfahren ist, als Ganzes realisieren, können sie beginnen, darüber zu trauern, um das, was sie verloren haben, bzw. um das, was sie aufgrund ihrer traumatischen Erfahrungen nicht haben leben können. Wenn sich die

25 Astrid Lindgren (1982): Ronja Räubertochter. (Dt. von Anna-Liese Kornitzky.) Hamburg (Oetinger).

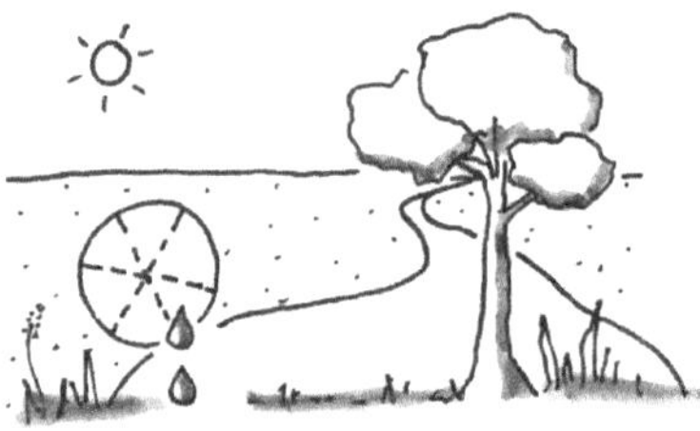

Abb. 48: Trauer und Neuorientierung

dissoziativen Schutzmauern auflösen und Betroffene in Verbindung kommen mit sich selbst, geht das zunächst mit einer Erhöhung der empfundenen emotionalen Belastung einher.

In Anlehnung an das oben genannte Zitat sitzt dann der erwachsene Anteil einer Persönlichkeit zusammen mit den verletzten inneren Kindern, die es schwer hatten. Und genau diese Verbindung zu sich selbst, es für »wahr« nehmen und »da sein« mit dem, was war, die Erlaubnis, es ablaufen zu lassen, stellen eine Würdigung und Trost dar, der den Trauerprozess nach einer erfolgreichen Integration von traumatischen Erinnerungen kennzeichnet. Aus dieser Trauer können sich neue Kräfte entwickeln, kann eine neue Stärke wachsen und neue Wege können gegangen werden (vgl. Abb. 48). Der Traumatherapeut Onno van der Hart schreibt[26]:

> »Klienten empfinden Trauer nach jedem therapeutischen Fortschritt. Trauer ist die Brücke zwischen der Vergangenheit, der Gegenwart und der Zukunft.«

Diese emotionale Mischung aus altem Weh und neuem Mut wird in dem kleinen Wörtchen »Weh-mut« gut gefasst. Es wird auch manchmal als ein »süßer Schmerz« beschrieben, der ganz anders erlebt wird als der sprachlose Schrecken und die lähmende Ohnmacht des Traumaerlebens. Es ist der Übergang zu einer Neuorientierung, die trotz der Belastungen und manchmal sogar aus der Bewältigung der schlimmen Erfahrungen etwas wertvolles Neues wachsen lassen kann.

Die vorübergehende Erhöhung des Stresslevels während der Traumabearbeitung und die nachfolgende Entlastung auf ein niedri-

26 Zitiert nach dem Blogbeitrag von Dami Charf vom 26.2.2019, verfügbar unter: https://therapeuten.traumaheilung.de/woran-du-die-integration-von-trauma-feststellst/ [31.1.2023].

geres Stressniveau wird in der Traumatherapie als das »umgedrehte Trauma-U« bezeichnet (Huber 2003).

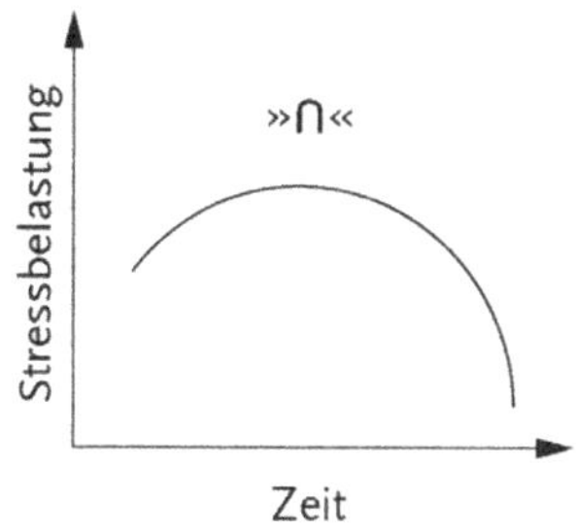

Abb. 49: Umgedrehtes »Trauma-U«

Trauer und Eigensprache

Das Auftauchen von Trauer im therapeutischen Prozess ist häufig ein Zeichen dafür, dass neue Verbindungen zwischen Vergangenheit und Gegenwart entstanden sind. Im Bild innerer Persönlichkeitsanteile heißt dies, dass die erwachsene Klientin ihren jüngeren Persönlichkeitsanteilen begegnet und deren Verletzungen und Entbehrungen mitfühlt und bedauert. Es wird dann oft eine Mischung aus der Traurigkeit des Kindes oder der Jugendlichen von damals und der Erwachsenen von heute spürbar. Ähnlich gestaltet sich dies im folgenden Praxisbeispiel.

Praxisbeispiel: Ausschnitt aus »Rote Haare (II)«

KL Meine Schwester war schon sehr kompliziert in der Erziehung und noch ein schwieriges Kind hätte meine Mutter nicht gepackt. Und da habe ich mich eben angestrengt.

TH Und was glaubst du, würde diesem Kind guttun? – *Versorgende Ressourcen*

KL *(Tränen in den Augen)*

TH Was geschieht jetzt?

KL Eine Traurigkeit hier *(zeigt auf Brustkorb). – Realisierung und Personalisierung der Erlebnisse des Kindes*

TH *(lässt Zeit und hält den Raum)* Was ist das für eine Art von Traurigkeit?

KL Das schiebt alles so zusammen hier *(macht die Bewegung mit den Händen). – Konkretisieren*

TH *(atmen gemeinsam und lassen Zeit) – Raum und Zeit geben zur Integration*

TH Zu wem gehört diese Traurigkeit?

KL Ein Teil zum kleinen Mädchen und ein Teil zu mir als Erwachsener.

Wichtig in der Prozessbegleitung ist es, diese Übergänge, in der Idiolektik nennt man sie »Wendepunkte«, im Gespräch wahrzunehmen. Hier geschieht etwas sehr wertvolles Neues. Es gilt, den Raum und die Zeit für diesen Übergang offenzuhalten. Wenn diese Trauer eine Brücke ist, die die Vergangenheit mit der Gegenwart und der Zukunft verbindet, dann sollte man Klienten ausreichend Ruhe geben, dass diese Schritt für Schritt über diese Brücke gehen können.

Der Übergang aus einer »alten Welt« in eine »neue Welt« ist ein sehr verletzlicher Zustand. Das Alte hält nicht mehr, das Neue ist noch nicht stabil. Und der Zauber des Übergangs besteht darin, dass hier Verbindung und Berührung geschehen. Es ist hilfreich, die Aufmerksamkeit hier im Gewahrsein der Gegenwart zu halten und Klienten dabei zu unterstützen, die Veränderungen zu beobachten, die hier und jetzt im Körper, in den Gefühlen, in den inneren Bildern und in den Gedanken geschehen. Es gibt in diesen Momenten nichts zu tun, außer da zu sein. Noch mehr als sonst im Prozess ist es die beste Unterstützung, Präsenz und Halt zu geben, hier und jetzt.

Dies drückt sich oft in einer Verlangsamung des Tempos aus, in einem ruhigen Miteinandersein, bewusstem Atmen und dem Offensein für das, was sich jetzt zeigen möchte.

Ganz besonders in diesen Momenten hilft eine Haltung zur Regulation von starken Gefühlen, die man als das »traumatherapeutische Prozessbegleitungs-Mantra« bezeichnen könnte: »NELA« (Besser 2003):

> »Nimm es wahr
>
> Erlaube es dir
>
> Lass es ablaufen und
>
> Atme weiter«

Man kann diese Einladungen an die Klienten in eine Haltung für die Begleiterinnen übersetzen:

»Ich nehme Sie wahr.
Es darf alles sein,
Ich lasse Ihnen Raum und gebe Halt.
Ich atme weiter und sorge gut für mich.«

Im Gesprächsprozess können diese Schritte mithilfe idiolektischer Haltung und Technik gestaltet werden, indem man die Klienten mit offenen Fragen einlädt, zu beschreiben, was sie gerade *wahrnehmen:*

»Was geschieht gerade?«
»Was ist jetzt da?«
»Was nehmen Sie im Moment wahr?«

Eine nichtwertende Aufmerksamkeit und ein ehrliches Interesse stellen eine *Erlaubnis* zur Verfügung, mithilfe derer die Klienten sich selbst die in ihnen auftauchenden Gefühle, Körperempfindungen, Gedanken und Bilder eher gestatten können und diese gemeinsam mit der Begleitung erforschen:

»Mögen Sie mir mehr erzählen über diese Traurigkeit?«
»Was für eine Art von Traurigkeit ist das?«
»Was macht das gerade mit Ihnen?«

Zeit und Raum, dass Prozesse *ablaufen* dürfen, kann man z. B. geben durch:

»*[...]*« (Zeit und Raum lassen und präsent sein)
»(Wiederholung von Schlüsselworten) ...«
»Ja, genau, mögen Sie dem gerade ein bisschen Raum/Zeit geben?«
»Ja, bleiben Sie dabei und beobachten Sie das.«

Man beobachtet die körperliche Regulation der Klienten, achtet auch auf seine eigene und unterstützt auf beiden Seiten durch *Atmen* und andere selbstregulierende Maßnahmen (vgl. S. 260).

Wenn genügend Zeit gelassen wird, werden Klienten irgendwann einen Blick zu den Begleiterinnen wenden, um sich zu versichern, dass diese noch bei ihnen sind. Wenn es sich passend anfühlt, kann man dazu einladen, die Trauer »sprechen« zu lassen.
Allein im Kontakt und im Gespräch zu bleiben, führt zu einer Aktivierung des sozialen Verständigungssystems und damit zu einer vegetativen Beruhigung.

Th Und was würde diese Traurigkeit jetzt sagen, wenn sie sprechen könnte?

Kl Dass es schlimm war, sich immer so anstrengen zu müssen, nur damit man geliebt wird.

Man kann die Klienten auch nach ihren Wünschen fragen und damit potenzielle Ressourcen aktivieren, man kann sie symbolisieren lassen oder erkunden, was ihnen jetzt guttun würde.

Th Und was hätte diese Traurigkeit gerne, was geschieht? – *Mögliche Ressourcen*

Kl Dass jemand bei ihr ist.

Eine andere Möglichkeit, Gefühle wie z. B. Trauer zu würdigen, wenn sie auftaucht, besteht darin, das Gefühl, was man in der Begleitung wahrnimmt, aktiv in Worte zu fassen und vorsichtig fragend anzubieten. Anschließend kann man mit einer sehr offenen Frage die Resonanz des Gegenübers hören:

> *»Ich habe das Gefühl, da ist eine Traurigkeit. Möchten Sie etwas dazu sagen?«*

Diese Integrations- und Trauerprozesse benötigen viel Energie und Klienten sind regelmäßig danach erschöpft. Häufig ist daher der nächste Schritt der Neuorientierung erst zu einem anderen Zeitpunkt passend. Aber auch hier gilt: Das Tempo bestimmen die Klienten.

Praxisbeispiel: »Erstes zartes Grün«

Ein Klient schildert, wie er »in den Seilen hänge«. Es sei wie eine Spirale, die abwärtsführe. Er verstehe nicht, wie er da hineingerate und wie er wieder herauskomme. Jetzt sei er aber gerade nicht mehr drin in der Spirale.

Th Wie sind Sie denn da herausgekommen, wenn Sie jetzt nicht mehr drin sind?

Kl Ich habe heute Physiotherapie gehabt und jetzt die Therapiestunde.

Th Was macht das mit Ihnen?

Kl Es klingt ein bisschen komisch. Aber es fühlt sich so an, als werde ich **gebraucht**.

Th Wie ist das, wenn man **gebraucht** wird? – *Ressource*

Kl *(Tränen laufen)*

Th Was geschieht gerade? – *Gegenwartsbezug*

Kl Mir wird gerade klar, dass ich immer nur geliebt wurde, wenn ich zu gebrauchen war. Oft habe ich von meinen Eltern gesagt bekommen, dass ich zu nichts zu gebrauchen bin, und dann wurde ich auch nicht geliebt. *(Klient erzählt von den Abwertungen beider Eltern.)*

Th Was sagen Sie heute dazu? – *Blickwinkel des Erwachsenen*

Kl Das ist fürchterlich!

Th Welche **Stimme** in Ihnen **sagt das**?

Kl Ich weiß es nicht, die ist sehr leise.

Th Was weiß diese Stimme darüber, was eigentlich wichtig gewesen wäre? – *Frage nach einer potenziellen Ressource*

Kl *(Tränen)* Ich kenne das nicht, ich habe das nur gelesen oder gehört. Es würde so klingen wie: »Schön, dass du da bist. **Ich liebe dich einfach so, weil du da bist.**« *(Weint)*

Th [...] **»Ich liebe dich einfach so, weil du da bist.«** [...] – *Zeit und Raum lassen*

Kl Ja, ich glaube, **irgendwo tief in mir drin ist eine Schicht**, die das weiß. Die ist aber verschüttet worden.

Th Was weiß **diese Schicht tief in Ihnen drin?**

Kl Wissen Sie, mein Vater, der hat mit mir, als ich klein war, Dinge gemacht. Ich war der erste Sohn. Der muss mich geliebt haben. Ich erinnere mich nicht mehr richtig, aber ich kann es aus Erzählungen rekonstruieren. Er muss mir in den ersten drei Lebensjahren Dinge gezeigt haben. Er hat mich das Fahrradfahren gelernt und ist mit mir in die Natur gefahren. **Er hat an einem Bach kleine Wasserräder gebaut für mich.**

Th Was macht das mit Ihnen, wenn Sie **das** sehen?

Kl Das macht mich ruhig. Ich denke gerade daran, wie er mich wahrscheinlich auf dem Arm gehalten hat und mich mit seiner Stimme beruhigen konnte. Meine Mutter konnte mich nicht stillen und war sehr hart zu mir, und er wird mich genommen haben und mich **getragen und gehalten** haben *(macht das Tragen eines Babys mit seinen Händen)*.

Th Und was geschieht jetzt, wenn Sie das so **tragen und halten**?

Kl *(weint)* Das ist ganz **wichtig**. Das habe ich lange nicht erinnert. Und ich mache das heute mit meiner Enkeltochter, und meine Töchter staunen, wie ich sie beruhigen kann. Das habe ich von meinem Vater.

Th [...] Was ist das **Wichtige** daran?

KL Es **fühlt** sich sehr **gut** an.

TH Wo ungefähr ist dieses **gute Gefühl**?

KL Ich merke, ich **entspanne** mich und werde **beweglich**. Es ist im ganzen Körper *(bewegt seinen Oberkörper hin und her)*.

TH Nehmen Sie sich Zeit, das zu spüren. [...] Und **entspannt** und **beweglich**, hat es eine Farbe oder Form?

KL Spontan fällt mir das **zarte Grün** ein, was jetzt an den Bäumen ist im Frühling. Ja, das erste **zarte frische Grün**.

TH Was verbinden Sie **damit**?

KL *(ist sehr berührt)* Ich liebe diese Zeit im Frühjahr, wenn dieses erste Grün kommt. Und es muss furchtbar gewesen sein, mit 3 Jahren das zu verlieren.

TH [...] – *Präsenz halten*

Der Klient erzählt von traumatisierenden Erfahrungen mit der Mutter und der Großmutter und dass sein Vater ihn nicht geschützt habe. Sein Vater sei Handwerker gewesen und habe seinen Sohn zunehmend abgelehnt. Er sei als Sohn zwar schlau im Kopf gewesen, aber nicht so geschickt mit den Händen.

TH Was macht das mit Ihnen jetzt?

KL Es ist eine riesige Enttäuschung. Ich habe damals die bedingungslose Liebe meines Vaters verloren. – *Tränen werden sichtbar und Trauer fließt ab*

TH [...] Ja, genau [...] Was ist jetzt da?

KL Ich verstehe jetzt, wie ich in die Spirale hineingerate, es ist immer eine Enttäuschung, nicht gebraucht zu werden, und dann beginnt es abwärtszugehen. Normalerweise hilft es mir nur, wenn ich gebraucht werde. Und jetzt habe ich das erste zarte Grün und die Erinnerungen an meinen Vater wiedergefunden. Das kann mir vielleicht helfen, wieder herauszukommen. Das ist sehr wertvoll, das zu verstehen, und ich brauche jetzt Zeit, damit sich das setzen kann.

Kommentar:

Der Kontakt mit einer Ressource (gebraucht werden) kann eine Aktivierung einer belastenden Erinnerung zur Folge haben (nur geliebt werden, wenn man gebraucht wird). Da dies in einem Rahmen stattfindet, der als sicher erlebt wird, kann dieses traumatische Fragment integriert werden. Dies löst eine Traurigkeit aus. Es geschieht in diesem Gespräch mehrfach. Jedes Mal nach dem Kontakt mit einer wichtigen Ressource wird ein kleines Erinnerungsstück integriert und der Trauerprozess kommt ins Fließen. Das bewirkt eine Beruhigung und Entspannung und ein Erkennen der Zusammenhänge. Dies ermöglicht eine Einordnung der Gefühle, die das heutige Erleben bestimmen und erschweren (Enttäuschung). Außerdem entsteht eine Idee, wie aus dieser Spirale wieder herausgekommen werden kann mithilfe der ersten zarten, frischen, »grünen« Erinnerungen an die bedingungslose Liebe des Vaters.

Wenn wieder Zugang gefunden wird zu schmerzhaften Erfahrungen in der Vergangenheit, kann über diese »Brücke« ein Betrauern des nicht Gelebten und des Verlorenen möglich werden. Traumatische Inhalte der Vergangenheit, die vorher zum Schutz dissoziiert werden mussten, begegnen den Ressourcen der Gegenwart und aus dieser Mischung entsteht etwas Neues, aus dem heraus Wachstum geschehen kann.

Praxisbeispiel: »Tee umrühren und trauern«

Nach einer Bearbeitung des frühen traumatischen Verlusts der Mutter bei der eigenen Geburt findet eine Klientin die Verbindung wieder zu diesem kleinen Baby und zu dem imaginierten liebenden Blick der eigenen Mutter, die sie nie lebend kennenlernen konnte.

Sie reflektiert ihre bisherigen und aktuellen Therapieerfahrungen wie folgt:

Sie erinnert sich daran, wie sie vor 30 Jahren als Jugendliche in einer ihrer ersten Therapiestunden ihr Erleben so beschrieben hat, als sei ihr Kopf wie von einem Butterbrotpapier umgeben, durch das sie nur durch einen schmalen Spalt hinausschauen könne.

Sie hätte sich gewünscht, vor 30 Jahren nach diesem Butterbrotpapier gefragt zu werden und nach dem Spalt, durch den sie schauen konnte, und vielleicht auch nach der möglichen Funktion von Butterbrotpapier.

Die Idiolektik hat ihr durch ihre Haltung vermittelt, dass das, was es braucht, um zu leben, in ihr selbst vorhanden ist. Und das sei für sie, den imaginierten Glanz in den Augen der Mutter zu sehen, und es sei auch der Glanz in ihren eigenen Augen beim Anschauen ihrer selbst als Baby.

Es fällt ihr hierzu eine Metapher ein. Sie erlebe das wie einen Tee, in den Milch hineingegossen werde. Jahrelang haben Tee und Milch in getrennten Phasen vorgelegen. Und jetzt sei umgerührt worden und diese Phasen von Tee und Milch würden sich mischen. Sie realisiere nun, was sie in den vielen Jahren nicht habe leben können, und sie beginne es zu betrauern.

Neuorientierung und Eigensprache

»Es war grauenvoll. Es ist mir passiert.
Jetzt ist es vorbei. Es bestimmt nicht mehr mein Leben.«

Moon Stegk

Nach einer erfolgreichen Integration traumatischer Erinnerungsfragmente wird das traumatische Ereignis ein Teil der Vergangenheit. Das Realisieren dessen, was passiert ist, ermöglicht einen Trauerprozess und im weiteren Verlauf kann die seelische Verletzung in den Hintergrund treten und verblassen. Es werden Räume und Energien frei, die zu einer neuen Perspektive auf das Leben und sich selbst führen. Es gilt »neue« Lebensinhalte aufzubauen und zu entwickeln: Dies kann als Übergang »vom Überleben zum Leben« beschrieben werden. Das Leben wird weiterhin Konflikte und Herausforderungen und auch aktuelle Belastungen enthalten, sodass oft eine weitere Begleitung sinnvoll und notwendig sein kann. Allein das Leben unter sicheren und freundlichen Bedingungen ist für viele Betroffene so neu, dass es eine große Herausforderung darstellt, nicht wieder auf alte Muster zurückzugreifen, die sich gewohnter und vertrauter anfühlen.

Oft ist es ein mühevoller Weg, sich von alten Mustern des Überlebens zu verabschieden und den neuen Perspektiven wirklich zu vertrauen. Meist ist diese Neuorientierung kein einmaliger Prozess, sondern eine sich wiederholende Aufgabe. Auch für diese Übergänge können mithilfe der Eigensprache der Klienten metaphorische Modelle erarbeitet werden, die eine Orientierung im Übergang ermöglichen und Verständnis erleichtern für Hindernisse und »Rückfälle« (vgl. S. 360).

Praxisbeispiel: »Baum umpflanzen«

Eine Patientin, die seit ihrer Kindheit organisierte Gewalt erlebt hat, erwähnt, wie leidvoll es ihr ist, dass sie nicht mitbekomme, dass sie in einem dissoziativen Zustand in der Nacht immer wieder zu den Tätern gehe. Sie verurteile sich dafür, dass sie es nicht schaffe, sich von dem Bösen der alten Strukturen zu lösen.

TH Was macht es schwer, sich zu lösen?

KL Es ist wie ein Band zwischen mir und dem Alten. Ein **Band** von Abhängigkeit und Nähe.

TH Welche Form könnte dieses **Band** haben?

Kl Es ist wie eine Hauptwurzel eines Baumes, die tief in die Erde reicht und den Baum verbindet mit dem Alten. Man **kann** den Baum nicht einfach so ausgraben.

Th Was **kann** man?

Kl Man könnte die Erde um die Hauptwurzel etwas auflockern mit einer Spitzhacke und an der anderen Seite die feinen Wurzeln **vorsichtig freilegen.**

Th Wie macht man **das**?

Kl Man müsste die feinen Wurzeln gießen und feucht halten, damit der Baum nicht austrocknet, solange man ihn ausgräbt. Man müsste vorsichtig die Erde an der Hauptwurzel auflockern, um die Wurzel nicht zu zerstören, denn dann stürbe der Baum.

Th Und was macht man **dann**?

Kl Man lockert die Erde um die Hauptwurzel auch auf, um die Richtung herauszufinden, in die die Hauptwurzel verläuft. Dann kann man sie Schicht für Schicht in die Tiefe verfolgen und das feine Ende beziehungsweise den Anfang suchen. Dabei muss man immer wieder mal vorsichtig durch Ziehen am Baum testen, ob sich die Wurzel schon lösen lässt. Das würde man merken.

Th Was bräuchte es noch?

Kl Gleichzeitig müsste man einen guten **neuen Platz für den Baum vorbereiten.**

Th Wie macht man **das**?

Kl Man würde ein tiefes Loch ausgraben, in dem die Wurzeln Platz finden könnten, und man würde versuchen, herauszufinden, welche Erde dieser Baum braucht, um dort anzuwachsen.

Kommentar:

Diese Metapher hilft ihr, sich zu orientieren auf dem schwierigen Weg der Loslösung aus Strukturen der organisierten Gewalt. Sie gibt ihr Hoffnung, Geduld und Trost.

Erlebniseinladung: Trauer und Neuorientierung

Trauer erlauben, Raum geben, aushalten und mittragen

In Momenten im Gespräch, wenn Trauer beim Gegenüber spürbar wird, auftaucht oder benannt wird, geben Sie bewusst sich und dem anderen Raum, dieses Gefühl wahrzunehmen und es miteinander auszuhalten.

Ermutigen Sie mit kleinen verbalen oder nonverbalen Signalen dazu, das Gefühl ablaufen zu lassen, im Sinne von »es darf jetzt da sein und geschehen«.

Nehmen Sie während dieser haltenden Präsenz den eigenen Fluss des Atems wahr und bleiben Sie mit dem lebendigen Geschehen in sich und im anderen verbunden.

Zusammenfassung: Trauer und Neuorientierung

Wenn es Menschen nach erfolgreicher Traumaintegration erst nicht besser geht, ist das ein normaler Trauerprozess über das, was ihnen widerfahren ist, und dieser kann therapeutisch durch Würdigung und »Erlauben« begleitet werden.

Der Übergang in die neue Welt, die Brücke zwischen der Vergangenheit, der Gegenwart und der Zukunft, wird oft von Trauer begleitet.

Dieser Übergang kann achtsam wahrgenommen werden, mit ausreichend Raum und Zeit begleitet und mit Verbindung, Präsenz und Würdigung mitgetragen werden.

Der Integrations- und Trauerprozess benötigt viel Energie von den Klienten. Daher bestimmen sie das Tempo und den Zeitpunkt für den nächsten Schritt: die Neuorientierung.

Es ist oft ein mühevoller Weg, sich von alten Überlebensmustern dauerhaft zu verabschieden. Hierbei kann die Erarbeitung von metaphorischen Modellen Unterstützung und Orientierung geben.

Alltagstransfer

*»Was du mir **sagst**, das **vergesse** ich.*
*Was du mir **zeigst**, daran **erinnere** ich mich.*
*Was du mich **tun** lässt, das **verstehe** ich.«*

Konfuzius

Visionen motivieren zu Handlungen

Die Erfahrung zeigt, dass Klienten das, was sie sich selbst *sagen*, meist rasch wieder *vergessen* oder es sich selbst nicht glauben. Was sie sich selbst in ihren eigenen Bildern *zeigen*, daran *erinnern* sie sich lange. Und diese Bilder und Visionen entfalten eine hohe motivationale Kraft, sich auf den Weg zu machen, um Dinge zu ändern. Verstehen Klienten auf einer sehr grundlegenden Ebene, besteht eine hohe

Wahrscheinlichkeit für nachhaltiges Wachstum und sie entwerfen Ideen für ihren Alltag, was sie *tun* wollen.

Häufig werden im idiolektischen Gespräch die entworfenen Veränderungen in den Bildern einfach stehen gelassen und es wird Zeit gegeben, dass diese ihre Wirkung entfalten. Es wird aufgrund der hohen, von innen kommenden Motivation darauf vertraut, dass die Klienten im Nachklang des Gesprächs für sich einen Transfer in den Alltag gestalten. Nicht selten werden diesbezüglich jedoch noch im Gespräch Ideen geäußert. Aufgrund der Passgenauigkeit der entwickelten Metaphern sind diese sehr »anschlussfähig« an das gegenwärtige Erleben der Klienten und verleihen diesen die Energie, neue Schritte tatsächlich auszuprobieren.

Alltagstransfer unterstützen

Auch wenn man normalerweise darauf vertraut, dass ein Alltagstransfer aufgrund der eigenen Motivation stattfindet, sollen hier einige Vorschläge gemacht werden, wie man den Alltagstransfer im Gespräch anregen kann. Hier sind ein paar Beispiele für idiolektische Fragen, die einen Transfer in den Alltag unterstützen können, ohne zu drängen oder zu fordern. Nachdem ein Gesprächsprozess abgelaufen ist und sich evtl. Veränderungen in der Metapher oder auch in der Realität daraus ergeben haben, kann man Klienten dazu anregen, ihr eigenes Fazit, ihre eigene Essenz oder Verdichtung der neuen Erkenntnisse und Erfahrungen vorzunehmen, indem man wie »hinauszoomt« aus dem Gespräch. Man hält inne, lädt ein, noch mal von außen darauf zu schauen, und fragt z. B.:

»Und wenn Sie das alles wissen/sehen, was denken Sie dazu?«
»Und was sagen Sie dazu?«
»Möchten Sie dazu noch etwas sagen?«

Nicht selten kommen Klienten an dieser Stelle mit Ideen, was sie nun mit all dem anfangen möchten, wie es sich in der Zukunft auswirken könnte, wie sie es in den Alltag integrieren werden. Geschieht dies nicht von allein, kann es durch folgende Fragen angeregt werden:

»Und wenn […], wie könnte sich das auswirken?«
»Und wenn […], was geschieht dann?«
»Und wenn […], was könnte dann geschehen?«
»Und was für einen Unterschied könnte das machen?«
»Und woran würde man das im Alltag bemerken?«

Werden dann Ideen geäußert, können sie weiter in Richtung tatsächlicher Handlungen konkretisiert werden durch Fragen wie:

> »*Und wie würde das ausschauen?*«
> »*Wie genau würden Sie das machen?*«
> »*Und wie könnte das gelingen?*«
> »*Und wann wäre dafür ein guter Zeitpunkt?*«
> »*Und wo wäre dafür ein geeigneter Ort?*«
> »*Und was könnte Sie daran erinnern?*«

Zur Darstellung, wie ein Praxistransfer stattfinden kann, werden im Folgenden Ausschnitte von Gesprächen gezeigt. Es handelt sich um Ausschnitte von Gesprächen, die weiter vorne bereits beschriebenen wurden.

Praxisbeispiel: Alltagstransfer »Knoten lösen« (vgl. S. 88)

Th Was verbindest du mit Märchen?

Kl Ich habe früher viel Märchen vorgelesen *(lächelt)*.

Th Wie war das?

Kl Da war eine Ruhe, ein Frieden und es war wie eine Kraft tanken an einem Ort, wo man nicht gesehen wird.

Die Lösung wird wiedererkannt in der eigenen Erinnerung (personalisiert und realisiert).

Th Möchtest du dazu noch etwas sagen?

Kl Ich möchte wieder ein eigenes Zimmer haben!

Präsentifizierung der Lösung als Wunsch und Handlungsimpuls sowie Zukunftsprojektion

Praxisbeispiel: Alltagstransfer »Rote Haare (II)« (vgl. S. 246)

Th Was hätte sie gerne, das geschieht? – *Selbstbeziehung gestalten*

Kl Dass ich häufiger nach ihr schaue.

Th Was denkst du darüber?

Kl Ja, das möchte ich machen.

Th Und dann? – *Auswirkungen in der Zukunft*

Kl Wenn sie mir vertraut, würde ich vielleicht etwas mit ihr unternehmen.

Th Was z. B.? – *Konkretisierung des Alltagstransfers*

Kl Durch die Natur gehen und ihr Dinge zeigen, die mir gefallen.

Praxisbeispiel: Alltagstransfer »Wege aus dem Kreis« (vgl. S. 315)

Th Und wenn das Boot flexibler, leichter und stärker wird, was geschieht dann? – *Auswirkungen der Integration*

Kl Dann kann es sich mehr Antrieb herholen und wenn es in so einen Strudelkreis von Angst gerät, schneller wieder herausfahren.

Th Und wo fährt es dann hin, wenn es da herausfährt?

Kl Aufs weite Meer, und da können ja immer wieder mal Strudel kommen, und das gehört ja auch dazu, aber ich kann schneller wieder rausfahren oder ausweichen, wenn mein Boot flexibler und stärker ist. – *Transfer in die Zukunft*

Th Und wenn du all das nun siehst: Was sagst du dazu?

Kl *(Tränen der Rührung in den Augen)* Wenn ich zurückschaue, kann ich sehen, wie viele Strudel ich schon überwunden und wie viele Ängste ich schon mit ins Boot genommen habe. Am Anfang hat es lange gedauert, da war ich drei Jahre in einem Kreis gefangen und es hat enorm viel Energie gekostet. Inzwischen geht es schon viel schneller. Es ist fast so, als könnten die Kreise einem sogar neuen Schwung und Antrieb geben, wenn man sie überwindet. Das tut echt gut. – *Posttraumatisches Wachstum wird beschrieben als eine Mischung aus altem Weh und neuem Mut.*

Praxisbeispiel: Alltagstransfer »Eine Angst in den Arm nehmen« (vgl. S. 70)

Th Wie könnte sich das in Ihrem Alltag auswirken?

Kl Ich würde mich stärker fühlen und vielleicht den Mut haben, noch mehr von dem zu leben, was ich mir wünsche.

Th Wie könnte das ausschauen?

Kl Vielleicht hätte ich ein bisschen mehr Zutrauen, auf Menschen zuzugehen, so wie jetzt hier in der Gruppe im geschützten Rahmen.

Th Und was würde dann geschehen?

Kl Vielleicht hätte ich mehr Mut und Kraft, für mich und meine Grenzen und Bedürfnisse einzutreten.

Die Nachhaltigkeit der eigenen Bilder und Lösungsideen

Wenn Klienten ihre eigenen passgenauen Bilder und Visionen entwickeln, werden diese nicht nur besser verstanden, sondern haben durch ihre von innen kommende Kraft eine große Nachhaltigkeit.

Praxisbeispiel: »Warmer Sand« und »Lächeln im Gesicht«

Eine Klientin berichtet zehn Jahre nach einer stationären Traumatherapie davon, dass ihr ein Bild aus einem der Gespräche von damals jeden Abend helfe, in den Schlaf zu finden. Es sei damals um das Thema Vertrauen gegangen und sie habe dafür das Bild gefunden, dass sie ihre nackten Füße in den sonnengewärmten warmen Sand eines Strandes am Meer eingrabe.

Eine andere Klientin berichtet acht Jahre nach ihrer stationären Traumatherapie, dass sie das Lächeln nicht vergessen könne, welches sie damals bei dem im Gespräch imaginierten Anblick eines von ihr im Arm gehaltenen Kindes spüren konnte. Damals war es nach einer langen Depression das erste Mal gewesen, dass sie wieder habe lächeln können (vgl. Praxisbeispiel »Eine Angst in den Arm nehmen«, S. 70).

Hindernisse bei der Umsetzung des Alltagstransfers würdigen

Manchmal tauchen während der Konkretisierung des Alltagstransfers Hindernisse auf, »aber« dass dieses oder jenes nicht geht. Diese Hindernisse sind »Geschenke« auf dem Weg, die es zu würdigen und »auszupacken« gilt. Sonst bleiben viele Ideen »auf der Strecke«, bleiben nur gute Vorsätze und werden nicht umgesetzt.

Ein solches »Auspacken« der Hindernisse kann so ausschauen, dass man sie sich beschreiben lässt und evtl. in einer Metapher ihre Funktion bewusst macht. Wenn sie gewürdigt werden, verlieren sie oft ihre Härte und es tauchen Ideen auf, wie man sie umgehen oder aber mit ihnen umgehen kann.

Eine weitere Möglichkeit ist, sie als eine Einschränkung der gegenwärtigen Möglichkeiten zu würdigen und unter den gegebenen Bedingungen nach Wünschen oder Handlungsmöglichkeiten zu fragen:

»*Und wenn* (einschränkendes Hindernis), *was hätten Sie gern, das passiert?*«

»*Und wenn* (einschränkendes Hindernis), *wie gehen Sie damit um?*«

»*Und wenn* (einschränkendes Hindernis), *was bräuchte es?*«

Erlebniseinladung: Alltagstransfer

Spontanen Alltagstransfer beobachten

Um das Vertrauen in die motivationale Kraft der von Klienten selbst entwickelten Bilder zu stärken, beobachten Sie, wann und wie Klienten diese Bilder für sich im Alltag erinnern oder nutzen. Sie könnten z. B. am Ende des Gesprächs oder auch bei der nächsten Begegnung offen nachfragen, wie das nun sei, dieses Bild oder diese Erkenntnis entwickelt zu haben.

Zusammenfassung: Alltagstransfer

Von Klientinnen entwickelte Bilder entfalten eine hohe motivationale Kraft und lassen häufig spontan Ideen für den Alltagstransfer entstehen.

Diese Bilder besitzen durch ihren individuellen und passgenauen Charakter eine von innen kommende Wirkungsmacht.

Der Alltagstransfer der neu entstandenen Bilder und Erkenntnisse muss nicht, kann aber durch weitere offene Fragen unterstützt werden, die den Umgang, die Folgen oder das eigene Fazit betreffen.

Wenn Hindernisse bei der Umsetzung genannt werden, können diese als »Geschenk« gesehen und mit Fragen nach ihrer Funktion oder in einer Metapher erkundet werden.

Randbereiche und Grenzen der Idiolektik

»Sobald wir unsere Grenzen akzeptieren,
gehen wir darüber hinaus.«

Albert Einstein

In diesem Abschnitt wird beschrieben, unter welchen Bedingungen die Anwendung von Idiolektik an Grenzen stößt und wie man sich in diesen Randbereichen orientieren und bewegen kann. Besondere Rahmenbedingungen, spezielle Bedürfnisse der Klientinnen, als auch bestimmte Aspekte aufseiten der Begleitenden können ein idiolektisches Vorgehen erschweren und eine Anpassung erforderlich machen.

Randbereiche und Grenzen des Gesprächssettings

Ungünstige Rahmenbedingungen

Wenn die *Voraussetzungen* des Rahmens nicht passen, z. B. die Bereitschaft zum Dialog nicht da ist oder kein geeigneter Raum bzw.

keine ausreichende Zeit zur Verfügung steht, kann man dies konkret ansprechen. Man könnte nachfragen, ob, wann und wo und unter welchen Voraussetzungen evtl. ein gemeinsames idiolektisches Gespräch sinnvoll stattfinden könnte.

Transparenz in der Anwendung

Die Haltung des würdigenden Nichtwissens und nicht wertenden Interesses in Bezug auf Gesprächspartnerinnen stellt in den meisten Situationen eine geeignete Grundlage des gemeinsamen Austauschs dar. Prinzipiell ist es daher nicht unbedingt notwendig, bei einigen einfachen offenen Fragen im Gespräch dem Gegenüber zu erklären, dass man jetzt »Idiolektik« betreibt.

Manchmal kann es trotzdem sinnvoll sein, die guten Gründe des Nachfragens transparent zu machen, indem man erklärt, dass Klientinnen besser über sich selbst Bescheid wissen als ihre Begleiter und daher Nachfragen sinnvoll sein kann, um besser zu verstehen. Transparenz bzgl. der eigenen Motive ist auch sinnvoll bei stärkeren Interventionen, wie z. B. dem Arbeiten mit Metaphern. Wenn man hier erläutert, dass dies einem ermöglicht, Themen aus einem sicheren Abstand zu betrachten, und dass dies kreative Spielräume eröffnet, kann es meist besser zugelassen werden.

Was die Anwendung konkreter idiolektischer Techniken und das Stellen offener Fragen angeht, stoßen diese in bestimmten Situationen aber auch an Grenzen. Diese liegen nicht immer in Form scharfer Linien vor, sondern manchmal gibt es Übergangsbereiche. In diesen Randbereichen der Anwendung von Idiolektik kann es sinnvoll sein, das idiolektische Vorgehen entsprechend anzupassen und zu »dosieren« oder auch das eigene Vorgehen durch andere Elemente zu ergänzen.

Information, Unterstützung und eigene Ideen anbieten

Ein gutes Beispiel dafür, wenn es angebracht ist, auch eigene Kenntnisse weiterzugeben, besteht darin, wenn man um ganz bestimmte Informationen gebeten wird, die unsere Gegenüber nicht haben können. Wenn also jemand fragt: »Wo geht es hier zum Bahnhof?«, wird die Frage: »Wie stellen Sie sich denn den Bahnhof vor?« nicht zufriedenstellen. Es kann sich hier um Fragen an die Begleiterinnen nach eigenen Erfahrungen, Hinweisen oder Ideen handeln oder es können auch Verständnisfragen sein, zu denen Begleiter mit ihrem eigenen

Fachwissen eingeladen sind, Stellung zu beziehen. Es spricht alles dafür, dann ehrlich das zu antworten, was man dazu sagen kann. Ganz wichtig ist es, danach wieder »auf Empfang umzuschalten« und z. B. zu fragen:

»Was denken Sie dazu?«
»Wie ist es, wenn Sie das hören?«
»Wie geht es Ihnen damit?«

So wird die Verbindung zur Einzigartigkeit und damit die Passgenauigkeit der Informationen gesichert. Dies spielt zum Beispiel beim Mitteilen von Diagnosen im medizinischen Bereich eine Rolle ebenso wie beim Vorschlagen von konkreten Hilfsmöglichkeiten in einer Beratungssituation.

Die Idiolektik ist eine Methode, die den Schwerpunkt auf das Zuhören und Empfangen von Informationen legt und dem Gegenüber Raum gibt, sich mitzuteilen. Diesen Raum weitgehend von eigenen Informationen freizuhalten, dient dazu, dass Klienten für sich selbst hörbar werden und sich ihrer selbst bewusst werden können. Natürlich beinhaltet eine lebendige Beziehung auch, dass man sich selbst mitteilt. In vielen Kontexten ist man in einer Rolle, in der man auch eigene Informationen, Ideen und Anliegen ins Gespräch einbringen möchte und nicht »einfach nur zuhören« kann.

Formell erscheint die Idiolektik für diese aktive Mitteilung zunächst nicht die geeignete Methode zu sein. Die Erfahrung aus vielen idiolektischen Gesprächen zeigt jedoch, dass das Vertrautsein mit inneren Bildern und Motiven dazu beitragen kann, eigene Informationen und Anliegen nicht nur trocken sachlich, sondern unterstützt von der Mitteilung der eigenen Motivation und den beteiligten Bedürfnissen und Zielen zu kommunizieren. Bildhafte Sprache kann hierbei sehr hilfreich sein. All dies ermöglicht dem Gegenüber in vielen Fällen, sich mit den Anliegen intensiver zu verbinden, weil er die Motive des Begleiters besser versteht, auch wenn er vielleicht auf der Sachebene einen anderen Standpunkt vertritt.

Vor und nach einer Selbstmitteilung kann die Idiolektik sehr hilfreich sein, um die Aufnahme der gesendeten Informationen zu unterstützen: vorher, indem man dem Gegenüber zuhört und damit dessen Bereitschaft steigert, Informationen von außen aufzunehmen. Nachher, indem idiolektische Fragen helfen können zu schauen, was beim Gegenüber angekommen ist, oder um gemeinsam herauszufinden, wie z. B. bei unterschiedlichen Anliegen ein gemeinsamer Weg gefunden werden könnte.

Idiolektik in Gruppen

Für die Arbeit mit Gruppen ist zu beachten, dass zum einen die Aufmerksamkeit der gerade nicht aktiven Gruppenmitglieder gewöhnlich nicht sehr lange bei dem Prozess eines anderen Teilnehmers verweilen kann und zum anderen auch die Bereitschaft zur Selbstoffenbarung in einer Gruppe zunächst nicht so hoch ist wie in einem Zweiersetting. Daher werden vielleicht kürzere Interventionen von ein bis zwei, maximal drei offenen Nachfragen angebracht sein, um die Beiträge eines Gruppenmitgliedes zu differenzieren und zu vertiefen. Nicht nur mit seinem »Standpunkt« gehört zu werden, sondern tatsächlich auch mit den dahinterliegenden »guten Gründen«, kann jedoch in einer Gruppe die Anschlussfähigkeit der Beiträge untereinander verbessern und die Würdigung der Einzigartigkeit eines jeden in einer solchen Gruppe fördern (vgl. Walker 2014). Daher stellt die Anwendung der Idiolektik in Gruppen einen Randbereich dar, der einer Anpassung der Technik bedarf, jedoch sehr positive Auswirkungen auf die Kooperation und inhaltliche Reichhaltigkeit von Gruppenprozessen haben kann. Oft ist in den Übungs- und Weiterbildungsgruppen für Idiolektik zu beobachten, dass eine Atmosphäre gegenseitiger Wertschätzung entsteht, in der jeder genau so da sein kann, wie er ist. Die Förderung einer besseren Kooperation bestätigen auch Erfahrungen in Teamsupervisionen.

Randbereiche und Grenzen der Klientinnen

Die Anpassung idiolektischer Technik

Die Idiolektik stellt einen Versuch dar, für die Klienten eine passgenaue Art der Kommunikation zur Verfügung zu stellen. Aus den oben genannten Einschränkungen ihrer Anwendung wird deutlich, dass das Wichtigste dabei ist, diese Passgenauigkeit im Blick zu behalten. Sie ist das aussagefähigste Qualitätskriterium von Begleitungsprozessen und wird durch die Klientinnen am treffsichersten eingeschätzt (Duncan 2010). Wann immer also diese signalisieren, dass eine Intervention nicht passend ist, sollte sie locker gehandhabt und im Zweifel einfach losgelassen werden. Evtl. kann es günstig sein, direkt zu erfragen, was denn passender wäre. Oder man kann dies aus den Signalen der Ablehnung des Gegenübers versuchen abzuleiten. So lässt sich das idiolektische Vorgehen an die jeweiligen Umstände, Rahmenbedingungen und Zielvorgaben in der Dosis ebenso wie in der konkreten Ausführung anpassen. Idiolektik muss also nicht »pur« angewendet werden, sondern kann auch in kleiner Dosis in einen Dialog eingebracht werden. Sie lässt sich mit anderen Vorgehensweisen gut kombinieren.

Die Kombination mit anderen Methoden hat jedoch eine wichtige Einschränkung: Eine klare Kontraindikation für idiolektisches Vorgehen besteht überall dort, wo es darum geht, Macht über andere Menschen zu gewinnen und auszuüben. Dies ist nicht vereinbar mit der Grundhaltung der Idiolektik. Um Menschen zu manipulieren und dazu zu bringen, bestimmte Dinge zu tun, die sie nicht selbst wollen, gibt es gewaltvolle andere Methoden, die zwar effektiv sein können, jedoch nichts mehr mit Würdigung zu tun haben.

Handlungsnotwendigkeit in Gefahrensituationen

Wenn jemand konkrete Handlungen als Unterstützung benötigt, die helfen sollen, eine akute Gefahr abzuwenden, sind meist eine klare Handlungssprache und eine schützende Initiative gefordert. Dies kann z. B. der Fall sein, wenn Menschen sich selbst oder andere durch ihr Verhalten gefährden. Auch wenn Menschen gerade nicht mehr mit Worten erreichbar sind, kann es trotzdem sinnvoll sein, den Dialog so gut es geht aufrechtzuerhalten, denn das Ziel wird es bleiben, so rasch wie möglich in den Verständigungsmodus des Sicherheitssystems des ventralen Vagus zurückzukehren.

Insbesondere im Gespräch mit suizidalen Klienten kann das feinfühlige, nichtwertende Interesse ein Schlüssel dafür sein, dass gemeinsam passende Schritte geplant und gegangen werden. Das Bedürfnis, Schaden für den Klienten z. B. auch durch vorübergehende Anwendung schützender Macht abzuwenden, muss immer abgewogen und ergänzt werden durch den Respekt vor der Selbstbestimmtheit. Als Begleiter Verantwortung zu übernehmen, schließt ein fürsorgliches Vorgehen nicht aus, bei dem die Einzigartigkeit des Gegenübers gewürdigt wird.

Um sowohl der Klarheit bezüglich der Notwendigkeiten als auch dem Respekt vor der Einzigartigkeit und Selbstbestimmtheit der Klientinnen Ausdruck zu verleihen, wird es hilfreich sein, die notwendigen Einschränkungen und eine offene Frage in einem Satz zu formulieren:

> »*Und wenn Sie die Verantwortung für Ihr Leben im Moment nicht mehr selbst tragen können und ich daher eine stationäre Einweisung veranlassen werde, was hätten Sie gern, wie wir mit dieser Situation jetzt am besten umgehen?*«

Oder auch in zwei Sätzen:

> »*Wenn Sie weiterhin zu Ihren Eltern Kontakt halten und diese sie immer noch bedrohen, besteht die Gefahr, dass Sie weiter dissoziieren müssen. Wenn Sie andererseits in der Therapie gerne an einer Integration arbeiten möchten und das aus meiner Erfahrung nicht beides gleichzeitig möglich ist, was würden Sie vorschlagen, wie wir damit umgehen?*«

Assoziative Lockerung

Wenn Menschen dazu neigen, sich selbst beim Erzählen zu verlieren, und auch die Begleiterinnen den Kontakt nur schwer halten können oder wenn aufgrund einer Erkrankung (z. B. einer Psychose oder Manie) eine erhöhte assoziative Lockerung im Denken und Erzählen besteht, kann es notwendig sein, diese nicht weiter durch offene Fragen zu fördern. Vielmehr wird es sinnvoll sein, durch ein höheres Maß an Struktur diese Menschen zu unterstützen, den Bezug zur Gegenwart und zu sich selbst zu behalten. Dies kann eine andere Art der Kommunikation erfordern. Zumindest ist eine Anpassung der assoziativen Fragetechnik indiziert. Es könnten z. B. vermehrt konkrete Fragen nach konkreten Wahrnehmungen in der Gegenwart diesen Menschen helfen, sich zu orientieren und sich nicht weiter in ihren Fantasien und Assoziationsketten zu verlieren.

Eigene Randbereiche und Grenzen der Begleitenden

Auch als Begleiter gibt es Grenzen und Bedingungen, die ein idiolektisches Gespräch erschweren und scheitern lassen können. Hier kann es sinnvoll sein, zu prüfen, ob und inwieweit es möglich ist, geeignete Bedingungen (wieder)herzustellen.

Inhaltliche Resonanzen und Dissonanzen

Eigene starke *inhaltliche Resonanzen* oder *Dissonanzen* können es einem erschweren, zieloffen nachzufragen. Manchmal kann es dann sinnvoll sein, diese eigenen Gedanken, Bilder, Gefühle oder Impulse bewusst wahrzunehmen und sie als solche auch zu benennen, um dann »umzuschalten« und nachzufragen:

»Wie ist es bei Ihnen?«

Anschließend wird es leichter sein, sich wieder auf den Prozess der Klientinnen zu konzentrieren. Bei extremen persönlichen Dissonanzen, wenn z. B. moralische Werte weit auseinanderklaffen, kann es wichtig sein, gut für sich zu sorgen, indem man klar Stellung bezieht. Man nimmt damit in dem Moment von der Haltung in der Idiolektik Abstand und kann auch ein Gespräch unterbrechen oder ablehnen. Trotzdem ermöglicht in solchen Situationen gerade die idiolektische Haltung Einsicht in die beteiligten Motive und ein besseres Verstehen des Gegenübers. Das heißt nicht, dass man mit dem einverstanden sein muss, was man sich beschreiben lässt.

Starke eigene emotionale Reaktionen

Inhalte und Beziehungsgestaltung der Klienten können sehr starke eigene emotionale Reaktionen auslösen. Diese erschweren oder verhindern eine entspannte, zieloffene und wertschätzende Grundhaltung und lenken die Aufmerksamkeit von der Wahrnehmung der Klienten auf eigene Regulationsprozesse ab. Innezuhalten und sich selbstverantwortlich um die eigene Regulation zu kümmern, ist hier notwendig. Es kann ein Durchatmen ausreichen, manchmal braucht es aber auch eine Pause und die Möglichkeit, Abstand zu nehmen, sich zu bewegen, um danach wieder zusammenzukommen und das Gespräch fortzusetzen. Das Wichtigste ist, die Verantwortung hierfür klar bei sich selbst zu verorten und die Klienten nicht in die Position zu bringen, sich um die Begleiterinnen sorgen oder kümmern zu müssen.

Das Ziel ist im Weg

Ebenso können eigene Ziele und Konzepte einem im Wege stehen und den zieloffenen idiolektischen Prozess behindern. Sie mögen dazu führen, dass Interventionen mehr an eigenen strategischen Überlegungen orientiert sind als an der Eigensprache und dem Aufmerksamkeitsfokus der Klienten. Ein achtsames Wahrnehmen der Feedbacksignale kann einen darauf aufmerksam machen und helfen, sich erneut an den Zielen und Themen der Klienten zu orientieren.

Wie im Abschnitt über die Handlungsnotwendigkeit in Gefahrensituationen beschrieben (vgl. S. 357), können aber auch bei klaren eigenen Zielvorstellungen idiolektische Elemente hilfreich sein, um Verständnis und Kooperation zu verbessern.

Der Umgang mit dem Scheitern im Gespräch

Da es bestimmt noch viele andere Gründe und Faktoren für ein Scheitern im Gespräch gibt, erscheint es prinzipiell sinnvoll, ein Scheitern als eine Chance anzusehen, zu lernen und mehr darüber herauszufinden, was vielleicht besser passt und hilfreicher ist. Im Zweifel kann man auch einfach nachfragen.

Humor und die Bereitschaft, über sich selbst als Begleiter zu lachen, wenn man in einer Sackgasse landet, und sich in Ruhe zusammen mit den Klientinnen umzuschauen, wo und wie es weitergehen könnte, entlastet beide Seiten.

Wenn man Klienten ein Recht auf Scheitern zugesteht (Reddemann 2008), dann fällt es einem selbst auch leichter, kein perfekter Begleiter sein zu müssen. Das entlastet und die daraus folgende Entspannung wirkt ansteckend auf die Klienten.

Praxisbeispiel: »Den Kompass eichen durch Scheitern«

Eine wunderbare Geschichte zum Thema »Scheitern« findet sich bei David Reilly (2022), einem schottischen Arzt und Gesundheitsforscher.

Hat man ein bestimmtes Ziel, sei es, als Begleiter achtsam und zieloffen einen idiolektischen Prozess zu begleiten oder als Klient z. B. mehr Selbstfürsorge für sich zu betreiben, dann ist es normal, dieses Ziel von Zeit zu Zeit aus den Augen zu verlieren, da es Kräfte gibt, die einen davon abbringen. Passiert dies zum ersten Mal, wird es lange dauern, bis man es bemerkt. Wird es einem bewusst, dass man sich von seinem Ziel entfernt hat, kann man sich entscheiden, gegenzusteuern und schließlich wieder auf den ursprünglichen Weg zum Ziel zurückkehren. Man wird aber unweigerlich ein zweites Mal »scheitern« und automatisch den Weg in eine andere Richtung einschlagen.

Beim zweiten Mal wird man es schneller merken, kann zurücksteuern und den erwünschten Weg wieder aufnehmen.

Das Leben hält noch viele Möglichkeiten zum Scheitern bereit und mit jedem Umweg, jeder »Schleife«, die man »dreht«, lernt das eigene System mehr und mehr über die Orientierung in dieser Landschaft. Es ist, als hätte man einen Kompass, der mit jedem Scheitern besser geeicht wird, um uns vorzubereiten auf die Navigation zu unserem Ziel, trotz und durch alle Hindernisse hindurch. Manchmal kommt man ähnlich den Seefahrern, die sich an den Sternen orientieren, auch nie am Ziel an. Und trotzdem kann die Ausrichtung am Ziel, zusammen mit dem durch das eigene Scheitern geeichten Kompass, eine gute Orientierung bieten auf den verschlungenen Pfaden, die das Leben für uns bereithält (vgl. S. 45).

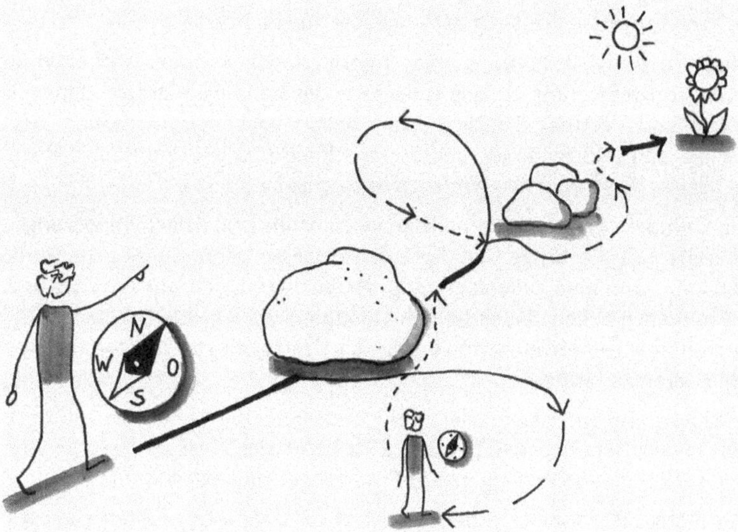

Abb. 50: Den Kompass eichen durch Scheitern

Praxisbeispiel: »Scheitern – bewusst werden – steuern« (vgl. Abb. 50)

Im folgenden Ausschnitt vom Ende des Praxisbeispiels »Wege aus dem Kreis« beschreibt die Klientin diese Prozesse des Scheiterns und immer wieder Neuorientierens sehr treffend:

Kl Wenn ich zurückschaue, kann ich sehen, wie viele Strudel ich schon überwunden und wie viele Ängste ich schon mit ins Boot genommen habe. Am Anfang hat es lange gedauert, da war ich drei Jahre in einem Kreis gefangen und es hat enorm viel Energie gekostet. Inzwischen geht es schon viel schneller. Es ist fast so, als könnten die Kreise einem sogar neuen Schwung und Antrieb geben, wenn man sie überwindet. Das tut echt gut.

Zusammenfassung: Randbereiche der Idiolektik

Die in der Idiolektik beschriebene würdigende Haltung stellt eine günstige Grundlage dar, während das technische Vorgehen in bestimmten Situationen angepasst, verändert oder ergänzt werden sollte.

Bei ungünstigen Rahmenbedingungen (Bereitschaft, Zeit, Ort) bessere schaffen oder nachfragen, was besser passt.

Bei Bitten um Information und konkrete Unterstützung sollten diese nach Möglichkeit zur Verfügung gestellt werden, um anschließend durch offene Fragen die Passung der Angebote zu erkunden.

Beim aktiven Mitteilen eigener Informationen können Bildhaftigkeit und Konkretisierung zu einem besseren Verständnis beitragen. Offenes Nachfragen vermag die Bereitschaft beim Gegenüber zu erhöhen, sich selbst den Informationen anderer zu öffnen und bei unterschiedlichen Anliegen Wege dennoch gemeinsam zu entwickeln.

In Gruppen limitieren Aufmerksamkeitsspanne und Selbstoffenbarungsbereitschaft die Länge und Tiefe der Prozesse. Trotz dieser Einschränkungen kann eine Differenzierung der Beiträge durch nur zwei bis drei Nachfragen helfen, die hinter den Standpunkten liegenden »guten Gründe« hörbar werden zu lassen und so Einzigartigkeit zu würdigen und Kooperation zu fördern.

Passung und Stimmigkeit der Interventionen für die Klienten ist wichtiger als idiolektische Technik. Letztere sollte in Art und Dosis an deren Bedürfnisse, Rahmenbedingungen und Erwartungen angepasst werden.

In Notfallsituationen, in denen eine akute Gefahr abgewendet werden muss, benötigt es eine klare Handlungssprache und eine schützende Initiative. Ergänzend sollte der Dialog aufrechterhalten werden, um mit offenen Fragen unter den gegebenen einschränkenden Bedingungen nach einer gemeinsamen Umgangsweise zu suchen.

Bei assoziativer Lockerung des Denkens ist ein strukturierendes Vorgehen hilfreich und kann ergänzt werden durch Fragen, die über konkrete Wahrnehmungen in der Gegenwart Orientierung ermöglichen.

Eine Kombination mit anderen Methoden ist gut möglich, solange es nicht darum geht, Macht über andere Menschen auszuüben.

Ein Scheitern im idiolektischen Prozess kann einen wichtigen Hinweis auf eigene starke Resonanzen, fehlende Selbstregulation oder starke eigene Ziel- und Lösungsorientierung geben. Humor und ein Nachfragen, was im Moment passend und hilfreicher wäre, können weiterführen. Dann kann man aus jedem Scheitern lernen.

Verbindungen mit anderen traumatherapeutischen Methoden

»Treib den Fluss nicht an, er fließt von allein.«[27]

Barry Stevens

Es gibt viele verschiedene Methoden in der Traumatherapie. Die gemeinsamen Prinzipien sind zu Beginn des zweiten Teils erläutert worden. Zumindest eine minimale emotionale Aktivierung der Belastung ist dabei ebenso notwendig wie das Aktivieren einer positiven Kontrasterfahrung in der Gegenwart als Ressource. Durch ihre gleichzeitige Aktivierung und das Aufrechterhalten einer doppelten Aufmerksamkeit verbinden sich die dazugehörigen neuronalen Netze miteinander, was mit einer Verringerung der Belastung und einer Transformation der bisherigen Gedächtnisinhalte einhergeht. Diese Veränderung führt dazu, dass die Traumainhalte als Vergangenheit wahrgenommen werden können und in der Gegenwart nicht mehr emotional überfluten.

In der praktischen Anwendung ist es vor allem beeindruckend, wie der Prozess der Integration traumatischer Gedächtnisinhalte ein natürlicher physiologischer Prozess zu sein scheint, der vom Organismus selbstständig passgenau gesteuert wird. Vorausgesetzt, die Bedingungen von Sicherheit und Unterstützung sind günstig, kann dieser auch jenseits explizit therapeutischer Kontexte selbstständig ablaufen. Traumatherapeutische Methoden nutzen nun verschiedene strukturierte Zugänge, um die beschriebenen Prinzipien zu nutzen und diesen angelegten assoziativen Verarbeitungsprozess in Gang zu bringen. In diesem Abschnitt sollen einige Parallelen, aber auch Unterschiede zwischen der idiolektischen Vorgehensweise und anderen traumatherapeutischen Methoden dargestellt werden. Dabei ist jedoch zu beachten, dass die Idiolektik nicht eine traumatherapeutische Methode an sich darstellt, sondern durch ihre Haltung und Technik die Passgenauigkeit anderer Methoden verbessern helfen kann. Die folgende Übersicht ist von den subjektiven Erfahrungen der Autorin und des Autors geprägt und weder repräsentativ noch vollständig.

27 Barry Stevens (1970): Don't push the river. Lafayette (Real People Press). [dt. (2000): Don't push the river. Gestalttherapie an ihren Wurzeln. Köln (Peter Hammer).]; Übers.: T. R.

Hypnotherapeutische und hypnosystemische Methoden

Die auf Milton Erickson zurückgehende Hypnotherapie sowie die durch Gunther Schmidt und andere um systemische Aspekte erweiterten hypnosystemischen Konzepte weisen viele Gemeinsamkeiten mit der Idiolektik auf, was nicht verwunderlich ist, da Schmidt (2022) selbst neben Erickson auch bei Jonas gelernt hat. So finden sich in beiden Methoden eine unbedingte Wertschätzung der Klienten als Experten ihrer eigenen Weltsicht und (Lösungs-)Prozesse sowie ein reichhaltiger Gebrauch von Metaphern und ein systematisches Einbeziehen von Feedbackprozessen in jeder Interaktion.

In der Idiolektik fehlt eine standardisierte Tranceinduktion, wie sie die Hypnotherapie manchmal nutzt. Es ist zu vermuten, dass das Aufgreifen der Eigensprache der Klienten sowie das konsequente Ein- und Mitgehen (»Pacing«) mit deren Aufmerksamkeitsfokus eine Art Konversationstrance fördert, die vertieft wird durch die Arbeit mit den individuellen Metaphern der Klienten. In der idiolektischen Begleitung gibt es hier ein weites Spektrum von sehr alltagsnahen Dialogen bis hin zu starken Trancephänomenen im Gespräch durch eine ausgeprägt paralogische Vorgehensweise z. B. in der Arbeit mit Metaphern.

Bemerkenswert sind die methodischen Verbindungen zur Entwicklung vieler imaginativer traumatherapeutischer Vorgehensweisen, bei denen hypnosystemische Konzepte eine große Rolle gespielt haben. Im Vergleich zum hypnosystemischen Vorgehen zeichnet sich die idiolektische Technik durch ein wesentlich geringeres Maß an spezifischen Interventionen vonseiten des Therapeuten aus. Die Minimalisierung von Intention, Interpretation und Intervention schafft für die Klientinnen einen sehr hohen Grad von Präsenz und Ermächtigung. Außerdem behalten diese so die maximale Kontrolle.

Eye Movement Desensitization and Reprocessing (EMDR)

Sehr interessante Verbindungen sind beobachtbar zwischen idiolektischen Prozessen und denen im EMDR.

Bei der von Francine Shapiro (2012) entwickelten traumatherapeutischen Methode des EMDR (Eye-Movement Desensitization and Reprocessing) wird in der Phase der Traumabearbeitung entweder die traumatische Situation oder eine belastende aktuelle Triggersituation systematisch und strukturiert aktiviert, um dann den Prozess der assoziativen Verarbeitung weitgehend der sogenannten adaptiven Informationsverarbeitung der Klienten zu überlassen (AIP-Modell).

Dabei wird der analytische Verstand »geparkt« und die Klienten bekommen die Einladung, aus der Perspektive eines inneren Beobachters zu registrieren, welche Gedanken, Bilder, Gefühle oder körperlichen Empfinden auftauchen und wie diese sich unter bilateraler Stimulation mithilfe von Augenbewegungen, akustischen Signalen oder Berührungen verändern. Es wird explizit nicht empfohlen, mit dem Verstand etwas verändern zu wollen, sondern die auftauchenden Phänomene möglichst ohne Bewertung wahrzunehmen. Dies bedeutet ein hohes Maß an Akzeptanz von und Verbindung zu allen Inhalten, die auftauchen. Zwischen den entsprechenden neuronalen Netzen, die dieses innere Erleben widerspiegeln, können so Verbindungen entstehen. Bisher abgespaltene und dissoziierte Erinnerungsbruchstücke finden so Anschluss und können assoziiert werden. Währenddessen steigen Spannung und Belastung kurzzeitig an, um dann auf ein niedrigeres Niveau abzusinken (vgl. S. 339). Die Standardfrage, die den Prozess in den Pausen zwischen den bilateralen Stimulationsphasen begleitet, hält einen Gegenwartsbezug aufrecht und ist wie in der Idiolektik kurz, zieloffen und konkret formuliert:

> *»Und was ist jetzt da?«.*

Sollte der Prozess ins Stocken kommen und in der Belastung »kreiseln«, werden in der Begleitung kurze offene Fragen »eingewoben«, die den Verarbeitungsprozess in Gang halten helfen. Diese Fragen können den Prozess einfach durch die Zeit nach vorne geleiten, wie z. B.:

> *»Und was passiert dann?«*

Sie können Ressourcen einladen:

> *»Was könnte jetzt hilfreich sein?«*

oder Wahrnehmungsmodalitäten wechseln:

> *»Und wenn dieses Gefühl sprechen könnte, was würde es sagen?«*

Wichtig ist, diese Fragen nicht vom Verstand zu beantworten, sondern in den Prozess des Beobachtens mit hineinzunehmen, um Antworten aus assoziativen Hirnprozessen zu erhalten. Die Fragen kommen einem in ihrer Einfachheit aus der Idiolektik bekannt vor. Wenn man die Verarbeitungsprozesse im EMDR betrachtet, sind sie durch ein hohes Maß an kreativen, paralogischen und assoziativen Verknüpfungen gekennzeichnet, wie sie auch in idiolektischen Gesprächen beobachtbar sind.

Nach einigen Jahren Erfahrung mit Idiolektik und EMDR war es verblüffend zu sehen, wie sich die jeweiligen Verarbeitungsprozesse ähneln. In beiden Methoden ist das Vertrauen auf die Selbstheilungskräfte (in die innere Weisheit bzw. die adaptiven Informationsverarbeitungsprozesse) sehr ausgeprägt. Beide gestalten die inhaltlichen Einflüsse durch die Begleiterinnen so minimal wie möglich, um den klientengesteuerten Prozessen nicht durch ein Zuviel an Intention, Interpretation und Intervention im Wege zu stehen.

In der Begleitung fiel häufig auf, dass man als Therapeutin evtl. eine Frage zum »Einweben« im Sinn hatte, oft eine kurze offene idiolektische Frage. Diese war noch gar nicht gestellt, und im Prozess der Klienten tauchte im nächsten Verarbeitungsschritt tatsächlich die Antwort auf diese nicht gestellte Frage auf. Dies verdeutlicht das hohe Maß an Synchronisation der assoziativen Beobachtungsprozesse, in denen zwischen Begleitern und Klientinnen durch das Sicheinlassen auf die Prozesse ein hohes Maß an Resonanz entstehen kann.

Andererseits konnte in idiolektischen Gesprächen in Phasen starker assoziativer Verknüpfungen häufig beobachtet werden, wie die Augen der Klienten spontan mehrfach bilaterale Augenbewegungen von rechts nach links und wieder zurück ausführten, ähnlich den induzierten Augenbewegungen beim EMDR.

Es sind dies bisher zwar nur subjektive Beobachtungen, sie legen jedoch die Vermutung nahe, dass trotz der unterschiedlichen Rahmengestaltung der Methoden beide auf ähnliche neurophysiologische Verarbeitungsprozesse zurückgreifen. Am wahrscheinlichsten sind dies die von der Gedächtnisforschung beschriebenen Prozesse der Transformation von Gedächtnisinhalten durch Hemmung der Rekonsolidierung (vgl. S. 225).

Einen wichtigen Unterschied im Vergleich beider Vorgehensweisen stellt die stärkere verbale Aktivität der Klienten im idiolektischen Gespräch dar. In diesem gelingt es aufgrund der höheren sprachlichen Aktivität der Klienten, die Sicherheit des verbalen Kontaktes (Aktivierung des ventralen Vagus) mit dem Vorteil der vorwiegend assoziativen, klientengesteuerten Verarbeitungsprozesse zu verbinden. Das EMDR hat durch seinen Rahmen eine stärker strukturierte Komponente, was in vielen Situationen vorteilhaft sein kann.

Aufgrund der Ähnlichkeit der Prozesse ist ein müheloser Wechsel zwischen beiden möglich, vorausgesetzt, man hat die Fachkunde für beide Methoden. Im Gespräch aufgetauchte Ressourcen können z. B. durch bilaterale Stimulationen verankert werden. Bei starker Verunsicherung im Verarbeitungsprozess lässt sich durch das Einweben idiolektischer Fragen ein hohes Maß an Sicherheit im Kontakt durch die Aktivierung des sozialen Verständigungssystems herstellen, ohne den Verarbeitungsprozess durch Therapeuteninformationen zu stören.

Imaginative traumatherapeutische Methoden (z. B. PITT, IRRT)

Imaginationen sind in vielen traumatherapeutischen Verfahren integraler Bestandteil. Manchmal werden sie als sogenannte Imaginationsübungen angeboten, oft zu vorgegebenen Themen (z. B. »Der sichere Ort«, »Gepäck ablegen«, »Der Baum«). Manchmal werden sie aus dem Prozess heraus entwickelt, wie bei der Versorgung innerer verletzter Persönlichkeitsanteile in der »Psychodynamisch Imaginativen Traumatherapie« (PITT®) von Reddemann (2021) oder bei dem Anreichern mit Ressourcen und dem Verändern der Traumageschichte in der »Imagery Rescripting & Reprocessing Therapy« (IRRT) von Schmucker u. Köstner (2015).

Bei der als »Trauma Recapitulation Imagery Movement and Breath« (TRIMB) bezeichneten Methode, die von Ingrid Olbrich entwickelt wurde und seit ihrem Tod 2004 von Ellen Spangenberg gelehrt wird (Spangenberg 2015), spielen die metaphorische Symbolisierung von traumaassoziierten Emotionen und eine imaginierte Transformation dieser Metaphern eine wichtige Rolle.

Alle diese Methoden bieten strukturierte Vorgehensweisen an, die Klienten einladen, mit ihren Bildern und ihrer Kreativität traumassoziierte Netzwerke zu transformieren und damit emotional zu entlasten. Meist werden sie als Methode von Therapeuten und Begleiterinnen vorgeschlagen, erklärt und anschließend strukturiert durchgeführt. Eigensprachliches Vorgehen kann diese Formate gut anschlussfähig machen und die konkrete Feinabstimmung während des Ablaufs verbessern helfen.

Wie in den Praxisbeispielen im zweiten Teil des Buches ersichtlich, lassen sich vergleichbare Abläufe auch mithilfe des Aufgreifens der Eigensprache aus dem Prozess der Klienten unter deren Steuerung entwickeln. Das idiolektische Vorgehen unterscheidet sich dabei wesentlich durch die weitgehende Kontrolle der Prozesse und der Strukturen durch die Klienten, die Passgenauigkeit infolge der Beachtung der Eigensprache und die große Flexibilität und Kombinationsmöglichkeit durch das am Prozess orientierte Vorgehen.

Bildschirm- und Beobachtertechnik

Sowohl bei der Bildschirm- als auch der Beobachtertechnik wird die Assoziation und Integration der traumatischen Erinnerungsfragmente strukturiert vorgenommen und die Regulation durch einen Wechsel von gesteuerter Annäherung an traumatische Inhalte sowie gleichzeitige oder anschließende Assoziation mit der sicheren Gegenwart unterstützt (Besser 2003).

Auch hier kann das genaue Beachten der Eigensprache die Prozesse in ihrem Ablauf unterstützen. Idiolektische Fragen eignen sich z. B. zum gezielten »Einsammeln« noch »fehlender« Erlebnisqualitäten. Ein Unterschied im Ablauf ist auf jeden Fall das sehr strukturierte Vorgehen. Dieses kann vielen Klienten Halt und Sicherheit vermitteln, aber auch je nach Persönlichkeitsstruktur zu Widerständen führen. Hier lässt sich ggf. durch eine mithilfe der Idiolektik etwas prozessorientiertere Gestaltung der vorgegebenen Strukturen die Bereitschaft der Klientinnen erhöhen.

Körpertherapeutische Methoden

Es gibt einige körperorientierte Therapieverfahren, die in der Haltung viele Ähnlichkeiten zur Idiolektik aufweisen. Beispielsweise orientiert sich die Begleitung sowohl im Somatic Experiencing (SE)® nach Levine (2011) als auch im Focusing nach Gendlin (2012) an den (körper)sprachlichen Signalen und Prozessen der Klientinnen. Das achtsame Wahrnehmen der eigenen Körperprozesse wird dabei gezielt gefördert. Während Focusing inhaltlich ähnlich zieloffen ist wie die Idiolektik, hat Levine sehr interessante Konzepte entwickelt, wie solche achtsamen Wahrnehmungsprozesse der Klienten und der Begleiter (»Neurotracking«) helfen, »eingefrorene« körperliche Überlebensmuster in den Fluss zu bringen. So können diese zum Abschluss kommen und Traumafolgesymptome entlasten oder auflösen.

Eine Gemeinsamkeit mit dem Somatic Experiencing stellen z. B. die kleinen Pendelbewegungen zwischen traumatischen und neutralen, unverfänglichen Inhalten zur Stabilisierung dar. Auch das gezielte Orientieren an und Aktivieren von Ressourcen und das dosierte Aktivieren traumaassoziierter Inhalte mit dem Ziel ihrer Integration findet sich in beiden Methoden.

Körpertherapeutische Verfahren stellen eine wertvolle Erweiterung der idiolektischen Möglichkeiten in den Bereich der individuellen, einzigartigen Körperwahrnehmungen, -bewegungen und -haltungen dar. Man könnte es auch als »Idiosensorik und Idiomotorik« oder »Idiosomatik« bezeichnen.

Eine Ergänzung und ein Äquivalent zum Zuhören und offenen Fragen im idiolektischen Gespräch könnten im körperlichen Bereich das genaue Beobachten und Hinspüren sein. Diese laden die Aufmerksamkeit der Klienten ein, bestimmte Körperregionen oder Körperphänomene genauer wahrzunehmen und die dortigen Prozesse ohne Hemmungen oder Forderungen des Verstandes ablaufen zu lassen.

Ego-State-Therapie

Schon der jüdisch-österreichische Arzt und Freud-Schüler Paul Federn postulierte verschiedene Ich-Zustände. Darauf aufbauend entwickelten die Psychologin Helen Watkins und ihr Mann John Watkins, ein Pionier der Hypnotherapie, ab 1980 die Ego-State-Therapie. Diese arbeitet mithilfe systemischer und hypnotherapeutischer Ansätze mit den verschiedenen Persönlichkeitsanteilen (Fritzsche 2020). Ihr Ziel ist es, dass diese Anteile wahrgenommen und in ihrer Funktion gewürdigt werden, sodass eine stärkere Bewusstheit und Kooperation des inneren Persönlichkeitssystems zu einer besseren Alltagsfunktion beitragen kann. Wie in vielen Praxisbeispielen ersichtlich, tauchen in idiolektischen Gesprächen immer wieder Aspekte dieser Persönlichkeitsanteile oder Hinweise auf sie auf. Durch eine Personifizierung z. B. von Symptomen, Körperphänomenen, inneren Stimmen oder anderem lassen sich sowohl Verständnis als auch Kooperation im inneren System fördern. Das würdigende Aufnehmen jeglicher Information der Klienten sorgt im idiolektischen Gespräch dafür, dass, egal welcher Anteil der Persönlichkeit sich gerade äußert, dieser gesehen und gehört wird und damit in Verbindung zu gehen vermag mit der Person, die begleitet. So können alle Persönlichkeitsanteile das Vertrauen entwickeln, dass sie da sein dürfen, und die Klienten haben so leichter »alle beieinander«.

Kreativtherapien

Die Idiolektik ist gekennzeichnet durch sehr »sinn-volle« Prozesse, die auf vielen Sinneskanälen Informationen aktivieren und entwickeln helfen. Der Fokus auf limbischen Prozessen und die ausgeprägte Bildhaftigkeit und Kreativität idiolektischer Gespräche eignen sich hervorragend, um sie mit weiteren gestalterischen Methoden des kreativen Ausdrucks zu kombinieren. Eigene Erfahrungen des Autors und der Autorin zeigen, dass sich die Bilder, die im Gespräch entwickelt werden, dann z. B. im Rahmen der Kunsttherapie gestalten lassen. Sie mögen ebenso Grundlage für musikalische oder tänzerische Ausdrucksimprovisationen sein. Auf diese Weise ist eine sehr fruchtbare Zusammenarbeit zwischen verbalen und kreativen Therapiesettings möglich. Ebenso kann innerhalb einer Sitzung mühelos zwischen verbalen und kreativen Ebenen der Gestaltung gewechselt werden. Letztere lassen sich umgekehrt als Ausgangspunkt für interessante idiolektische Gespräche nutzen.

Clean-Prozesse nach David Grove

David Grove, ein neuseeländischer Psychotherapeut, entwickelte in den 1990er-Jahren in der Arbeit mit traumatisierten Menschen eine Methode, die er *Clean Language* nannte (Grove a. Panzer 1989). Er entwickelte über die Eigensprache der Klienten mithilfe einer Reihe von »Clean Questions«, einfachen offenen Fragen, eine detaillierte Landschaft ihrer individuellen Metaphern, innerhalb derer dann transformierende Prozesse stattfinden konnten. Es ist faszinierend, wie viele Überschneidungen sich zwischen der »Clean Language« und der Idiolektik finden. Die in England lebenden Psychotherapeuten und NLP-Trainer James Lawley und seine Frau Penny Tompkins haben die Arbeit von Grove strukturiert analysiert und beschrieben (Lawley a. Tompkins 2014). Der neurolinguistische Psychotherapeut Phillip Harland (2012a) hat sie vortrefflich zusammengefasst in seinem Buch *Trust me. I am the patient* (»Vertraue mir. Ich bin der Patient«; Übers.: T. R.). Marian Way (2013) bereitete sie dann didaktisch hervorragend für den Bereich Coaching auf und die Methode wird schwerpunktmäßig im englisch- und französischsprachigen Raum, aber auch international gelehrt.

Grove hat weitere Prozesse entwickelt, die die Idee der Klientensteuerung bei minimalem inhaltlichem Beitrag der Begleiter fortgeführt haben. Das Erkunden des inneren Wissens an bestimmten Orten im Raum wird im *Clean Space* (Lawley a. Way 2017) genutzt. Als »emergentes Wissen« entwickelte Grove einen Prozess, der durch das sechsmalige Wiederholen einer einfachen offenen Frage »Was wissen Sie über …?« inneres Wissen zum Vorschein bringt. Harland (2012b) hat diesen Prozess in seinem Buch *The power of six* beschrieben.

Zusammenfassung: Verbindungen mit anderen traumatherapeutischen Methoden

Der Prozess der Integration traumatischer Gedächtnisinhalte ist ein natürlicher Prozess, der unter günstigen Bedingungen von ausreichender Sicherheit und Unterstützung selbstständig ablaufen kann.

Traumatherapeutische Methoden nutzen verschiedene Zugänge, um diese assoziativen Integrationsprozesse wieder in Gang zu bringen und aufrechtzuerhalten.

Allgemeine Gemeinsamkeiten von Idiolektik und anderen Methoden

- Vertrauen in das selbstorganisierende System der Klienten
- »Beobachtende« Funktion des Verstandes
- assoziatives Vorgehen
- Einbezug bildhafter und imaginativer Elemente
- Arbeit mit Metaphern und deren Transformation
- genaues Beobachten und Nutzen von Körpersignalen
- Arbeit im Hier und Jetzt
- Arbeiten mit verschiedenen, parallel aktiven inneren Zuständen/Anteilen
- verstärktes Ansprechen sinnlich-kreativer Ebenen

Allgemeine Unterschiede zwischen Idiolektik und anderen Methoden

- unbedingte Wertschätzung der Klienten als Experten der eigenen Weltsicht
- Größerer Redeanteil der Klienten im Vergleich zu den Therapeutinnen (Aktivierung des ventralen Vagus)
- Zurückhaltung der inhaltlichen Aktivität in der Begleitung
- weniger strukturiertes als konsequent am Prozess orientiertes Vorgehen
- weitgehende Kontrolle der Themen, Inhalte und Prozesssteuerung durch die Klienten
- prozessuale Aktivierung von Klientenkompetenzen
- dadurch Förderung von Selbstbewusstsein, Selbstwirksamkeit, Selbstwertschätzung, Selbstfürsorge
- Ermöglichung maximaler Bindungsqualität bei minimalem inhaltlichem Einfluss über die Eigensprache

- maximale Kontrolle und Orientierung und damit Sicherheit für die Klientinnen
- Kombination mit und Wechsel zwischen verschiedenen traumatherapeutischen Methoden mühelos möglich mithilfe der Idiolektik.

9 Der Anfang vom Ende oder das Ende vom Anfang?

»Ob es das Ende ist oder der Anfang,
kommt ganz auf die Perspektive an.«

Esragül Schönast[28]

Inzwischen haben Sie die Idiolektik und ihre Anwendung in der Traumatherapie aus verschiedenen Perspektiven betrachten können. Ob das ein Anfang für die weitere Beschäftigung mit der Methode ist oder ein Ende, das überlassen wir gerne Ihnen, liebe Leserinnen und Leser. Die Essenz aus unserer Sicht ist ein tiefes Vertrauen, dass alles, was es braucht, um zu leben, zu sein und zu wachsen in den Menschen vorhanden ist. Daher vertrauen wir nun darauf, dass Sie Ihre persönliche Zusammenfassung in Ihrer Eigensprache und auf Ihre einzigartige Weise gestalten und damit vielleicht etwas beenden und etwas anfangen können.

Erlebniseinladung: Weiterführende Gedanken, Bilder, Handlungen

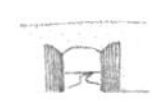

Wie wäre es, wenn Sie sich etwas Raum nehmen (z. B. ein leeres Blatt Papier) und etwas Zeit für Ihre Resonanzen auf folgende Fragen:

»Und wenn Sie das alles gelesen und wahrgenommen haben, was geht Ihnen dazu durch den Sinn?«

(Schreiben oder malen Sie das auf.)

»Und ist da noch etwas, was Ihnen dazu einfällt?«

(Schreiben oder malen Sie es dazu.)

»Und was macht das … für Sie für einen Unterschied?«

(Schreiben oder malen Sie das auch aufs Blatt.)

»Und was könnte dann geschehen?«

(Schreiben oder malen Sie es ebenfalls auf.)

28 Verfügbar unter: https://weisewortwahl.de/ob-es-das-ende-ist-oder-der-anfang-kommt-ganz-auf-die-perspektive-an/ [22.1.2023].

> *»Und wie würde sich das auswirken?«*
>
> (Schreiben oder malen Sie es ebenfalls auf.)
>
> *»Und ist es gut, das so stehen zu lassen, oder möchten Sie noch etwas dazu aufschreiben oder malen?«*

Ausblick und Aus(bildungs)gänge

»Doch manche Dinge kann man nicht durch Nachdenken ergründen, man muss sie erfahren.«

Michael Ende (1979)[29]

Wer die Idiolektik nicht nur über das Nachlesen, Nachdenken und seine eigenen Vorstellungen ergründen möchte, sondern das Vorgehen konkret erfahren, erleben oder gar erlernen möchte, der ist herzlich eingeladen, dies in lebendigen Live- oder auch digitalen Angeboten der Gesellschaft für Idiolektik und Gesprächsführung zu tun.

Sie können z. B. auf der Webseite der »Gesellschaft für Idiolektik und Gesprächsführung« (s. u.) nachschauen und eines der offenen Seminare oder einen Übungsabend besuchen. Oder Sie gönnen sich selbst ein idiolektisches Gespräch bei einem der dort aufgeführten Idiolektik-Dozenten und buchen einen Termin.

Wenn Sie noch mehr lernen wollen über die idiolektische Vorgehensweise, bieten sich kürzere oder längere Weiter- und Ausbildungen an.

Eine Übersicht über die Ausbildungen erhalten Sie bei der

Gesellschaft für Idiolektik und Gesprächsführung
Deutschland – Österreich – Schweiz
Traubengasse 15
D - 97072 Würzburg
Tel./Fax +49 (0) 931-73482
www.idiolektik.de

Die Fähigkeiten und Kompetenzen, die Sie in einer solchen Ausbildung erwerben können, sind im Anhang 2 (vgl. S. 381) beschrieben.

29 Michael Ende (1979): Die Unendliche Geschichte. Stuttgart (Thienemann).

Nachwort

Nach dem Versuch, Worte zu finden für unsere Begeisterung, wahrzunehmen, zu würdigen und einfach nach dem Leisen und manchmal Unsäglichen zu fragen, möchten wir das letzte Wort einem Dichter überlassen, der 1903 in einem Brief an einen jungen Kollegen, der sich Rat suchend mit seinen Sorgen um das Leben an ihn wandte, Folgendes schreibt:

> »(...) hier fühle ich, daß auf jene Fragen und Gefühle, die in ihren Tiefen ein eigenes Leben haben, nirgend ein Mensch Ihnen antworten kann; denn es irren auch die Besten in den Worten, wenn sie Leisestes bedeuten sollen und fast Unsägliches. Aber ich glaube trotzdem, daß Sie nicht ohne Lösung bleiben müssen, wenn Sie sich an Dinge halten, die denen ähnlich sind, an welchen jetzt meine Augen sich erholen. Wenn Sie sich an die Natur halten, an das Einfache in ihr, an das Kleine, das kaum einer sieht, und das so unversehens zum Großen und Unermeßlichen werden kann; wenn Sie diese Liebe haben zu dem Geringen und ganz schlicht als ein Dienender das Vertrauen dessen zu gewinnen suchen, was arm scheint: dann wird Ihnen alles leichter, einheitlicher und irgendwie versöhnender werden, nicht im Verstande vielleicht, der staunend zurückbleibt, aber in Ihrem innersten Bewußtsein, Wachsein und Wissen. Sie sind so jung, so vor allem Anfang, und ich möchte Sie, so gut ich es kann, bitten, (...) Geduld zu haben gegen alles Ungelöste in Ihrem Herzen und zu versuchen, *die Fragen selbst* liebzuhaben wie verschlossene Stuben und wie Bücher, die in einer sehr fremden Sprache geschrieben sind. Forschen Sie jetzt nicht nach den Antworten, die Ihnen nicht gegeben werden können, weil Sie sie nicht leben könnten. Und es handelt sich darum, alles zu leben. *Leben* Sie jetzt die Fragen. Vielleicht leben Sie dann allmählich, ohne es zu merken, eines fernen Tages in die Antwort hinein.«
>
> Rainer Maria Rilke (1952, S. 22 f.)

Anhang

Anhang 1: Übersicht über allgemeine idiolektische Wahrnehmungs- und Fragedimensionen mit Beispielfragen

Eigenschaft

- »Wie ist ...?«
- »Was für eine Art von ... ist das?«
- »Mögen Sie ... mal beschreiben?«
- »Wie kann ich mir ... vorstellen?«

Konkretisieren, Episoden und Beispiele

- »Wo haben Sie ... schon einmal erlebt?«
- »Mögen Sie ein konkretes Beispiel erzählen?«
- »Wie haben Sie das genau gemacht?«
- »Wie geht das?«

Kontext

- »Mögen Sie noch mehr über ... sagen?«
- »Ist da noch etwas über ... zu sagen?«
- »Was verbinden Sie mit ...?«
- »Was gehört (noch) dazu ...?«

Raum

- »Wo ist ...?«
- »Wo genau ist ...?«
- »Wo haben Sie ... schon mal erlebt?«
- »Wo spüren Sie das?«

Zeit

- »Wann geschieht ...?«
- »Und wenn ..., was passiert dann?«
- »... und dann?«
- »Und was geschieht vorher?«
- »Und was passiert, bevor ...?«

- »... und was passiert jetzt gerade?«
- »Wann haben Sie ... erlebt?«

Funktion

- »Wie macht man ...?«
- »Wie geht ...?«
- »Wie funktioniert ...?«
- »Wofür ist ... gut?«
- »Wofür kann man ... gebrauchen?«
- »Was könnte ... für Vorteile haben?«
- »In welchen Situationen könnte ... sinnvoll sein?«
- »Und wenn ..., was passiert dann?«

Keine Warum-Fragen, da diese kognitive Erklärungen bzw. Rechtfertigungen fordern

Herkunft

- »Woher kommt ...?«
- »Woher könnte ... stammen?«
- »Woraus hat sich ... ergeben?«
- »Wie entsteht eigentlich ...?«

Ziele

- »Was möchten Sie?«
- »Und was hätte ... gern, das geschieht?«
- »Was würde sich ... wünschen?
- »Und wenn ..., was erfüllt sich dadurch?
- »Was ist das Wichtige an ...?«

Bedingungen

- »Was braucht es für ...?«
- »Was wäre hilfreich, damit ...?«
- »Unter welchen Bedingungen kann ... gelingen?«
- »Was ist notwendig, um ...?«
- »Was wären günstige Bedingungen für ...?«
- »Wer könnte zu ... etwas beitragen?«

Ressourcen, Polarisieren

- »Wie gelingt das?«
- »Wie schaffen Sie das?«
- »Was wäre Ihnen lieber?«
- »Was wäre das Gegenteil von …?«
- »Wofür ist … gut?«

Metaphern

- »Wie würden Sie … in einem Bild beschreiben?«
- »Und dieses … ist wie … was?«
- »Fällt Ihnen ein Bild zu … ein?«

Meta-Ebene

• »Und wie ist das?«	(allgemein)
• »Und was sagen Sie dazu?«	(allgemein)
• »Und was denken Sie dazu?«	(kognitiv)
• »Und wie geht es Ihnen damit?«	(emotional)
• »Und was macht das mit Ihnen?«	(emotional oder körperlich)
• »Und wie fühlt sich das im Körper an?«	(körperlich)

Einige Beispielfragen sind inspiriert durch die »Clean Questions« aus der *Clean Language* (vgl. Grove a. Panzer 1989; Lawley a. Tompkins 2014) und wurden vom Autor (T. R.) ins Deutsche übertragen.

Anhang 2: Übersicht über die Kompetenzfelder und Fähigkeiten in der Idiolektik

Welche idiolektischen Kompetenzen und Fähigkeiten in diesem Buch beschrieben wurden, die in Idiolektik-Seminaren und -Ausbildungen praktisch erlebt und vertieft werden können, ist in den folgenden Auflistungen zusammengestellt:

Würdigung (vgl. S. 33)

- annehmende und zugewandte Haltung
- beschreibende Würdigung des zum Ausdruck Gebrachten
- würdigende Haltung in belastenden Momenten: bei problematisch, schmerzhaft und belastend erlebtem Verhalten
- Würdigung durch Erkennen und Entwickeln der »guten Gründe« für ein spezifisches Erleben, Verhalten bzw. Handeln
- würdigende Haltung in Momenten des Widerstands
- situationsbezogene Angemessenheit der Würdigung

Beziehungsgestaltung (vgl. S. 228)

- Echtheit, Konsistenz und Kohärenz in der Beziehungsgestaltung
- sich einlassende, empathische Zuwendung
- Wertschätzung der Person und der Einzigartigkeit des Gegenübers

Umgang mit der Eigensprache (vgl. S. 58)

- genaues Zuhören
- Wahrnehmen, Erkennen, Erinnern und Auswählen von Schlüsselworten, nonverbalen und paraverbalen Signalen

Fragetechnik – allgemeine Interventionstechniken (vgl. S. 77)

- Formulieren von kurzen, einfachen, öffnenden Fragen
- Dinge/Prozesse konkretisieren lassen
- Eigenschaften beschreiben lassen
- Erkunden zeitlicher Abläufe
- Erkunden des Umfelds
- Eingehen auf Ton, Tempo und Thema
- konkrete Beispiele erzählen lassen

Fragetechnik – spezielle Interventionstechniken (vgl. S. 91)

Offene Fragen:

- Erfragen von Assoziationen
- Unterschiede erklären lassen
- nach Bildern fragen und ggf. anbieten
- bildhafte Begriffe wörtlich nehmen
- nach Ausnahmen fragen
- Vorteile eigener Denk-/Verhaltensweisen erklären lassen
- Erklärungen geben lassen über die üblichen Funktionen und Sinnzusammenhänge eines bestimmten Verhaltens
- Gegenteil beschreiben lassen, Polarisieren
- Dissoziieren anstoßen, Distanz zu einem Erlebnis ermöglichen
- Organe/Phänomene/Konstrukte personifizieren lassen
- zirkuläres Fragen
- implizierte Vorannahmen, logische Lücken, nicht vollendete Satzstrukturen ausfüllen lassen

Mitteilung gefolgt von offener Frage:

- Erklärungen/Feedback geben mit offenem Nachfragen
- Herbeiführen von Bezügen zu anderen Ebenen des Erlebten
- Ansprechen beobachteter präverbaler Phänomene bei sich / beim anderen mit offenem Nachfragen
- Umdeuten/Reframen
- humorvolle Darstellung von Inhalten
- Verbalisieren oder Übersetzen von Para- und Nonverbalem
- Verallgemeinerung anregen
- Integration befördern, verbinden, zusammenführen lassen

Konfrontative und provokative Techniken:

- sich korrigieren lassen
- Konfrontieren mit Auswirkungen des eigenen Erlebens oder Verhaltens, mit Ansprechen von Widersprüchen
- Frage nach Umsetzungen in Handlungen von erzählten Erfahrungen
- gezieltes Provozieren von Gegenreaktionen über das Unterstreichen nicht gewünschter oder problematischer Situationen
- Verstärken, Übertreiben, ad absurdum führen
- bewusstes Einnehmen der Rolle des Advocatus Diaboli
- Einsetzen von paradoxen Anweisungen, Symptomverschreibung
- Unterbrechen, um Intervention einzubringen

Umgang mit vom Gegenüber als nicht passend empfundenen Fragen (vgl. S. 94)

- Ansprechen der Wahrnehmung, dass die Frage nicht passt
- nach passender Frage oder Thema fragen
- aktiver Themenwechsel (im Ressourcenbereich)
- sich bei drastischen Reaktionen entschuldigen
- auf Meta-Ebene gehen
- Innehalten, um eigene Motive und Absichten zu erkennen

Ressourcenorientierung (vgl. S. 100)

- Erkennen und Ansprechen von expliziten und impliziten Ressourcen
- realistische Fragen nach Erwünschtem / alternativen Möglichkeiten
- Anerkennen von belastenden Themen als Ressource
- Einnehmen einer Beobachterrolle zu belastenden Themen
- wechseln des Fokus bei belastenden Themen/Traumata
- Erkennen der Funktionalität (und damit der »guten Gründe«) von belastenden Themen unter anderen Umständen

Metaphern und Paralogik (vgl. S. 112)

- Erkennen und Explorieren lassen von Bildern und Metaphern
- Induzieren von Bildern und Metaphern
- Herauslösen der Schlüsselworte aus der semantischen Logik
- Wechsel auf die paralogische Ebene durch Aufgreifen entsprechender Schlüsselworte
- Beibehalten der paralogischen Ebene, Vertrauen in deren Prozessrelevanz

Umgang mit nonverbalen Signalen (vgl. S. 124)

- Erkennen und Aufgreifen von Haltung, Gestik, Mimik und anderen körpersprachlichen und stimmlichen Signalen (dies nutzen zur eigenen Orientierung)
- Erkennen von und Umgang mit präverbaler Wahrnehmung

Selbst- und Fremdwahrnehmung

- Bewusstsein von Selbst- und Fremdwahrnehmung (vgl. S. 74)
- Wahrnehmen von eigenen non-, para- und präverbalen Signalen (vgl. S. 124)
- Erkennen von eigenen Bildern und Hypothesen (vgl. S. 112)
- Reflexion des eigenen konkreten Verhaltens und Handelns aus einer Meta-Position heraus (vgl. S. 141, 147, 151)
- Wahrnehmung der Positionierung im Raum (vgl. S. 231)
- Wahrnehmung von Nähe und Distanz (vgl. S. 141)
- sich bei der Weiterführung des Gesprächs von der Selbstwahrnehmung leiten lassen (vgl. S. 141)

Selbstregulation (vgl. S. 261)

- Selbstfürsorge und eigene Ressourcen aktivieren
- Einnehmen achtsamer, eingelassener Haltung (und Bereitschaft) als Voraussetzung für die Prozessbegleitung (vgl. S. 33)
- Zieloffenheit bei gleichzeitigem Annehmen des Auftrags (vgl. S. 42)
- Wahrnehmen eigener Werthaltungen
- bewusster Umgang mit eigenen Wertungen
- Kenntnisse über den Umgang mit eigenen starken Gefühlen und das Kennenlernen der eigenen Handlungsmöglichkeiten

Meta-Bewusstsein für den Gesprächsverlauf (vgl. S. 147, 151)

- Grundaspekte der Gesprächsvorbereitung
- Gestalten des Gesprächseinstiegs
- Bedeutung der Eröffnungssequenz
- flexibles und variables Anwenden der Techniken/Interventionen während des Gesprächsverlaufs
- Erkennen der Wendepunkte und Gestaltung des Gesprächs danach
- Gestalten des Gesprächsendes

Setting/Rahmen (vgl. S. 353)

- Klärung des Auftrags
- Bewusstheit über Eigenkompetenz/Eigenbefähigung, Eigenressourcen / situative Bereitschaft für die Annahme des Auftrags
- Bewusstsein für die Raumgestaltung
- Transparentmachen der Methode
- Transparenz und Verantwortung bezüglich zeitlicher Rahmenbedingungen
- Gewährleisten von Verschwiegenheit
- Bewusstheit über Indikatoren und Grenzen der Methode sowie entsprechendes Handeln
- Gestaltung und Umgang mit Settings im Einzelgespräch und in einer Gruppe

Theoriekenntnisse

- Kenntnisse der Geschichte der Idiolektik (vgl. S. 26)
- Reflexion über das Menschenbild in der Idiolektik (vgl. S. 33)
- Kenntnisse der allgemeinen und speziellen Interventionstechniken, deren Wirkung und deren Indikationen bzw. Kontraindikationen (vgl. S. 77, 91, 151, 155, 353)
- Kenntnisse der Prozessziele und der strategischen Ziele (vgl. S. 151)
- Kenntnisse zu Kernbegriffen der Idiolektik (vgl. S. 145)
- Bewusstsein dafür, wo Idiolektik im eigenen Berufsfeld / im Privatleben zum Einsatz kommen kann (vgl. S. 373)
- Wissen um die Grenzen der eigenen Anwendung (personell, situativ/kontextuell) (vgl. S. 353)

Praxistransfer (vgl. S. 373, 363)

- Anwendung der Idiolektik bzw. einzelner Aspekte im Berufs-/Alltagskontext
- Methodenintegration der Idiolektik bzw. einzelner Aspekte im Berufs-/Alltagskontext

Verzeichnis der Praxisbeispiele

Literatur

Zitierte Literatur

Ahbe, T. (1997): Ressourcen – Transformation – Identität. In: H. Keupp u. R. Höfer (Hrsg.): Identitätsarbeit heute. Frankfurt/M. (Suhrkamp).

American Psychiatric Association (1987): Diagnostic and statistical manual of mental disorders DSM-III. Washington DC (APA), 3rd ed.

Bemmann, H. (1984): Erwins Badezimmer oder die Gefährlichkeit der Sprache. Stuttgart (Edition Weitbrecht).

Berceli, D. (2005): Trauma releasing exercises (TRE): A revolutionary new method for stress/trauma recovery. Charleston (BookSurge).

Besser, L.-U. (2003): Skript zum Curriculum Psychotraumatologie und Traumazentrierte Psychotherapie des Zentrums für Psychotraumatologie und Traumatherapie Niedersachsen (zptn). Isernhagen (zptn).

Bindernagel, D. u. H. Poimann (2010): Idiolektik und Neurowissenschaften. In: D. Bindernagel, E. Krüger, T. Rentel, P. Winkler (Hrsg.): Schlüsselworte – Idiolektik in Therapie, Beratung und Coaching. Heidelberg (Carl-Auer), 3. Aufl. 2018.

Bindernagel, D., E. Krüger, T. Rentel u. P. Winkler (Hrsg.) (2010): Schlüsselworte – Idiolektik in Therapie, Beratung und Coaching. Heidelberg (Carl-Auer), 3. Aufl. 2018.

Buzan, T. u. B. Buzan (2002): Das Mind-Map Buch. Die beste Methode zur Steigerung Ihres geistigen Potenzials. Landsberg am Lech, München (mvg).

Cannon, W. B. (1915): Bodily changes in pain, hunger, fear and rage: an account of recent researches into the function of emotional excitement. New York (D. Appleton & Company). [dt. (1975): Wut, Hunger, Angst und Schmerz: eine Physiologie der Emotionen. München/Berlin/Wien (Urban & Schwarzenberg).]

Charcot, J. M. (2016): Neue Vorlesungen über die Krankheiten des Nervensystems: insbesondere über Hysterie. Norderstedt (Hansebooks), Nachdruck der Ausg. v. 1886.

Charon, J. E. (1981): Tod, wo ist Dein Stachel? Die Unsterblichkeit des Bewusstseins. Wien (Zsolnay).

Dağlarca, F. H. (1984): Brot und Taube. Gedichte. Hrsg. u. mit einem Nachwort versehen v. G. Kraft. Nachdichtung a. d. Türk. v. G. Kraft. Berlin (Volk u. Welt), S. 198.

Deutsch, F. (1953): The psychosomatic concept in psychoanalysis. New York (International Universities Press).

Douglas, A. (2016): Dirk Gently's holistic detective agency box set: Dirk Gently's holistic detective agency and the long dark tea-time of the soul. New York (Simon a. Schuster), p. 345.

Duncan, B. L. (2010): On becoming a better therapist. Washington, DC (American Psychological Association).

Duncan, B. L., S. D. Miller a. J. A. Sparks (2004): The heroic client: A revolutionary way to improve effectiveness through client-directed, outcome-informed therapy. San Francisco (Jossey-Bass), 2nd ed.

Duncan, B. L., S. D. Miller, B. E. Wampold a. M. A. Hubble (eds.) (2010): The heart & soul of change. Delivering what works in therapy. Washington DC (American Psychological Association), 2nd ed.

Duncan, B. L., S. D. Miller, J. A. Sparks, D. A. Claud, L. R. Reynolds, J. Brown a. L. D. Johnson (2003): The session rating scale: Preliminary psychometric properties of a »working« alliance measure. *Journal of Brief Therapy* 3 (1): 3–12.

Eisenberger, N. (2012): The neural bases of social pain: Evidence for shared representations with physical pain. *Psychosomatic Medicine* 74: 126–135.

Eisenberger, N. a. M. Liebermann (2009): Pains and pleasures of social life. *Science* 323 (5916): 890–891.

Fischer, G. u. P. Riedesser (2009): Lehrbuch der Psychotraumatologie. Stuttgart (UTB).

Flatten, G., U. Gast, A. Hoffmann, C. Knaevelsrud, A. Lampe, P. Liebermann, A. Maercker, L. Reddeman u. W. Woelle (2013): Posttraumatische Belastungsstörung: S3-Leitlinie und Quellentexte – In Abstimmung mit den AWMF-Fachgesellschaften DeGPT, DGPM, DKPM, DGPs, DGPT, DGPPN. Stuttgart (Schattauer).

Flückiger, F. u. R. Studer (2009): Die Berner Ressourcen-Taskforce – Ressourcenaktivierung und Problembearbeitung unter der Lupe. *Verhaltenstherapie & psychosoziale Praxis* 41 (3): 569–578.

Forgash, C. a. J. Knipe (2007): Integrating EMDR and ego state treatment for clients with trauma disorders. In: C. Forgash a. M. Copeley (eds.): Healing the heart of trauma and dissociation. New York (Springer).

Foster, J. (2007): Beyond Awakening: The end of the spiritual search. Oakland (Non-Duality Press).

Fox, J. (1995): Finding what you didn't loose: Expressing your truth and creativity through poem-making (Inner Work Book). New York (Putnam).

Frankl, V. (1985): Der Mensch vor der Frage nach dem Sinn: Eine Auswahl aus dem Gesamtwerk. München (Piper).

Freud, S. (1896): Zur Ätiologie der Hysterie. In: Hysterie und Angst. Studienausgabe, Bd. 6. Frankfurt/M. (S. Fischer), S. 51–81.

Fritzsche, K. (2020): Ego-State-Therapie bei Traumafolgestörungen. Handbuch für die Praxis. Heidelberg (Carl-Auer).

Furman, B. (1999): Es ist nie zu spät, eine glückliche Kindheit zu haben. Dortmund (Borgmann).

Gendlin, E. T. (2012): Focusing: Selbsthilfe bei der Lösung persönlicher Probleme. Hamburg (Rowohlt).

Grawe, K. (2004): Neuropsychotherapie. Göttingen (Hogrefe).

Grossmann, P. a. E. W. Taylor (2007): Toward understanding respiratory sinus arrhythmia: Relations to cardiac vagal tone, evolution and biobehavioral functions. *Biological Psychology* 74 (2): 263–285.

Grove, D. J. a. B. I. Panzer (1989): Resolving traumatic memories: Metaphors and symbols in psychotherapy. New York (Irvington Pub). [dt. (1992): Das Trauma heilen: Metaphern und Symbole in der Psychotherapie. Freiburg i. B. (VAK).]

Harland, P. (2012a): Trust me, I'm the patient: Clean language, metaphor and the new psychology of change. London (Wayfinder Press).

Harland, P. (2012b): The power of six: A six part guide to self-knowledge. London (Wayfinder Press).

Hebb, D. (2002): The organization of behavior. A neuropsychological theory. New York (Erlbaum Books).

Hensel, T. (2020): Stressorbasierte Psychotherapie. Belastungssymptome wirksam transformieren – ein integrativer Ansatz. Stuttgart (Kohlhammer).

Herman, J. L. (1992): Trauma and recovery. New York (Basic Books).

Horvath, A. O. (2001): The alliance. *Psychotherapy* 38: 365–372.

Hubble, M., B. L. Duncan a. S. D. Miller (eds.) (1999): The heart and soul of change: What works in therapy. Washington, DC (American Psychological Association).

Huber, M. (2003): Trauma und die Folgen. Trauma und Traumabehandlung, Teil 1. Paderborn (Junfermann).

Hüther, G. (2014): Die Macht der inneren Bilder. Wie Visionen das Gehirn, den Menschen und die Welt verändern. Göttingen (Vandenhoeck & Ruprecht).

Janet, P. (1894): Der Geisteszustand der Hysterischen. Mit einer Vorrede von Jean-Martin Charcot, übers. v. M. Kahane. Leipzig/Wien (Deuticke).

Jonas, A. D. (1981): Kurzpsychotherapie in der Allgemeinmedizin – Das gezielte Interview. Stuttgart (Hippokrates). [Neuaufl. (1996, 2008): Würzburg (Huttenscher Verlag 507).]

Jonas, A. D. (1985): Archaische Relikte – Orientierungshilfen in der Allgemeinmedizin. Seeshaupt a. Starnberger See (Socio-Medico GmbH, Edition Materia Medica).

Jonas, A. D. u. A. Daniels (1987): Was Alltagsgespräche verraten – Verstehen Sie Limbisch? Wien (Hannibal). [Neuaufl. (1996, 2008): Würzburg (Huttenscher Verlag 507).]

Jonas, A. D. u. A. Daniels (2008): Was Alltagsgespräche verraten – Verstehen Sie Limbisch? Würzburg (Huttenscher Verlag 507), Neuaufl.

Jonas, A. D. u. D. F. Jonas (1977): Signale der Urzeit – Archaische Mechanismen in Medizin und Psychologie. Stuttgart (Hippokrates Verlag). [Neuaufl. (1996, 2008): Würzburg (Huttenscher Verlag 507).]

Jonas, D. F. u. A. D. Jonas (1979): Das erste Wort. Wie die Menschen sprechen lernten. Hamburg (Hofmann u. Campe).

Kierkegaard, S (1922): Der Gesichtspunkt für meine Wirksamkeit als Schriftsteller. Zwei kleine ethisch-religiöse Abhandlungen über meine Wirksamkeit als Schriftsteller. Gesammelte Werke, Bd. 10. Jena (Eugen Diederichs).

Krüger, E. (2010): Die Eigensprache der Idiolektik. In: H. Poimann u. H. H. Ehrat (Hrsg.): Idiolektik Reader 2010. Würzburg (Huttenscher Verlag 507), S. 69–82.

Lakoff, G. a. M. Johnson (1980): Metaphors we live by. Chicago (University of Chicago Press). [dt. (2021): Leben in Metaphern. Kommunikation und Gebrauch von Sprachbildern. Heidelberg (Carl-Auer), 10. Aufl.]

Lane, R. D., L. Ryan, L. Nadel a. L. Greenberg (2015): Memory reconsolidation, emotional arousal, and the process of change in psychotherapy: New insights from brain science. *Behavioral and Brain Sciences* 38, E1. DOI: 10.1017/S0140525X14000041.

LeShan, L. (2010): Die Melodie des eigenen Lebens finden. Diagnose Krebs – Wendepunkt und Neubeginn, Interview mit W. Büntig 2010 in New York [DVD]. Müllheim (Auditorium Netzwerk).

Lawley, J a. P. Tompkins (2014): Metaphors in mind. Transformation through symbolic modelling. London (The Developing Company Press).

Lawley, J. a. M. Way (2017): Insights in space: How to use clean space to solve problems, generate ideas and spark creativity. London (Clean Publishing). [dt. (2022): Erkenntnisse im Raum: Mit *Clean Space* Kreativität anregen, Ideen generieren und Probleme lösen. Carl-Auer (Heidelberg).]

Levine, P. A. (2011): Sprache ohne Worte: Wie unser Körper Trauma verarbeitet und uns in die innere Balance zurückführt. München (Kösel).

Linehan, M. M. (2008): Dialektisch-Behaviorale Therapie (DBT) der Borderline-Persönlichkeitsstörung. DBT-Therapiebuch. Gießen (Psychosozial-Verlag).

Linsenhoff, A. (2012): Therapeutisches Arbeiten mit einem einfachen Feedback-System. *Psychotherapie im Dialog* (13): 97–102.

Maturana, H. u. F. Varela (1987): Der Baum der Erkenntnis. Die biologischen Wurzeln des menschlichen Erkennens. Bern/München (Scherz).

Miller, S. D., M. Hubble a. B. L. Duncan (1999): No more bells and whistles. In: M. Hubble, B. L. Duncan a. S. D. Miller: The heart and soul of change: What works in therapy. Washington, DC (American Psychological Association).

Masson, M. J. (1984): Was hat man dir, du armes Kind, getan? Sigmund Freuds Unterdrückung der Verführungstheorie. Reinbeck bei Hamburg (Rowohlt).

Morgenstern, C. (1932): Palmström. In: C. Morgenstern (1981): Alle Galgenlieder. Zürich (Diogenes), S. 163–164.

Nijenhuis, E. (2018): Die Trauma-Trinität: Ignoranz – Fragilität – Kontrolle. Enaktive Traumatherapie. Göttingen (Vandenhoeck & Ruprecht).

Norcross, J. C. (2010): The therapeutic relationship. In: Duncan et al. (2010): The heart & soul of change. Delivering what works in therapy. Washington (American Psychological Association), 2. Aufl.

Oppenheim, H. (1889): Die traumatischen Neurosen nach den in der Nervenklinik der Charité in den letzten 5 Jahren gesammelten Beobachtungen. Berlin (August Hirschwald).

Pascal, B. (2016): Pensées – Gedanken. Darmstadt (Wissenschaftliche Buchgesellschaft).

Pinker, S. (2013): Gewalt: Eine neue Geschichte der Menschheit. Frankfurt/M. (S. Fischer).

Poimann, H. (2016): Idiolektik 4.0. Überlegungen zur Entwicklung der Idiolektik bis 2045. Würzburg (Huttenscher Verlag 507).

Porges, S. (2010): Die Polyvagal-Theorie: Neurophysiologische Grundlagen der Therapie. Emotionen, Bindung, Kommunikation & ihre Entstehung. Paderborn (Junfermann).

Reddemann, L. (2007): Eine Reise von 1.000 Meilen beginnt mit dem ersten Schritt. Seelische Kräfte entwickeln und fördern. Freiburg (Herder).

Reddemann, L. (2008): Würde – Annäherung an einen vergessenen Wert in der Psychotherapie. Stuttgart (Klett-Cotta).

Reddemann, L. (2021): Psychodynamisch Imaginative Traumatherapie – PITT. Ein Mitgefühls- und Ressourcen-orientierter Ansatz in der Psychotraumatologie. Paderborn (Junfermann).

Reilly, D. (2022): The WEL. Wellness Enhancement Learning. Verfügbar unter: https://www.thewelworld.org/ [9.9.2022].

Rilke, R. M. (1952): Briefe an einen jungen Dichter. Wiesbaden (Insel).

Rost, C. (2014): Ressourcenarbeit mit EMDR. Paderborn (Junfermann), 3. Aufl.

Sack, M. (2010): Schonende Traumatherapie – Ressourcenorientierte Behandlung von Traumafolgestörungen. Stuttgart (Schattauer).

Schäfer, S. K., C. G. Schanz, N. Bergemann u. T. Michael (2020): Risiko- und Schutzfaktoren psychischer Gesundheit bei Einsatzkräften. *NeuroTransmitter* 31 (9): 34–41. DOI: 10.1007/s15016-020-7480-3.

Schmid, M. (2019): Traumasensibilität und traumapädagogische Konzepte in der Jugendhilfe. In: G. H. Seidler, H. J. Freyberger, H. Glaesmer u. S. B. Gahleitner (Hrsg.): Handbuch Psychotraumatologie. Stuttgart (Klett-Cotta), 3., vollst. überarb. u. erw. Aufl., S. 778–806.

Schmid, M., J. M. Fegert u. F. Petermann (2010): Traumaentwicklungsstörung: Pro und Contra. *Kindheit und Entwicklung* 19 (1): 47–63.

Schmidt, G. (2022): Einführung in die hypnosystemische Therapie und Beratung. Heidelberg (Carl-Auer Verlag).

Schmucker, M. u. R. Köstner (2015): Praxishandbuch IRRT: Imagery Rescripting & Reprocessing Therapy bei Traumafolgestörungen, Angst, Depression und Trauer. Paderborn (Junfermann).

Schreiber, V. u. E. Iskenius (2013): Flüchtlinge: zwischen Traumatisierung, Resilienz und Weiterentwicklung, S. 5 ff. Verfügbar unter: https://amnesty-heilberufe.de/mug-schreiber_iskenius-resilienz-2013/ [2.2.2023].

Segal, L. (1988): Das 18. Kamel oder Die Welt als Erfindung. München (Piper).
Seidler, G. H., A. Hofmann u. C. Rost (2002): Der psychisch traumatisierte Patient in der ärztlichen Praxis. *Deutsches Ärzteblatt* 99 (5): 295–299.
Shapiro, F. (2012): EMDR – Grundlagen und Praxis: Handbuch zur Behandlung traumatisierter Menschen. Paderborn (Junfermann).
Spangenberg, E. (2015): Behutsame Trauma-Integration (TRIMB) – Belastende Erfahrungen lösen mit Atmung, Bewegung und Imagination (Leben lernen, Bd. 275). Stuttgart (Klett-Cotta).
Stegk, M. (2022): Traumatherapie. Die drei Phasen der Traumatherapie. Verfügbar unter: https://blog-gestalttherapie-luebeck.de/traumatherapie-die-drei-phasen-der-traumatherapie/Traumatherapie [9.11.2022].
Stiegler, R. (2022): Arbeitsblätter Sommercamp 2022 – Vom Reichtum der Seele. Wasmuthhausen.
The New Encyclopaedia Britannica (1980) in 30 Volumes. Micropaedia Vol. V. Chicago (Encyclopædia Britannica, Inc.), S. 287.
Thurber, J. (1943): Many moons. New York (Harcourt, Brace & Co.). [dt. (1989): Mondschein-Märchen. 12 Geschichten für Träumer und Nachtleser. München (Hanser).]
Van der Kolk, B. A. (2015): The body keeps the score: Mind, brain and body in the transformation of trauma. London (Penguin).
Van der Kolk, B. A., S. Roth, D. Pelcovitz, S. Sunday a. J. Spinazzola (2005): Disorders of extreme stress: the empirical foundation of a complex adaptation to trauma. *Journal of Traumatic Stress* 18: 389–399.
Walker, C. (2014): From contempt to curiosity: Creating the conditions for groups to collaborate using clean language and systemic modelling. Hampshire (Clean Publishing).
Wampold, B. E., Z. E. Imel u. C. Flückiger (2018): Die Psychotherapie-Debatte: Was Psychotherapie wirksam macht. Bern (Hogrefe).
Way, M. (2013): Clean approaches for coaches. How to create the conditions of change using clean language and symbolic modelling. Hampshire (Clean Publishing).
Weltgesundheitsorganisation (WHO) (2022): ICD-11: International Classification of Diseases, 11th Revision. The global standard for diagnostic health information. Verfügbar unter: https://icd.who.int/en. [22.1.2023].
Werner, E. E. (1971): The children of Kauai: a longitudinal study from the prenatal period to age ten. Honolulu (University of Hawaii Press).
Werner, E. E. (2008): Entwicklung zwischen Risiko und Resilienz. In: G. Opp, M. Fingerle u. G. J. Suess (Hrsg.): Was Kinder stärkt. Zwischen Risiko und Resilienz. München/Basel (Reinhardt).
Wilson, C. (2017): The work and life of David Grove. Clean language and emergent knowledge. Leicestershire (Matator).
Zaltman, G. (2003): How customers think: Essential insight into the mind of the market. Boston (Harvard Business School Press).

Weiterführende Literatur

Literatur zur Idiolektik im engeren Sinne

Bindernagel, D. (Hrsg.) (2016): Die Eigensprache der Kinder – Idiolektische Gesprächsführung mit Kindern, Jugendlichen und Eltern. Heidelberg (Carl-Auer).

Bindernagel, D., E. Krüger, T. Rentel u. P. Winkler (Hrsg.) (2010): Schlüsselworte – Idiolektik in Therapie, Beratung und Coaching. Heidelberg (Carl-Auer), 3. Aufl. 2018.

Ehrat, H. H. u. H. Poimann (Hrsg.) (2003): Idiolektik-Reader. Eigensprache, Psychosomatik, Edukation. Wichtiges aus zwei Jahrzehnten. Würzburg (Huttenscher Verlag 507).

Ehrat, H. H. u. H. Poimann (Hrsg.) (2010): Idiolektik-Reader 2010. Eigensprache, Psychosomatik, Edukation. Würzburg (Huttenscher Verlag 507).

Klimmer, M. (2016): Kommunikationskonzept Idiolektik – Sichtweise des Gegenübers kompromisslos anerkennen. *Krankenpflege* 7: 14–17.

Olbrich, C. (2005a): Den anderen Menschen verstehen. Idiolektik als Ansatz für die Beratung. *Pflegezeitschrift* 10: 643–645.

Olbrich, C. (2005b): Idiolektik: Die Eigensprache in der Pädagogik. *Pädagogik* 12: 671–675.

Olbrich, C. (2006a): Hinter den Worten. *Altenpflege* 1: 60–61.

Olbrich, C. (2006b): Die Pflege, die eigene und die fremde Sprache. Idiolektik: ein Konzept für die Pflegepraxis. In: A. Abt-Zegelin u. M. Schnell (Hrsg.): Die Sprachen der Pflege. Wittener Schriften. Witten/Herdecke (Schlütersche).

Olbrich, C. (2013): Pflege und Sprache – Idiolektik: ein Konzept für die Pflegeberufe. *Padua* 8 (4): 204–210.

Olbrich, C. (2018): Idiolektik – Mit der Eigensprache in die Welt des anderen eintreten. *Praxis Gemeindepädagogik* 71 (1): 37–39.

Poimann, H. (2000): Die vier Ebenen der Idiolektik. Würzburg (Huttenscher Verlag 507), 2. Aufl. 2007.

Poimann, H. (2008): Idiolektik: richtig fragen. Würzburg (Huttenscher Verlag 507).

Poimann, H. (2016): Idiolektik 4.0 – Überlegungen zur Entwicklung der Idiolektik für die nächsten 30 Jahre. Würzburg (Huttenscher Verlag 507).

Poimann, H. u. P. Winkler (1996): Idiolektik – der Zugang zur Psychosomatik der Wirbelsäule. In: H. Henning, E. Fikentscher, U. Bahrke u. W. Rosendahl (Hrsg.): Kurzzeitpsychotherapie in Theorie in Praxis. Berlin (Pabst), S. 785–800.

Poimann, H., D. Bindernagel, P. Winkler a. E. Krüger (2010): First steps to idiolectics: essentials on your way to trust, understanding and cooperation. Würzburg (Huttenscher Verlag 507).

Rentel, T. (2012): Hilfreiches liegt auf dem Weg. Ressourcen und Resilienz in der Eigensprache. *Psychologische Medizin* 23 (4): 34–45.

Winkler, P. (2009): Den leidenden Menschen systematisch zu Wort kommen lassen. In: H. W. Ingensiep u. T. Rehbock (Hrsg.): »Die rechten Worte finden …«. Sprache und Sinn in Grenzsituationen des Lebens. Würzburg (Königshausen u. Neumann).

Winkler, P. (Hrsg.) (2010): Eigensprache, Körpersymptome verstehen mit evolutionärer Psychosomatik und Idiolektik. Seminare mit A. D. Jonas. Würzburg (Huttenscher Verlag 507).

Winkler, P. (2022): Zauberfragen. Die Prinzessin, die fragen konnte. Würzburg (Huttenscher Verlag 507).

Originalliteratur A. D. Jonas

Fester, R., M. E. P. König, D. F. Jonas u. A. D. Jonas (1979): Weib und Macht. Frankfurt/M. (Fischer).

Jonas, A. D. (1965): Ictal and subictal neurosis. Diagnosis and treatment. Springfield, Illinois (Charles C. Thomas).

Jonas, A. D. (1974): The place of ethology and evolutionary anthropology in psychiatry. *Britisch Journal of Psychiatry* 131 (6): 636–640.

Jonas, A. D. (1975): The influence of early training on the varities of stress responses. An ethological approach. *Journal of Psychological Research* 19: 325–335.

Jonas, A. D. (1985): Archaische Relikte – Orientierungshilfen in der Allgemeinmedizin. Seeshaupt a. Starnberger See (Socio-Medico GmbH, Ed. Materia Medica).

Jonas, A. D. u. A. Daniels (1987): Was Alltagsgespräche verraten – Verstehen Sie Limbisch? Wien (Hannibal). [Neuaufl. (1996, 2008): Würzburg (Huttenscher Verlag 507).]

Jonas, A. D. a. D. F. Jonas (1971): Evolutionary roots of some psychosomatic ailments. Proceedings of the 1st world congress of the international college of psychosomatic medicine Guadalajara, Mexico.

Jonas, A. D. a. D. F. Jonas (1974): The evolutionary mechanisms of neurotic behavior. *American Journal of Psychiatry* 131 (6): 636–640.

Jonas, A. D. a. D. F. Jonas (1975): An evolutionary context for schizophrenia. *Schizophrenia Bulletin* 1 (12): 33–41.

Jonas, D. F. a. A. D. Jonas (1977a): A bioanthropological overview of addiction. *Perspectives in Biology and Medicine* 20 (3): 345–354.

Jonas, A. D. u. D. F. Jonas (1977b): Signale der Urzeit – Archaische Mechanismen in Medizin und Psychologie. Stuttgart (Hippokrates). [Neuaufl. (1996, 2008): Würzburg (Huttenscher Verlag 507).]

Jonas, A. D. (1981a): Kurzpsychotherapie in der Allgemeinmedizin – Das gezielte Interview. Stuttgart (Hippokrates). [Neuaufl. (1996, 2008): Würzburg (Huttenscher Verlag 507).]

Jonas, A. D. (1981b): Eigensprache des Patienten, Träger seiner Gefühle. *Psychologie* 12: 775–779.

Jonas, D. F., R. Fester u. A. D. Jonas (1984): Kinder der Höhle: Die steinzeitliche Prägung des Menschen. München (Kösel).

Über die Autorin und den Autor

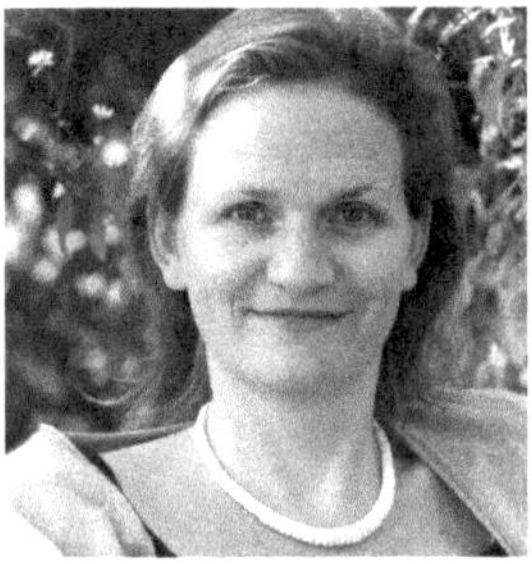
© Dirk Gärtig

Nadja Oehlmann, Psychologische Psychotherapeutin; Verhaltenstherapie. Fortbildungen in Schematherapie, EMDR, IRRT, EFIT, Systemischer Therapie, Paartherapie. Niedergelassen in eigener Praxis mit Schwerpunkt Traumatherapie und Paartherapie. Lebt in Südafrika und Deutschland.

Kontakt: www.psychotherapie-oehlmann.de

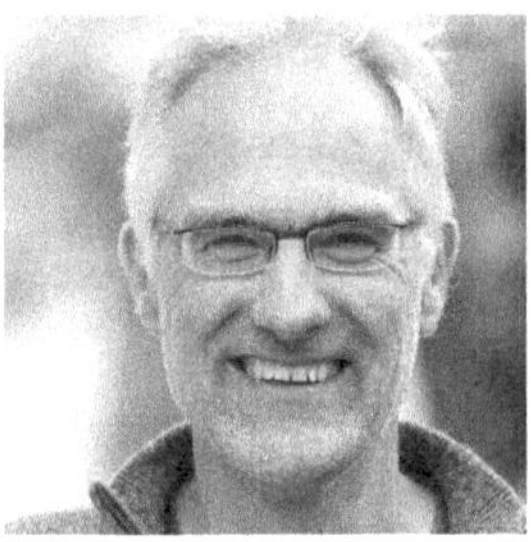
© Anna Auerbach

Tilman Rentel, Dr. med.; Facharzt für Kinder- und Jugendpsychiatrie und Psychotherapie, Facharzt für Psychosomatische Medizin und Psychotherapie (Tiefenpsychologie und Gestalttherapie); Traumatherapeut (DeGPT und EMDRIA zert., KREST, PITT, Somatic Experiencing). Niedergelassen in eigener psychosomatisch-psychotherapeutischer Praxis mit Traumaschwerpunkt für Kinder, Jugendliche und Erwachsene in Erlangen; Supervision, Fortbildungen und Lehraufträge im Fachbereich Psychotherapie, Traumatherapie, Psychosomatik, Kommunikation und Idiolektik im In- und Ausland; Ausbilder und Lehrtherapeut in Idiolektik seit 2002 (Gesellschaft für Idiolektische Gesprächsführung); Gründungsmitglied TraumaHilfeZentrum Nürnberg.

Kontakt: www.tilman-rentel.de